儿科感染性疾病
病例集锦与评析

主　审　倪　鑫　王天有　张国君

主　编　刘　钢　申昆玲　杨永弘

副主编　赵成松　胡　冰　郭凌云

编　者（按汉语拼音排序）

陈荷英　陈天明　程　华　窦珍珍　段晓岷　冯文雅
郭　欣　郭凌云　胡　冰　胡惠丽　康雪凯　李牧寒
李勤静　李绍英　刘　冰　刘　钢　刘琳琳　宁　雪
彭　云　申昆玲　王　磊　肖海娟　谢　悦　杨永弘
曾津津　张永湛　赵成松　朱　亮　邹　洋

编写秘书　冯文雅

编者单位　首都医科大学附属北京儿童医院

人民卫生出版社

·北　京·

图书在版编目（CIP）数据

儿科感染性疾病病例集锦与评析 / 刘钢，申昆玲，杨永弘主编. -- 北京 ：人民卫生出版社，2025. 6.
ISBN 978-7-117-38084-3

Ⅰ. R725. 1

中国国家版本馆 CIP 数据核字第 202538UT23 号

人卫智网	www.ipmph.com	医学教育、学术、考试、健康，购书智慧智能综合服务平台
人卫官网	www.pmph.com	人卫官方资讯发布平台

儿科感染性疾病病例集锦与评析
Erke Ganranxing Jibing Bingli Jijin yu Pingxi

主　　编：刘　钢　申昆玲　杨永弘
出版发行：人民卫生出版社（中继线 010-59780011）
地　　址：北京市朝阳区潘家园南里 19 号
邮　　编：100021
E - mail：pmph @ pmph.com
购书热线：010-59787592　010-59787584　010-65264830
印　　刷：北京华联印刷有限公司
经　　销：新华书店
开　　本：787 × 1092　1/16　　印张：19
字　　数：451 千字
版　　次：2025 年 6 月第 1 版
印　　次：2025 年 8 月第 1 次印刷
标准书号：ISBN 978-7-117-38084-3
定　　价：119.00 元
打击盗版举报电话：010-59787491　E-mail：WQ @ pmph.com
质量问题联系电话：010-59787234　E-mail：zhiliang @ pmph.com
数字融合服务电话：4001118166　E-mail：zengzhi @ pmph.com

前 言

感染性疾病是危及儿童健康的常见病和多发病，也是导致儿童死亡的一个重要原因，早期发现病原体致病特征，尽快进行有针对性的疾病诊断、治疗与预防，是减少感染性疾病发生严重并发症、后遗症，以及改善疾病预后的关键。由于我国地域辽阔，各地感染性疾病的病原体存在差异，新发和耐药病原体不断涌现，以及受临床实践中诊断技术、方法和条件等的限制，严重感染性疾病的早期识别及病原体的判定成为临床医生面对的重大挑战。我们从临床众多确诊的病例中选择了不同病原体的常见和少见的典型临床特征，深入分析病原体的致病特点，结合疾病救治经验及最新发展理念，总结早期发现与防治严重感染性疾病的心得，与广大儿科同道交流。

本书共纳入 56 个感染性疾病的临床病例，涵盖细菌、病毒、真菌、结核、寄生虫等各种病原体感染，同时展示了 5 个与感染性疾病临床表现类似的非感染性疾病病例。通过对各种病原体感染的临床特点，流行病学趋势，诊断、鉴别诊断、治疗及预防的进展分析，使临床医生既能从中掌握这些疾病诊断和防治的思路，又能深入了解目前的研究现状。同时，典型病例附有其典型影像和病理改变的相关图片，希望对临床医生有一定的帮助。

在此衷心感谢参与编写和提供病例资料的各位专家！本书出版之际，恳切希望广大读者在阅读过程中不吝赐教，欢迎发送邮件至邮箱 renweifuer@pmph.com，或扫描下方二维码，关注“人卫儿科学”，对我们的工作予以批评指正，以期再版修订时进一步完善，更好地为大家服务。

主　编

2025 年 7 月

目 录

第一章
细菌性疾病

第一节　肺炎链球菌再发性化脓性脑膜炎合并内耳畸形

一、病例介绍

患儿，女，6 岁 6 个月，主因“间断发热 18 天，头痛 5 天”入院。18 天前，患儿无诱因出现发热，体温最高 39.5℃，热峰 3 次 /d。伴有咳嗽、咳痰，无呕吐、腹痛等。至当地医院，予以头孢曲松、阿奇霉素静脉滴注，10 天前患儿体温降至正常，咳嗽、咳痰缓解。7 天前再次发热，最高 39.5℃，伴有精神差、食欲减退。于当地医院查血常规示：白细胞计数 24.45×10^9/L，中性粒细胞百分比 91.8%，血红蛋白 112g/L，血小板 398×10^9/L，C 反应蛋白（C-reactive protein，CRP）62.99mg/L。6 天前当地医院予以头孢类药物静脉滴注（具体不详）4 天，体温未见明显好转。5 天前患儿出现头痛，无呕吐等。1 天前再次至当地医院就诊，查脑脊液常规示：淡黄色、外观微浑，潘氏试验阳性，白细胞计数 5 500×10^6/L，多核细胞百分比 90%，单核细胞百分比 10%；脑脊液生化示：葡萄糖 0.1mmol/L，氯化物 103mmol/L，蛋白质 1 250.3mg/L。头颅 CT 未见明显异常。诊断为“化脓性脑膜炎”，予以利奈唑胺、头孢他啶静脉滴注。患儿仍有发热，较前变化不显著，为进一步诊治来院。

既往史：4 个月前因发热、呕吐、头痛至当地医院就诊，考虑诊断为“化脓性脑膜炎”，输液治疗 3 周后复查脑脊液正常，遂出院。近 1 个月左侧鼻腔间断流无色清亮液体，量不多。否认手术、外伤、输血史。

家族史和个人史：无特殊。

入院查体：体温（body temperature，T）38℃，心率（heart rate，HR）107 次 /min，血压（blood pressure，BP）95/60mmHg，神志清楚，精神反应弱，发育正常，营养良好；卡介苗接种瘢痕阳性；双瞳孔等大等圆，对光反射灵敏。全身未见皮疹，浅表淋巴结不大，双肺呼吸音粗，无啰音；心、腹部查体未见异常；颈抵抗阳性，布鲁辛斯基征、克尼格征、巴宾斯基征阳性。脊柱中线结构未见畸形，未见藏毛窦。

病例特点

(1)6 岁 6 个月的学龄期儿童，急性起病，病史短。

(2)主要表现为发热、头痛。

(3)查体：精神反应弱，颈抵抗阳性，布鲁辛斯基征、克尼格征、巴宾斯基征阳性。未见脊柱中线结构异常。

(4)既往史：4 个月前因发热、呕吐、头痛至当地医院就诊，考虑诊断为“化脓性脑膜炎”，治疗后好转，近 1 个月左侧鼻腔间断流无色清亮液体。

(5)辅助检查：血常规提示白细胞总数升高，以中性粒细胞为主，CRP 显著升高。脑脊液检查提示白细胞计数显著增高，以多核细胞为主，葡萄糖显著降低，蛋白质显著增加，氯化物水平正常。

二、诊断分析

根据病例特点首先考虑化脓性脑膜炎。但患儿既往史中有 1 次“化脓性脑膜炎”病史，考虑存在再发性化脓性脑膜炎。引起再发性化脓性脑膜炎最常见的病原体为肺炎链球菌，入院后完善血培养、脑脊液培养以明确诊断。同时应注意查找引起反复化脓性脑膜炎的原因，分析原因如下：

(1)先天性脑脊液漏：本病是由于先天发育异常导致脑脊液与外界相通，细菌易通过此通道进入脑脊液引起反复化脓性脑膜炎。本患儿近 1 个月，左侧鼻腔间断流无色清亮液体，应注意先天性颅底缺陷或先天性脑膜膨出等，进一步完善颅底 CT 和 MRI 检查确定有无解剖畸形。

(2)先天性内耳畸形：先天性内耳畸形是引起再发性化脓性脑膜炎的常见原因，由于咽鼓管连接中耳和鼻咽部，先天性内耳畸形所致脑脊液漏可通过咽鼓管进入鼻咽部而表现为鼻腔流清亮液体。本患儿近 1 个月来，左侧鼻腔间断流无色清亮液体，故亦应注意排除先天性内耳畸形，入院后完善听力检查和颞部 CT 协助诊断。

(3)先天性免疫缺陷病：先天性免疫缺陷病，如抗体缺陷、补体缺陷、吞噬细胞功能缺陷，可引起反复细菌感染而引起再发性化脓性脑膜炎。本患儿除患 2 次化脓性脑膜炎外，无其他部位反复感染表现、生长发育良好，似不支持，入院后完善免疫球蛋白(immnoglobulin，Ig)系列、CD 系列、补体等检查协助诊断。

需要与以下疾病鉴别：莫拉雷脑膜炎(Mollaret meningitis)，又称良性复发性脑膜炎，特点为持续 2~5 日的发热和 3 次以上的假性脑膜炎发作，发作时可表现为发热、头痛、呕吐，甚至意识障碍，之后自行缓解。复发间隔时间为数周至数年不等。本患儿应注意，入院后完善血培养和脑脊液培养以除外其他疾病，必要时在脑脊液中找大单核细胞协助诊断。

三、辅助检查

(1)脑脊液培养提示肺炎链球菌阳性；药敏试验示青霉素(I)，头孢噻肟(S)，头孢吡肟(S)，万古霉素(S)，利奈唑胺(S)，利福平(S)。

(2)血培养阴性。

(3)听性脑干反应:右耳听力未见异常,左耳听力未引出。

(4)颞部 CT 平扫:左侧耳蜗呈一不规则囊腔,内听道底开口稍宽,耳蜗开口增宽,半规管稍宽。左侧中耳鼓室、乳突内可见软组织密度影,部分乳突骨壁破坏。左侧听小骨形态、位置未见异常。左侧乳突上壁局部骨质欠连续。右侧颞部未见骨质异常(图 1-1-1)。

(5)Ig 系列、CD 系列无异常;补体 C3、C4 及总补体活性(CH50)无异常。

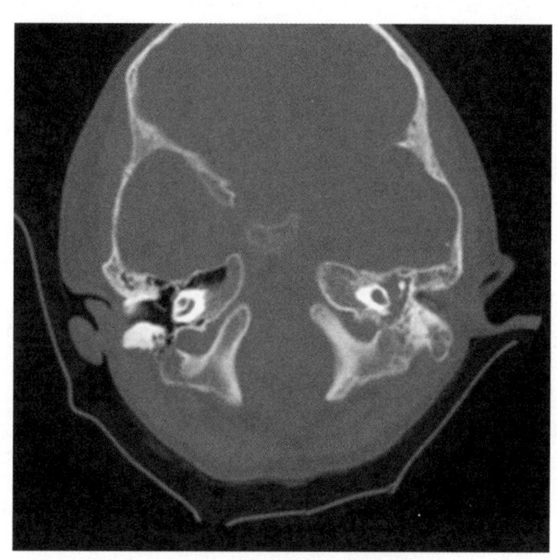

图 1-1-1　颞部 CT 平扫
左侧耳蜗呈一不规则囊腔,左侧中耳鼓室、乳突内可见软组织密度影。右侧颞部未见骨质异常。

四、诊疗经过

入院后给予头孢曲松抗感染,治疗 2 周后,体温正常,2 次复查脑脊液常规、生化均正常,细菌培养阴性。完成抗感染疗程后在全身麻醉下行耳内镜下左侧脑脊液耳漏修补术,手术过程顺利,术后 5 天病情平稳、出院。随访 3 年未再患化脓性脑膜炎。

五、最终诊断

1. 化脓性脑膜炎(肺炎链球菌)
2. 左侧内耳畸形
3. 左侧脑脊液耳漏

六、讨论

再发性化脓性脑膜炎诊断标准需符合以下任意一条:①≥2 次由不同细菌引起的脑膜炎;②2 次相同的细菌引起的脑膜炎,且 2 次间隔≥3 周(前 1 次治愈停药后开始);③2 次均符合细菌性脑膜炎的临床诊断标准(但无确切的阳性病原学结果),2 次间隔≥3 周(前 1 次治愈停药后开始)。

儿童细菌性脑膜炎易发生于5岁以下儿童，尤其是1岁以下婴儿。处于5岁以上儿童，为非细菌性脑膜炎的好发年龄，这个年龄段发生细菌性脑膜炎往往存在潜在基础疾病的可能。再发性化脓性脑膜炎的原因多与先天性解剖结构异常、后天获得性解剖结构异常、自身免疫功能低下、邻近组织慢性感染等密切相关。对于再发性化脓性脑膜炎，找出再发原因、减少再发次数并彻底根治是其治疗的关键。一项纳入了363例再发性化脓性脑膜炎患者的综述显示，59%的患者再发原因为解剖结构异常（包括先天性和后天性），36%的患者发病与免疫缺陷相关，5%的患者与脑膜周围组织感染相关。首都医科大学附属北京儿童医院感染内科住院患儿的资料分析显示，引起再发性化脓性脑膜炎的病因中，先天性解剖异常占65.1%，头面部外伤占20.9%，免疫缺陷占7.0%。其中先天性解剖异常最常见的是内耳畸形。其在2006—2019年共收治了43例再发性化脓性脑膜炎患儿，其中内耳畸形15例（34.9%），是引起再发性化脓性脑膜炎最主要的原因。

相当一部分内耳畸形为单侧。由于另外一侧听力正常，常不易被父母或医生发现。内耳畸形的患儿可有脑脊液漏的症状，由于咽鼓管连接中耳与鼻咽，故可表现为鼻漏。脑脊液漏的症状通常是间歇性的，所以很难与鼻炎鉴别，故常导致延误诊治，常在发生数次细菌性脑膜炎后被发现，给患儿与家庭带来了痛苦和过多的经济负担。内耳畸形通常伴有听力异常，而且听力损害也是细菌性脑膜炎最常见的并发症之一。故听力筛查应作为化脓性脑膜炎的常规检查项目。不仅可以发现存在内耳畸形的可能，并进一步通过颞部CT以及内耳核磁水成像等检查明确诊断。也可以动态监测、随访听力损害并发症的变化情况。对于细菌性脑膜炎的患儿尤其重要。

肺炎链球菌是儿童再发性化脓性脑膜炎最常见的病原体，尤其常出现在内耳畸形、脑膜膨出或颅底缺损、头颅外伤的患儿。因为肺炎链球菌是呼吸道和外耳道常见的定植菌，而存在上述基础疾病的患儿，由于颅内与外耳道、鼻腔或鼻窦相通，故定植在呼吸道和外耳道的肺炎链球菌容易通过局部解剖缺陷侵入颅内引起脑膜炎。

再发性化脓性脑膜炎的治疗方案包括抗感染治疗、手术治疗等。经验性抗感染治疗应覆盖肺炎链球菌。对于存在结构异常的再发性化脓性脑膜炎患儿，应及时手术修复。内耳畸形合并脑脊液耳漏的患儿常通过耳内镜行脑脊液耳漏修补术，必要时行人工耳蜗植入术。

七、病例点评

再发性化脓性脑膜炎需要积极评估再发的原因，对于首次发病的化脓性脑膜炎患儿进行病因寻找、规范管理、避免再发很重要！每一个化脓性脑膜炎病例都应尽早进行听力评估与监测。先天性内耳畸形是引起再发性化脓性脑膜炎的常见原因，由于咽鼓管连接内耳及鼻咽部，先天性内耳畸形所致脑脊液漏可通过咽鼓管进入鼻咽部而表现为鼻腔流清亮液体，应早期发现，及时干预。肺炎链球菌是再发化脓性脑膜炎最常见的致病原。尽早进行肺炎链球菌疫苗接种，预防脑膜炎的发生。

（陈天明 刘 钢）

参考文献

[1] MARC T, NIGEL C. Epidemiology, etiology, pathogenesis, and diagnosis of recurrent bacterial meningitis. Clinical microbiology reviews, 2008, 21 (3): 519-537.

[2] CHEN T M, CHEN H Y, HU B, et al. Characteristics of pediatric recurrent bacterial meningitis in Beijing Children's Hospital, 2006-2019. Journal of the Pediatric Infectious Diseases Society, 2021, 82 (4): 169-191.

[3] MUZZI E, BATTELINO S, GREGORI M, et al. Life-threatening unilateral hearing impairments. Review of the literature on the association between inner ear malformations and meningitis. Int J Pediatr Otorhinolaryngol, 2015, 79 (12): 1969-1974.

第二节　自身免疫性淋巴增殖综合征合并肺炎链球菌脑膜炎

一、病例介绍

患儿，女，5 岁，主因“确诊自身免疫性淋巴增殖综合征 2 年余，间断发热 2 月、抽搐 1 次”入院。入院前 2 年余患儿以贫血貌、皮肤出血点、反复鼻出血及肝脾大为主要表现，基因结果提示存在 *NRAS* 基因突变，此基因突变与幼年型粒 - 单核细胞白血病和自身免疫性淋巴增殖综合征有关，既往骨穿结果不支持幼年型粒 - 单核细胞白血病，故确诊自身免疫性淋巴增殖综合征，予以丙种球蛋白、糖皮质激素治疗，病情尚平稳，门诊随诊。入院前 2 个月患儿出现间断发热，最高 39℃左右，伴咳嗽、流涕表现。当地医院予以头孢类抗生素抗感染治疗（具体用药不详），间断予以地塞米松静脉滴注抑制炎症反应。患儿体温可间断降至正常，咳嗽等表现好转，两次发热病程之间体温可正常 3~7 天。入院前 3 天，患儿再次出现发热，体温最高 40℃，精神差，烦躁易怒，无抽搐，无不自主运动，无咳嗽、流涕，无恶心、呕吐，无腹痛、腹泻等表现。当地医院予以头孢哌酮舒巴坦静脉滴注，体温无好转，遂返院。入院前 1 天患儿出现较频繁挤眼睛样不自主动作。入院前患儿出现抽搐 1 次，表现为双眼向左侧凝视，呼之不应，无明显四肢僵直或屈曲抖动等表现，持续约数秒后自行缓解，缓解后精神反应仍弱，烦躁。为求进一步诊治，以“自身免疫性淋巴增殖综合征，发热、抽搐待查”收入院。

既往史、家族史及个人史：无特殊。

入院查体：意识清，精神反应弱，较烦躁，双足可见散在出血点，全身皮肤散在陈旧皮疹痕迹，左侧腋下及颈部淋巴结群可触及数枚肿大淋巴结，最大直径 3cm，质地中等，活动可，无明显粘连，无触痛。呼吸平稳，双肺呼吸音粗，未闻及干、湿啰音。心音有力，心律齐，未闻及杂音。腹平软，肝肋下 4cm，脾肋下 2cm，质地中等、边缘钝。瞳孔等大等圆，直径约 6.5mm，对光反射迟钝，颈抵抗，克尼格征、布鲁辛斯基征、巴宾斯基征等病理征阴性。肌力、肌张力查体欠配合。

病例特点

(1) 学龄前期女童,隐匿起病,病史迁延。
(2) 主要病史:确诊自身免疫性淋巴增殖综合征 2 年余,间断发热 2 个月,近 3 天高热,伴精神反应弱,1 天来抽搐 1 次。
(3) 查体:精神反应弱,较烦躁,双足可见散在出血点,肝肋下 4cm,脾肋下 2cm,质地中等、边缘钝。瞳孔等大等圆,直径约 6.5mm,对光反射迟钝,颈抵抗。
(4) 辅助检查:暂无。

二、诊断分析

1. 发热、抽搐原因待查 根据患儿近 3 天来高热,伴精神反应弱,抽搐 1 次,查体颈抵抗阳性,考虑诊断发热、抽搐原因待查。分析原因如下:①中枢神经系统感染:根据患儿为学龄前期女童,隐匿起病,病史迁延,此次发热为急性起病,近 3 天出现精神反应弱,抽搐 1 次,查体颈抵抗,外院近期曾查 CRP 明显升高(未见化验单),故考虑中枢神经系统感染可能性大,因 CRP 明显升高,故首先考虑细菌感染可能性大,患儿年龄 5 岁,考虑肺炎链球菌感染可能。此外患儿间断发热病史 2 个月,不除外真菌、结核分枝杆菌感染的可能,待入院后完善脑脊液墨汁染色、抗酸染色及细菌培养等相关检查协助诊断。②免疫性脑炎:根据患儿发热,3 天来精神反应弱,抽搐 1 次,入院可见不自主运动,查体颈抵抗阳性,故需注意免疫性脑炎的可能,待完善脑脊液 *N*- 甲基 -D- 天冬氨酸受体抗体(*N*-methyl-D-aspartate receptor antibody,NMDAR antibody)、Hu 抗体、Yo 抗体、Ri 抗体等检查协助诊断。③电解质紊乱:患儿既往有抽搐史,当时存在低钠,近日患儿食欲较差,故需注意电解质紊乱所致抽搐可能,完善生化检查协助诊断。

2. 自身免疫性淋巴增殖综合征 根据患儿首次发病年龄为 2 岁,起病隐匿,病史长,病情反复迁延,初次入院以贫血貌、皮肤出血点、反复鼻出血及肝脾大为主要表现。患儿基因结果提示:存在 *NRAS* 基因突变,此基因突变与幼年型粒 - 单核细胞白血病和自身免疫性淋巴增殖综合征有关,既往骨髓穿刺结果不支持幼年型粒 - 单核细胞白血病,故诊断自身免疫性淋巴增殖综合征。

三、辅助检查

(1) 血常规:白细胞总数 25.85×10^9/L,血红蛋白 84g/L,血小板计数 71×10^9/L。CRP 96mg/L,降钙素原 49.28ng/ml。

(2) 血培养:耐青霉素肺炎链球菌(penicillin resistant *Streptococcus pneumoniae*,PRSP)。对左氧氟沙星、利奈唑胺、氯霉素、莫西沙星、万古霉素、阿莫西林敏感;对头孢噻肟中介;对头孢吡肟、红霉素、美罗培南、青霉素、复方磺胺甲噁唑、克林霉素、四环素耐药。

(3) 脑脊液:细胞数升高,以多个核细胞为主,蛋白质显著升高,葡萄糖显著降低。

(4) 脑脊液培养:PRSP。对左氧氟沙星、利奈唑胺、氯霉素、莫西沙星、万古霉素、阿莫西林敏感;对头孢噻肟中介;对头孢吡肟、红霉素、美罗培南、青霉素、复方磺胺甲噁唑、克林霉素、四环素耐药。

(5)头颅增强磁共振成像(magnetic resonance imaging,MRI):大脑半球脑表面多发点线状强化,考虑软脑膜增厚及血管影增多,鼻旁窦黏膜增厚强化(图 1-2-1)。

(6)头颅动脉 MRI:左侧椎动脉颅内段近段双干,余未见异常。

(7)头颅静脉 MRI:未见异常。

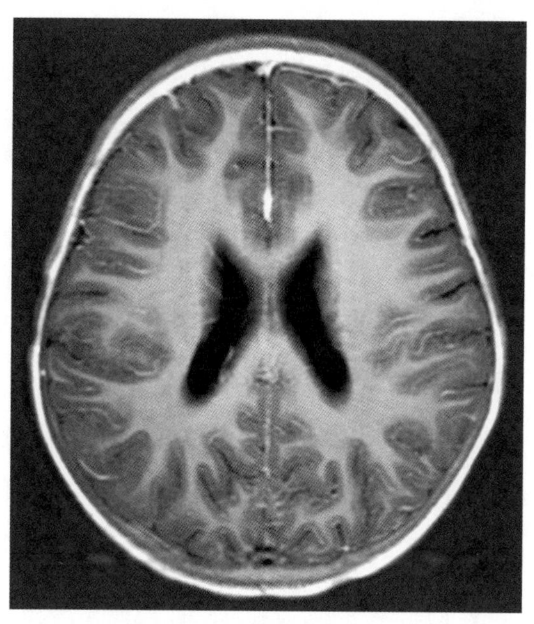

图 1-2-1　头颅增强 MRI
大脑半球脑表面多发点线状强化。

四、诊疗经过

入院后予以美罗培南、万古霉素静脉滴注,以及口服伏立康唑抗感染治疗,并予以保心、保肝等对症支持治疗,予以甘露醇、甘油果糖降颅内压治疗。入院当天完善脑脊液检查,考虑中枢神经系统细菌感染可能,不除外真菌感染,遂将伏立康唑改为氟康唑静脉滴注。入院第 2 天脑脊液检查示大量革兰阳性球菌,将万古霉素换为利奈唑胺静脉滴注抗感染治疗,同时予以地塞米松静脉滴注减少粘连,入院第 4 天停用地塞米松。入院第 2 天患儿眼睑水肿明显,出入量欠平衡,血生化示白蛋白减低,予以白蛋白静脉滴注,并于白蛋白后利尿治疗,患儿眼睑水肿稍有好转。入院第 4 天予以丙种球蛋白静脉滴注免疫支持治疗。入院后第 5 天,患儿转入感染内科,继续予以抗感染、降颅内压、预防真菌感染及营养支持治疗。第 10 天,停用美罗培南,改口服利福平胶囊;患儿血钠偏低,予以补钠对症支持治疗。第 12 天予以丙种球蛋白调节免疫。入院第 17 天,患儿出现皮疹,考虑药物过敏,停用利福平,并静脉滴注甲泼尼龙抑制炎症反应。入院第 20 天将甲泼尼龙调整为地塞米松静脉滴注。入院第 23 天皮疹较前好转,热峰较前下降,将地塞米松减量。入院第 26 天体温恢复正常,患儿一般情况可,未再发热,复查脑脊液常规、生化较前明显好转,准予以出院。

五、最终诊断

1. 肺炎链球菌脑膜炎
2. 自身免疫性淋巴增殖综合征

六、讨论

肺炎链球菌是导致儿童化脓性脑膜炎最常见的病原之一,婴儿期较多见,新生儿期也可发病。常继发于上呼吸道感染、肺炎、中耳炎、乳突炎等,少数患儿继发于颅底骨折、颅骨外伤或脑外科手术后。约有 1/3 的患儿可能遗留听力丧失、局灶性神经功能缺陷及认知障碍等后遗症。

肺炎链球菌(*Streptococcus pneumoniae*)为革兰阳性球菌,通常在人体鼻咽部寄居,可以通过呼吸道飞沫传播。多数情况下,细菌与机体处于共生状态,携带者多不发病。少部分发病者,肺炎链球菌通过呼吸道局部浸润,通过各种毒力因子作用,破坏和逃避机体免疫屏障后进入血流,并通过血脑屏障引起脑膜炎。

我国儿童细菌性脑膜炎多中心研究显示,肺炎链球菌是儿童细菌性脑膜炎的最主要病原体(46.9%),病死率高,幸存者也可遗留长期神经系统后遗症。一项>5 岁儿童的肺炎链球菌脑膜炎(*Streptococcus pneumoniae* meningitis,PM)队列研究显示,其病死率和并发症率分别为 9.5% 和 23.0%。硬膜下积液和脑积水仍是最常见并发症。PM 常见的易患因素包括脑外伤、脑脊液耳鼻漏、耳蜗植入等。一项>5 岁 PM 患儿的解剖和免疫危险因素研究显示,34% 的患儿存在危险因素,最常见的为解剖学结构改变(22.8%),如脑脊液漏,其次为原发性或继发性免疫缺陷(17.9%)。既往文献中报道一例 6 岁高加索血统男孩,患有自身免疫性淋巴增殖综合征,因 PM 死亡。而<2 岁的 PM 患儿患基础疾病的概率要低很多(7.7%),说明由于免疫系统尚未发育成熟,加之肺炎链球菌的携带率高,低龄本身也可能是一项危险因素。再发性化脓性脑膜炎患儿由于反复发生脑膜炎,可引起严重的中枢神经系统并发症。常见原因包括先天性解剖异常(如藏毛窦、先天性内耳畸形合并耳鼻漏)、头面部外伤、免疫缺陷等。

PM 除有发热、头痛、呕吐、脑膜刺激征等表现外,还具有以下特点:①易出现昏迷和惊厥。②易出现并发症,如硬膜下积液、积脓或脑积水等。③易多次复发或再发,PM 的复发风险为 1%~5%。细菌性脑膜炎最常见的后遗症包括听力损害(33.6%)、癫痫发作(12.6%)、运动障碍(11.6%)、认知缺陷(9.1%)、脑积水(7.1%)和视力下降(6.3%)等,19.7% 的患儿可有多发后遗症。部分 PM 患儿可在出院后随访中出现听力损害。

快速准确地检测和鉴定病原微生物对于及时进行临床干预至关重要。临床微生物实验室使用的常规细菌性脑膜炎病原检测方法包括革兰染色、细菌培养、抗原检测等,而近年来兴起的分子生物学方法显著提高了对细菌性脑膜炎的病原诊断能力,如宏基因组测序。肺炎链球菌为甲型溶血性链球菌,苛养菌,在 5% 的二氧化碳环境中生长最好,在琼脂平板上生长需要加入过氧化氢酶来源物质(如血液)。肺炎链球菌不能产生过氧化氢酶,有一定临床意义,因为与其他化脓性微生物不同,过氧化氢酶阴性细菌可产生过氧化氢,且慢性肉芽肿病患者的吞噬细胞可杀灭这种细菌。在实验室中,通过对奥普托欣的敏感性及是否被胆盐(去氧胆酸盐)溶解来鉴别肺炎链球菌。肺炎链球菌血清型的监测对疫苗预防策略的制订起决定性作用,但疾病结局与血清型的关系尚存争议。有荟萃分析显示,侵袭性肺炎链球菌病(invasive pneumococcal disease,IPD)的结局与血清型有关,并将其血清型分为低(血清型 1、7F、8)和高(血清型 3、6A、6B、9N、19F)死亡风险血清型。也有研究显示,儿童 PM 中 6B 血清型患者有相对更少的听力损失。

肺炎链球菌的耐药性是全球性的问题。对疑似 PM 的儿童,初始经验治疗应使用万古霉素联合头孢噻肟或头孢曲松。如对 β- 内酰胺类抗生素(青霉素和头孢菌素)过敏者,可考虑万古霉素和利福平联合给药。当脑脊液培养和药敏试验结果回报后,应根据药敏试验结果调整抗菌药物。皮质类固醇类药物虽然并不降低总体病死率,但可显著减少耳聋和神经后遗症的发生。目前有主张对确诊或疑似肺炎链球菌相关性急性脑膜炎者,在使用抗感染药物前 10~20 分钟或同时予以糖皮质激素治疗。

世界卫生组织(World Health Organization,WHO)将肺炎链球菌性疾病列为优先使用疫苗预防的疾病,接种肺炎链球菌疫苗是特异性的预防措施。针对肺炎链球菌,常用的疫苗为肺炎球菌结合疫苗（pneumococcal conjugate vaccine，PCV）7 价（PCV7）和 13 价（PCV13），是多糖蛋白结合疫苗；23 价为肺炎球菌多糖疫苗（pneumococcal polysaccharide vaccine，PPV）。多糖蛋白结合疫苗能有效刺激婴幼儿产生抗体，可以用于 2 岁以下的儿童。PCV13 已经获准接种于>6 周的人群。而 PPV23 只含荚膜多糖抗原，2 岁以下的婴幼儿缺乏有效的免疫应答，故其适用人群为 2 岁以上的高危人群。

七、病例点评

自身免疫性淋巴增殖综合征（autoimmune lymphoproliferative syndrome，ALPS）的特征是机体不能通过淋巴细胞凋亡过程调节淋巴细胞稳态，导致免疫系统失调。可表现为单核淋巴系统的增殖样改变，具有淋巴瘤风险，同样可表现为自身免疫性疾病。本患儿经基因检测明确诊断为 ALPS。注射肺炎链球菌疫苗可降低该类基础疾病患儿发生化脓性脑膜炎的风险。化脓性脑膜炎多见于婴幼儿，年长儿发病率相对低。而在临床上，非好发年龄的患儿患有明确的化脓性脑膜炎，则务必评估是否存在宿主因素。其中需要注意的是：是否存在免疫缺陷（建议完善免疫功能的评估），是否存在结构畸形（如藏毛窦、脑脊液耳鼻漏等），是否存在外伤和颅底骨质破坏等。建议化脓性脑膜炎患儿常规进行听力检查，目的是评估有无感染所致的听神经受累，以及是否存在由于先天内耳畸形导致的听力异常。以上评估是为了尽可能在第一时间发现可能导致再发性化脓性脑膜炎的诱因，并及时给予干预，避免反复。在这类患儿中，肺炎链球菌是最常见的病原体，对于经验性治疗具有指导作用。注射疫苗预防脑膜炎的发生更具有意义。

（刘 冰　胡 冰）

参考文献

[1] VAN DE BEEK D, CABELLOS C, DZUPOVA O, et al. ESCMID guideline: diagnosis and treatment of acute bacterial meningitis. Clin Microbiol Infect, 2016, 22 (3): 37-62.

[2] BARICHELLO T, GENEROSO J S, COLLODEL A, et al. Pathophysiology of acute meningitis caused by Streptococcus pneumoniae and adjunctive therapy approaches. Arquivos de neuro-psiquiatria, 2012, 70 (5): 366-372.

[3] Nanan R, Ströbel P, Haas J-P, et al. Autoimmune lymphoproliferative syndrome associated with severe humoral immunodeficiency and monoclonal gammopathy. Annals of Hematology, 2002, 81 (6): 332-335.

[4] 朱亮, 郭欣, 王曦, 等. 儿童肺炎链球菌脑膜炎临床特征及药物敏感性单中心临床研究. 中华实用儿科临床杂志, 2020, 35 (7): 550-554.

[5] 郭凌云, 刘钢. 肺炎链球菌脑膜炎病原学诊断进展. 中华实用儿科临床杂志, 2020, 35 (07): 506-509.

[6] 刘玉明, 耿荣. 儿童肺炎链球菌性脑膜炎临床特征及预后影响因素分析. 中国全科医学, 2014 (10): 1144-1150.

[7] 中华医学会儿科学分会, 中华预防医学会. 儿童肺炎链球菌性疾病防治技术指南. 中华儿科杂志, 2010, 48 (2): 104-111.

第三节 肺炎链球菌感染性心内膜炎

一、病例介绍

患儿，男，2岁，主因“间断发热1月余，皮肤发花20天，发现心脏赘生物1天”入院。入院前1个月患儿无明显诱因出现发热，体温最高为39℃，伴流涕、双耳痛，无咳嗽、皮疹、关节肿痛。于当地医院就诊，考虑“中耳炎”，并给予头孢克肟静脉滴注抗感染治疗。但仍间断发热，热峰约1次/d，体温最高39℃，遂予以阿莫西林静脉滴注抗感染治疗4天，体温可降至37.5℃。但仍间断反复，最高升至39.1℃，无寒战、畏寒、皮疹、呕吐、腹泻，查血常规提示白细胞总数12.43×10^9/L，中性粒细胞百分比56.3%，快速C反应蛋白20mg/L，考虑“化脓性扁桃体炎”，改为头孢他啶静脉滴注抗感染治疗3天，体温逐渐降至正常。入院前20天再次出现发热，伴寒战、畏寒、皮肤发花，最高体温为39℃，约1~2次/d，于外院就诊后考虑“上呼吸道感染”，予以头孢他啶联合抗病毒治疗（共5天），仍有间断发热，表现同前。入院前11天先后出现双膝、双髋及肩关节疼痛，未予以特殊治疗，症状进行性加重。遂于4天前就诊，查血常规提示白细胞总数13.58×10^9/L，中性粒细胞百分比59.8%，快速C反应蛋白79mg/L，红细胞沉降率（erythrocyte sedimentation rate，ESR）34mm/h；予以拉氧头孢钠静脉滴注抗感染，但热峰次数较前逐渐增加。行心脏彩超提示先天性心脏病：室间隔缺损（膜周），右室腔内团块样回声性质待定（赘生物？）。为进一步诊治收入病房。

既往史：生后9个月发现先天性心脏病（室间隔缺损）。

入院查体：T 37℃，HR 118次/min，BP 80/40mmHg，神志清楚，精神反应弱，全身皮肤发花，弹性尚可，卡介苗接种瘢痕阳性，全身无皮疹及出血点。口唇无苍白，双侧球结膜无充血、出血。咽充血，双侧扁桃体Ⅱ度肿大，未见脓性分泌物。心音有力，心律齐，三尖瓣听诊区可闻及3/6级杂音，无震颤及传导，肺、腹部及神经系统查体未见明显异常。双膝关节稍肿胀，无明显触痛，浮髌试验阴性，骶髂关节分离试验（4字试验）阴性。无杵状指，双下肢无水肿，末梢温。

病例特点

(1) 幼儿，急性起病，病史1月余。

(2) 主要表现为反复发热，伴寒战、畏寒、皮肤发花、关节疼痛，抗感染效果不佳。

(3) 查体：神志清楚，精神反应弱，三尖瓣听诊区可闻及3/6级收缩期吹风样杂音，无震颤及传导。双膝关节稍肿胀。

(4) 辅助检查：白细胞总数升高，以中性粒细胞为主，CRP升高、ESR增快；抗链球菌溶血素O（antistreptolysin O，ASO）、类风湿因子（rheumatoid factor，RF）正常。心脏超声提示室间隔缺损（膜周），右室腔内团块样回声。

二、诊断分析

结合患儿存在先天性心脏病病史及病例特点，首先考虑感染性心内膜炎。本病常见病原体为草绿色链球菌、金黄色葡萄球菌、凝固酶阴性葡萄球菌等，已完善血培养，注意病原体结果回报协助诊断。需要与以下疾病鉴别：

(1)风湿热：患儿为幼儿，急性起病，有前驱呼吸道感染史，主要表现为反复发热，伴畏寒、寒战、皮肤发花等感染中毒症状，逐渐出现多关节受累，予以头孢类药物抗感染治疗效果欠佳。心脏听诊闻及3/6级杂音，伴ESR升高，故需考虑本病可能。但不符合风湿热主要表现中的心脏炎、舞蹈症、环形红斑及皮下结节，且ASO正常，此为不支持的点。入院后需观察患儿有无新发临床表现，复查相关指标协助诊断。

(2)黏液瘤：患儿为幼儿，急性起病，主要症状为反复发热，心脏听诊闻及杂音，心脏超声示心室腔内团块样回声，故需考虑本病。但患儿感染中毒症状重，伴炎症指标升高，与本病不符。已完善血培养，注意结果回报协助鉴别。

三、辅助检查

(1)血常规：白细胞总数12.43×10^9/L，中性粒细胞百分比56.3%，淋巴细胞百分比28.6%，快速CRP 20mg/L，ESR 34mm/h。

(2)血生化大致正常，ASO、RF阴性。

(3)胸部X线片：支气管炎。

(4)心脏超声：先天性心脏病：室间隔缺损(膜周)，右室腔内团块样回声性质待定(赘生物？)。

(5)髋关节超声：双髋关节少量积液，滑膜增厚。

(6)下肢软组织超声：双侧下肢软组织层次清晰，未见明显肿胀，未见具体占位。

(7)双份血培养及药敏试验：肺炎链球菌，对青霉素、阿莫西林、头孢吡肟、利奈唑胺、莫西沙星、复方磺胺甲噁唑、四环素、氯霉素、头孢噻肟、左氧氟沙星、泰利霉素、万古霉素敏感。

四、诊疗经过

患儿入院当天门诊血培养回报肺炎链球菌可能，因患儿无化脓性脑膜炎相关症状及体征，未完善腰椎穿刺。予以头孢曲松联合万古霉素静脉滴注抗感染治疗，3天后体温降至正常，请心脏外科会诊，建议抗感染后行手术治疗。后双份血培养回报肺炎链球菌，患儿体温稳定，结合药敏试验结果，治疗未调整。抗感染治疗2周后再次出现一过性发热，复查心脏超声提示赘生物较入院时增大，心脏外科建议继续充分抗感染后择期手术治疗，家长因个人原因要求出院。

五、最终诊断

1. 败血症(肺炎链球菌)
2. 感染性心内膜炎(肺炎链球菌)
3. 先天性心脏病(室间隔缺损)

4. 关节炎?
5. 支气管炎

六、讨论

感染性心内膜炎(infective endocarditis,IE)是病原微生物经血行途径引起的心内膜炎症病变,病原体以草绿色链球菌、金黄色葡萄球菌多见,其他如凝固酶阴性葡萄球菌、牛链球菌、乙型溶血性链球菌、肺炎链球菌、肠球菌等亦有报道。本病常伴赘生物形成,赘生物为血小板和纤维素团块,内含大量微生物和少量炎症细胞。心脏瓣膜为最常受累的部位,也可累及室间隔缺损处、心壁内膜或腱索,以及未闭动脉导管等处,引起瓣膜穿孔、瓣膜关闭不全、心力衰竭、败血症、赘生物脱落导致脏器栓塞等表现。本病在儿童中发病率相对较低,既往报道的发病率为(0.34~0.64)/10 万。近年来有上升趋势,年发病率约为(2~6)/10 万。大部分患儿具有易感因素,如合并心脏基础疾病、留置中心静脉置管、心脏手术、介入性检查及治疗等。既往,基础疾病在儿童和成人中均以风湿性心脏病为主,但近 20 年随着风湿性心脏病流行性下降,先天性心脏病已成为发达国家年龄大于 2 岁的儿童患 IE 的主要原因。此外,也有少部分患儿因系统性红斑狼疮等疾病导致的高凝状态而易感。美国的一项研究在 2003—2014 年共纳入 841 例 IE 患儿,其中有 34.2% 合并先天性心脏病。裴亮对我国 2006—2016 年的 30 例 IE 患儿进行分析,19 例(63.3%)合并基础疾病的患儿中 17 例存在心脏结构异常,其中 6 例为心脏术后。因此,在发现先天性心脏病后若符合手术时机,经充分抗感染的情况下应尽早干预,以减少罹患 IE 的风险。临床医生也应意识到,心脏手术虽然可降低结构异常导致 IE 的概率,但进行侵入性操作也可能成为导致 IE 的原因。

肺炎链球菌是革兰阳性球菌,呈矛头状双排排列,有较厚的荚膜。广泛分布于自然界,人类为唯一宿主,通常定植于人体鼻咽部,在儿童鼻咽部定植比例高于成人。我国 5 岁以下健康儿童中,鼻咽拭子肺炎链球菌的分离率为 30%~60%,日常活动如咀嚼食物、刷牙等都可能成为细菌入侵的途径,故建议儿童保持口腔卫生、定期进行口腔检查,这对于降低感染发病率也具有一定意义。肺炎链球菌主要通过呼吸道飞沫传播,多数情况下与机体处于共生状态,携带者多不发病。在免疫力降低时,局部浸润引起感染。若免疫力明显降低,则可以穿过黏膜屏障进入血流,引起细菌性肺炎、脑膜炎和败血症等侵袭性肺炎链球菌病(IPD)。IPD 在婴幼儿中具有较高的患病率和致死率,WHO 估计每年约有 160 万儿童死于此类感染性疾病,其中大多数为 2 岁以下的儿童。年龄在 2 岁以下或 65 岁以上,集体看护的幼儿园、托儿所,合并慢性疾病如先天性心脏病、糖尿病、肾炎或肾病综合征、血液病等,患先天性或后天性免疫缺陷病,均为易感因素。故而,当高危人群出现感染表现后,应考虑到肺炎链球菌感染的可能。对于本例患儿,肺炎链球菌为 IE 的病原体之一,但相较于草绿色链球菌及金黄色葡萄球菌少见。结合年龄特点,且合并先天性心脏病,需考虑到肺炎链球菌感染可能,在培养结果未归前,经验性治疗需考虑同时覆盖肺炎链球菌。

肺炎链球菌感染性心内膜炎(pneumococcal infective endocarditis,PIE)与其他病原微生物感染相比具有一些特点。在一项日本的 PIE 研究中,共纳入 111 例患者,发现合并肺炎者占 45.9%,较其他研究明显更高,同时易合并细菌性脑膜炎(40.5%)和栓塞(41.4%),感染以左侧心内膜受累最常见,53.2% 的患者出现主动脉瓣受累。

值得注意的是，为提高病原体培养阳性率，需尽早完善双份血培养，最佳时间点为给予抗菌药物治疗之前。且因 IE 为持续菌血症，不必在体温高峰时采血。当病原体为肺炎链球菌时，考虑其对青霉素敏感性逐年下降，且 PIE 易合并中枢神经系统受累，治疗上可给予万古霉素或利奈唑胺联合第三代头孢类抗菌药物。在某些情况下，单纯抗感染治疗不能完全控制病情，但目前关于 IE 的手术时机尚无统一的判定。当足量、合理的抗感染治疗疗效欠佳、存在瓣膜穿孔风险、巨大赘生物、心功能不全时，应联系外科评估是否需行手术治疗。

根据荚膜多糖抗原不同，肺炎链球菌可分为近百种血清型，与疾病相关的血清型随年龄、感染时间及地点而不同。我国儿童 IPD 常见的血清型依次为 19F 型、23F 型、19A 型、6B 型、14 型、6A 型，均为 13 价肺炎链球菌结合疫苗覆盖的血清型。美国将 7 价肺炎链球菌结合疫苗纳入国家计划免疫后，接种儿童中 IPD 发病率已明显下降。因此进行疫苗接种对预防疾病发生具有重要意义，尤其建议高危人群早期接种。

肺炎链球菌在自然界分布广，严重威胁儿童的健康。因此，需要提高对本病原体的认识，做到定期监测、早期识别和诊断、适度治疗及重视预防，从而改善患儿的预后。

七、病例点评

肺炎链球菌是感染性心内膜炎的少见病原体，患者多有肝脏基础疾病、心脏病或存在免疫抑制状态，往往表现为急性心内膜炎，少数呈亚急性心内膜炎。各瓣膜均可受累，以主动脉瓣和二尖瓣最常受累，严重者可发生瓣膜破裂或穿孔，瓣膜受损可迅速导致心力衰竭。值得注意的是，与其他病原体导致的感染性心内膜炎相比，肺炎链球菌感染导致的感染性心内膜炎合并出现肺炎、细菌性脑膜炎的比例更高。常见并发症包括充血性心力衰竭、细菌性疾病（包括主动脉脓肿、动脉瘤、细菌性脑栓塞、关节炎）等。临床医生需注意评估脏器受累范围和并发症情况。有研究报道，18C 型、23F 型和 8 型为常见的引起感染性心内膜炎的肺炎链球菌血清型。临床需在使用抗菌药物前完善双份血培养检查以提高病原体检出率。肺炎链球菌引起的感染性心内膜炎病死率相对较高，抗菌药物效果不佳者，须早期行心脏外科手术置换受损瓣膜，降低病死率。肺炎链球菌疫苗接种对预防疾病具有重要意义，应重视疫苗接种工作，尤其是高危人群更应尽早接种。

（谢 悦 郭凌云）

参考文献

[1] MARTIN J M, NECHES W H, WALD E R. Infective endocarditis: 35 years of experience at a children's hospital. Clin Infect Dis, 1997, 24: 669-675.

[2] QUE Y A, MOREILLON P. Infective endoearditis. Nat Rev Cardiol, 2011, 8: 322-336.

[3] BATES K E, HALL M, SHAH S S, et al. Trends in infective endocarditis hospitalisations at United States children's hospitals from 2003 to 2014: impact of the 2007 American Heart Association antibiotic prophylaxis guidelines. Cardiol Young, 2017, 27: 686-690.

[4] 裴亮, 杨妮, 文广富, 等. 单中心十年收治感染性心内膜炎患儿临床分析. 中国小儿急救医学, 2017, 24 (10): 721-724.

[5] 杨永弘, 姚开虎. 重视儿童肺炎链球菌疾病. 中国当代儿科杂志, 2008 (03): 273-274.

[6] World Health Organization. Pneumococcal conjugate vaccine for childhood immunization—WHO position paper. Who Position Paper, 2007, 82 (12): 93-104.

[7] EGEA V D, PATRICIA M, VALERIO M, et al. Characteristics and outcome of streptococcus pneumoniae endocarditis in the 21 century: a systematic review of 111 cases (2000-2013). Medicine, 2015, 94 (39): e1562.

[8] 苏楠, 韩星, 杨怿墨, 等. 中国内地儿童侵袭型肺炎链球菌感染血清型的分布特征. 中华医学志, 2016, 96 (18): 1465-1469.

第四节 肺炎链球菌皮肤软组织感染

一、病例介绍

患儿,男,1个月29天,主因“发现左足红肿4天”入院。患儿于4天前无明显诱因出现左足背肿,表面皮肤不红,局部皮肤温度不高,精神稍烦躁,无发热,无咳嗽、咳痰,无呕吐,稍有腹胀,无腹泻,无皮疹、关节红肿,尿黄色、量可,未予以特殊诊治。入院前2天,患儿左足背肿进一步加重,伴局部皮温升高,局部皮肤发红,就诊于当地医院,查体左足背肿(2cm×2cm),质软,触之患儿哭闹明显,予以药物外敷治疗(具体药物不详),肿胀未好转,范围较前扩大,张力增高。于当地医院住院诊治,建议行脓肿切开引流术,家长不同意,出院后就诊于急诊。左足背肿情况同前,体温正常,无其他伴随症状,于急诊行脓肿切开引流术;血常规提示白细胞总数25.96×10^9/L,中性粒细胞百分比60.7%,CRP<8mg/L;血生化提示谷草转氨酶67IU/L,谷丙转氨酶27.4IU/L,总胆红素87.77μmol/L,间接胆红素52.04μmol/L;凝血功能示凝血酶原时间106.3s,国际标准化比值9.32,纤维蛋白原定量0.52g/L,活化部分凝血活酶时间157s。先后予以头孢哌酮舒巴坦0.5g/次,万古霉素0.1g/次,美罗培南0.2g/次,静脉滴注,新鲜冰冻血浆50ml静脉滴注,监测体温最低35.1℃。腹部超声提示腹部肠管肠壁稍厚;肝实质回声明显粗糙。胸腹联合X线检查提示肠管形态不规则,部分肠间隙增厚。予以禁食水,监测血糖最低2.8mmol/L,给予10%葡萄糖溶液10ml静脉推注后复查血糖2.9mmol/L,继续给予10%葡萄糖溶液10ml静脉推注和10%葡萄糖静脉滴注,滴速为4.2mg/(kg·min),复测血糖3.4mmol/L,为进一步治疗,门诊以“皮肤软组织感染”收入院。

既往史:生后体健。否认传染病接触史。否认手术、外伤、输血史,其他无特殊。

家族史:无特殊。

个人史:母孕期体健,足月顺产,出生体重3 700g,否认生后窒息史。

入院查体:T 36℃,R 35次/min,P 135次/min,BP 85/50mmHg,头围37cm,身长61cm,神志清楚,精神反应弱,呼吸平稳。全身皮肤轻度黄染,无皮疹和出血点。卡介苗接种后瘢痕处有结痂。前囟平软,大小1cm×1cm,全身浅表淋巴结未触及肿大。巩膜轻度黄染,咽无充血,扁桃体无肿大。双肺呼吸音粗,未闻及干、湿啰音。心音有力,心律齐,未闻及病理性杂音。腹稍胀，触诊软，按压腹部无明显哭闹，肝脾未及。左足纱布敷料包裹，局部干洁无渗出。四肢肌力、肌张力正常。神经系统查体未见异常。

病例特点

(1)1 个月 29 天的男婴，急性起病，病史短。

(2) 主要表现为左足红肿。

(3) 查体：头围 37cm，身长 61cm，神志清楚，精神反应弱，呼吸平稳。全身皮肤轻度黄染，无皮疹和出血点。卡介苗接种后瘢痕处有结痂。前囟平软，大小 1cm×1cm，全身浅表淋巴结未触及肿大。巩膜轻度黄染，咽无充血，扁桃体无肿大。双肺呼吸音粗，未闻及干、湿啰音。心音有力，心律齐，未闻及病理性杂音。腹稍胀，触诊软，按压腹部无明显哭闹，肝脾未及。左足纱布敷料包裹，局部干洁无渗出。四肢肌力、肌张力正常。神经系统查体未见异常。

(4) 辅助检查

1) 血常规提示白细胞总数升高，以中性粒细胞为主，血红蛋白降低。

2) 凝血三项：凝血酶原时间 57.2s，国际标准化比值 4.78，纤维蛋白原定量 0.82g/L，活化部分凝血活酶时间 112.1s。

3) 血生化：碱性磷酸酶 1 333IU/L，谷草转氨酶 43.6IU/L，谷丙转氨酶 23.7IU/L，总胆红素 80.45μmol/L，直接胆红素 32.57μmol/L，间接胆红素 47.88μmol/L，血氨 94μmol/L。

4) 急诊双份血培养回报为革兰阳性球菌（具体待鉴定）。

5) 腹部（急腹症）超声：目前未见肠套叠和肠梗阻征象，未见肠穿孔征象；少量腹水，胆囊壁稍厚，腹部肠管肠壁稍厚。双肾肿大，肝实质回声明显粗糙。

6) 胸腹联合 X 线检查：左下肺内带实质浸润；肠淤张，肠管形态不规则，部分肠间隙增厚。

二、诊断分析

1. 菌血症 根据患儿为婴儿期，急性起病，病史短，以左足红肿 4 天为主要表现，其间监测体温最低 35.1℃。查白细胞总数 25.96×10^9/L，中性粒细胞百分比 60.7%，血红蛋白 68g/L，急诊双份血培养回报为革兰阳性球菌，故诊断菌血症。

需要与以下疾病鉴别：

(1) 中枢神经系统感染：根据患儿为婴儿期，急性起病，白细胞总数 25.96×10^9/L，中性粒细胞百分比 60.7%，急诊双份血培养回报为革兰阳性球菌，需注意中枢神经系统感染。但该患儿无抽搐、无呕吐，查体无中枢神经系统阳性体征，待患儿凝血功能稳定后行腰椎穿刺协助诊断。

(2) 泌尿系统感染：根据患儿为婴儿期，急性起病，白细胞总数 25.96×10^9/L，中性粒细胞百分比 60.7%，急诊双份血培养回报为革兰阳性球菌，需注意泌尿系统感染可能。尽快完善尿常规，必要时完善尿培养协助诊断。

2. 左足皮肤软组织感染 根据左足红肿 4 天，伴局部皮温升高，局部皮肤发红，外院查体左足背肿 2cm×2cm，质软，触之患儿哭闹明显，急诊行脓肿切开引流术，故诊断左足皮肤软组织感染。

3. 凝血功能异常 根据患儿凝血三项检查结果，故诊断。

三、辅助检查

(1) 双份血培养 + 鉴定 + 药敏试验：青霉素敏感的肺炎链球菌，对青霉素、阿莫西林、头孢噻肟、头孢吡肟、左氧氟沙星、利奈唑胺、莫西沙星、万古霉素敏感，对美罗培南中介，对红霉素、氯霉素、复方磺胺甲噁唑、克林霉素、四环素耐药。

(2) 普通细菌培养(左足脓肿脓液)：青霉素敏感的肺炎球菌，对青霉素、阿莫西林、头孢噻肟、头孢吡肟、左氧氟沙星、利奈唑胺、莫西沙星、万古霉素敏感；对美罗培南中介；对红霉素、氯霉素、复方磺胺甲噁唑、克林霉素、四环素耐药。

(3) 双份血培养和左足脓液培养的肺炎链球菌血清型均为 6B 型。

(4) 血代谢筛查：酪氨酸 724μmmol/L，升高；苯丙氨酸 177.7μmmol/L，升高。

(5) 基因筛查：本患儿 *FAH* 基因突变，为复合杂合(一个来自于父亲，一个来自于母亲)，提示为酪氨酸血症 Ⅰ 型。

(6) 上腹部 MRI 平扫(图 1-4-1)：肝影缩小，肝实质信号异常，肝内格利森鞘增厚，肝周少量积液，感染？脾略增大，脾周少量积液；胰腺纤薄，信号欠均匀胆囊充盈饱满，胆囊窝少量积液；双肾肿大，T_2 信号增高；腹腔及小网膜囊积液，腹部肠管淤张，部分结肠壁略著，系膜增厚、水肿。

(7) 上腹部增强 MRI(图 1-4-2)：肝影缩小，肝实质异常信号未见强化，肝内格利森鞘增厚，双肾强化欠均匀。

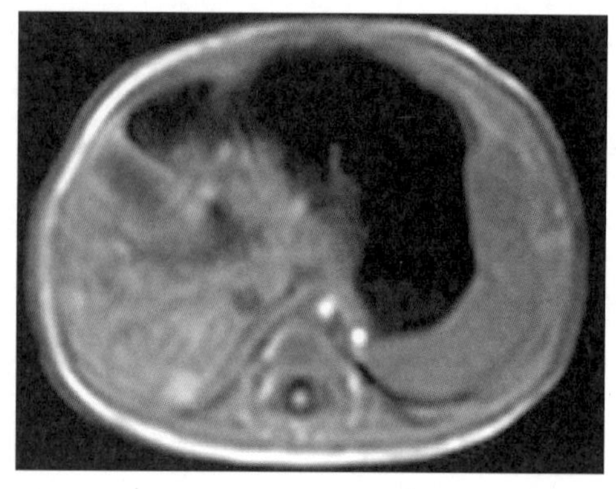

图 1-4-1 上腹部 MRI
肝影缩小，肝实质信号异常，肝内格利森鞘增厚，肝周少量积液。

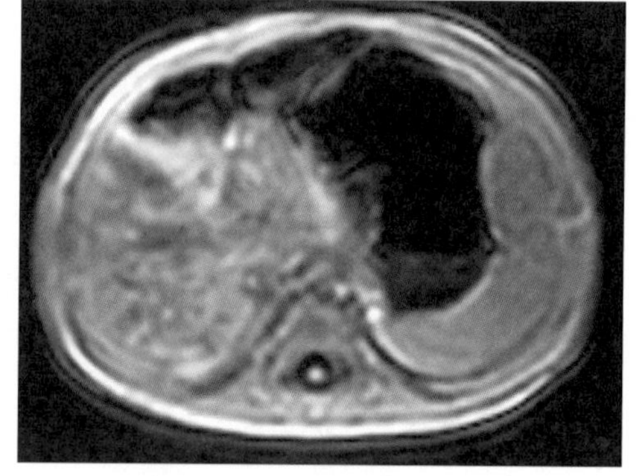

图 1-4 -2 上腹部增强 MRI
肝影缩小，肝实质异常信号未见强化。

四、诊疗经过

入院后予以美罗培南联合万古霉素静脉滴注抗感染治疗，谷胱甘肽静脉滴注保肝治疗，磷酸肌酸静脉滴注营养心肌。输新鲜冰冻血浆改善凝血功能。血培养和左足脓培养回报为肺炎链球菌，对青霉素敏感，停用美罗培南、万古霉素，改头孢曲松静脉滴注。抗感染治疗后患儿体温正常，炎症指标正常，复查血培养、左足脓培养为阴性，停用头孢曲松，改为头孢唑林静脉滴注。结合患儿血代谢筛查结果，考虑代谢性肝病、酪氨酸血症可能，予以饮食调整。后基因结果回报证实为酪氨酸血症。患儿抗感染好转后出院，出院后内分泌遗传代谢科和普外科随诊。

五、最终诊断

1. 败血症（青霉素敏感的肺炎链球菌）
2. 左足皮肤软组织感染（青霉素敏感的肺炎链球菌）
3. 酪氨酸血症Ⅰ型
4. 肝功能损害

六、讨论

肺炎链球菌是儿童侵袭性细菌感染的重要原因，特别是2岁以下的婴幼儿，发病率最高，为98.8/10万。常见的侵袭性肺炎链球菌病包括细菌性脑膜炎、肺炎和菌血症，这些都是婴幼儿和老年人感染和死亡的重要原因。蜂窝织炎是侵袭性肺炎链球菌病中一种少见的类型，感染部位主要为眼眶和脸颊，占肺炎链球菌蜂窝织炎的95%。皮下脓肿是儿童常见的皮肤和软组织感染类型，而由肺炎链球菌引起的皮下脓肿是罕见的。从1993年9月到1998年12月，在美国的8家儿童医院鉴定出52例肺炎链球菌面部蜂窝织炎患者，在提交的49株血清分型中，主要的血清型为14型（53%）和6B型（27%）。本例患儿肺炎球菌血清型也为6B型。Tomohiro Hirade曾报道了1名既往体健的4月女婴感染，表现为由肺炎链球菌引起的左大腿皮下巨大脓肿，经鉴定为非疫苗覆盖血清型28F，这与本例患儿的脓肿部位和血清型不同。

持续性凝血功能障碍可能是遗传性酪氨酸血症Ⅰ型（tyrosinemia type Ⅰ，HT1）患者的第1个症状。HT1是一种严重的酪氨酸代谢紊乱，由*FAH*基因缺乏引起，导致中间毒性代谢物延胡索酰乙酰乙酸（fumarylaceto-acetic acid，FAA）的积累，并释放到循环中，因此可用于诊断。M Wabitsch曾报道过1名由肺炎链球菌引起了脑膜炎和败血症，同时患HT1的2月龄女婴。Gill报道了1名3月龄高加索女婴，被诊断为原发性肺炎链球菌性腹膜炎伴HT1。Georgouli报道了1名既往体健的5月龄男婴，被诊断为HT1，表现为大肠埃希菌败血症和严重的凝血功能障碍。

肺炎链球菌脓毒症和左足皮肤软组织感染期间持续凝血功能障碍提示HT1，特别是肝功能异常。既往研究表明，产后急性巨细胞病毒感染与HT1的典型症状非常相似。因此，HT1需与急性巨细胞病毒感染相鉴别。部分酪氨酸血症患者表现为出血而无其他肝脏体征。凝血酶原和活化部分凝血活酶时间可能显著延长。值得注意的是，补充维生素K并不能纠正这些异常。

肺炎链球菌皮下脓肿是相当少见的。在伴有凝血功能障碍的侵袭性肺炎链球菌病患儿中，当侵袭性肺炎链球菌病不是导致其对维生素K和新鲜冰冻血浆无反应的凝血功能障碍原因时，即使HT1是一种罕见的疾病，也应予以考虑。

七、病例点评

由化脓性致病菌引起的皮肤软组织感染类型多样，从浅表的局限性感染到深部软组织坏死性感染，涉及范围广泛。轻者仅需要简单的皮肤消毒即可自愈，重者病情进展迅速，可危及生命。常见的致病菌主要有葡萄球菌、链球菌、铜绿假单胞菌及肠球菌等。肺炎链球菌并非常见的病原体。肺炎链球菌更容易导致中枢神经系统感染、血流感染、菌血症性肺炎，被称为侵袭性肺炎链球菌病（IPD）。IPD 在 5 岁以下儿童及有基础疾病的人群中常见，是婴幼儿感染和死亡的重要病因，病死率在 5.3%~27.5%。研究表明，在儿童、成人、老年人组细菌性呼吸道感染的细菌谱中，肺炎链球菌都占第一位。肺炎链球菌同样也是儿童化脓性脑膜炎最常见的病原体。早期识别、合理治疗是控制疾病、改善预后最直接的手段。疫苗是最有效的预防措施，在社区获得性肺炎预防、流感后合并细菌性肺炎预防、患有代谢性疾病、免疫功能低下、解剖结构异常等各类基础疾病人群中均建议进行肺炎疫苗的接种。有基础疾病的 IPD 患儿病死率偏高，建议进行肺炎疫苗接种预防疾病的发生。

（刘 冰　刘 钢）

参考文献

[1] PERNICIARO S, IMÖHL M, VAN DER LINDEN M, et al. Invasive pneumococcal disease in refugee children, Germany. Emerging infectious diseases, 2018, 24 (10): 1934-1936.

[2] CHINSKY J M, SINGH R, FICICIOGLU C, et al. Diagnosis and treatment of tyrosinemia type I: a US and Canadian consensus group review and recommendations. Genetics in Medicine, 2017, 19 (12): 1-16.

[3] GUBBAY J B, MCINTYRE P B, GILMOUR R E. Cellulitis in childhood invasive pneumococcal disease: A population-based study. Journal of Paediatrics & Child Health, 2010, 42 (6): 354-358.

[4] GIVNER L B, MASON E O, BARSON W J, et al. Pneumococcal facial cellulitis in children. Pediatrics, 2000, 106 (5): E61.

[5] HIRADE T, HARADA A, KOIKE D, et al. Subcutaneous abscess caused by Streptococcus pneumoniae serotype 28F in an infant: a case report. BMC pediatrics, 2021, 21 (1): 8.

[6] MAK C, LAM C, CHIM S, et al. Biochemical and molecular diagnosis of tyrosinemia type I with two novel FAH mutations in a Hong Kong chinese patient: recommendation for expanded newborn screening in Hong Kong. Clinical biochemistry, 2013, 46 (1/2): 155-159.

[7] WABITSCH M, POHLANDT F, LEUPOLD D, et al. Clinical features and diagnostic approach in type I tyrosinaemia in an infant with cytomegaly virus infection and bacterial sepsis. European journal of pediatrics, 1993, 152 (4): 327-330.

[8] GILL D S, LIPSCOMB A P. Primary pneumococcal peritonitis associated with tyrosinaemia type 1. Journal of inherited metabolic disease, 1999, 22 (2): 195-196.

[9] GEORGOULI H, SCHULPIS K H, MICHELAKAKI H, et al. Persistent coagulopathy during Escherichia coli sepsis in a previously healthy infant revealed undiagnosed tyrosinaemia type 1. BMJ case reports, 2010, 10: 1-3.

[10] BITAR R, THWAITES R, DAVISON S, et al. Liver failure in early infancy: aetiology, presentation and outcome. Journal of Pediatric Gastroenterology&Nutrition, 2016, 64 (1): 70-75.

第五节　侵袭性 A 族链球菌感染

一、病例介绍

患儿，女，1 岁 1 个月，以“水痘后间断发热、左手示指瘀斑肿胀、左下肢肿胀 54 天”入院。入院前 54 天，患儿接触水痘患者后出现皮疹，并确诊为水痘。家中自行予以阿昔洛韦及中药口服治疗。3 天后患儿出现发热，体温波动在 38~40℃，无明显伴随症状，家长未予以特殊处理。2 天后（入院前 49 天）出现精神烦躁、食欲下降，左手示指出现线状紫红色瘀斑，并逐渐进展，表现为瘀斑加重、肿胀、皮温升高，无拒按表现。体温未见好转。血常规提示白细胞总数 14.73×10^9/L，中性粒细胞百分比 76.1%，CRP 87mg/L。考虑“感染”，予以阿莫西林静脉滴注，因体温和精神状态未见好转，加用头孢曲松静脉滴注，并完善血培养检查。血培养结果提示为化脓性链球菌，对万古霉素、利奈唑胺敏感。其间肺部 CT 提示双肺多发高密度影。调整为万古霉素联合美罗培南静脉滴注抗感染，体温逐渐降至正常。但入院前 42 天，出现左下肢肿胀，伴体温再次升高，复查血常规示白细胞总数较前上升；左下肢超声检查提示左下肢外侧脂肪层较对侧增厚，回声增强。考虑感染性病变可能，增加美罗培南用量，并继续联合万古霉素治疗至体温稳定。住院期间完善左手 X 线检查，提示左手第 2 中节指骨骨质欠规则，伴周围软组织损伤。为进一步诊治收入感染内科。

既往史、个人史及家族史：既往体健，个人史无特殊，否认家族遗传病史。

入院查体：神志清楚，精神反应可，躯干和四肢可见散在分布的疱疹后色素沉着（图 1-5-1）。未见皮疹、皮肤黄染，浅表淋巴结未触及肿大。呼吸尚平稳，节律规整。咽稍充血，双肺呼吸音粗，未闻及啰音。心音有力，心律齐，各瓣膜区未闻及杂音。腹膨隆，触诊质软，肝肋下 2cm，脾肋下未触及，未触及包块，听诊肠鸣音 4 次 /min。肢端暖，毛细血管再充盈时间（capillary refill time，CRT）<2 秒。左手示指可见约 1cm × 1cm 的瘀斑，红肿伴结痂（图 1-5-2），左下肢稍肿，肿胀范围约 3cm × 5cm，皮温不高，按压无异常哭闹（图 1-5-3）。神经系统查体未见明显异常。

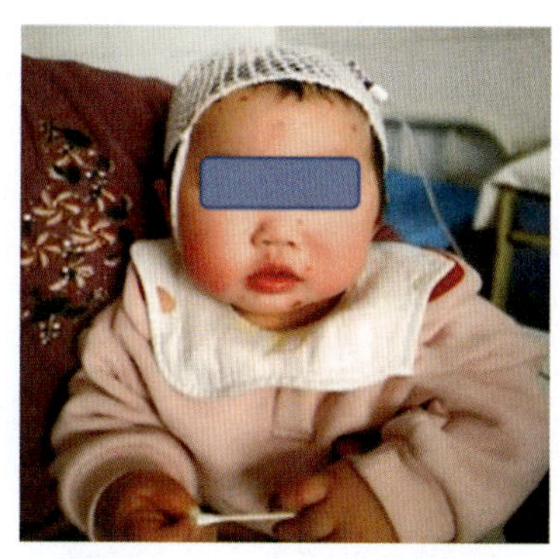
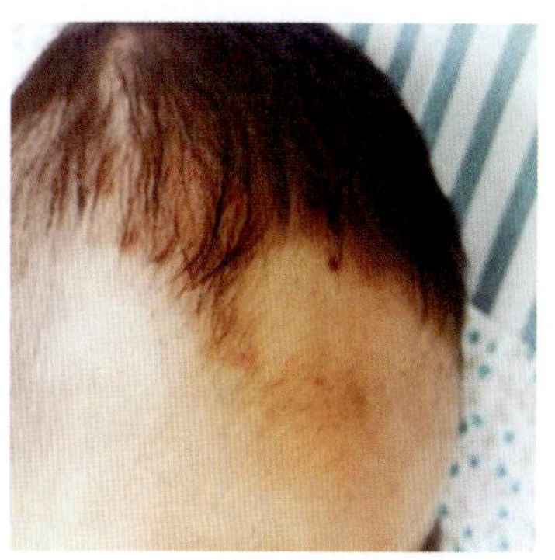
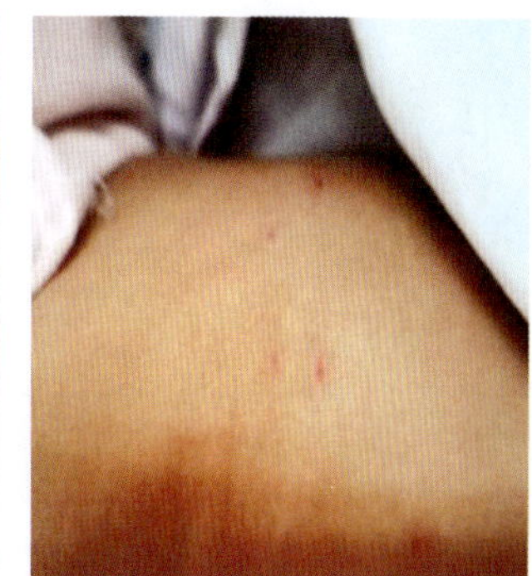

图 1-5-1　患儿躯干和四肢可见散在分布的疱疹后色素沉着

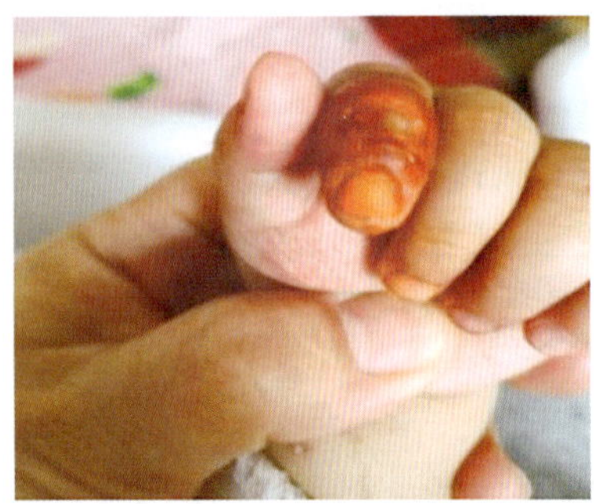
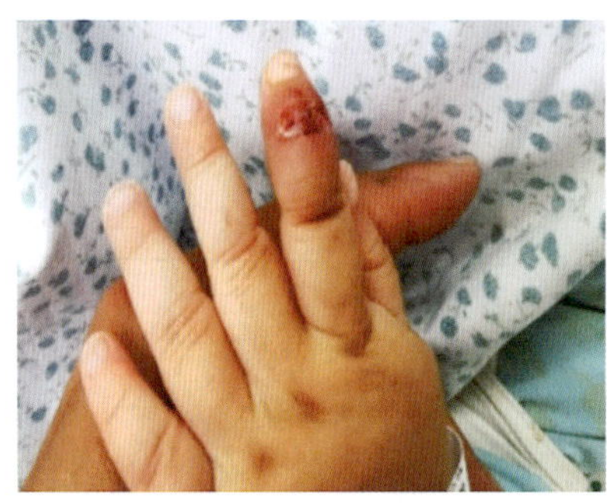

图 1-5-2 患儿受累指关节红肿

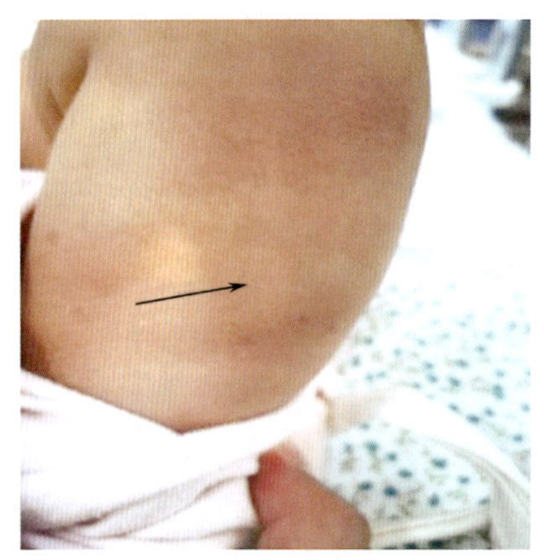

图 1-5-3 患儿受累下肢局部肿胀(箭头所示)

病例特点

(1) 幼儿,急性起病,病史 1 月余。
(2) 主要表现为水疱后反复发热,左手示指红肿破溃、结痂,左下肢皮肤软组织肿胀。
(3) 查体:神志清楚,精神反应可,左手示指可见约 1cm×1cm 瘀斑,红肿伴结痂,左下肢稍肿,肿胀范围约 3cm×5cm,双肺未闻及啰音,余查体未见明显异常。
(4) 辅助检查
1) 血常规:白细胞总数明显升高,以中性粒细胞为主。
2) 降钙素原:增快。
3) 局部指关节和下肢影像:提示有软组织肿胀及骨质破坏。
4) 血培养:A 族溶血性链球菌阳性,对四环素、红霉素耐药;对氨苄西林、头孢曲松、左氧氟沙星、美罗培南、克林霉素、青霉素、利奈唑胺、万古霉素均敏感。

二、诊断分析

败血症(A 族溶血性链球菌):患儿为小幼儿,急性疾病,有明确的感染中毒症状(发热、反应弱、食欲下降、烦躁等),多次检查血常规白细胞明显升高,以中性粒细胞比例升高为主，CRP、PCT 等炎症指标亦有明显上升，并且患儿于外院进行血培养检查，结果明确提示为 A 族溶血性链球菌，因此败血症诊断明确。

此外，患儿存在明确的肺炎、皮肤软组织感染，以及骨髓炎。但需要注意考虑以下几个方面：①患儿病程中存在呼吸道症状，病初肺部影像提示存在肺部感染；其间患儿在发热后逐渐出现指关节及皮肤软组织受累，提示患儿存在多脏器受累，应考虑为侵袭性 A 族链球菌感染。是否仍有其他脏器受累需要评估。②患儿既往体健，为何出现侵袭性 A 族链球菌的感染？③患儿有骨髓炎，骨髓炎的常见病原体是什么？④疾病过程中应注意哪些方面的观察，疗程如何掌握？

三、辅助检查

（1）血常规：入院时血常规白细胞大致正常，以中性粒细胞为主，CRP 9mg/L。

（2）ESR 19mm/h。

（3）2 次复查血培养均为阴性。

（4）免疫球蛋白、补体未见明显异常。

（5）结核菌素试验（tuberculin test，PPD 试验）、结核分枝杆菌 T-SPOT 试验均为阴性。

（6）肺部 CT：病初提示双肺片絮状阴影（图 1-5-4）。

（7）MRI：提示有骨髓水肿及软组织肿胀（图 1-5-5）。

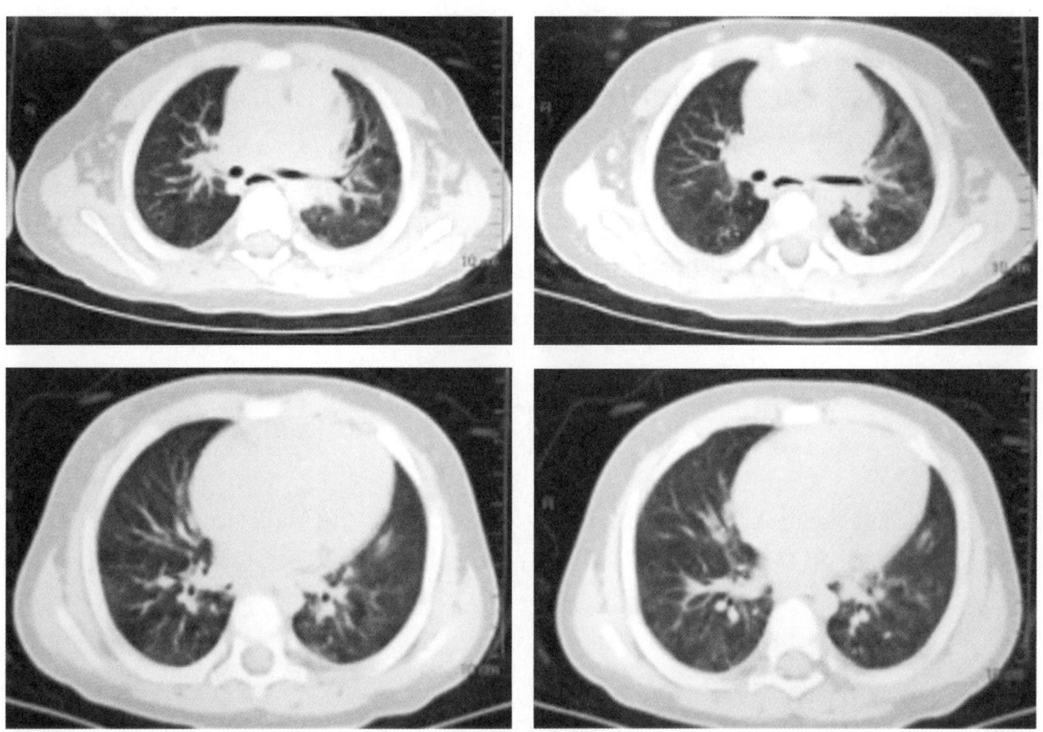

图 1-5-4　肺部 CT 提示双肺片絮状阴影

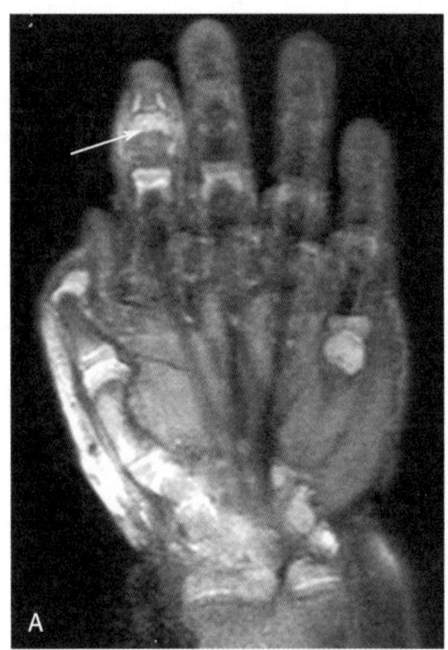

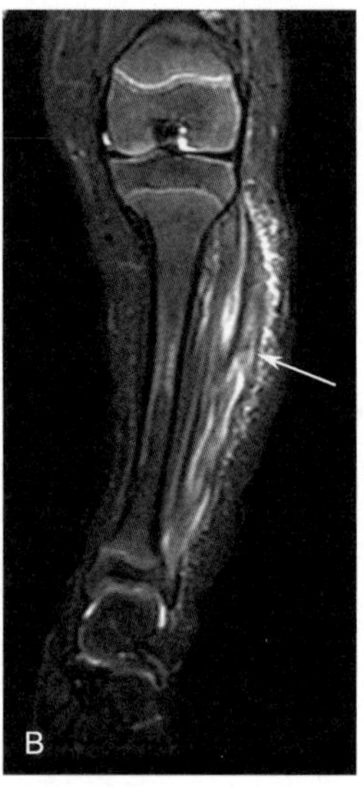

图 1-5-5 骨髓水肿及软组织肿胀
A. 左手示指 X 线片; B. 左下肢 MRI 检查。均提示有骨髓水肿（箭头所示）及软组织肿胀。

四、诊疗经过

患儿为幼儿，有感染中毒症状，炎症指标明显升高，血培养提示为 A 族溶血性链球菌生长，败血症明确诊断；同时患儿伴有皮肤软组织感染及骨髓炎，病初肺部 CT 检查提示肺炎并伴有呼吸道症状，目前侵袭性 A 族链球菌感染诊断成立。入院后因患儿存在骨髓炎改变，体温反复波动，外院已应用长时间的美罗培南及万古霉素，因此入院后给予利奈唑胺抗感染治疗，体温始终平稳，入院后评估原有受累器官均逐渐好转，中枢神经系统评估未发现有颅内 A 族溶血性链球菌感染的提示。在病情稳定下，将利奈唑胺降级至头孢丙烯口服继续抗感染治疗，并出院随诊。

五、最终诊断

侵袭性 A 族链球菌感染。

六、讨论

A 族链球菌（group A streptococcus，GAS）又称化脓性链球菌（streptococcus pyogenes），有报道显示，全球每年有 51.7 万人死于严重 GAS 感染和疾病，每年新增患者 178 万，其中侵袭性 GAS 感染有 66.3 万，死亡 16.3 万人。GAS 是极其重要的致病菌，引起人们的广泛关注，为全球热点课题。

GAS 为需氧、革兰阳性球菌。传统的链球菌分类方法根据溶血作用分类：①甲（α）型溶血；②乙（β）型溶血；③丙（γ）型溶血。GAS 为乙型溶血性链球菌。依据携带兰氏抗原（Lancefield antigens）的差异可将链球菌分为 A、B、C、D、E 等不同的族，A 族具有致病性强、引起的疾病类型多样的特点。

临床上常见的是 GAS 导致的化脓性感染，如咽扁桃体炎、皮肤及皮下软组织感染，这些感染通常不具有侵袭性。但 GAS 也会引起侵袭性感染，侵袭性 GAS（invasive GAS，IGAS）感染通常指从无菌的部位（血液、胸膜液、心包液、关节液、脑脊液）培养、分离出 GAS 的感染。其中常见疾病是菌血症、肺炎、骨髓炎、化脓性关节炎、急性坏死性筋膜炎（acute necrotizing fasciitis，ANF）、自发性坏疽性肌炎以及中枢神经系统感染等。侵袭性 GAS 感染病情严重，尤其是合并链球菌中毒性休克综合征（streptococcal toxic shock syndrome，STSS）时，病死率高。

GAS 同样可见于由毒素引起的疾病，如猩红热、STSS。而在其导致的变态反应性疾病中，常见风湿热、急性肾小球肾炎及链球菌感染相关性自身免疫性神经精神障碍（pediatric autoimmune neuropsychiatric disorder associated with streptococcal infection，PANDAS）。

大部分患者的侵袭性感染被认为由皮肤黏膜感染 GAS 引起。常见的危险因素如下：

1. 创伤、烧伤和手术　无论是成人还是儿童，皮肤损伤是 IGAS 感染最常见的易感因素，在儿童中，创伤、烧伤和手术引起约 30%~40% 的 IGAS 感染。

2. 水痘 - 带状疱疹病毒（varicella-zoster virus，VZV）感染　是导致儿童 IGAS 感染的重要因素，且更容易发生坏死性筋膜炎，其原因可能是 VZV 破坏皮肤屏障，导致 GAS 的感染。德国有一项研究显示，1 300 例 IGAS 患者中，1.5% 伴有水痘，且是发生菌血症（43%）、STSS（24%）及急性坏死性筋膜炎（19%）的高危因素。在疫苗广泛接种之前，15%~30% 的 GAS 菌血症和 / 或 IGAS 感染病例与 VZV 感染有关，VZV 疫苗接种后，患儿因皮肤软组织链球菌感染而住院的比例从 50% 下降到 18%（$P<0.001$），坏死性筋膜炎从 29.3% 下降到 3.6%。根据加拿大水痘疫苗接种前后 IGAS 感染监测的数据，水痘疫苗广泛接种后，水痘相关 IGAS 发病率下降，IGAS 的临床表现发生改变，皮肤软组织感染比例下降，但肺部或骨髓相关的 IGAS 感染趋势增加。

3. 流感病毒感染　一项基于以色列人群的监测数据显示，在甲型流感流行期间，GAS 血流感染风险明显增加。另一项关于 2004—2012 年美国儿童流感死亡病例的分析显示，超过 1/3 的流感死亡病例合并侵袭性细菌感染，其中 IGAS 占无菌部位分离出细菌的第 3 位（13%）。

4. 年龄因素　无论是发达国家还是欠发达国家的数据均显示，在儿童中，年龄<1 岁发生 IGAS 感染的风险最高。在英国，<1 岁儿童 IGAS 发病率为 9.6/10 万，1~14 岁儿童发病率约为 2/10 万；在肯尼亚，<1 岁儿童 IGAS 发病率为 96/10 万，0~15 岁儿童整体发病率为 13/10 万。

5. 其他易感因素　包括免疫抑制、免疫缺陷和恶性肿瘤等。

关于流行病学情况，IGAS 感染在不同时期、地区、年龄段发病率均不同。发展中国家高于发达国家。根据 2005 年在 *Lancet Infect Dis* 发表的关于 GAS 全球疾病负担的研究估计，全球每年新发 660 000 例 IGAS 感染，其中 97% 出现在发展中国家，每年全球的死亡病例超过 160 000 例。在发达国家，IGAS 感染的发病率在（2~4）/10 万。发展中国家基于人群的监测数据少，根据 J Berkley 的报道，肯尼亚 GAS 菌血症的发病率为 13/10 万，病死率为 25%。在中国，缺乏 IGAS 感染的流行病学数据。

导致 IGAS 的机制可能与以下方面有关：①抗吞噬作用特性：GAS 细胞壁上的 M 蛋白是细菌的主要毒力因子，M 蛋白通过阻碍人类中性粒细胞吞噬链球菌而促进侵袭；②发热诱发机制：链球菌致热外毒素（streptococcal pyrogenic exotoxin，SPE）可引起发热，还可通过降低外源性内毒素阈值促进休克；③细胞因子介导：多种因素（包括 SPE）可通过多种途径引导细胞因子产生，形成炎症因子瀑布，这可能是链球菌感染导致休克的重要机制。

IGAS 感染所致疾病中，血流感染比例相对较高，但其中约有 10%~40% 的 GAS 血流感染可能没有具体的感染灶。我国浙江大学医学院对 9 家三甲医院的 GAS 感染患儿进行总结，其中在无菌部位找到 GAS 的病例共计 66 例，发热是最主要的表现，占 90% 以上，疾病谱以败血症最为常见（64/66，97.0%），其中 42.4% 有皮肤或软组织感染，25.8% 伴肺炎，9 例为 STSS，其中 13 例死亡，病死率为 19%。在澳大利亚的一项 7 家医院参加的 IGAS 感染研究中，肺炎占据首位，其次是皮肤软组织感染，第三位是败血症，而 STSS 的死亡率最高。

皮肤软组织感染是 IGAS 感染常见的感染部位，IGAS 感染导致的坏死性筋膜炎十分危重，约 50% 的坏死性筋膜炎发生 STSS。坏死性筋膜炎可继发于局部皮肤钝性或穿透性损伤，常见于四肢。在最初出现时，症状可能不严重，因而很难与相对简单的蜂窝织炎区分。但严重的疼痛和压痛与体格检查表现不相符，这是区分坏死性筋膜炎和更浅表感染的临床特征。病变在数日内快速进展，皮肤颜色从红紫色变为蓝灰色斑片状。起病后 3~5 日内，可见皮肤破溃伴有大疱（含有稠厚的粉色或紫色液体）和明确的皮肤坏疽。发生坏死性筋膜炎时，由于皮下组织的小血管血栓形成和浅表神经破坏，患处的疼痛感会减轻。这可能先于皮肤坏死出现，并为坏死性筋膜炎的诊断提供线索。

其他疾病包括骨髓炎、肺炎、脑膜炎等。临床上，骨髓炎的病原体以金黄色葡萄球菌为主，但 GAS 不能被忽视。虽然 GAS 所致的中枢神经系统感染少见，但如果存在脑室-腹腔分流术、外伤及五官科疾病的患儿出现中枢神经系统受累表现时，仍需重视 GAS 的可能。

STSS 是链球菌毒素引起炎症细胞因子释放，导致毛细血管渗漏和组织损伤的结果，临床主要表现为休克和多器官功能衰竭。诊断依靠 GAS 病原学检查，并伴有低血压、心动过速及器官功能衰竭的证据，也是临床上危及生命的疾病，需要及时处理。

本例患儿为水痘出疹第 4 天出现高热及感染中毒症状，血培养提示 GAS 生长，除血液外，感染灶还包括皮肤软组织、骨髓、肺部。而水痘继发的 IGAS 感染，多出现在出疹第 4 天及以后，临床表现为发热，感染主要是皮肤软组织感染和菌血症，还可出现骨髓炎、关节炎、肺炎等。

GAS 对大环内酯类、克林霉素和四环素仍存在较高的耐药率，对青霉素、头孢类及喹诺酮类抗生素有很好的药物敏感性，可作为临床治疗的选择。IGAS 感染的治疗除应用抗生素抗感染外，还包括脓毒症休克的治疗、相关并发症的处理及外科清创。

七、病例点评

GAS 是儿科临床非常重要的致病菌，各国对 IGAS 感染在疾病中的定义相同，指菌血症、骨髓炎、化脓性关节炎或伴有正常情况下无菌部位分离出 GAS 的其他任何感染，侵袭性感染也包括坏死性筋膜炎和自发性坏疽性肌炎。本例水痘后 IGAS 感染病例的临床特征代表了该类疾病的共性特征，同时具有皮肤软组织感染、菌血症、肺炎、骨髓炎等多部位播散性感染。年幼儿在皮肤黏膜、呼吸道黏膜屏障损害及免疫功能低下状态时，容易出现 IGAS 感染，在抗菌药物应用前进行血培养是诊断疾病的关键。对 GAS 菌株进行 *emm* 基因序列分型的结果表明，已有侵袭性感染和非侵袭性感染菌株在基因分型上无明显差别。国外 IGAS 感染监测数据表明，某些 GAS 菌株可能更容易引起侵袭性感染，约 50% 的侵袭性感染是由少数 M 型 GAS 菌株（1、3、4、6 和 28 型）引起，其余 50% 则由多种不同菌株引起，包括不可分型的菌株。从侵袭性感染病例中分离出的所有 GAS 菌株都产生一种名为 NADase 的毒素，有必要进行持续基于侵袭性疾病及病原特征的监测与研究，为对该类严重感染性疾病进行防控奠定基础。

（胡　冰　刘　钢）

参考文献

[1] 杨艳霞, 王虹. A 族溶血性链球菌感染后相关疾病的诊治现状. 中国中西医结合儿科学, 2021, 13 (4): 306-310.

[2] 姚开虎, 郭孟杨, 赖云, 等. 关注欧美多国 A 族链球菌感染疫情. 中国当代儿科杂志, 2023, 25 (4): 333-338.

[3] World Health Organization. Increased incidence of scarlet fever and invasive group A Streptococcus infection—multi-country.(2022-12-15)[2023-01-20].

[4] 禹定乐, 卢清华, 尤元海, 等. 中国儿童 A 族链球菌感染相关疾病的诊断、治疗与预防专家共识. 中华实用儿科临床杂志, 2022, 37 (21): 1604-1618.

[5] 国家儿童感染与过敏性疾病监测中心, 福棠儿童医学发展研究中心, 北京市儿科质控中心, 等. 儿童侵袭性 A 族链球菌疾病诊断专家共识 (2025). 中华儿科杂志, 2025, 63 (03): 238-242.

第六节　B 族链球菌脑膜炎

一、病例摘要

患儿，女，2 个月 13 天，以“反复发热 1 个月，意识不清、呻吟 1 天”入院。患儿于入院前 1 个月无明显诱因出现低热，最高约 37.6℃，伴精神弱、吃奶差，无抽搐。当地医院按“上呼吸道感染”治疗 1 周后好转出院。入院前 13 天，患儿再次发热，最高 38.0℃，2 天后体温降至正常，无抽搐、喘息等表现，未就诊治疗。入院前 1 天，患儿体温波动，最高 38.7℃，并出现意识不清、呼之不应，伴喘息、呻吟、吐沫、口唇发绀、精神反应差、吃奶差。当地就诊查体有前囟膨隆、张力高、鼻翼扇动、口唇发绀、三凹征阳性。入院前 4 小时出现抽搐，表现为咀嚼动作，双上肢屈曲抖动，伴口唇发绀，持续约 5 分钟后经治疗缓解。查血常规示：白细胞 3.12×10^9/L，血红蛋白 98g/L。头颅 CT 示脑出血。予以“头孢哌酮舒巴坦钠、氟氯西林、甲泼尼龙”治疗，经鼻持续气道正压（nasal continuous positive airway pressure，NCPAP）辅助通气，以及止血、降颅内压处理。患儿病情无明显改善，转至本院后，以“肺炎、呼吸衰竭、抽搐、中枢神经系统感染？”收入儿科重症监护室（pediatric intensive care unit，PICU）进一步治疗。

自发病以来，患儿精神状态差，食欲差，睡眠不佳。

入院查体：T 36.0℃，P 170 次 /min，R 30 次 /min，BP 68/41mmHg。格拉斯哥昏迷评分为 7 分（睁眼 2 分，运动 5 分），精神弱。前囟膨隆，2.5cm × 2.5cm，张力高。颈软，无抵抗，口唇无苍白、发绀。双侧球结膜水肿，双眼瞳孔等大等圆，直径约 3mm，对光反射迟钝。双肺呼吸音粗，未闻及散在湿性啰音。心音有力，心律齐，未闻及病理性杂音。腹软，肝肋下 2cm，质韧边钝，脾肋下未及，肠鸣音弱。四肢肌张力减低。生理反射存在，病理反射未引出。四肢末梢冷，上肢至腕关节，下肢至踝关节，CRT>4 秒。

病例特点

（1）小婴儿，急性起病，病史 1 月余。

（2）主要表现为间断发热、食欲差、反应差等感染中毒症状，以及意识改变、抽搐、呼吸衰竭及休克等症状。

（3）查体：意识不清，前囟膨隆，张力高，颈无抵抗，双侧球结膜水肿，双眼瞳孔等大等圆，对光反射迟钝。腹软，肝肋下 2cm，质韧边钝，脾肋下未及，肠鸣音弱。四肢肌张力减低。生理反射存在，病理反射未引出。四肢末梢凉，CRT>4 秒。

（4）辅助检查：①血常规 + CRP：白细胞 $2.56 \times 10^9/L$，血红蛋白 98g/L，中性粒细胞百分比 51.9%；CRP>180mg/L。②外院头颅 CT：颅内出血。③胸部 X 线片：两肺纹理粗多、模糊，两下肺内带可见斑片状阴影。

二、诊断分析

化脓性脑膜炎：患儿为小婴儿，急性起病，病程相对较长，主要表现为间断发热，有反应差、食欲差等感染中毒症状，且后期出现休克改变。病中出现抽搐、意识改变，查体可见前囟饱满及球结膜水肿等颅内高压症状。结合患儿血常规白细胞降低，但分类以中性粒细胞为主，CRP 显著升高，首先考虑细菌感染所致的化脓性脑膜炎。

但仍需注意以下几个方面：①目前患儿感染病原体仍不明确，需要注意鉴别，如 B 族链球菌（group B streptococcus，GBS）、大肠埃希菌及其他（如单纯疱疹病毒）。针对病原学的考虑，患儿为 1 月龄起病，存在中枢神经系统感染，而 GBS 及大肠埃希菌均是常见病原体，根据既往研究和病例总结，首先考虑 GBS 的可能性最大。患儿血常规白细胞降低，CRP 显著增高，且有感染性休克表现，在革兰阴性杆菌感染时可出现上述改变，因此不能除外大肠埃希菌，需要对病原体进行检查。而针对单纯疱疹病毒（herpes simplex virus，HSV）所致的单纯疱疹病毒脑炎，患儿年龄特点相符，外院头颅 CT 提示有颅内出血，尤其可能是 HSV-2 感染所致，但无法解释其炎症指标的变化，需要进行病毒抗体的检查协助诊断。②患儿病史相对较长，病情反复波动并进行性加重，需要考虑出现化脓性脑膜炎并发症、耐药菌感染及有无基础疾病导致疾病反复迁延的可能。应完善相关免疫指标检查，评估患儿有无基础疾病，积极完善病原学及影像学检查协助诊断。

三、辅助检查

（1）血常规：入院时血常规白细胞仍低，以中性粒细胞为主，CRP 188mg/L，PCT>50ng/ml。

(2)免疫球蛋白系列、淋巴细胞计数、补体未见明显异常。

(3)PPD 试验及 T-SPOT 阴性。

(4)TORCH-IgM(血及脑脊液):均为阴性。

(5)脑脊液常规:细胞数 310×10^6/L,多核细胞百分比 60%;氯化物 117.6mmol/L,葡萄糖 0.71mmol/L,蛋白 3 433mg/L。

(6)脑脊液涂片:大量革兰阳性球菌。

(7)脑脊液培养:B 族链球菌。对青霉素、头孢吡肟、头孢曲松、万古霉素及利奈唑胺敏感。

(8)头颅 MRI:双侧额叶皮质及白质液体抑制反转恢复序列(fluid attenuated inversion recovery sequence,FLAIR 序列)信号不对称增高,部分脑回肿胀,弥散加权成像(diffusion weighted imaging,DWI)相应区域弥散受限,双侧尾状核体部弥散受限(图 1-6-1)。

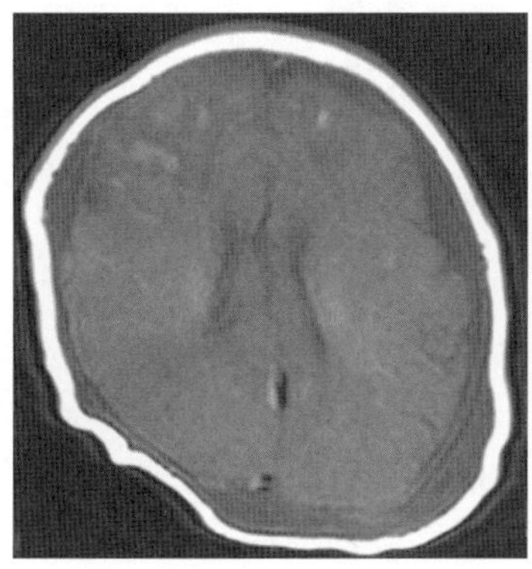
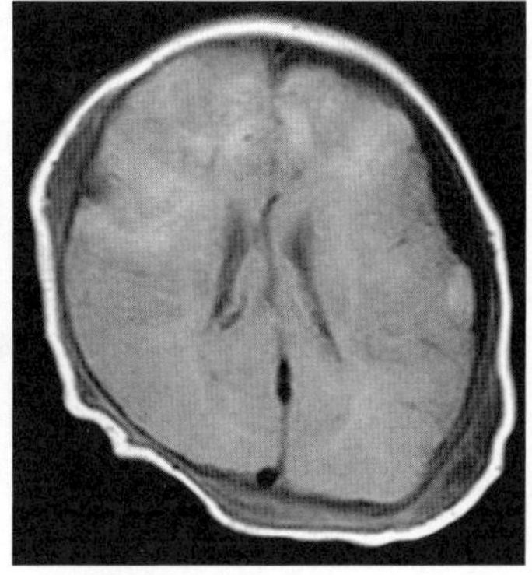
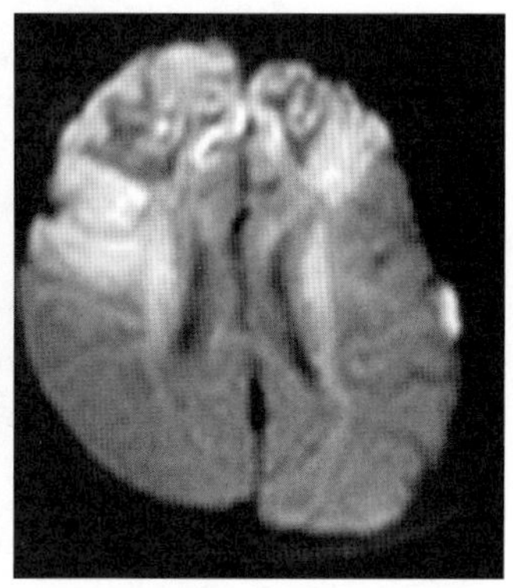

图 1-6-1 头颅 MRI

(9)头颅 MRI(入院第 2 周):T_1WI 增强图像显示左侧额顶部颅板下大片长 T_1WI 信号,未见强化,左侧额顶部、右侧额部软脑膜不均匀强化,部分增厚,右侧额部可见包裹性无强化区,大脑镰轻度均匀强化,大脑镰轻度右移。考虑为化脓性脑膜炎,左侧额顶部硬膜下积液,右侧额部包裹性积液(图 1-6-2)。

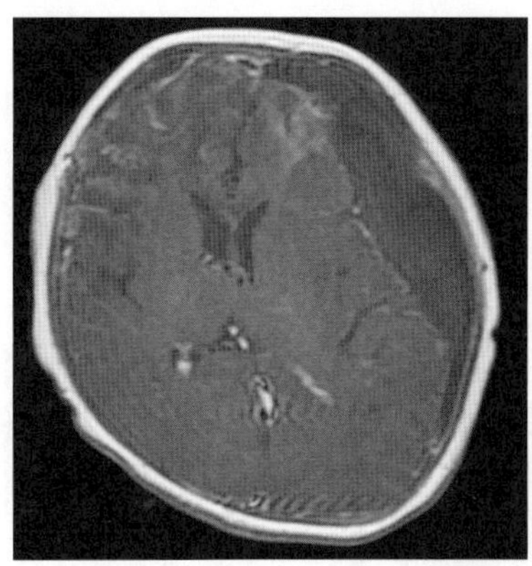
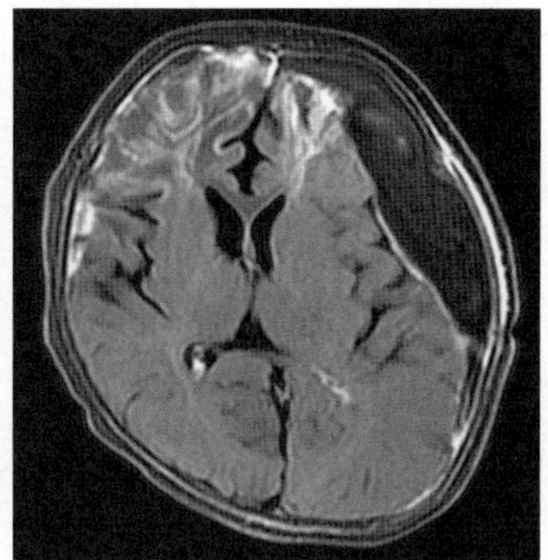

图 1-6-2 入院 2 周头颅 MRI

(10)头颅 MRI(入院第 5 周):T_1WI 显示双侧额叶部分脑实质缺失,仅可见菲薄皮质结构,边缘脑实质萎缩样改变,DWI 未见弥散受限,左侧硬膜下间隙增宽,双侧侧脑室前角增宽、前移,考虑为硬膜下积液,脑软化(图 1-6-3)。

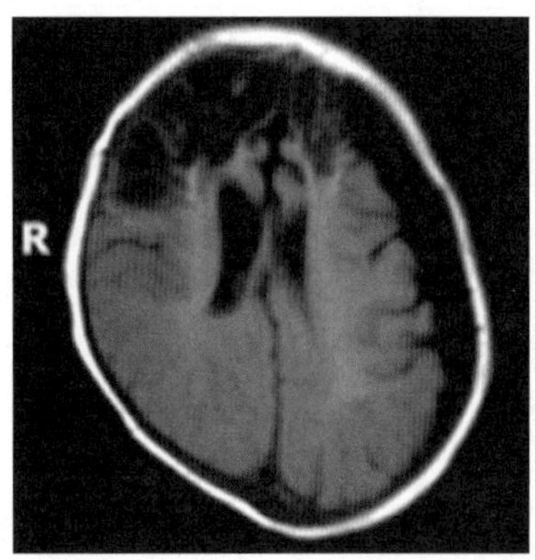

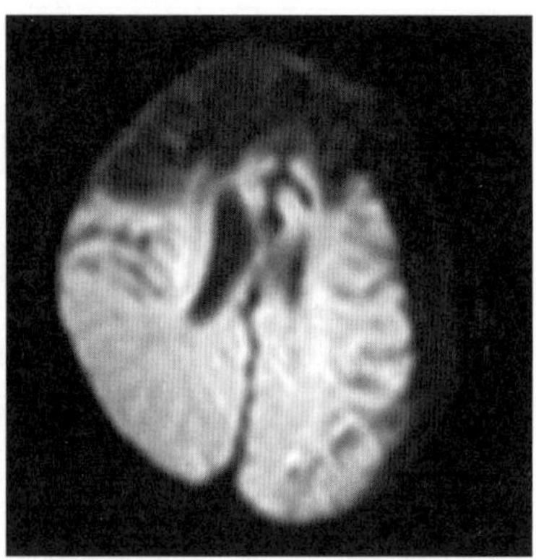

图 1-6-3 入院 5 周头颅 MRI

四、诊疗经过

患儿入院后脑脊液检查结果符合化脓性脑膜炎的诊断,且脑脊液培养明确为 GBS 感染。因存在脓毒症、脓毒症休克及呼吸衰竭,因此在给予纠正休克、呼吸衰竭及生命支持的同时,积极抗感染治疗,病初在无明确病原体的情况下采用了美罗培南联合万古霉素治疗。待病原学检查回报后调整为头孢曲松联合万古霉素治疗。体温逐渐控制,休克和呼吸衰竭得以纠正。体温平稳后停用万古霉素,继续给予头孢曲松治疗至总疗程 6 周,其间因患儿存在症状性癫痫,加用抗癫痫药物控制惊厥发作。出院时患儿体温平稳,无抽搐,脑脊液好转,但细胞数尚未恢复正常,头颅 MRI 监测提示存在化脓性脑膜炎的并发症。在病情稳定下,院外给予利奈唑胺口服抗感染治疗,并出院随访。出院 3 个月复查头颅 MRI 提示双侧额叶及左侧顶叶部分脑实质缺失,右侧明显,仅可见菲薄皮层结构,边缘脑实质萎缩样改变,DWI 未见弥散受限,左侧硬膜下间隙增宽,考虑为硬膜下积液,脑软化(图 1-6-4)。

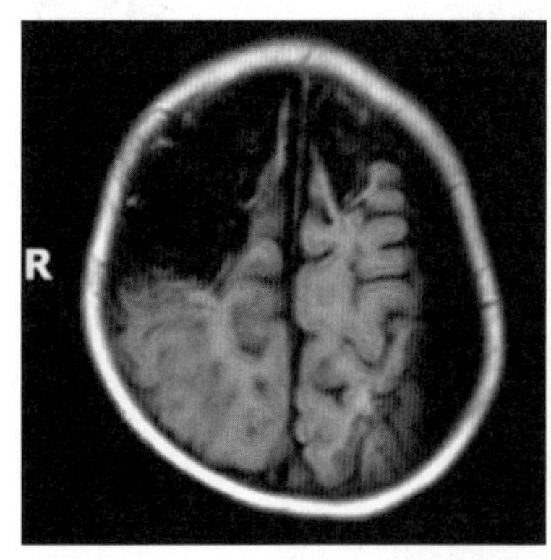

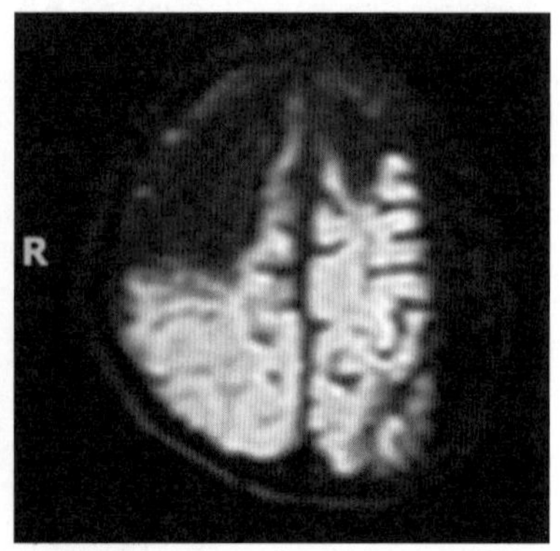

图 1-6-4 出院 3 个月复查头颅 MRI

五、最终诊断

1. 化脓性脑膜炎（B 族链球菌）
2. 左侧硬膜下积液
3. 脑软化
4. 脑萎缩
5. 症状性癫痫

六、讨论

B 族链球菌（group B streptococcus，GBS）又名无乳链球菌，是一种有荚膜的革兰阳性双球菌，正常寄居于阴道和直肠，属于条件致病菌。妊娠女性的 GBS 定植通常无症状。然而，母体定植是新生儿和小婴儿 GBS 感染的主要危险因素。

20 世纪 70 年代，GBS 已被证实为围产期母婴感染的主要致病菌之一，在围产医学中占有不可忽视的地位，同时它也是婴幼儿败血症和脑膜炎最常见的原因。

其抗原结构复杂，分为 3 种：核蛋白抗原、群特异性抗原、型特异性抗原。根据细胞壁型特异性抗原将 GBS 分为 10 个血清型，Ⅰa 型、Ⅰb 型、Ⅱ型、Ⅲ型和Ⅴ型为主要致病血清型，其中Ⅲ型毒力最强，常引起严重感染。早发 GBS 感染可以由任何血清型引起，但以Ⅰa 型、Ⅲ型和Ⅴ型血清型多见，90% 的晚发感染由Ⅲ型 GBS 引起。

新生儿和小婴儿 GBS 感染可按发病年龄进行分类。早发 GBS 感染是指感染发生在生后 7 天以内，多在出生后 24 小时内出现。晚发 GBS 感染是指在生后 7 天以后发生的感染。而晚晚发 GBS 感染（也称极晚发 GBS 感染或早期婴儿期之后的 GBS 感染）多发生于 3 月龄以上的婴儿中。

早发 GBS 感染与新生儿免疫机制不成熟有关，尤其低出生体重儿更易发生感染。发病也与其从母体获得的 GBS 型特异性 IgG 抗体水平有关。另外，细菌毒力、母亲产科危险因素及母亲带菌数量均可影响新生儿发病。晚发 GBS 感染可能与病儿早期带菌，发生前驱的病毒性呼吸道感染使黏膜屏障受损及从母体获得较少免疫抗体有关。晚晚发 GBS 感染最常见于出生时胎龄小于 28 周的婴儿或有免疫缺陷病史的儿童。妊娠期间阴道定植的 GBS 菌落计数较高（$>10^5$CFU/ml）将增加垂直传播风险和新生儿早发感染的风险。小婴儿还可通过接触 GBS 定植的家人而感染，并出现晚发型菌血症、脑膜炎或其他局灶感染。

GBS 感染的传播途径主要有以下两种。①母婴垂直传播：GBS 对绒毛膜有很强的吸附及穿透能力，是胎膜早破及羊膜腔感染的重要病原菌，新生儿可以通过已破的羊膜上行传播途径感染；或分娩时从母体感染 GBS。垂直传播是新生儿感染的主要途径。这种方式常引起早发感染。②出生后水平传播：新生儿也可以通过出生后水平传播发生 GBS 感染，如母婴之间、婴儿与婴儿之间、其他人与婴儿之间等，这种传播方式往往引起晚发 GBS 感染。

美国疾病预防控制中心从 1990 年开始主动监测 GBS，发现已有下降趋势。早发 GBS 感染发病率总体下降，归因于普遍筛查妊娠女性的 GBS 定植情况和广泛应用产时抗生素预防性治疗（intrapartum antibiotic prophylaxis，IAP）。尽管实施了预防政策，但新生儿早发 GBS 感染仍在发生。

而针对晚发 GBS 感染，IAP 并不能防止其发生，这是由于进行了 IAP 的女性产后仍有 GBS 定植，而晚发感染婴儿的 GBS 暴露来自家中、定植的父母、兄弟姐妹或社区，并且这些暴露在晚发感染的发病机制中起到十分重要的作用。

早发 GBS 感染约占新生儿 GBS 感染的 80%，常以肺炎、败血症或脑膜炎为临床特征，多在生后 12~24 小时内出现症状。脓毒症见于 80%~85% 的早发 GBS 感染病例，临床特点较其他病原体并无特异性，但可出现脓毒症休克。宫内感染可致胎儿缺氧，出生后可发生窒息、昏迷或休克。GBS 肺炎表现为鼻翼扇动、呼吸急促、呼吸暂停及发绀。胸部 X 线检查可见肺部有网状颗粒状、片状炎性浸润阴影及肺纹理增加，也可有胸膜渗出液或肺水肿、心脏扩大，可并发持续性胎儿循环或呼吸窘迫综合征。脑膜炎的发生率<10%，可表现有惊厥、嗜睡、昏迷、前囟隆起等。

晚发 GBS 感染则以脑膜炎、败血症及局部病灶为主要表现，脑膜炎起病常隐匿，表现为发热、昏迷、呕吐、囟门张力增高及惊厥等。本例患儿为生后 1 个月发病，以脑膜炎为主，同时存在脓毒症休克，临床考虑为晚发 GBS 感染，血行播散。

早发 GBS 脑膜炎不常表现出中枢神经系统炎症的征象，而呼吸系统异常是最常见的表现。与早发 GBS 脑膜炎相比，晚发 GBS 脑膜炎则更常出现脑膜炎的典型体征，且更易出现抽搐的发作，这与本患儿表现相似。

GBS 感染可出现迁徙性病灶，常见有骨髓炎、关节炎、蜂窝织炎及淋巴结炎，较少见有尿路感染、中耳炎等。化脓性关节炎常累及髋、膝、踝关节。蜂窝织炎常发生于面部或颌下，常位于一侧，也可发生在腹股沟、阴囊或髌前。败血症时，患儿表现为发热、反应差、易激惹及喂养困难等。罕见的晚发 GBS 感染表现有心内膜炎、心肌炎、肾盂肾炎及脑脓肿等，临床上仍需重视。

对症治疗包括生命支持，纠正脓毒症休克，积极抗感染。而在没有明确病原微生物之前，经验性治疗应广泛覆盖已知可引起新生儿和 3 月龄以下婴儿感染的微生物，如 GBS、其他链球菌、革兰阴性菌及罕见情况下的单核细胞增生性李斯特菌。但其中以 GBS 最为常见，其次为大肠埃希菌。用于经验性治疗的方案同样要考虑到不同病原微生物的耐药情况。可能需要在早发脓毒症的经验性治疗中加入第三代头孢菌素，但仅用于病情严重的新生儿，尤其是尚未进行腰椎穿刺以排除脑膜炎的婴儿。而当患儿存在脓毒症休克时，建议在 1 小时内给予抗菌药物治疗，而在未获得确切病原体前可考虑联合治疗覆盖可能的病原菌。需要强调的是，在获得病原体及药敏试验结果后，应及时进行调整，尽量选择窄谱抗菌药物针对性治疗。本例患儿在明确病原体后将美罗培南降级至头孢曲松，方案合理。但需要说明的是，虽然体外试验显示万古霉素能抑制而非杀灭 GBS，但如果脑脊液中 GBS 菌落数较高，脑脊液中的万古霉素浓度也不会超过平均抑菌浓度，因此可能造成治疗效果不佳，需要重视，建议必要时调整。

GBS 对青霉素 G、氨苄西林、超广谱青霉素类、第一代和第二代头孢菌素都敏感，对万古霉素也有稍低于上述药物的敏感性，但青霉素 G 是体外试验中抗菌谱最窄且抗菌活性好的药物。约 30% 的 GBS 分离株对红霉素耐药，20% 对克林霉素耐药。

目前确定病原体后首选青霉素 G 治疗，亦可选用头孢噻肟或头孢曲松。无并发症的败血症疗程为 10 天；无并发症的脑膜炎疗程为 2 周；关节炎需 2~3 周；骨髓炎和心内膜炎常需 3~4 周。支持治疗也很重要。

部分化脓性脑膜炎的患儿会出现不同程度的后遗症，需要定期监测随诊。本患儿由于感染症状重，颅脑损伤明显，出现了症状性癫痫，以及严重的颅脑损伤，预后不佳。

产妇分娩时采用药物预防，可防止 60%~90% 的新生儿发生早发 GBS 感染，但对晚发感染无效。认识到母体定植是早发 GBS 感染最重要的危险因素，专家推荐了若干策略来预防婴儿 GBS 感染。所有孕妇应于妊娠 35~37 周时筛查阴道和直肠的 GBS 定植情况，计划剖宫产的孕妇存在胎膜早破或有早产的风险，也应接受筛查，筛查阳性的孕妇产时给予抗菌药物预防感染。对所有存在早发 GBS 感染特定危险因素的女性，在临产时给予治疗。近年来，很多国家正在研发 GBS 疫苗，包括荚膜多糖疫苗、荚膜多糖结合疫苗及蛋白疫苗，希望对母婴起到一定的保护作用。

GBS 感染在围产期感染中占据重要地位，可导致多种围产期不良结局。但如何进行 GBS 筛查及预防性治疗，我国尚无相关指南，尚需进一步研究。

此外，医疗保健专业人员常规保持用手卫生是防止健康护理相关 GBS 感染传播的最佳方法。

七、病例讨论

GBS 是引起新生儿及婴儿败血症和脑膜炎的重要病原体之一。半数以上 GBS 脑膜炎患儿会出现严重的神经系统并发症，以硬膜下脓肿、脑实质缺血、脑梗死和脑软化最为常见，易遗留症状性癫痫、智力低下等长期神经系统后遗症。GBS 感染具有较高的病死率，早发 GBS 感染为 5.0%~27.0%，而晚发型为 4.0%~12.0%。已有国外侵袭性 GBS 感染监测数据表明，对 GBS 菌株进行血清分型发现，50% 以上的病例为血清Ⅲ型菌株感染(61.5%)，其次是血清型Ⅰa 型(19.1%)、Ⅴ型(6.7%)、Ⅰb 型(5.7%)和Ⅱ型(3.9%)，且血清Ⅲ型属于高毒性克隆复合体 17，与脑膜炎和晚发型病例高度相关。有必要持续进行侵袭性疾病及病原特征监测，为该类严重感染性疾病防控奠定基础。

(胡　冰　刘　钢)

参考文献

[1] 许小慧, 黄碧茵, 谭宝莹, 等. 新生儿无乳链球菌脑膜炎临床特征分析. 重庆医学, 2019, 48 (21): 3750-3752.

[2] TERESA T, LILIANA P, ELVA B A. Group B Streptococcal neonatal meningitis. Clinical microbiology reviews, 2022, 35 (2): e0007921.

[3] 张金花. B 族链球菌耐药机制研究进展. 检验医学与临床, 2023, 20 (7): 977-981.

[4] 张茜茜, 耿竹馨, 朱亮, 等. 2013—2017 单中心儿童 B 族链球菌脑膜炎临床分析. 中华儿科杂志, 2019, 57 (6): 452-457.

[5] CHEN N, ZHANG X, ZHENG K, et al. Increased risk of group B Streptococcus causing meningitis in infants with mannose-binding lectin deficiency. Clin Microbiol Infect, 2019, 25 (3): 384. e1-384. e3.

第七节 中间链球菌脑脓肿

一、病例介绍

患儿，男，1 岁 6 个月，以“间断咳嗽、呕吐 1 个月，发现颅内占位 2 天”入院。患儿入院前 1 月余，无明显诱因出现咳嗽、流涕等感冒症状，无发热、皮疹，就诊于当地小诊所，予以感冒药物（具体不详）口服，症状无好转。入院前 1 个月，患儿出现呕吐，呈喷射性或非喷射性，为胃内容物；咳嗽较前加重，有痰，伴流清涕，无发热、腹泻。当地医院查血常规、胸部 X 线片未见明显异常，考虑呼吸道感染，予以阿奇霉素口服联合静脉滴注治疗 5 天，患儿未再呕吐，咳嗽、流涕较前好转。后间断按照呼吸道感染治疗，入院前 22 天，再次就诊于当地医院，查血常规示：快速 C 反应蛋白 41.23mg/L，白细胞 16.08×10^9/L，血红蛋白 130g/L，血小板 442×10^9/L，中性粒细胞百分比 72.7%。胸部 X 线片示：双肺野内中带纹理增多、紊乱、模糊。考虑“支气管炎、胃肠炎”，住院后予以头孢曲松、阿奇霉素静脉滴注。治疗 3 天后，患儿未再呕吐、咳嗽。但入院前 13 天，患儿出现嗜睡，精神反应弱，无发热、呕吐、腹泻。入院前 3 天，患儿再次出现发热，体温最高 39℃，精神反应弱加重，嗜睡明显。完善头颅 MRI 示：右侧大脑半球多发异常信号，符合脑脓肿、脑膜炎并轻度右颞叶海马沟回疝表现。为进一步治疗，以“脑脓肿”收入院。

患儿自发病以来，意识清，精神状态较差，嗜睡，食欲较差，睡眠情况一般，大便正常，小便正常，体重无明显下降。

入院查体：T 36.8℃，R 18 次 /min，P 108 次 /min，BP 110/55mmHg。意识清，精神反应可，呼吸稍促，未见鼻翼扇动及吸气性三凹征，全身皮肤无黄染、皮疹及出血点。双侧瞳孔不等大，左侧直径 3mm，右侧直径 4mm，对光反射迟钝。颈软，无抵抗。口唇无发绀，双肺呼吸音粗，可闻及痰鸣音。心律齐，心音有力，各瓣膜区未闻及杂音。腹软，肝脾触诊不满意，肠鸣音正常。四肢肌张力正常，肌力检查不配合，左侧巴宾斯基征阳性，右侧巴宾斯基征阴性，双侧膝反射活跃，跟腱反射可引出。双下肢无水肿，四肢末梢暖，CRT 约 1 秒。

既往史及家族史：既往体健，否认外伤史，否认脑脊液鼻漏病史，否认反复感染病史，否认遗传病史。

病例特点

(1) 小幼儿，急性起病，病史 1 月余。

(2) 主要表现为呼吸道感染后间断发热、咳嗽，并逐渐出现颅内高压表现。

(3) 查体：意识清，呼吸稍促，双侧瞳孔不等大，左侧直径 3mm，右侧直径 4mm，对光反射迟钝。颈软，无抵抗。双肺可闻及痰鸣音。心脏各瓣膜区未闻及杂音。未见藏毛窦，左侧巴宾斯基征阳性，右侧巴宾斯基征阴性，双侧膝反射活跃，跟腱反射可引出。余查体未见明显异常。

(4) 辅助检查：①白细胞升高，以中性粒细胞为主，CRP 增快；②外院头颅 CT 提示存在脑脓肿及颞叶沟回疝（图 1-7-1）。

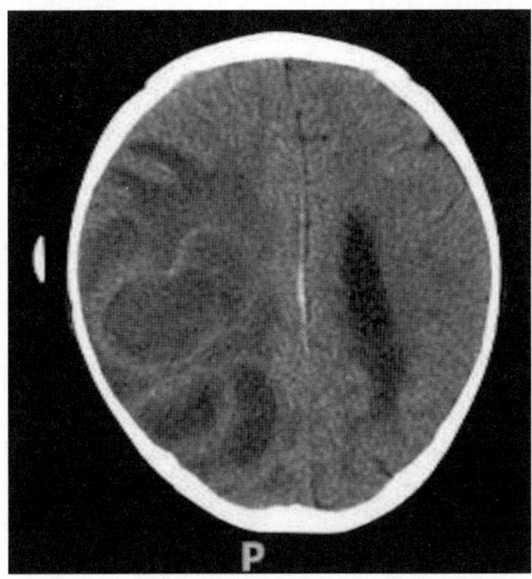

图 1-7-1 头颅 CT 提示存在脑脓肿及颞叶沟回疝

二、诊断分析

脑脓肿：患儿为幼儿，急性起病，病程相对较长，主要表现为呼吸道感染后出现间断发热、咳嗽，并在疾病过程中逐渐出现神经系统症状，以及颅内高压的表现，入院时存在脑疝（血压升高、瞳孔不等大以及影像学提示脑疝）。结合患儿头颅影像学检查提示：右侧大脑半球多发异常信号，符合脑脓肿、脑膜炎并轻度右颞叶海马沟回疝。结合血常规提示白细胞升高，分类以中性粒细胞为主，CRP 升高。目前脑脓肿诊断成立，考虑为细菌感染所致。

需考虑以下几个方面：①患儿明确诊断为脑脓肿，需要进一步明确病原微生物；②本患儿脑脓肿的诱因及感染途径是什么；③是否需要手术干预。

三、辅助检查

(1) 血常规：入院时血常规白细胞轻度升高，以中性粒细胞为主；CRP 56mg/L；PCT>0.3ng/ml。

(2) 免疫球蛋白系列、补体未见明显异常。

(3) PPD 试验及 T-SPOT 阴性。

(4) 血细菌和厌氧菌培养：均为中间链球菌。

(5) 脓肿穿刺脑脊液常规：脓样浑浊，细胞数 $>5\,000\times10^6$/L。

(6) 脓肿液生化：糖 0.31mmol/L，脑脊液蛋白质 23 400mg/L。

(7)脓肿液涂片:大量革兰阳性球菌。

(8)脓肿液培养:中间链球菌。对阿莫西林、头孢吡肟、青霉素、氯霉素、头孢噻肟、利奈唑胺及万古霉素敏感;对克林霉素、红霉素耐药。

(9)入院脓肿穿刺后完善头颅MRI:颅内多发脑脓肿伴周围水肿,颞叶沟回疝(图1-7-2)。

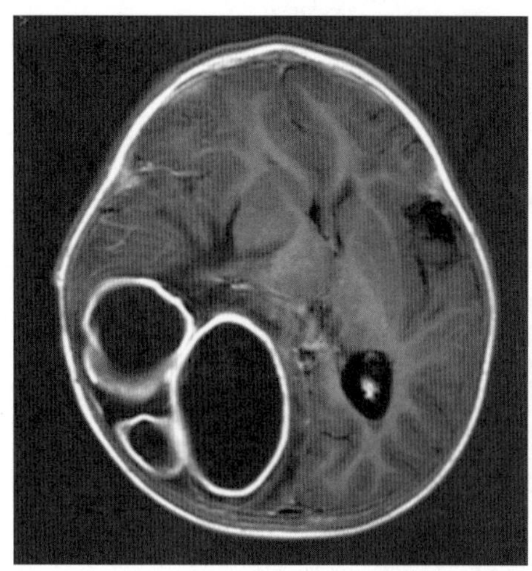
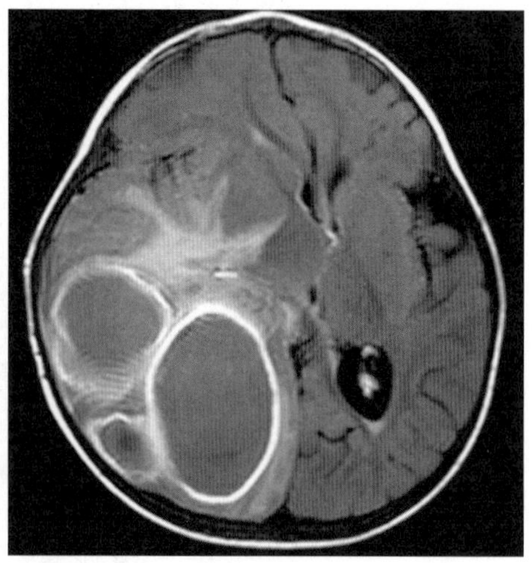

图1-7-2 头颅增强MRI
颅内多发脑脓肿伴周围水肿,颞叶沟回疝。

脓肿切除术后3周复查头颅MRI:原脑脓肿明显缩小,颞叶沟回疝明显减轻(图1-7-3)。

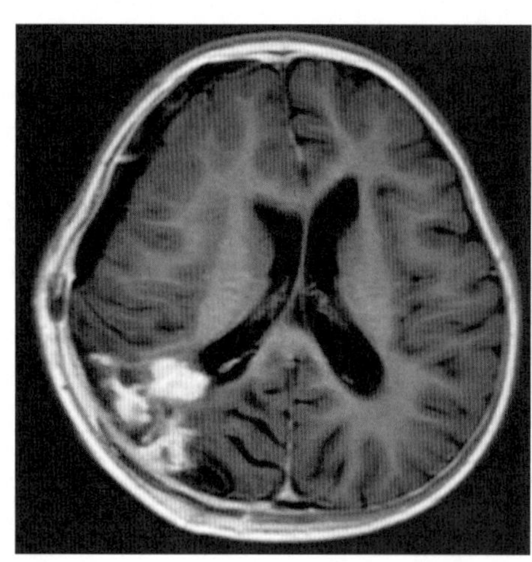
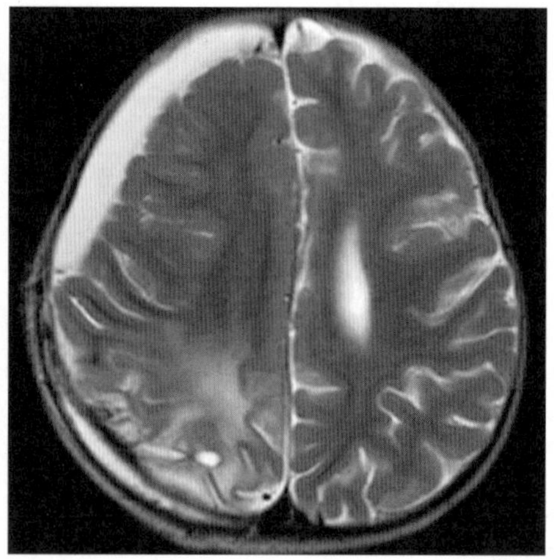

图1-7-3 头颅MRI
原脑脓肿明显缩小,颞叶沟回疝明显减轻。

四、诊疗经过

入院后予以美罗培南联合万古霉素静脉滴注抗感染治疗,积极降颅内压。及时进行脑脓肿穿刺术,结果提示为明确的细菌感染。并且血培养和血厌氧菌培养均提示为中间型链球菌感染。因患儿病情重，仍有反复发热，因此仍维持原有抗感染治疗方案。并在入院第 17 天于神经外科进行了脑脓肿切除术。因入院 4 周后患儿仍有间断发热，依据药敏试验，并需要增加脑组织药物浓度，将万古霉素调整为利奈唑胺静脉滴注抗感染治疗。完善腰椎穿刺检查（因患儿入院后存在脑疝，未进行腰椎穿刺），结果回报示未见明显异常。2 天后患儿体温降至正常，并将美罗培南改为拉氧头孢静脉滴注抗感染治疗。治疗 6 周后，停用拉氧头孢，并将利奈唑胺改为口服抗感染治疗，带药出院。

五、最终诊断

1. 脑脓肿（中间链球菌）合并脑疝
2. 败血症（中间链球菌）

六、讨论

脑脓肿是脑实质内局灶性脓液积聚，是多种感染、创伤和手术的并发症。脑脓肿的发病率在不同研究中不一致，根据最新的基于人群的丹麦研究数据显示，19 岁以下人群中，脑脓肿的发病率约为为 0.75/10 万人年。根据细菌来源可将脑脓肿分为耳源性脑脓肿、鼻源性脑脓肿、血源性脑脓肿、损伤性脑脓肿四大类。在所有人群中，脑脓肿最常见的易感因素为耳鼻喉部位的感染（32%），其次为先天性心脏病（13%），而牙源性脑脓肿约占所有脑脓肿的 5%。其中慢性耳部感染和青紫型先天性心脏病是儿童脑脓肿的常见致病原因。脑脓肿的病原学与感染源密切相关，青紫型先天性心脏病多见革兰阳性球菌感染；鼻源性感染以需氧链球菌多见；耳源性感染以厌氧链球菌、变形杆菌、肠杆菌多见；外伤性感染以金黄色葡萄球菌和肠杆菌最多见；对于获得性免疫缺陷综合征和其他免疫异常的患者，真菌、霉菌、寄生虫是脑脓肿的主要致病菌。

基于培养获得感染病原体的研究显示，约有 50% 的牙源性脑脓肿存在混合感染；从脑脓肿中分离出的常见微生物包括草绿色链球菌（尤其是咽峡炎链球菌亚组）、放线菌、消化链球菌、普氏菌属、梭杆菌属、放线杆菌和啮蚀艾肯菌。

临床主要表现为全身感染中毒症状、颅内高压表现及因占位效应导致的局灶性神经系统体征。若脓肿进行性增大可引起脑疝，若脓肿破溃入脑室或播散，可出现严重的症状如脑室管膜炎。

治疗包括抗感染及外科手术干预。脑脓肿通常为需氧菌和厌氧菌的混合感染，青霉素、甲硝唑和第三代头孢菌素联合应用是必需的，万古霉素加第三代头孢菌素对先天性心脏病患儿有效，由于耐药菌在脑脓肿中占主导地位，故用药应考虑到对病原菌有效且能很好地透过血脑屏障。通常需静脉应用 6~8 周，继而口服 3~6 个月，治疗期间需及时复查影像学，动态观察。

本例患儿无牙齿疾病及手术史，无先天性心脏病，未发现明确的免疫缺陷因素。结合患儿发病过程、血培养阳性，考虑可能为血行播散所致的颅内脓肿，且经过积极抗感染和手术治疗后达到了很好的治疗效果。

本例患儿血培养和脓肿液培养结果均为中间链球菌，与常见的脑脓肿病原体相符。

中间链球菌属咽峡炎链球菌群，为革兰阳性球菌，是草绿色链球菌的一个亚群。咽峡炎链球菌群包括 3 个菌种——咽峡炎链球菌（streptococcus anginosus，SAG）、中间链球菌及星座链球菌，为人体正常菌群，主要存在于人类口腔中，可自牙龈缝隙、牙斑、根管中分离获得，也存在于喉、鼻咽部、胃肠道及女性泌尿生殖道。该菌群在需氧环境中生长不良，需放置于 5% CO_2 或厌氧环境中以促其生长，实验室易漏检，因而此类菌群容易被临床医师忽视。本例患儿细菌和厌氧菌培养均为中间链球菌。因此在临床中，若患儿存在脑脓肿，有口腔疾病或牙源性感染时应在需氧菌培养的同时加做厌氧菌培养，以提高病原微生物的检出率。

咽峡炎链球菌群可导致口腔感染、颌面部感染及头颈部感染，同时该组病原菌还是鼻窦介导的颅内感染中最常见的病原菌之一。血流感染还可导致感染性心内膜炎，咽峡炎链球菌群导致的感染性心内膜炎占链球菌心内膜炎的 15%~30%。咽峡炎链球菌群和脑脓肿关系显著，约 50%~80% 的脑脓肿病例可分离出咽峡炎链球菌群病原体（单一感染或混合感染）。咽峡炎链球菌和星座链球菌容易与其他细菌共同引起脓肿，星座链球菌血培养不易阳性。中间链球菌也可为深部脓肿中的唯一病原体。由于咽峡炎链球菌群是消化道的正常菌群，因此该病原菌导致的腹腔感染常可见到，包括肝脓肿、腹膜炎、盆腔脓肿、阑尾炎等。口咽部的咽峡炎链球菌群可导致吸入性肺炎，继而导致胸腔积液和肺脓肿。肺部并发症与咽峡炎链球菌群可穿透组织、侵犯邻近组织有关。

胡惠丽医师回顾性收集了 2012—2019 年首都医科大学附属北京儿童医院细菌培养咽峡炎链球菌阳性病例，119 例感染咽峡炎链球菌患儿主要包括头颈部感染（48.2%）、中枢神经系统感染（19.6%）以及血流感染（17.9%）。119 例患儿中 93.7% 的患儿形成了脓肿。头颈部感染中梨状窝瘘占主要原因；血流感染中 60% 存在免疫抑制（以白血病化疗为主）；中枢神经系统感染中先天性心脏病（63.6%）最为常见，且病原体以中间链球菌为主。

本例患儿并未发现明确的免疫缺陷提示，而上述研究结果也显示 119 例患儿均无原发性免疫缺陷病及相关家族史，提示免疫功能正常者也可以感染此类病原体。而在此研究中咽峡炎链球菌导致中枢神经系统受累的 15 例患儿均表现为脑脓肿，且其中 11 例为中间链球菌，提示本病原体对于中枢神经系统的影响多以脑脓肿为主。

部分药敏研究结果证实中间链球菌对青霉素、万古霉素、左氧氟沙星、四环素、庆大霉素等均敏感。笔者医院咽峡炎链球菌的药敏试验显示，其对青霉素、氨苄西林、头孢噻肟、红霉素、克林霉素、万古霉素和利奈唑胺的敏感性分别为 87.4%、93.2%、94.2%、20.2%、21.8%、100% 和 100%；但对大环内酯类抗生素耐药。

中间链球菌所致脑脓肿的预后较其他病原体导致的脑脓肿更好。治疗上应选择敏感抗生素，并根据患儿恢复情况及影像学变化酌情调整治疗方案。

七、病例点评

脑脓肿是儿童少见，但危及儿童健康及影响预后的严重疾病。常见病因有先天性心脏病、五官科疾病（包括耳、鼻及口腔源性）及外伤等。尤其随着呼吸道感染性疾病的增多，通过五官科疾病导致脑脓肿的比例明显地升高。此外，在儿童不明原因发热的病因中，感染性疾病仍占最主要的位置，而深部脓肿是感染性疾病中常见的病因。在临床考虑感染性疾病而感染病灶不明确时，需要重视对此类疾病的评估。在左心感染性心内膜炎的病例中，除需要关注心脏本身的问题外，应随时评估有无体循环栓塞的体征。中枢神经系统受累导致的脑脓肿以金黄色葡萄球菌为主。五官科疾病来源的脑脓肿多数为混合感染，其中中间链球菌是最为常见的病原体之一，还有星座链球菌等。在药物敏感试验中，中间链球菌对于目前临床常用的β内酰胺类抗菌药物具有较好的敏感性，对万古霉素及利奈唑胺的敏感性为100%，目前临床已可见到对头孢类抗菌药物耐药的菌株。因此，可根据患儿受累的脏器和药敏试验的结果，合理选择抗菌药物。

（胡　冰）

参考文献

［1］徐娟玉, 邓亚仙, 宫剑, 等. 儿童脑脓肿36例临床特征回顾性分析. 中国医药导报, 2023, 20 (18): 96-99.

［2］李莉, 杨琴, 陈杰华, 等. 咽峡炎链球菌致儿童脓肿性疾病8例临床分析. 中国感染与化疗杂志, 2021, 21 (2): 185-188.

［3］ESPLIN N, STELZER J W, ALL S, et al. A case of streptococcus anginosus brain abscess caused by contiguous spread from sinusitis in an immunocompetent patient. Cureus, 2017, 9 (10): e1745.

［4］BODILSEN J, DALAGER-PEDERSEN M, Van de Beek D, et al. Incidence and mortality of brain abscess in Denmark: a nationwide population-based study. Clinical Microbiology and Infection, 2019, 26 (1): S1198-S1743.

［5］胡惠丽, 董方, 宁雪, 等. 咽峡炎链球菌群感染患儿119例病例系列报告. 中国循证儿科杂志, 2020, 15 (2): 125-129.

第八节　甲氧西林敏感金黄色葡萄球菌败血症

一、病例介绍

患儿，女，1岁4个月，主因“发热伴左腋下肿物8天”入院。患儿于8天前无明显诱因出现发热，热峰4~5次/d，最高体温40.5℃，伴左侧腋下圆形肿物，直径约5cm，至当地医院诊断为“上呼吸道感染”，予以“柴桂退热颗粒、布洛芬”口服，体温可降至38℃，左腋下肿物较前无明显变化。6天前至某医院，查血常规示白细胞20.19×10^9/L，中性粒细胞百分比83.1%，淋巴细胞百分比9.7%，血红蛋白104g/L，血小板522×10^9/L，C反应蛋白150mg/L；彩超示“左胸壁及腋下肿胀，周围淋巴结增大”。先后予以头孢哌酮舒巴坦钠、万古霉素、美罗培南等抗感染治疗。患儿仍有高热、寒战，体温最高41℃，左腋下肿物较前无减小。为进一步治疗就诊。

既往史：无反复发热病史，生后注射卡介苗，注射卡介苗处无反复破溃不愈合等现象。

家族史：无特殊。

个人史：足月顺产，出生体重3 400g，否认生后窒息史。

入院查体：T 37.10℃，P 126 次 /min，R 24 次 /min，BP 90/55mmHg。意识清，精神反应稍弱，全身皮肤、黏膜未见皮疹，卡介苗接种后瘢痕阳性。左侧腋下可见一圆形肿块，直径约 5cm，质韧，与周围组织分界不清，局部略红，轻微触痛。双肺呼吸音粗，未闻及明显干、湿啰音。心音有力，心律齐，各瓣膜听诊区未闻及杂音。腹膨隆，未触及包块；肝肋下约 2cm，质软；脾肋下约 1cm，质软。神经系统查体未见明显异常。

病例特点

(1) 1 岁 4 个月幼儿，急性起病，病史短。

(2) 主要表现：发热伴左腋下肿物。

(3) 查体：左侧腋下可见一圆形肿块，直径约 5cm，质韧，与周围组织分界不清，局部略红，轻微触痛。

(4) 辅助检查：血常规示白细胞总数升高，以中性粒细胞为主，CRP 显著升高。颈部彩超示左胸壁及腋下肿胀，周围淋巴结增大。

二、诊断分析

左腋下软组织感染：患儿为 1 岁 4 个月幼儿，急性起病，病史短，主要表现为发热伴左腋下肿物。查体：左侧腋下可见一圆形肿块，直径约 5cm，质韧，与周围组织分界不清，局部略红，轻微触痛。血常规白细胞总数升高，以中性粒细胞为主，CRP 显著升高。彩超示左胸壁及腋下肿胀，周围淋巴结增大。考虑左腋下软组织感染，首先应注意金黄色葡萄球菌感染，入院后完善血培养，必要时行局部穿刺抽脓培养协助诊断。

需要与以下疾病鉴别。

(1) 结核感染：患儿为 1 岁 4 个月幼儿，表现为发热、左腋下肿物，应注意结核感染，尤其注意卡介苗播散继发左腋下感染。但本患儿生后注射卡介苗处无反复破溃不愈合等现象，既往无反复感染病史，不支持。入院后完善腋下软组织 B 超检查，观察有无钙化等表现协助诊断。

(2) 肿瘤：患儿表现为发热、左腋下肿物，伴有肝脾大，应注意肿瘤可能，入院后完善胸部 CT 和腹部 B 超检查，观察有无其他部位占位性病变，必要时行局部穿刺活检协助诊断。

三、辅助检查

(1) PPD 试验：72 小时阴性。

(2) 双份血培养：均提示金黄色葡萄球菌。对万古霉素、替考拉宁、苯唑西林、复方磺胺甲噁唑、利奈唑胺、四环素、庆大霉素、环丙沙星敏感。

(3) 腋下软组织 B 超：左侧腋窝、侧胸壁软组织肿胀明显，未见液化。

四、诊疗经过

入院后给予头孢曲松和万古霉素联合抗感染，血培养回报后调整抗生素为头孢呋辛抗感染，患儿体温逐渐恢复正常，腋下软组织肿胀逐渐好转，复查血培养阴性，血常规示白细胞计数、CRP 逐渐下降，治疗 3 周，病情平稳出院。

五、最终诊断

1. 左腋下蜂窝织炎
2. 败血症（甲氧西林敏感金黄色葡萄球菌）

六、讨论

蜂窝织炎是皮肤软组织感染（skin and soft tissue infection，SSTI）的一种。SSTI 临床十分常见，其病因包括：①生理性皮肤屏障障碍：小儿皮肤薄嫩，防御功能尚不健全；老年人皮脂腺功能减退，局部皮肤干燥。②疾病导致的皮肤屏障破坏：如特应性皮炎、接触性皮炎、大疱性皮肤病、足癣等，均因皮肤炎症或疾病本身破坏皮肤屏障，继发细菌感染。③创伤导致的皮肤屏障破坏：擦伤、刀割伤、手术切口、静脉注射或肌内注射部位细微的创伤导致皮肤屏障受损，特殊情况如动物咬伤。④机体抵抗力下降：长期应用糖皮质激素、免疫抑制剂及患肿瘤、糖尿病、艾滋病等。

美国感染病学会（Infectious Diseases Society of America，IDSA）推荐根据临床严重程度将 SSTI 可分为 3 类：轻度、中度、重度。轻度为局部感染，中、重度有全身感染症状。感染的类型可分为毛囊及毛囊周围炎、真皮及皮下组织感染。疖和痈属于毛囊及毛囊周围炎，大多为金黄色葡萄球菌感染引起。疖是指单个毛囊及其周围组织的急性细菌性化脓性炎症，好发于有毛发的部位，摩擦与浸渍为诱发因素；痈是指多个相邻毛囊及其周围组织同时发生急性化脓性炎症，也可由多个疖融合而成。真皮及皮下组织感染包括丹毒、蜂窝织炎及坏死性筋膜炎。丹毒是指皮肤淋巴管网感染所致的急性非化脓性炎症，红、肿、热、痛，边界不清，多由 A 族溶血性链球菌感染引起。蜂窝织炎是指发生在皮下结缔组织的急性细菌感染引起的非化脓性炎症，可表现为局部的红、肿、热、痛；蜂窝织炎可由多种病原体引起，最常见的是金黄色葡萄球菌。链球菌感染引起的蜂窝织炎表现为弥漫性或不与特定感染源相关。坏死性筋膜炎是一种深部感染，可导致肌筋膜的进行性破坏。受累区域可能有皮肤坏死、瘀斑、肿胀、发硬、皮温升高和明显触痛，可出现全身中毒症状及精神改变，患者的疼痛可能与查体结果不相符合。本患儿表现为发热，左侧腋下肿胀，范围约为 5cm，与周围组织分界不清，局部略红，有触痛，为左腋下蜂窝织炎，细菌培养证实由甲氧西林敏感金黄色葡萄球菌感染引起。

金黄色葡萄球菌是皮肤软组织感染最常见的病原体，由于耐甲氧西林金黄色葡萄球菌（methicillin resistant *Staphylococcus aureus*，MRSA）的分离率逐年增高，故经验性治疗的抗生素应包括万古霉素。本患儿初始抗感染治疗为头孢曲松联合万古霉素，最终培养结果为甲氧西林敏感金黄色葡萄球菌，故抗生素根据培养结果调整为第二代头孢菌素（头孢呋辛），后期治疗效果理想。若合并有脓肿形成，应积极外科干预引流脓液。

七、病例点评

金黄色葡萄球菌感染的临床类型多样，包括蜂窝织炎在内的皮肤软组织感染，临床上较为多见，尽早进行血培养确定致病病原体，并根据药敏试验选择敏感药物治疗，同时评估病灶来源和可能的播散病灶，是尽快控制病情，避免疾病进展的关键。

（陈天明 刘 钢）

参考文献

[1] 中国医师协会皮肤科分会. 皮肤及软组织感染诊断和治疗共识. 临床皮肤科杂志, 2009, 38 (12): 810-812.

[2] STEVENS D L, BISNO A L, CHAMBERS H F, et al. Practice guidelines for the diagnosis and management of skin and soft tissue infections: 2014 update by the Infectious Diseases Society of America. Clin Infect Dis, 2014, 59 (2): e10-52.

[3] 中华医学会儿科学分会感染学组,《中华儿科杂志》编辑委员会. 儿童急性血源性骨髓炎治疗专家共识. 中华儿科杂志, 2022, 60 (8): 745-750.

第九节 耐甲氧西林金黄色葡萄球菌骨髓炎

一、病例介绍

患儿，女，4 岁 9 个月，主因"左下肢持续疼痛 7 天，发热 3 天"入院。入院前 7 天，患儿无明显诱因出现左大腿持续性疼痛，改变体位及休息后不能缓解，表面无红肿，皮温未增高。自述无发热，家长未量体温，未予以诊治。入院前 3 天，患儿左大腿持续性疼痛无缓解，出现发热，体温最高 39℃，伴咳嗽、呼吸明显急促、寒战等相关表现，无咳痰、流涕，遂就诊于当地市医院查快速 C 反应蛋白 199.32mg/L；血常规示白细胞 20.72×10^9/L，中性粒细胞百分比 89.1%，淋巴细胞百分比 6.9%，血红蛋白 110g/L，血小板 233×10^9/L；PCT 6.39ng/ml；完善胸部 X 线片，结果提示两肺纹理增多、模糊，可见散在斑片状及小结节阴影；下肢超声提示左大腿远端周围软组织肿胀明显，可见股骨远端骨膜下脓肿，左膝关节周围软组织肿胀。给予万古霉素联合美罗培南静脉滴注，患儿体温高峰有所下降。为进一步诊治来院。

既往史、家族史及个人史：无特殊。

入院查体：T 38.5℃，P 118 次 /min，R 26 次 /min，BP 90/50mmHg。意识清，精神反应可，呼吸平稳。全身皮肤未见明显皮疹、出血点，浅表淋巴结未触及肿大。双肺呼吸音粗，可闻及细小湿啰音，心音有力，心律齐，各瓣膜区未及病理性杂音，腹部平软，肝脾肋下未及。双上肢对称，肩关节、肘关节及腕关节无肿胀和压痛。左大腿下段肿胀明显，局部皮温高，皮肤张力高，有触痛，左膝关节略肿胀，活动受限。神经系统查体无明显异常。

病例特点

(1) 4 岁 9 个月的学龄前儿童，急性起病，病史短。

(2) 主要表现：左下肢持续疼痛，发热、咳嗽。

(3) 查体：意识清，精神反应可，呼吸平稳，双肺呼吸音粗，可闻及细小湿啰音，左大腿下段肿胀明显，局部皮温高，皮肤张力高，有触痛，左膝关节略肿胀，活动受限。

(4) 辅助检查：血常规示白细胞总数升高，以中性粒细胞为主，CRP 显著升高。胸部 X 线片提示两肺纹理增多、模糊，可见散在斑片状及小结节阴影；下肢超声提示左大腿远端周围软组织肿胀明显，可见股骨远端骨膜下脓肿，左膝关节周围软组织肿胀。

二、诊断分析

1. 左股骨急性骨髓炎?　根据病例特点首先考虑左股骨急性骨髓炎可能性大。入院后完善左股骨 MRI 协助诊断，并完善血培养。

需要与类风湿关节炎鉴别：患儿表现为发热、下肢肿痛，查体左大腿下段肿胀明显，局部皮温高，皮肤张力高，有触痛，左膝关节略肿胀，活动受限，查血常规白细胞显著增高，中性粒细胞比例显著升高，CRP 显著升高，各项炎症指标均明显升高，应注意幼年型类风湿关节炎，但患儿病史短，院外应用抗生素治疗体温高峰有所下降，不支持。

2. 肺炎　根据患儿有发热、咳嗽，双肺呼吸音粗，可闻及细小湿啰音，胸部 X 线片提示两肺纹理增多、模糊，可见散在斑片状及小结节阴影，故肺炎诊断成立。

三、辅助检查

(1) 红细胞沉降率 90mm/h。

(2) 胸部 CT：双肺炎症；双肺多发结节影。

(3) 左大腿 X 线检查：左股骨远端骨质密度不均匀降低，骨皮质不连续，股骨周围软组织肿（图 1-9-1）。

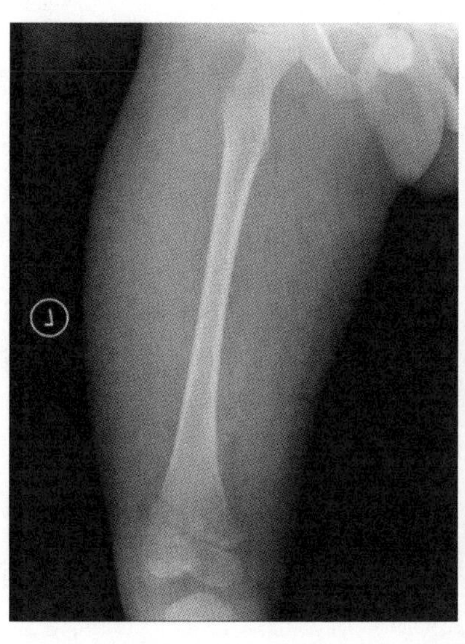

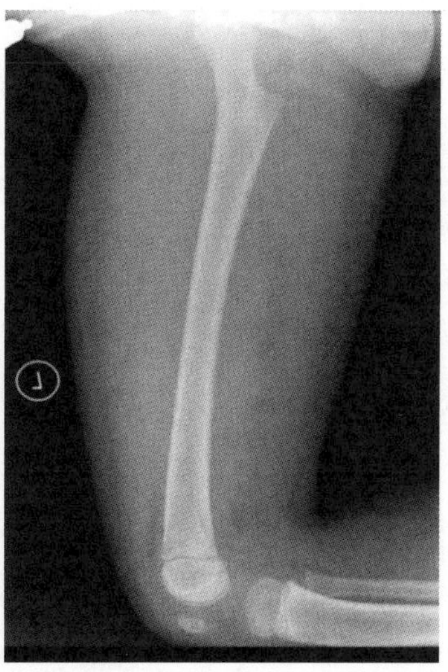

图 1-9-1　左大腿 X 线片

左股骨远端骨质密度不均匀降低，骨皮质不连续，股骨周围软组织肿。

(4)左股骨MRI:左股骨远端骨髓水肿合并骨膜下脓肿形成,周围软组织肿胀明显,膝关节腔及髌上囊积液(图1-9-2)。

(5)两次血培养均提示耐甲氧西林金黄色葡萄球菌。

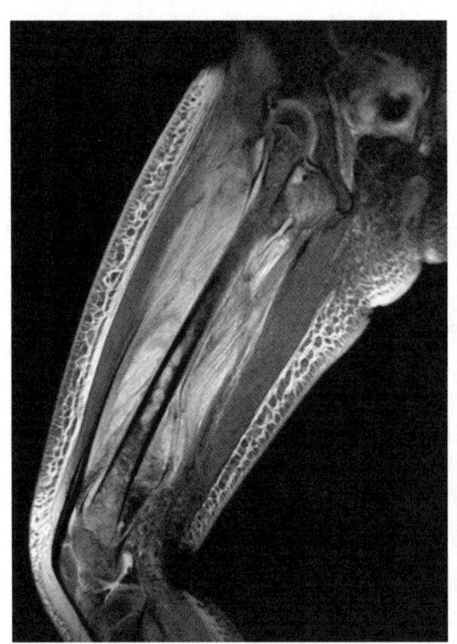
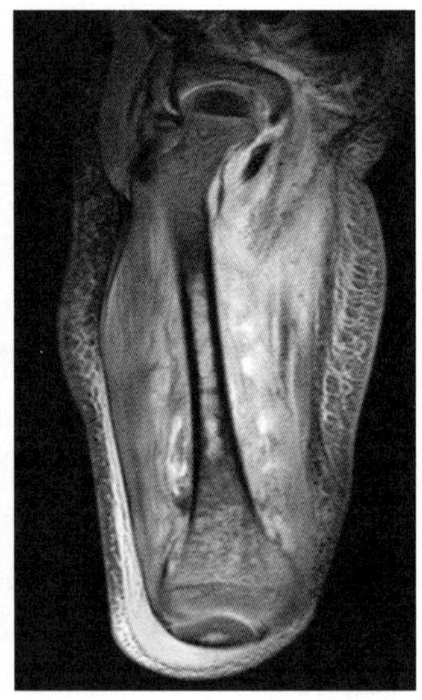

图1-9-2 左股骨MRI

左股骨远端骨髓水肿合并骨膜下脓肿形成,周围软组织肿胀明显,膝关节腔及髌上囊积液。

四、诊疗经过

入院后给予头孢曲松和万古霉素联合抗感染,入院第3天外科行股骨开窗清创及负压封闭引流(vacuum sealing drainage,VSD),引流脓液。脓液培养提示耐甲氧西林金黄色葡萄球菌。住院第8天,患儿体温恢复正常,停头孢曲松,继续万古霉素静脉滴注抗感染;住院第11天手术拆除VSD,继续抗感染治疗。复查血培养阴性,监测血常规、CRP及ESR逐渐恢复正常;肺部CT提示肺内结节较前明显缩小,大部分消失。共治疗4周,病情平稳出院。出院后继续口服利奈唑胺治疗,3周后停药。随访1年,恢复良好,无后遗症。

五、最终诊断

1. 左股骨下段骨髓炎
2. 左膝化脓性关节炎
3. 败血症(耐甲氧西林金黄色葡萄球菌)
4. 肺炎

六、讨论

金黄色葡萄球菌(*Staphylococcus aureus*,SA)是一种具有较强致病力的革兰阳性菌,能够引起皮肤软组织感染、骨关节感染、肺炎(肺脓肿)、感染性心内膜炎等全身各脏器感染。SA具有共生菌和致病菌双重特性,人鼻前庭是主要的储菌库。1961年临床上首次分离出耐甲氧西林金黄色葡萄球菌(methicillin-resistant *Staphylococcus aureus*, MRSA), 20 世纪 80 年代开始逐渐增多,到 90 年代, MRSA 占 SA 临床分离株的 50% 以上。

携带 *mecA* 基因的 SA 和/或苯唑西林最低抑菌浓度(minimum inhibitory concentration, MIC)≥4mg/L 的 SA 被定义为 MRSA。*mecA* 基因在 MRSA 耐药中起决定性作用,它编码的青霉素结合蛋白 2a(penicillin binding protein 2a, PBP2a)与 β 内酰胺类抗菌药物的亲和力极低,使抗菌药物不能阻碍细胞壁肽聚糖层合成,从而产生耐药性。小部分 MRSA 不携带 *mecA* 基因,而存在其他耐药机制。根据获得地点的不同, MRSA 分为医院获得性(hospital-acquired MRSA, HA-MRSA)和社区获得性(community-acquired MRSA, CA-MRSA)。HA-MRSA 的高危因素包括近期住院(手术)、留置导管或植入装置,最常引起院内相关肺炎和菌血症。CA-MRSA 没有高危因素,主要导致皮肤软组织及骨关节感染,可引起快速致死的坏死性肺炎。中国细菌耐药监测网(China Antimicrobial Surveillance Network, CHINET)的检测数据显示 2005—2022 年成人 MRSA 检出率呈逐年下降趋势(2022 年为 28.7%);与成人不同, 2005—2014 年,儿童 MRSA 的分离率有逐年上升的趋势, 2015—2022 年分离率趋于稳定,为 30% 左右。

对 MRSA 的治疗应当采取防治结合的综合策略,包括合理使用抗菌药物、监测 MRSA 环境污染和医院内人员携带情况,加强对物体表面和手的消毒;对明确为 MRSA 感染的患者应当保护性隔离,并在药敏试验的基础上治疗 MRSA 感染。MRSA 引起的骨髓炎首选万古霉素治疗,根据情况,可酌情联合利福平,具有协同作用。对于重症感染及难治性感染,应尽量做到个体化治疗,需要监测万古霉素血药浓度,使万古霉素的浓度维持在 10~20mg/L。利奈唑胺可作为 MRSA 感染的替代治疗。根据国内细菌耐药性监测资料, MRSA 对克林霉素的耐药率高达 80% 以上,国内专家共识认为克林霉素不宜推荐用于 MRSA 感染。针对骨髓炎,若早期抗感染效果欠佳,应评估临床及影像学表现,有外科手术指征者,应尽早行骨开窗引流脓液。抗感染的疗程根据感染部位不同而异,一般 MRSA 感染所致化脓性关节炎疗程至少为 3~4 周,骨髓炎至少 4~6 周。

七、病例点评

急性血源性骨髓炎是儿科较常见的骨髓炎类型, SA 是最常见的致病菌。由于皮肤或黏膜屏障破坏而发生短暂的菌血症,细菌通过血液循环到骨小梁引起骨髓炎。对于因急性发热、局部红肿疼痛、活动受限等主诉就诊的儿童,应警惕急性血源性骨髓炎,尽早完善受累部位的影像检查,如有条件,建议及时进行 MRI 辅助诊断。定期超声检查有助于评估疗效和调整治疗方案。后期可通过 X 线的检查评估患儿骨质破坏的变化情况。同时应在使用抗菌药物前抽取血培养明确病原体及耐药特征。鉴于目前我国儿童 MRSA 分离率约为 30%,但不同地区之间存在差异,所有年龄段急性血源性骨髓炎患儿伴有脓毒症且当地社区 MRSA 分离率 ≥10% 时,推荐第三代头孢菌素(头孢曲松、头孢噻肟、头孢他啶)联合万古霉素进行经验性治疗,根据病原菌的药敏特征再调整目标治疗药物。

(陈天明　刘 钢)

参考文献

[1] 耐甲氧西林金黄色葡萄球菌感染防治专家委员会. 耐甲氧西林金黄色葡萄球菌感染防治专家共识2011年更新版. 中华实验和临床感染病杂志(电子版), 2011, 5(3): 66-72.
[2] 陈春辉, 李光辉. 美国感染病学会治疗成人及儿童甲氧西林耐药金黄色葡萄球菌感染临床实践指南. 中国感染与化疗杂志, 2011, 11(6): 428-435.
[3] 中华医学会儿科学分会感染学组,《中华儿科杂志》编辑委员会. 儿童急性血源性骨髓炎治疗专家共识. 中华儿科杂志, 2022, 60(8): 745-750.

第十节 粪肠球菌脑膜炎

一、病例介绍

患儿,男,2岁,主因"间断发热50天余"入院。入院前50天余,患儿受凉后出现发热,最高38.7℃,在当地诊所予以药物肌内注射(不详)后体温恢复正常,3天后再次出现发热,伴呕吐、精神差、食欲差,曾在当地县医院诊断为心肌炎、肠胀气,未予以抗菌药物治疗。入院前44天,患儿就诊于当地市级医院,脑脊液检查示白细胞计数570×10^6/L,多核细胞分类0.75,诊断为化脓性脑膜炎;先后予以头孢呋辛、氨苄西林舒巴坦、头孢他啶、美罗西林舒巴坦、甘露醇等治疗。住院13天后精神好转,但体温未完全恢复正常,出院后未再呕吐,仍有间断发热,最高38.7℃,热峰及频次不详。入院前25天转诊至另一医院,仍有间断发热,脑脊液常规、生化检查均正常。入院前18天患儿脑脊液培养回报粪肠球菌,药敏试验显示对万古霉素、利奈唑胺敏感。加用利奈唑胺6天后体温逐渐恢复正常。入院前5天(体温正常1周后)患儿再次发热,当地复查脑脊液示白细胞计数114×10^6/L,多核细胞分类0.81。为求进一步治疗收入院。

既往史、家族史及个人史:无特殊。

入院查体:意识清,精神反应弱,呼吸平稳,骶尾部皮肤可见一可疑藏毛窦,周围皮肤发红,无毛发(图1-10-1)。双瞳孔等大等圆,对光反射灵敏;颈抵抗阴性;双肺呼吸音粗,无啰音;心、腹部查体未见异常;布鲁辛斯基征、克尼格征、巴宾斯基征阴性。

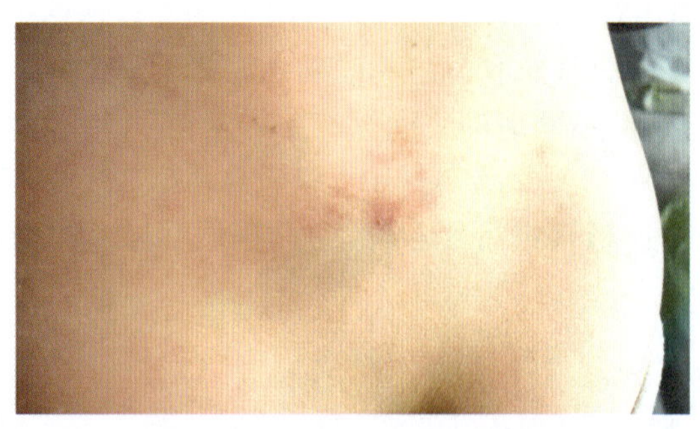

图1-10-1 骶尾部皮肤可疑藏毛窦,周围皮肤发红,无毛发

病例特点

(1) 幼儿期男童，病史 50 天余。
(2) 主要表现：发热、呕吐。
(3) 查体：精神反应弱，呼吸平稳，骶尾部皮肤可见一可疑藏毛窦，周围皮肤发红，无毛发。
(4) 辅助检查：①脑脊液检查示细胞数明显升高，以中性粒细胞为主。②脑脊液培养回报粪肠球菌，β 内酰胺酶阴性，对氨苄西林、庆大霉素、四环素耐药，对环丙沙星、左氧氟沙星、利奈唑胺、万古霉素、替加环素敏感。

二、诊断分析

化脓性脑膜炎：幼儿期男童，病程相对较长，主要表现为发热。查体：骶尾部皮肤见可疑藏毛窦，周围皮肤发红，无毛发。结合患儿脑脊液检查细胞数明显升高，以中性粒细胞为主，脑脊液细菌培养回报粪肠球菌，考虑细菌感染所致的化脓性脑膜炎，积极完善病原学及影像学检查协助诊断。

需要与以下疾病鉴别。

(1) 真菌性脑膜炎：患儿为幼儿期儿童，病史相对较长，有中枢神经系统受累的表现，抗感染治疗后病情仍有反复，且应用广谱抗生素，因此应注意真菌感染的可能。应完善血及脑脊液的 β-D- 葡聚糖试验（β-D-glucan test，G 试验）、半乳甘露聚糖抗原试验（galactomannan antigen test，GM 试验）、真菌培养及头颅影像学检查（如 MRI 等）。

(2) 结核感染：就目前患儿的临床过程，亦应注意结核感染的可能。但患儿接种过卡介苗，也无明确结核接触史，卡介苗接种后瘢痕阳性，暂不支持结核菌感染，入院后复查脑脊液抗酸染色，并完善结核菌素试验、监测肺部影像学及 T-SPOT 等检查协助鉴别。

三、辅助检查

(1) 住院期间监测脑脊液：脑脊液细胞数波动于 14~800 个 /μL，分类均以多核细胞为主；脑脊液生化示糖波动于 2.45~3.16mmol/L，氯化物大致正常，脑脊液蛋白质在 286~1 223mg/dl。

(2) 第 2 周与第 4 周脑脊液细菌培养均为粪肠球菌。药敏试验结果一致：β 内酰胺酶阴性，对氨苄西林、庆大霉素、四环素耐药，对环丙沙星、左氧氟沙星、利奈唑胺、万古霉素、替加环素敏感。

(3) 头颅 MRI 平扫：脑实质未见异常信号，双侧额颞部蛛网膜下腔明显，脑沟增深，双侧脑室系统饱满。

(4) 头颅 MRI 增强：脑实质未见异常强化。脑膜未见异常强化。

(5) 腰骶椎 MRI：S_1 水平藏毛窦，T_{12}~L_2 水平脊髓内点状、斑片状稍长 T_2 信号（图 1-10-2）。

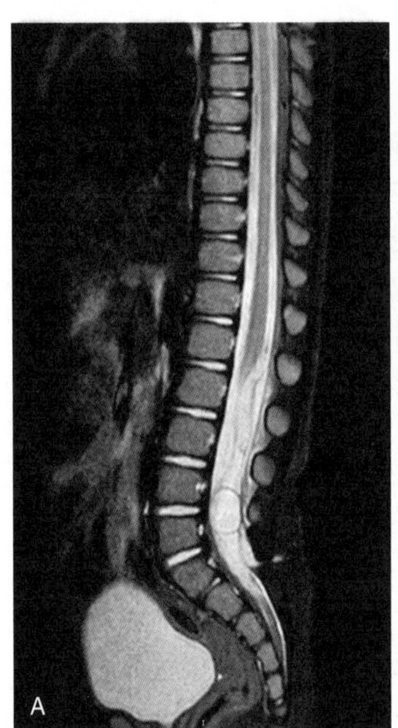

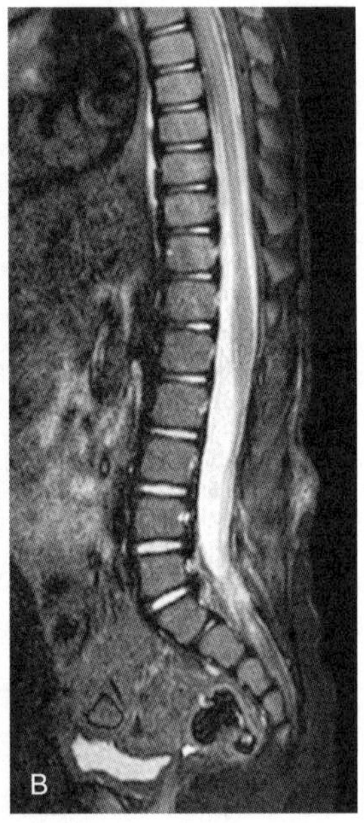

图 1-10-2 腰骶椎 MRI

A. 藏毛窦切除术前 S_1 水平藏毛窦，T_{12}~L_2 水平脊髓内点状、斑片状稍长 T_2 信号；B. 藏毛窦切除术后 MRI。

四、诊疗经过

入院后予以利奈唑胺抗感染治疗，住院期间每周进行 1 次腰椎穿刺，均进行脑脊液常规、生化与细菌培养检查。患儿入院后 3 天内间断不规则中低热，之后体温正常 2 周，再次出现发热，最高 39.1℃，每天出现 1~2 次热峰，持续 3 天，复查脑脊液提示白细胞数较前升高，以多核细胞为主。患儿一直应用利奈唑胺抗感染治疗，于入院第 3 周加用拉氧头孢 10 天；于入院第 32 天加用利福平联合治疗，6 天后体温恢复正常，未再反复。入院后第 55 天转至神经外科行手术治疗，术中证实患儿存在藏毛窦，同时在 L_3、L_1 水平发现囊肿，术中将藏毛窦及囊肿一并切除。术后脊髓内肿物病理结果示条索状组织。入院后将抗生素调整为利奈唑胺后，患儿曾体温正常 3 天，后再度发热，脑脊液持续不正常，由于药敏试验提示对万古霉素和利奈唑胺敏感，未予以调整，但在利奈唑胺应用 3 周后控制仍不理想，脑脊液未恢复正常，体温时有波动，遂改用美罗培南，在应用 2 天后患儿体温即降至正常，并于体温正常 2 周后复查炎症指标正常，脑脊液连续 2 次恢复正常，共治疗 2 个月，美罗培南应用 2 周，治疗效果满意，好转出院。

五、最终诊断

化脓性脑膜炎（粪肠球菌）。

六、讨论

目前，肠球菌感染多见于住院时间长或已接受多种抗菌药物治疗的重病患者。常见的肠球菌属引起的疾病主要包括泌尿系统感染、外科手术部位的感染、菌血症及心内膜炎等。有报道，5%~15% 的社区获得性心内膜炎的病原体是肠球菌，特别是粪肠球菌；而在医院内获得性心内膜炎中肠球菌感染多达 30%，同时肠球菌感染也是院内泌尿系统感染的常见原因。对于急性化脓性脑膜炎来说，肠球菌是一种少见的病原体，只占引起化脓性脑膜炎的细菌的 0.3%~4%，而粪肠球菌所占比例更低，仅占肠球菌脑膜炎的 10%。

粪肠球菌是人体肠道正常菌群的一部分，广泛分布在自然界，临床上进行无菌部位单次血液或脑脊液细菌培养发现的肠球菌易被归结于污染导致的假阳性。粪肠球菌脑膜炎的诊断，除了临床表现、体征及多次细菌培养外，还需要考虑细菌报阳的时间。本患儿以发热为主要表现，外院与本院住院期间多次行腰椎穿刺，其中 3 次脑脊液细菌培养结果均为粪肠球菌，本院 2 次细菌培养报阳时间分别为 41 小时、27 小时，同时药敏试验结果一致，粪肠球菌脑膜炎诊断明确。

多数肠球菌脑膜炎病例发生在有头部创伤、行神经外科手术、存在脑室内或椎管内导管，以及有中枢神经系统解剖异常的患者中。在大于 28 天的患儿中，导致粪肠球菌脑膜炎的高危因素有颅脑手术和置管；而小于 28 天的新生儿中，主要诱因为脓毒症、消化系统疾病、胃肠道相关手术史等。藏毛窦患儿易合并化脓性脑膜炎，这类化脓性脑膜炎最常见的致病菌为金黄色葡萄球菌；对于再发性化脓性脑膜炎，有学者研究不同类型的解剖缺陷对应着不同种类的细菌感染，其中藏毛窦多导致金黄色葡萄球菌感染。本例患儿腰骶部藏毛窦位于背部正中线上，窦口呈小米粒样膨隆，周边皮肤潮红，但窦口周边毛发不明显、窦口无溢液，这在藏毛窦中较少见，易被忽视。肠球菌性脑膜炎还可出现于新生儿脓毒症的情况下，与类圆线虫属高度感染相关。

典型的粪肠球菌感染通常急性起病，但亦有亚急性起病的报道。本例患儿以反复发热为突出表现，其他中枢神经系统感染累及的症状并不明显。与其他病原菌导致的化脓性脑膜炎的典型临床特征，如发热、意识改变、脑膜刺激征等不同，典型的粪肠球菌感染很少出现昏迷、脓毒症休克、局部神经系统体征，可能因为粪肠球菌的毒力较其他致病菌低。

粪肠球菌脑膜炎的治疗比较困难，主要原因是存在自身耐药机制和获得性耐药。到目前为止，人类共发现 4 种通过得到新基因而产生获得性耐药的肠球菌，包括通过涉及信息素应答质粒与其他可以在大量菌种和菌属间转移的质粒来获得新基因，以及通过接合型转座、大片段染色体 DNA 通过接合作用产生获得性耐药。粪肠球菌为人体正常寄生菌，本例婴儿藏毛窦合并粪肠球菌脑膜炎可能并非医院内感染，有报道患有粪肠球菌脑膜炎的患儿在入院前均有胃肠道症状，有学者认为粪肠球菌脑膜炎多是由粪肠球菌败血症所致，尤其是 1 岁以内的婴儿。

粪肠球菌易对万古霉素、氨苄西林产生耐药。万古霉素对敏感的粪肠球菌有治疗活性，但有学者不建议通过静脉滴注万古霉素治疗粪肠球菌脑膜炎，因其在脑脊液的渗透浓度较低，达不到有效治疗浓度，而有文献报道通过鞘内注射万古霉素取得了成功。

利奈唑胺是一种合成的噁唑烷酮类抗菌药物，对很多革兰阳性细菌有很好的治疗效果，包括 MRSA 和万古霉素耐药肠球菌（vancomycin resistant *enterococcus*，VRE）。检索已发表的粪肠球菌脑膜炎的治疗方案，大多数 VRE 感染是由利奈唑胺治愈的。本例患儿亦是通过连续使用 10 周利奈唑胺达到临床及微生物治愈的。如果单用利奈唑胺控制病情不佳，可以考虑同时联用利福平，或许可以得到满意的效果。而关于利奈唑胺的用药疗程到底多久，需要更多的深入研究，同时需要关注药物骨髓抑制的不良反应，目前康替唑胺可作为利奈唑胺无法耐受患儿的替代治疗。

七、病例点评

化脓性脑膜炎的病原体以肺炎球菌为主，而肠球菌占比很低，其中粪肠球菌仅约占肠球菌的 10%。由于其自身具有多种耐药机制，并能获得新的耐药基因或突变，导致其临床治疗效果不佳。粪肠球菌对于多种 β 内酰胺类抗菌药物耐药，且有万古霉素耐药菌株，对临床治疗是一种挑战。粪肠球菌为人体肠道正常菌群，由此病原体感染所致的化脓性脑膜炎需要注意是否存在基础疾病。本例患儿为腰骶部的藏毛窦，具有明确的先天结构畸形，由于其特殊的位置，皮肤、肠道来源的病原体均可作为感染病原体。外科相关的中枢神经系统感染如导管相关的脑室管膜炎、外伤相关中枢神经系统感染中，粪肠球菌也是常见的病原体。关于粪肠球菌的治疗，目前仍以万古霉素作为一线治疗，但治疗期间需要关注药物能否达到有效浓度，临床应根据监测指标适当调整用量。此外，万古霉素导致的耳、肾毒性虽不常见，但仍需定期监测评估。由万古霉素导致的药物性皮疹并不少见，特别是在应用 2 周左右，故应严密观察。万古霉素治疗效果不佳或不能耐受万古霉素治疗的患儿可选择利奈唑胺，其具有脑脊液浓度高、可口服序贯治疗的优势。有效的联合治疗可加大抗感染力度，如万古霉素与利福平具有协同作用，联用可达到更好的治疗效果。

（刘 冰　胡 冰）

参考文献

[1] KORCZYNSKA M, MUKHTAR T A, WRIGHT G D, et al. Structural basis for streptogramin B resistance in Staphylococcus aureus by virginiamycin B lyase. Proc Natl Acad Sci USA, 2007, 104 (25): 10388-10393.

[2] WERNER G, GFRÖRER S, FLEIGE C, et al. Tigecycline-resistant Enterococcus faecalis strain isolated from a German intensive care unit patient. J Antimicrob Chemother, 2008, 61 (5): 1182-1183.

第十一节　大肠埃希菌脑膜炎

一、病例介绍

患儿，女，2 个月，主因“发热 19 小时，抽搐 1 次”入院。患儿于入院前 19 小时无明显诱因出现发热，体温最高 39.6℃，无咳嗽，无呕吐，无腹胀、腹泻，无皮疹、关节红肿，无异常哭闹，口服退热药体温不能降至正常。于外院查血常规：白细胞 $12.04 \times 10^9/L$，中性粒细胞百分比 64.5%，血红蛋白 132g/L，血小板 $371 \times 10^9/L$，CRP 10mg/L，未予以治疗。入院前 5 小时，患儿抽搐 1 次，表现为双眼凝视，头后仰，双下肢强直，无口周青紫，无牙关紧闭，无口吐白沫，持续约 1 分钟缓解。于本院急诊查血常规：白细胞 $4.63 \times 10^9/L$，中性粒细胞百分比 61.1%，淋巴细胞百分比 32.4%，CRP 108mg/L，PCT 2.6ng/ml；脑脊液常规：白细胞 5 486 × 10^6/L，单核细胞百分比 15%，多核细胞百分比 85%；脑脊液生化：氯化物 117.2mmol/L，蛋白质 1 194mg/L，葡萄糖 2.95mmol/L，予以头孢曲松静脉滴注抗感染治疗，并以“化脓性脑膜炎”收入本科。

既往史：生后体健。否认传染病接触史。已接种卡介苗，其他无特殊。

家族史：无特殊。

个人史：母孕期体健，足月剖宫产，出生体重 3 600g，否认生后窒息史。

入院查体：T 38.2℃，R 34 次 /min，P 135 次 /min，BP 75/40mmHg，头围 37cm，意识清，精神反应弱，呼吸平稳。全身皮肤无皮疹及出血点。前囟大小 1.5cm × 1.5cm，张力不高。咽充血。双肺呼吸音粗，未闻及干、湿啰音。心音有力，心律齐，未闻及病理性杂音。腹软，按压腹部无明显哭闹，肝肋下 3.5cm，质中，边锐，脾未及肿大。四肢肌力、肌张力正常。颈抵抗(+)，布鲁辛斯基征阴性，双侧巴宾斯基征对称阳性，余神经系统查体未见异常。

病例特点

(1) 2 个月的婴儿，急性起病。

(2) 主要表现：发热、抽搐。

(3) 查体：意识清，精神反应弱，全身未见皮疹，咽充血，双肺呼吸音粗，未闻及干、湿啰音。心音有力，心律齐，未闻及病理性杂音。腹软，肝肋下 3.5cm，脾肋下未及肿大。四肢肌力、肌张力正常。颈抵抗(+)，双侧巴宾斯基征对称阳性，余神经系统查体未见异常。

(4) 辅助检查：血常规提示白细胞正常，以中性粒细胞为主，CRP、PCT 明显升高。脑脊液提示白细胞数 5 486 × 10^6/L，以多核细胞为主，葡萄糖及氯化物不低，蛋白明显升高。

二、诊断分析

化脓性脑膜炎：根据患儿为 2 个月婴儿，急性起病，以发热、抽搐为主要临床表现，CRP 明显升高，PCT 升高至 2.6ng/ml，腰椎穿刺脑脊液常规示白细胞数明显升高，达 5 486 × 10^6/L，以多核细胞为主，蛋白明显升高，故化脓性脑膜炎的诊断成立。结合患儿年龄特点，病情进展迅速，血白细胞不高，但 CRP、PCT 均进行性升高，首先考虑革兰阴性杆菌，大肠埃希菌可能性大，不除外无乳链球菌感染可能。追问患儿母亲孕期无无乳链球菌感染病史，待完善相关病原学检测及头颅增强 MRI 协助诊断。

需要鉴别的疾病：

(1) 病毒性脑炎：患儿反复查血常规均提示白细胞正常，且行腰椎穿刺完善脑脊液生化提示糖、氯化物均大致正常，仅蛋白高，需注意与病毒性脑炎鉴别。患儿年龄较小，非病毒性脑炎好发年龄，且血 CRP、PCT 均明显升高，提示细菌感染可能性大，脑脊液细胞数大于 500 × 10^9/L，并以多核细胞为主，故不支持该诊断。

(2) 真菌性脑膜炎：患儿发病月龄小，免疫不健全，血炎症指标明显升高，需警惕真菌感染可能性，但患儿起病急，病程短，与典型真菌感染发病过程不符，且脑脊液中糖无明显降低，暂不支持真菌性脑膜炎。

三、辅助检查

(1) 颅脑增强 MRI：双侧额颞顶颅板下硬膜下积液，双额及右颞顶枕硬脑膜、右额顶软脑膜及右侧小脑膜增厚强化（图 1-11-1）。

(2) 听力及眼底大致正常。

(3) 脑脊液肠道病毒检测阴性。

(4) 脑电图：未见明显异常。

(5) 双份血培养及脑脊液培养：大肠埃希菌，超广谱 β- 内酰胺酶（extended spectrum β-lactamase，ESBL）(–)。对厄他培南、头孢吡肟、亚胺培南、美罗培南、头孢哌酮舒巴坦、头孢曲松均敏感。

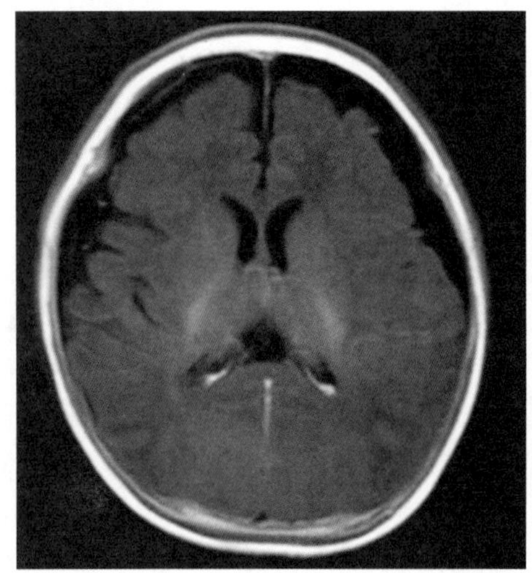
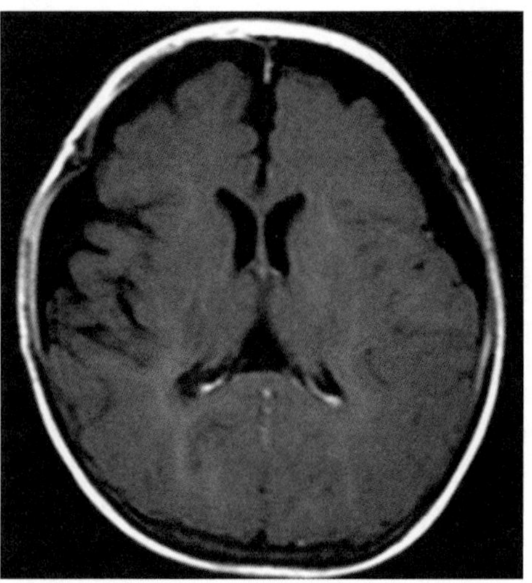

图 1-11-1 头颅增强 MRI

双侧额颞顶颅板下硬膜下积液，脑膜增厚。

四、诊疗经过

入院后给予美罗培南联合万古霉素静脉滴注抗感染，地塞米松抑制炎症反应，至入院第 2 天，双份血培养及脑脊液培养均提示革兰阴性杆菌，停用万古霉素。入院第 5 天，脑脊液检测示白细胞 12×10^6/L，氯化物 124mmol/L，葡萄糖 2.37mmol/L，蛋白 321mg/L。入院第 6 天药敏试验结果回报非产酶大肠埃希菌，对头孢曲松敏感，随即降级抗菌药物为头孢曲松。住院期间定期监测脑脊液，细胞数波动于 $(0\sim12) \times 10^6$/L，葡萄糖稍低为 1.85~2.13mmol/L，蛋白正常。患儿入院后经抗感染治疗 4 天后恢复正常体温，并于体温正常 2 周后复查炎症指标正常，脑脊液检测连续 2 次恢复正常后好转出院，治疗效果满意。

五、最终诊断

1. 化脓性脑膜炎（大肠埃希菌）
2. 败血症（大肠埃希菌）
3. 双侧硬膜下积液

六、讨论

化脓性脑膜炎又称细菌性脑膜炎，是各种化脓性细菌引起的脑膜炎症，部分患者病变累及脑实质，是婴幼儿时期常见的中枢神经系统感染性疾病。在未治疗的情况下，儿童患者病死率高，及时且恰当的治疗可将病死率降至 4.2%。既往很多研究显示，不同年龄段化脓性脑膜炎患者脑脊液常见病原菌存在差异，大肠埃希菌是 0~3 月龄化脓性脑膜炎患儿的重要病原菌。

大肠埃希菌（*Escherichia coli*，E. coli），又称大肠杆菌，为埃希氏菌属，是一种革兰阴性杆菌，大小为 0.5μm × (1~3) μm，周生鞭毛，能运动，无芽孢。大肠埃希菌由 Escherich 于 1885 年发现，在相当长的一段时间内被当作正常肠道菌群，认为是非致病菌。直到 20 世纪中叶，才认识到一些特殊血清型的大肠埃希菌对人和动物有致病性，尤其对婴儿和幼畜（禽）。根据不同的生物学特性，将致病性大肠埃希菌分为 6 类：肠致病性大肠埃希菌（enterophathogenic *Escherichia coli*，EPEC）、肠产毒性大肠埃希菌（enterotoxin of *Escherichia coli*，ETEC）、肠侵袭性大肠埃希菌（enteroinvasive *Escherichia coli*，EIEC）、肠出血性大肠埃希菌（enterohemorrhagic *Escherichia coli*，EHEC）、肠黏附性大肠埃希菌（intestinal adhesive *Escherichia coli*，EAEC）和弥散黏附性大肠埃希菌（diffuse adhesive *Escherichia coli*，DAEC）。大肠埃希菌能发酵多种糖类产酸、产气，是人和动物肠道中的正常栖居菌，婴儿出生后即随哺乳进入肠道，与人终生相伴，几乎占粪便干重的 1/3。

大肠埃希菌的主要毒力因子为内毒素、荚膜、Ⅲ型分泌系统、黏附素和外毒素等，其致病机制为大肠埃希菌表达黏附素，细菌与宿主细胞初始黏附，效应蛋白通过细菌Ⅲ型分泌系统注入宿主细胞以及信号转导，从而使大肠埃希菌与上皮细胞紧密黏附，上皮细胞微绒毛退化，大肠埃希菌黏附下的宿主细胞胞质中富含肌动蛋白的杯状结构形成，即形成基座，使大肠埃希菌与宿主细胞紧密黏附而致病。

大肠埃希菌的耐药机制复杂，且多种耐药机制可协同作用，造成耐药水平高及多重耐药的现象。大肠埃希菌的耐药机制主要为以下几个方面：产生水解酶或钝化酶或修饰抗菌药物而使药物失活；改变抗菌药物的作用靶位；细菌细胞膜通透性改变（如孔蛋白减少、生物被膜形成），减少了药物的摄取和吸收；细菌主动外排功能增强，使抗菌药物在菌体内达不到有效杀菌浓度；质粒介导的耐药性等。大肠埃希菌对 β- 内酰胺类抗菌药物耐药的主要机制有产超广谱 β 内酰胺酶（ESBL）、头孢菌素酶型 β- 内酰胺酶（AmpC 酶）和碳青霉烯酶。大肠埃希菌产生的 β- 内酰胺酶共分成 4 型，其中以Ⅰ型和Ⅱ型最为重要，Ⅰ型为染色体和质粒介导产生的 AmpC 酶，Ⅱ型是由质粒介导产生的 ESBL。由于 ESBL 菌株可以经质粒介导在不同菌株间传递，更容易在医院内流行。碳青霉烯酶是指所有能水解亚胺培南或美罗培南等碳青霉烯类药物的一类 β- 内酰胺酶，根据 Ambler 分子分类，包括 A 类、B 类、D 类，目前已经发现的 A 类碳青霉烯酶有 KPC、GES、IMI 等，临床最常见、最重要的为 KPC 型碳青霉烯酶。

大肠埃希菌脑膜炎多见于新生儿，尤其是早产儿（发病率为足月新生儿的 7 倍），且绝大多数新生儿在出生后的第 0~3 天和第 11~15 天容易发生大肠埃希菌脑膜炎。新生儿大肠埃希菌脑膜炎多表现为发热、少吃、拒乳、反应差、惊厥等，约有一半的患儿还可出现低钠血症。中枢神经系统感染大肠埃希菌还可表现为硬膜下积脓。大肠埃希菌导致新生儿化脓性脑膜炎的临床表现缺乏特异性，病情发展快，并发症的发生率、病死率均高于其他病原菌所致脑膜炎，这可能与 90% 的大肠埃希菌都含有多糖荚膜 K1 抗原有关。该抗原有抗吞噬、抵抗抗体与补体的作用，导致细菌毒力、致病性强，机体难以清除。

头孢菌素类、碳青霉烯类是儿科治疗大肠埃希菌的常用药物。20 世纪 80 年代，发现 ESBL 菌株在世界范围内快速增长，近十年来耐碳青霉烯类肠杆菌属（carbapenem-resistant enterobacterium，CRE）出现并快速增加。国内关于大肠埃希菌耐药性的研究表明，其对于哌拉西林、复方磺胺甲噁唑、甲氧苄啶、头孢曲松、环丙沙星、头孢噻肟、四环素等的耐药率均>75.0%，而敏感率较高的药物有亚胺培南、美罗培南、阿米卡星、哌拉西林 - 他唑巴坦、头孢哌酮 - 舒巴坦等，耐药率多<20.0%。因此，一般感染可经验性选用头孢哌酮 - 舒巴坦或哌拉西林 - 他唑巴坦，并可联合阿米卡星；重症感染可考虑美罗培南和亚胺培南西司他丁等碳青霉烯类抗菌药物或替加环素进行治疗，但亚胺培南西司他丁不作为化脓性脑膜炎的药物选择。大肠埃希菌脑膜炎的治疗疗程根据治疗反应而定，一般至少治疗 21 天（脑脊液培养阴性后至少 14 天）。大肠埃希菌的耐药性与 β- 内酰胺类、氨基糖苷类、氟喹诺酮类抗菌药物的临床用量密切相关，加强抗菌药物用量控制，并合理规范化使用抗菌药物，对于延缓细菌耐药性的产生或发展具有非常重要的理论和实际意义。

七、病例点评

大肠埃希菌脑膜炎多见于 3 月龄以下的婴儿，早产儿与新生儿发病较多，其季节性不明显。寄生于肠道的大肠埃希菌引起脑膜炎的机制与细菌毒力及血清型特征相关，细菌经过菌血症、败血症阶段进入脑膜，早期血培养、脑脊液细菌培养可尽早明确疾病与病原特征，尽早进行针对性抗感染治疗，避免严重并发症发生，改善预后。

（冯文雅 刘 钢）

参考文献

[1] ZHANG L, LI W, PENG X, et al. Clinical features and a prediction nomogram for prognosis in children with *Escherichia coli* meningitis. J Child Neurol, 2023, 38 (8/9): 528-536.

[2] 范利红, 苗彩云, 邵淑容, 等. 2010—2014 年医院大肠埃希菌耐药性变迁与抗菌药物使用频度相关性分析. 中华医院感染学杂志, 2017, 27 (1): 20-23.

[3] 林晓伟, 徐涛涛, 吕火烊. 产碳青霉烯酶大肠埃希菌的耐药机制研究进展. 中国卫生检验杂志, 2015 (10): 1489-1492.

[4] POIREL L, MADEC J Y, LUPO A, et al. Antimicrobial resistance in *Escherichia coli*. Microbiol Spectr, 2018, 6 (4): 10.

[5] 李绍英, 郭凌云, 刘琳琳, 等. 儿童大肠埃希菌血流感染临床特征及耐药分析. 中华儿科杂志, 2016,

54 (2): 150-153.

[6] HASBUN R. Progress and challenges in bacterial meningitis: A review. JAMA, 2022, 328 (21): 2147-2154.

[7] LI C, FENG W Y, LIN A W, et al. Clinical characteristics and etiology of bacterial meningitis in Chinese children >28 days of age, January 2014-December 2016: A multicenter retrospective study. Int J Infect Dis, 2018, 74: 47-53.

第十二节　肺炎克雷伯菌脑膜炎

一、病例介绍

患儿，女，3 个月 29 天，因“确诊化脓性脑膜炎 3 月余”入院。患儿于入院前 3 月余(即出生当日)因“气促、发绀 1.5 小时”就诊于外院。入院查血常规：白细胞 22.86×10^9/L，中性粒细胞百分比 43.5%，血红蛋白 148g/L，血小板 25×10^9/L，CRP 2.0mg/L，予以气管插管支持，青霉素、头孢他啶抗感染治疗 1 天后，出现发热、间断抽搐。查脑脊液：白细胞 114×10^6/L，多核细胞百分比 47.4%，单核细胞百分比 52.6%，红细胞 45×10^9/L，蛋白 3 210mg/L，葡萄糖 0.99mmol/L，氯化物 121.1mmol/L，诊断为化脓性脑膜炎。改用美罗培南联合万古霉素抗感染治疗(具体时间不详)，住院期间有多器官功能损害包括肝肾衰竭、泌尿系统出血、消化道出血、颅内出血、脑积水、DIC、血细胞三系减低，先后予以常频呼吸机、NCPAP 辅助呼吸，逐渐撤机、停氧，使用阿米卡星、地塞米松鞘内注射抗感染，苯巴比妥联合咪达唑仑镇静止痉，左乙拉西坦联合奥卡西平抗癫痫，丙种球蛋白调节免疫，甘露醇降颅内压，卡托普利降血压，酚妥拉明改善肺循环，重组人血小板生成素、重组人促红素、重组人粒细胞刺激因子及保肝、输血等对症支持治疗。抗感染治疗 3 周后复查脑脊液正常。入院前 3 个月，查头颅 MRI 提示右侧额颞顶叶出血，血肿形成，出血破入侧脑室，左侧顶枕叶、左侧脑室出血，新生儿缺氧缺血性脑病，软化灶形成，侧脑室、三室增宽，考虑脑积水，行 Ommaya 囊置入术。术后 5 天查脑脊液培养提示肺炎克雷伯菌，ESBL(–)，对阿米卡星、氨曲南、环丙沙星、庆大霉素、左氧氟沙星、复方磺胺甲噁唑、妥布霉素敏感，对氨苄西林舒巴坦、头孢曲松、头孢唑啉、头孢吡肟、亚胺培南、头孢他啶、哌拉西林他唑巴坦耐药，遂给予阿米卡星、地塞米松鞘内注射。术后每日 1 次经 Ommaya 囊抽取脑脊液，起初为清亮脑脊液，后渐抽出脓性脑脊液。复查头颅 MRI 提示双侧脑室内异常信号，考虑积脓可能性大，双侧基底节及颞叶多发软化灶形成，双侧额部、右侧颞部、顶枕部蛛网膜下腔增宽。脑电图检查提示睡眠期左侧额极、额、前颞区见少量尖波、尖慢波散发，有时波及中央、顶区，记录到 2 次电发作。入院前 1 个月行侧脑室外引流术，并加用复方磺胺甲噁唑口服抗感染治疗后，患儿体温稍有好转。入院前 10 天至今，每日 1 次热峰，体温最高 38℃，间断有抽搐发作，表现为双手划船样动作，双足蹬踏动作。为求进一步诊治，门诊以“化脓性脑膜炎、脑积水”收入院。

自起病以来，患儿精神反应欠佳，食欲欠佳，睡眠可，大小便可，体重增长不佳。

既往史、个人史：G_1P_1，孕 38 周 $^{+4}$ 因胎儿宫内窘迫行剖宫产娩出，出生体重 2 580g，娩出时有“羊水Ⅲ度污染，羊水吸入”病史，生后 1 分钟 Apgar 评分为 8 分，面罩加压给氧后监测 5 分钟评分为 9 分，10 分钟为 10 分。母亲孕期体健。智力、体力发育落后于同龄儿，目前患儿不能追光、追物，不能认人，不能逗笑，不能抬头。未接种疫苗。

家族史：无特殊。

入院查体：T 37.20℃，P 139 次 /min，R 35 次 /min，BP 80/45mmHg，意识清，精神反应弱，双手通贯掌，全身皮肤无黄染、皮疹、出血点。浅表淋巴结未及肿大。双眼落日征，双眼震颤，双瞳孔等大等圆，对光反射灵敏。前囟平软，2.0cm × 2.0cm。颈抵抗阳性。口腔黏膜光滑，咽充血。呼吸平稳，双肺呼吸音粗，未闻及干、湿啰音。心腹查体未见异常。四肢肌力查体不配合、肌张力增高。双侧巴宾斯基征阳性。肢端欠温暖，CRT<2 秒。

病例特点

(1) 起病情况：患儿为小婴儿，起病急，病史 3 月余。

(2) 主要症状：以发热、抽搐、脑积水为主要表现。

(3) 查体：T 37.20℃，P 139 次 /min，R 35 次 /min，BP 80/45mmHg，意识清，精神反应弱，双手通贯掌，双眼落日征，双眼震颤，双瞳孔等大等圆，对光反射灵敏。前囟平软，2.0cm × 2.0cm。颈抵抗阳性。四肢肌力查体不配合、肌张力增高。双侧巴宾斯基征阳性。肢端欠温暖，CRT<2 秒。

(4) 既往史和家族史：患儿于孕 38 周 $^{+4}$ 因胎儿宫内窘迫行剖宫产娩出，娩出时有羊水Ⅲ度污染，羊水吸入病史，生后 1 分钟 Apgar 评分 8 分，面罩加压给氧后监测 5 分钟评分为 9 分，10 分钟为 10 分。

(5) 辅助检查：病初血常规提示白细胞升高，血小板降低。脑脊液检测示白细胞 114×10^6/L，多核细胞百分比 47.4%，单核细胞百分比 52.6%，蛋白 3 210mg/L，葡萄糖 0.99mmol/L。头颅 MRI 提示右侧额颞顶叶出血，出血破入侧脑室；左侧顶枕叶、脑室出血；侧脑室、第三脑室增宽，考虑脑积水。行脑室引流后复查 MRI 提示双侧脑室内异常信号，考虑积脓可能性大；双侧基底节及颞叶多发软化灶形成。脑脊液培养提示肺炎克雷伯菌，ESBL 阴性，对阿米卡星、氨曲南、环丙沙星、庆大霉素、左氧氟沙星、复方磺胺甲噁唑、妥布霉素敏感，对氨苄西林舒巴坦，头孢曲松、头孢吡肟、亚胺培南、头孢他啶、哌拉西林他唑巴坦耐药。脑电图检查提示睡眠期左侧额极、额、前颞区见少量尖波、尖慢波散发，有时波及中央、顶区。

二、诊断分析

1. 化脓性脑膜炎　根据患儿为 3 月余婴儿，以发热、抽搐为主要临床表现；有颈抵抗表现，双侧巴宾斯基征阳性，双踝阵挛阳性；行腰椎穿刺脑脊液检查提示白细胞计数升高，以多核细胞为主，蛋白升高，葡萄糖含量降低；查血常规提示白细胞计数、中性粒细胞、C 反应蛋白、降钙素原等炎症指标增高；外院脑脊液培养提示肺炎克雷伯菌，故诊断化脓性脑膜炎。需要与以下疾病进行鉴别。

(1) 病毒性脑炎：根据患儿以发热、抽搐为主要临床表现，以及腰椎穿刺查脑脊液提示白细胞计数、蛋白含量增高，葡萄糖含量降低，不符合病毒性脑炎。入院后可继续观察患儿病情变化，复查脑脊液，并完善病毒相关检查协助诊断。

(2)其他病原体所致中枢神经系统感染：根据患儿为3月余婴儿，急性起病，以发热、抽搐为主要临床表现；腰椎穿刺脑脊液白细胞计数增高，葡萄糖含量低，抗感染治疗时间长，应注意除外有无继发其他病原体感染可能，如结核分枝杆菌、真菌等所致中枢神经系统感染。但目前诊断依据尚不充足，可入院后继观患儿病情变化，完善相关检查进一步协助诊断。

2. 脑积水　根据患儿外院头颅MRI提示双侧额部、右侧颞部、顶枕部蛛网膜下腔增宽，故脑积水诊断成立。

3. 双侧侧脑室积脓　根据患儿外院查头颅MRI提示双侧脑室内异常信号，考虑积脓可能性大，故诊断双侧侧脑室积脓。

4. 颅内出血　根据患儿外院查右侧额、颞、顶叶出血，血肿形成，出血破入侧脑室，左侧顶枕叶、左侧脑室出血，故颅内出血诊断成立。

5. 症状性癫痫　根据患儿有抽搐发作，表现为双手划船样动作，双下肢蹬踏，既往有脑出血病史，目前化脓性脑膜炎感染控制不佳，合并脑积水，故症状性癫痫诊断成立。

三、辅助检查

(1)脑脊液检测：白细胞 11×10^6/L，氯化物124.4mmol/L，葡萄糖3.93mmol/L，蛋白质1 446mg/L。

(2)脑脊液墨汁染色、涂片找菌丝及孢子、革兰染色均阴性。

(3)脑脊液细菌培养阴性。

(4)头颅MRI平扫+增强：双侧大脑半球弥漫性脑水肿，侧脑室积脓、积血、粘连，颅内多发囊性病变，胼胝体结构显示不清，右侧视神经走行迂曲。增强扫描示双侧侧脑室壁及分隔呈不均匀强化，周围脑实质呈片状不规则强化。双侧大脑半球及后颅窝颅骨内板下脑膜呈线性强化，考虑化脓性脑膜炎伴侧脑室积脓、积血、粘连，建议复查颅内多发囊性病变，未见明显强化，双侧小脑半球多发点状异常信号，未见明显强化(图1-12-1)。

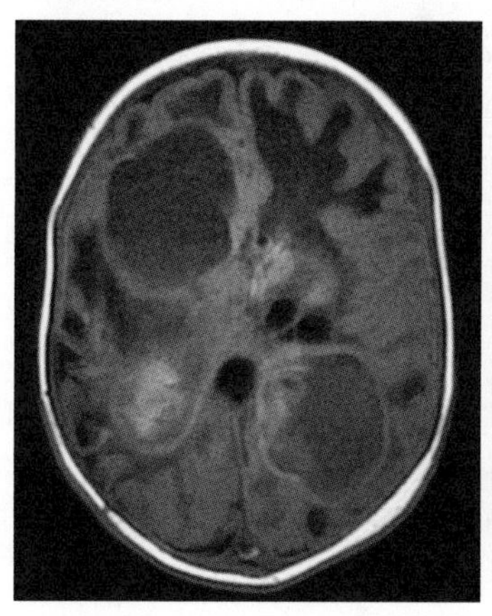
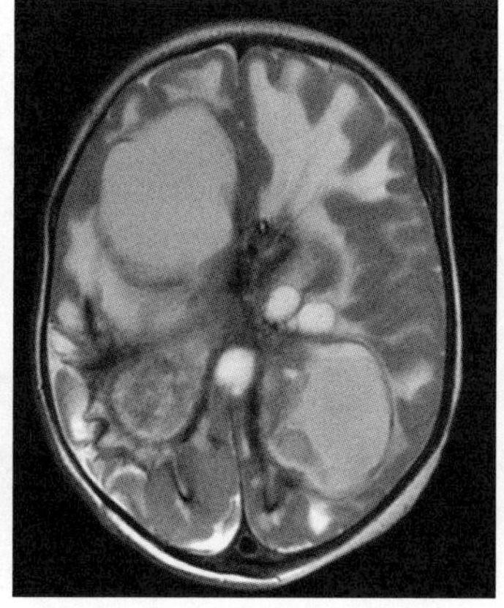
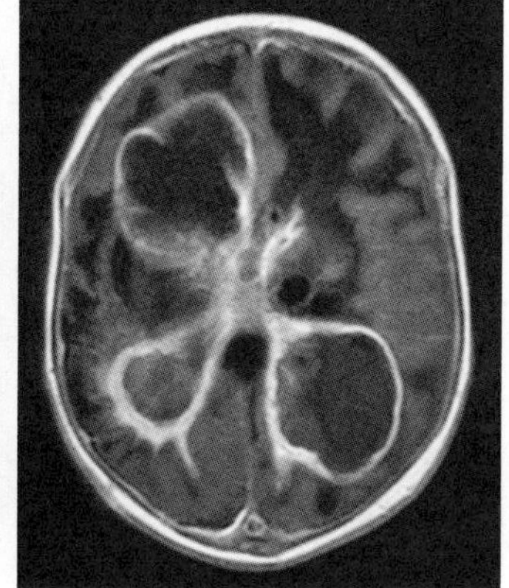

图1-12-1　头颅MRI

四、诊疗经过

入院后予以复方磺胺甲噁唑口服抗感染，左乙拉西坦、奥卡西平、托吡酯口服抗癫痫。入院后患儿有发热，间断有手足震颤。入院第 2 天，复查腰椎穿刺脑脊液常规示正常。入院第 3 天，请神经外科会诊，手术效果差，不建议手术治疗，建议对症保守治疗。入院第 4 天，请神经内科会诊，建议继续积极抗感染治疗原发病，复查 2 小时视频脑电图，托吡酯减量。入院第 5 天，患儿家长要求自动出院，向家长交代出院患儿可能随时有生命危险，建议住院继续治疗，家长表示理解，仍坚持自动出院，建议院外继续诊治。

五、最终诊断

1. 化脓性脑膜炎（肺炎克雷伯菌）
2. 脑积水
3. 双侧侧脑室积脓
4. 颅内出血
5. 症状性癫痫

六、讨论

19 世纪末，肺炎克雷伯菌（*Klebsiella pneumoniae*，KP）由 Edwin Klebs 首次分离于大叶性肺炎患者，属于肠杆菌科克雷伯菌属，为革兰阴性杆菌，可发酵乳糖、无动力。肺炎克雷伯菌广泛存在于水和土壤等微生态环境中，属于人口腔和肠道的正常菌群，是一种条件致病菌，易在住院患者呼吸道和肠道定植。在机体免疫力低下时，肺炎克雷伯菌可以引起全身各部位感染，多见于尿路感染、肺炎及原发性菌血症，其次为消化道感染、脑膜炎、肝脓肿、眼内炎、伤口感染、坏死性筋膜炎等，是导致医院内感染最常见的致病菌之一，目前呈全球性流行趋势。肺炎克雷伯菌导致脑膜炎在临床并不常见，儿童病例报道少，以新生儿和神经外科术后患儿为主。近年来随着碳青霉烯类抗菌药物的广泛使用，耐碳青霉烯类肺炎克雷伯菌（carbapenem resistant *Klebsiella pneumoniae*，CRKP）逐渐出现并广泛流行。CRKP 感染控制难度大，病死率高，已成为院内死亡的独立危险因素。CHINET 监测数据显示，肺炎克雷伯菌分离率及耐药率呈逐年上升趋势，2019 年在革兰阴性杆菌中的检出率为 20.2%，仅次于大肠埃希菌，排在革兰阴性杆菌分离率第 2 位。肺炎克雷伯菌对亚胺培南和美罗培南的耐药率分别从 2005 年的 3.0% 和 2.9% 上升到了 2018 年的 25.0% 和 26.3%；2018 年中国 5 所儿童医院中除 1 所医院分离的肺炎克雷伯菌对亚胺培南的耐药率为 25% 外，其他 4 所医院的耐药率为 32.1%~45.5%。CRKP 耐药问题越来越严重，给临床治疗及院内感染的控制都带来极大挑战。

已知肺炎克雷伯菌参与感染发病的 5 个主要毒力因子为荚膜多糖、高黏液表型、脂多糖、黏附因子和铁载体。根据细菌表面的荚膜多糖分为 78 种血清型，主要流行的为 K1、K2 血清型。根据肺炎克雷伯菌的毒力和致病特点，将肺炎克雷伯菌分为经典型肺炎克雷伯菌（classical *Klebsiella pneumoniae*，cKP）和高毒力型肺炎克雷伯菌（hypervirulent *Klebsiella pneumoniae*，hvKP）。cKP 是一种条件致病菌，在口腔、皮肤、肠道、医院和医疗设备中常见，多为非社区获得性感染，全球流行，主要感染免疫缺陷者或免疫功能低下人群，多产超广谱β-内酰胺酶（ESBL）及碳青霉烯酶。与cKP相比，hvKP常表现为高黏力表型，更易造成健康人群发病，亚洲人群多见，可引起危及生命的社区获得性感染，如化脓性肝脓肿、脑膜炎、坏死性筋膜炎、眼内炎、严重肺炎等。

肺炎克雷伯菌耐药表型复杂，耐药性可能与产生灭活酶或钝化酶如β-内酰胺酶、AmpC酶、碳青霉烯酶、氨基糖苷钝化酶等，染色体突变导致抗菌药物作用靶位改变、外膜孔蛋白缺失、生物被膜形成、抗菌药物主动外排等机制有关。CRKP的耐药机制主要是产碳青霉烯酶，主要包括A、B、D三类，A类酶是目前最主要的一类碳青霉烯酶，包括KPC、IMI等；B类酶是金属β-内酰胺（MBL）酶，包括IMP、VIM及NDM等；D类酶又称苯唑西林酶（OXA酶）。其编码基因位于可转移基因元件上，易导致耐药基因在不同菌种和菌属之间水平传播，造成严重的院内交叉感染和耐药菌扩散。该酶能高效水解青霉素、头孢菌素、氨曲南和碳青霉烯类抗菌药物。全球范围内CRKP类型主要为KPC、OXA-48、NDM等。我国成人感染以KPC-2型多见，儿童中NDM-1型肺炎克雷伯菌感染呈上升趋势。

肺炎克雷伯菌脑膜炎分为社区获得性和医院获得性两类，后者多出现在颅脑术后。肺炎克雷伯菌很少导致社区获得性细菌性脑膜炎或脑脓肿，但其可为原发性社区获得性肺炎克雷伯菌肝脓肿的并发症。大部分肺炎克雷伯菌脑膜炎的临床表现为高热伴寒战、脑膜刺激征、抽搐、意识障碍，严重者可出现脓毒症休克，如四肢厥冷、脉搏细速、血压下降。

脑脊液检查通常表现为以中性粒细胞为主的细胞增多、蛋白浓度升高，以及脑脊液与血清葡萄糖比值低，难以与其他细菌性脑膜炎改变相鉴别，故脑脊液培养出肺炎克雷伯菌才具有诊断价值。肺炎克雷伯菌脑膜炎常见的并发症有脑脓肿、硬膜下积液、脑积水，后两者常与颅脑手术相关。头颅影像学可发现脑膜炎、脑梗死、脑出血、脑脓肿表现。也有病例报道颅脑术后的肺炎克雷伯菌脑膜炎患者头颅CT提示脑室积气、扩大。

早期、合适、足量的抗菌药物治疗是成功治愈化脓性脑膜炎的重要手段。指南推荐，头孢曲松和头孢噻肟为非耐药肺炎克雷伯菌所致脑膜炎抗菌治疗的首选药物，一般疗程为3~4周。随着肺炎克雷伯菌的耐药性明显增加，良好的病原菌耐药监测，可为临床经验性治疗提供科学依据。对于医院感染尤其是免疫低下基础疾病严重的患者，经验治疗应首选碳青霉烯类药物，对于基础疾病较轻的社区感染者可选用含β-内酰胺酶抑制剂的复方剂或头霉素类药物，并及时结合血培养和药敏试验结果调整。对于产ESBL菌株的治疗，应首选碳青霉烯类抗菌药物，含β-内酰胺酶抑制剂的复合制剂和头霉素类药物敏感率较低，使用时应适当增加剂量，第四代头孢菌素、左氧氟沙星不适用于产ESBL细菌感染的治疗。产碳青霉烯酶的肺炎克雷伯脑膜炎文献报道罕见，需根据药敏试验进行治疗，文献中有多黏菌素单药治疗成功的个案报道。也可以选用联合治疗方案，包括多黏菌素+碳青霉烯、多黏菌素+氨基糖苷、多黏菌素+磷霉素等。丁胺卡那霉素体外药敏良好，可用于联合用药。要改善肺炎克雷伯菌脑膜炎的预后除有效的抗感染外，积极治疗基础疾病、提高患者的免疫力、及时的血培养，尽早明确诊断、早期治疗都非常重要。

肺炎克雷伯菌是常见的院内感染病原体。预防相关院内感染的措施包括手卫生、接触患者前后手消毒。尽量保证高危患者专用血压计、听诊器、体温计和输液泵等设备，必要时设置接触隔离。对医院环境尤其是医患频繁接触的物体表面进行定期充分消毒。预防医疗相关性脑室炎和脑膜炎的措施包括：严格掌握脑脊液分流或引流的适应证，如继发于急性脑积水的颅内压升高；寻找替代疗法，如腰大池引流或使用药物减少脑脊液分泌；在置管过程中严格无菌操作，备皮、戴好帽子和口罩等；对于预备接受或已经接受脑室外引流的患者，围手术期预防性抗菌药物治疗；使用浸有抗菌剂的脑脊液分流器和脑脊液引流管；使用抗菌辅料；尽量减少脑脊液采集频率；不建议定期更换引流管或分流器；在不需要引流时尽快去除引流或分流管道。

七、病例点评

肺炎克雷伯菌脑膜炎多出现在颅脑术后及颅内植入物相关医院获得性感染，大部分肺炎克雷伯菌脑膜炎特征为高热伴寒战、脑膜刺激征和/或抽搐、意识障碍，严重者可出现脓毒症休克，如四肢厥冷、脉搏细速、血压下降，除根据脑脊液培养阳性菌和药敏试验特征进行针对性抗感染治疗外，取出 Ommaya 囊同时进行侧脑室外引流也很有必要。本患儿出生当日起病，娩出时有羊水Ⅲ度粪染，羊水吸入病史，考虑宫内感染，患儿病史长，同时存在侧脑室积脓、积血等较多并发症，病初致病菌未知，有必要对家族史、母亲健康状况及患儿免疫功能状态行进一步检查。

（郭凌云 刘 钢）

参考文献

[1] KU Y H, CHUANG Y C, CHEN C C, et al. *Klebsiella pneumoniae* isolates from meningitis: epidemiology, virulence and antibiotic resistance. Scientific reports, 2017, 7 (1): 6610-6634.

[2] LEE B, YEROUSHALMI K, ME H M, et al. Community acquired Klebsiella pneumoniae meningitis: a case report. Germs, 2018, 8 (2): 92-95.

[3] HUANG C R, LU C H, CHANG W N. Adult Enterobacter meningitis: a high incidence of coinfection with other pathogens and frequent association with neurosurgical procedures. Infection, 2001, 29 (2): 75-79.

[4] KORINEK A M, BAUGNON T, GOLMARD J L, et al. Risk factors for adult nosocomial meningitis after craniotomy: role of antibiotic prophylaxis. Neurosurgery, 2006, 59 (1): 126-133.

[5] CARRIE C, WALEWESKI V, LEVY C, et al. *Klebsiella pneumoniae* and Klebsiella oxytoca meningitis in infants. Epidemiological and clinical features. Archives de Pédiatrie, 2019, 26 (1): 12-15.

[6] ZHANG Y, GUO LY, SONG WQ, et al. Risk factors for carbapenem-resistant *K. pneumoniae* bloodstream infection and predictors of mortality in Chinese paediatric patients. BMC Infectious Diseases, 2018, 18 (1): 248.

[7] CHANG W, HUANG C, LU C, et al. Adult Klebsiella pneumoniae meningitis in Taiwan: an overview. Acta neurologica Taiwanica, 2012, 21 (2): 87.

[8] TUNKEL A R, HASBUN R, BHIMRAJ A, et al. 2017 Infectious Diseases Society of America's clinical practice guidelines for healthcare-associated ventriculitis and meningitis. Clinical Infectious Diseases, 2017, 64 (6): 701-706.

第十三节　肺炎克雷伯菌肝脓肿

一、病例介绍

患儿，男，15 岁，主因“间断发热 2 个月”入院。患儿于入院前 2 个月出现发热，热峰 39.5℃，1 次 /d，无腹痛、畏寒、寒战，无咳嗽、咳痰。于当地医院查腹部超声提示肝左叶低回声包块。予以超声引导下穿刺，病原培养回报肺炎克雷伯菌。先后予以头孢唑林、哌拉西林他唑巴坦及奥硝唑抗感染 5 天，后体温正常，总疗程共 9 天。入院前 1 周再次出现发热，热峰 39℃，1 次 /d，伴寒战，无腹痛、腹泻，当地医院予以头孢唑林、哌拉西林他唑巴坦及奥硝唑抗感染，发热无缓解，热峰最高至 41.5℃。遂就诊于本院，查 C 反应蛋白 92mg/L，白细胞 9.19×10^9/L，中性粒细胞百分比 77.7%，PCT 1.84ng/ml，血糖 30.31mmol/L；超声示肝左叶可见一外凸不均回声包块，内可见多发强回声伴彗星尾征，并多发分隔。腹部 CT 提示肝脏左叶内可见一宽径约 1.9cm 的不规则形、稍低密度病灶，密度欠均匀，边缘欠清晰。为进一步诊治收入院。

既往史：既往 2 型糖尿病病史 3 年余，血糖控制欠佳。

入院查体：T 37.10℃，P 86 次 /min，R 18 次 /min，BP 110/62mmHg。意识清，精神反应可。巩膜无黄染，全身皮肤无皮疹、黄染及出血点。腹软，无压痛、反跳痛及肌紧张，肝脏肋下未触及，剑突下 5cm，脾肋下未及，肠鸣音 4 次 /min。心肺及神经系统查体未见异常。

病例特点

(1) 青春期男童，急性起病，病史 2 个月，迁延反复。

(2) 主要表现为发热、抗感染效果欠佳。

(3) 查体：意识清，精神反应可，巩膜及全身皮肤无黄染。腹软，无压痛，肝脏肋下未触及，剑突下 5cm。

(4) 既往 2 型糖尿病病史 3 年余，血糖控制欠佳。

(5) 血常规：中性粒细胞升高；CRP 及 PCT 明显升高。

(6) 腹部超声：肝左外叶可见一外凸不均回声包块，内可见多发强回声伴彗星尾征，并多发分隔。

(7) 腹部 CT：肝脏左叶内可见不规则形稍低密度病灶，密度欠均匀，边缘欠清晰，CT 值为 37~57HU。

二、诊断分析

肝脓肿：青春期儿童，急性起病，病史相对较长，迁延反复。主要表现为发热，以高热为主，无其他伴随症状，予以抗感染治疗效果欠佳。腹部查体提示肝脏位于剑突下 5cm。中性粒细胞、CRP、PCT 明显升高。腹部超声示肝左叶不均回声包块，边界欠清，内可见多发强回声伴彗星尾征并多发分隔。腹部CT示肝脏左叶内可见不规则形稍低密度病灶，且于外院在超声引导下行脓液穿刺，故诊断肝脓肿。根据外院脓液细菌培养肺炎克雷伯菌，故诊断肝脓肿(肺炎克雷伯菌)。

需要鉴别的疾病

(1)其他病原所致肝脓肿：患儿入院前肝脓肿诊断明确，行脓液穿刺后培养结果提示肺炎克雷伯菌，予以抗感染治疗体温正常近1个月。本次入院前再次出现发热，予以原方案抗感染治疗后发热无明显好转，需考虑是否为继发其他病原体感染。入院后予以经验性足疗程抗感染治疗，观察临床症状有无好转，同时行超声评估是否能行脓肿穿刺，完善病原学检查协助诊断。

(2)肝脏肿瘤：多次影像学提示肝左叶包块，结合临床表现，亦不能排除肿瘤内坏死、出血合并感染可能。需完善肿瘤标志物、腹部增强CT检查鉴别。

三、辅助检查

(1)血常规：白细胞 9.19×10^9/L，中性粒细胞百分比77.7%，淋巴细胞百分比19.2%，快速C反应蛋白92mg/L。

(2)PCT 1.84ng/ml。

(3)血糖30.31mmol/L。

(4)急腹症超声：肝左叶可见一外凸不均回声包块，范围约7.1cm×5.3cm×6.3cm，不规则，边界欠清，内可见多发强回声伴彗星尾征并多发分隔。

(5)全腹部CT：肝脏大小、外形正常，肝脏左叶内可见一宽径约1.9cm不规则形稍低密度病灶，密度欠均匀，边缘欠清晰，CT值为37~57HU(图1-13-1)。

(6)脓液细菌培养(院外)：肺炎克雷伯菌。

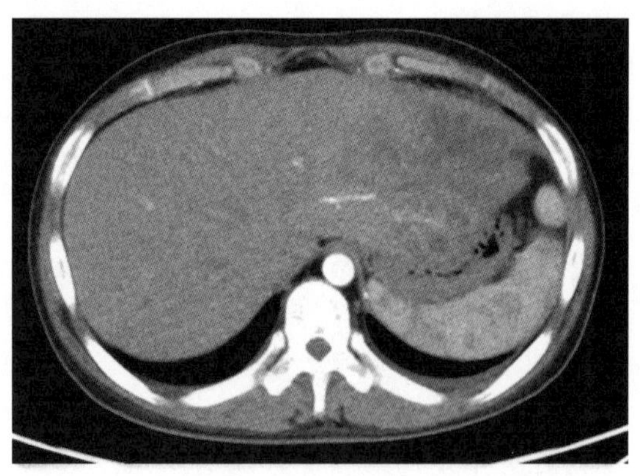

图1-13-1 腹部CT

肝脏大小、外形正常，肝脏左叶内可见一宽径约1.9cm不规则形稍低密度病灶，密度欠均匀，边缘欠清晰。

四、诊疗经过

入院后予以胰岛素控制血糖，美罗培南抗感染10天后体温正常；复查肝脏超声示多发不规则低回声，较大者为4.1cm×7.0cm×5.3cm，比入院时增大，评估后可行超声引导下穿刺。但因患儿依从性差导致间断低血糖发作，未行脓肿穿刺，体温正常 7 天后将美罗培南降级为厄他培南抗感染。使用厄他培南 7 天后复查感染指标正常，行腹部超声提示脓肿缩小。将厄他培南降级为阿莫西林克拉维酸钾口服，最终好转出院。

五、最终诊断

1. 肝脓肿（肺炎克雷伯菌）
2. 2 型糖尿病

六、讨论

肝脓肿（liver abscess，LA）是由细菌、真菌或阿米巴原虫等微生物入侵引起的肝脏病变，其中细菌性肝脓肿（bacterial liver abscess，BLA）占 80%。本病总体发病率低，特点为儿童高于成人，发展中国家高于发达国家。美国成人年发病率为 2.3/10 万，而儿童为 13.5/10 万；儿童 BLA 在发展中国家的发病率为（79~714）/10 万，在发达国家为（11~35）/10 万。约有 50% 的病原体通过胆道系统感染，其余也可经门静脉、肝动脉或相邻组织器官播散，也有部分感染为隐源性。BLA 常为多种细菌所致的混合感染，可见于金黄色葡萄球菌、链球菌属、肠球菌属等革兰阳性球菌，大肠埃希菌、克雷伯菌等革兰阴性杆菌及厌氧菌感染。虽然 LA 可发生于所有年龄阶段，但易感因素存在差异。在成人中，常见于高龄、合并慢性病、免疫抑制状态患者；在儿童中，原发性免疫缺陷人群占有重要地位；性别为男性、肝移植术后、肝胆疾病、恶性肿瘤、糖尿病、阑尾炎、憩室炎等为共同的易感因素。因此对高危人群应当加强监测。感染后出现败血症导致细菌播散，引起肝脏以外器官和组织受累，同时亦可引起多器官衰竭、休克和脑病等，均为引起预后不良的因素。20 世纪 80 年代，美国报道的儿童 BLA 病死率高达 15%，但随着对疾病的不断认识和医疗水平的进步，近年来病死率下降至 3% 左右。因此应尽可能早期发现，减少感染播散及出现并发症的风险，以期改善疾病的预后。

肺炎克雷伯菌为革兰阴性杆菌，主要存在于人体呼吸道及肠道内，是条件致病菌，多感染免疫力低下（特别是早产儿、低出生体重儿）或长期使用抗菌药物导致菌群失调的患者。肺炎克雷伯菌可引起多部位感染，包括肺炎、脑膜炎、肝脓肿、眼内炎、泌尿系统感染、败血症等，是医院获得性感染中最重要的致病菌。由于本菌可以快速发展为多重耐药和泛耐药，世界卫生组织已将其归为对人类健康构成最大威胁的细菌之一。因此对于高危人群的感染，当常规抗感染治疗效果欠佳时，需要考虑到肺炎克雷伯菌的可能性。

根据毒力和致病特点，肺炎克雷伯菌分为经典型肺炎克雷伯菌（cKP）和高毒力型肺炎克雷伯菌（hvKP）。1986 年台湾地区学者 Liu 等首次详细报道了 7 例 hvKP 相关的肝脓肿病例，hvKP 在随后几十年逐渐成为亚洲地区肝脓肿的主要病原菌。感染途径可能为经肠道屏障通过门静脉或吞噬了 hvKP 的中性粒细胞后随血流到达肝脏。与 cKP 相比，hvKP 通常感染青年、既往体健的人群，易引发脓毒血症，导致肝外感染并发症，如中枢神经系统感染、骨髓炎、眼内炎、坏死性筋膜炎等，称为侵袭性综合征。侵袭性综合征起病隐匿，病情危重，早期识别和及时诊疗是改善预后的关键。

来自国外不同国家的研究发现，总体而言，23%~36.6% 的肝脓肿患儿合并糖尿病。陈帆等对 156 例细菌性肝脓肿进行临床特征分析，发现肺炎克雷伯菌相关的肝脓肿组有

58.02% 的患者合并糖尿病，较非肺炎克雷伯菌组（14.75%）明显升高，且差异具有统计学意义。考虑原因可能是：①因葡萄糖降解率减低，为白细胞提供能量减少，导致中性粒细胞趋化功能缺陷，白细胞杀菌活性明显减低；②糖尿病继发血管病变，导致大、中、微血管结构和功能异常，局部血液循环障碍，抑制了局部组织对感染的抵抗能力；③高血糖环境有利于细菌生长。本病例中患儿有长期糖尿病病史，血糖控制欠佳，为患肺炎克雷伯菌感染的易感因素。因此对于此类糖尿病患儿，应将血糖尽量控制在正常范围内。

原发性肺炎克雷伯菌肝脓肿多为单一菌感染，因此治疗方面可选择第二、三代头孢菌素。但本菌易产生超广谱 β- 内酰胺酶，产酶株对青霉素、部分头孢菌素和单环 β- 内酰胺类抗菌药物均产生耐药，故抗菌药物可选择头霉素类、碳青霉烯类及酶抑制剂。单发脓肿抗感染总疗程至少需 4~6 周，多发脓肿应至少增加至 12 周，必要时辅以脓肿穿刺引流。本例患儿入院前出现病情反复，可能与抗感染治疗疗程不足有关。提示在治疗肺炎克雷伯菌感染时一定要考虑耐药问题，选用敏感药物且足疗程抗感染。

肺炎克雷伯菌作为常见的院内获得性感染病原体，且近年来出现高毒力、耐药性增加的菌株，为临床治疗带来巨大挑战，需要高度重视。应持续监测、加强防控、规范治疗，改善患儿的预后。

七、病例点评

细菌性肝脓肿在儿童中并不常见，可发生于所有年龄段。患有原发性免疫缺陷病、糖尿病或恶性肿瘤等慢性病的儿童患细菌性肝脓肿的风险增加。在儿童中，金黄色葡萄球菌、链球菌属、肠道革兰阴性菌（如大肠埃希菌、肺炎克雷伯菌）和厌氧菌是最常见的细菌性肝脓肿病原体。对于有肝脓肿症状和体征的患者，应尽早进行影像学检查及病原学送检，包括培养、病原二代测序等方法，并警惕并发症发生。肺炎克雷伯菌可引起侵袭性肝脓肿综合征，尤其是在东亚人群，其中荚膜血清型 K1 或 K2 的 hvKP 最常出现，糖尿病是该病的主要危险因素。此外，研究提示既往应用抗菌药物、发病 30 日内应用氨苄西林或阿莫西林治疗及脂肪肝，可能与肺炎克雷伯菌引起的侵袭性肝脓肿综合征相关。此例患儿为典型的在糖尿病基础上出现肺炎克雷伯菌侵袭性肝脓肿综合征的病例。肝脓肿需在控制基础病的基础上进行积极抗菌药物治疗，必要时行外科干预穿刺引流等治疗，根据治疗反应综合决定疗程，预后相对良好。初始抗菌药物选择应覆盖革兰阴性微生物和厌氧微生物，后续治疗根据药敏试验结果进行调整。与其他克雷伯菌分离株相比，导致侵袭性肝脓肿综合征的临床分离株具有更多的毒力因子，但耐药发生比例相对低，临床选择抗菌药物时应注意。

（谢 悦 郭凌云）

参考文献

[1] HENDRICKS M K, MOORE S W, MILLAR A J W. Epidemiological aspects of liver abscesses in children in the Western Cape Province of South Africa. Journal of Tropical Pediatrics, 1997 (2): 103.

[2] KAPLAN G, GREGSON D, LAUPLAND K. Population-based study of the epidemiology of and the risk

factors for pyogenic liver abscess. Clin Gastroenterol Hepatol, 2004, 2 (11): 1032-1038.
[3] FERREIRA M A B, PEREIRA F E L, MUSSO C, et al. Pyogenic liver abscess in children: Some observations in the Espirito Santo State, Brazil. Arquivos De Gastroenterologia, 1997, 34 (1): 49-54.
[4] KUMAR A, SRINIVASAN S, SHARMA A K. Pyogenic liver abscess in children—South Indian experiences. Journal of Pediatric Surgery, 1998, 33 (3): 417-421.
[5] HANSEN P S, HENRIK C S N. Pyogenic hepatic abscess. A 10-year population-based retrospective study. Apmis, 2010, 106 (1/6): 396-402.
[6] ARAVIND T, KISHORE U K, JASMINE K, et al. Incidence trends, comorbidities and outcomes of pyogenic liver abscess among children. A nationwide population-based analysis. Journal of pediatric gastroenterology and nutrition, 2020, 71 (1): 106-111.
[7] KURAMOCHI G, TAKEI S I, SATO M, et al. Klebsiella pneumoniae liver abscess associated with septic spinal epidural abscess. Hepatology Research, 2005, 31 (1): 48-52.
[8] DU Z Q, ZHANG L N, LU Q, et al. Clinical charateristics and outcome of pyogenic liver abscess with different size: 15-year experience from a single center. Scientific reports, 2016, 6: 35890.
[9] CRISTINA S, CHIARA E, CHRISTIAN B, et al. Characteristics and management of pyogenic liver abscess: A European experience. Medicine, 2018, 97 (19): e0628.
[10] WENFEI L, HONGJIE C, SHUAI W, et al. A comparison of pyogenic liver abscess in patients with or without diabetes: a retrospective study of 246 cases. BMC gastroenterology, 2018, 18 (1).
[11] 陈帆, 张艳亭, 乔慧捷, 等. 肺炎克雷伯菌肝脓肿的临床特征分析. 临床肝胆病杂志, 2016, 32 (4): 764-768.

第十四节　铜绿假单胞菌所致脓毒症与皮肤软组织感染

一、病例介绍

患儿，男，2 岁 8 个月，以“发热 3 天，皮疹 1 天，抽搐 1 次”入院。患儿于入院前 3 天出现发热，体温 38.2℃，伴鼻塞、打喷嚏、流鼻涕，以“感冒”自行处理后体温可降至正常，无伴随症状。入院前 2 天，患儿体温达 39℃，于当地医院就诊，查 CRP 78mg/L，白细胞正常（家长自述，未见化验单），予以头孢类抗菌药物治疗后体温降至正常。但输液过程中出现抽搐 1 次，表现为全身大发作，持续 1 分钟左右缓解，抽搐时体温 39℃，清醒后精神状态好，能自行进食及玩耍。入院前 1 天，患儿自诉右小腿后侧疼，拒碰，可见米粒大小皮疹，皮疹下软组织较硬，就诊于当地医院，查血常规示白细胞 4.71×10^9/L，中性粒细胞百分比 18.3%，淋巴细胞百分比 52.7%，CRP 86.02mg/L，降钙素原 2.84ng/ml，IgG、IgA、IgM 均明显减低（IgG 1.34g/L，IgA<0.066 7g/L，IgM 0.13g/L），查 CD 系列示 B 细胞明显减低（0.4%）；双下肢 B 超提示双侧腿部肿胀处皮下软组织弥漫性增厚。予以哌拉西林他唑巴坦、甲硝唑静脉滴注抗感染治疗。因持续发热且右侧原有皮损面积扩大至直径 2cm，黑紫色皮损，疼痛明显，周围软组织发硬；左侧大腿新发黑紫色皮损，直径约 1cm，伴疼痛。为进一步诊治来院，以“脓毒症”收入院。

既往史：患儿 10 个月前患化脓性脑膜炎，已治愈；2 岁起易反复感染，平均每月 1 次。

家族史：无特殊。

入院查体：T 37.6℃，R 25 次 /min，P 148 次 /min，BP 90/60mmHg。意识清，烦躁。右小腿存在直径约 4cm 的黑紫色皮损（图 1-14-1A），疼痛明显，周围软组织发硬，右大腿有直径约 2cm 的红色皮损（图 1-14-1B）。左大腿有直径约 1cm 皮损，已结痂，伴疼痛（图 1-14-1C）。全身浅表淋巴结未触及肿大。双肺呼吸音粗，未闻及干、湿啰音。心律齐，心音有力。腹平软，肝脾肋下未触及。四肢肌力粗测正常，肌张力正常。颈抵抗阴性，左侧巴宾斯基征阳性，右侧巴宾斯基征阴性。布鲁辛斯基征、克尼格征阴性。

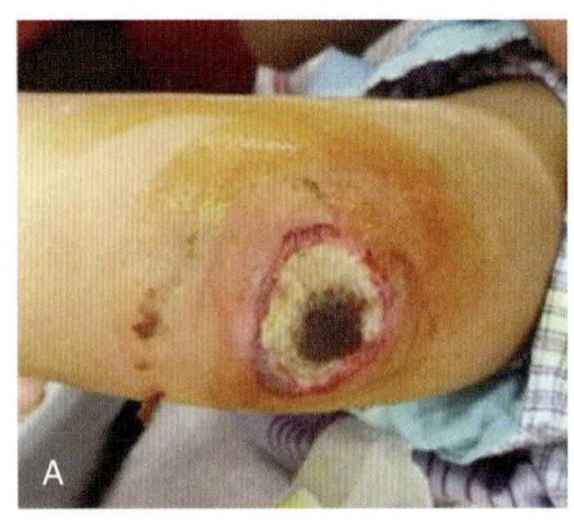
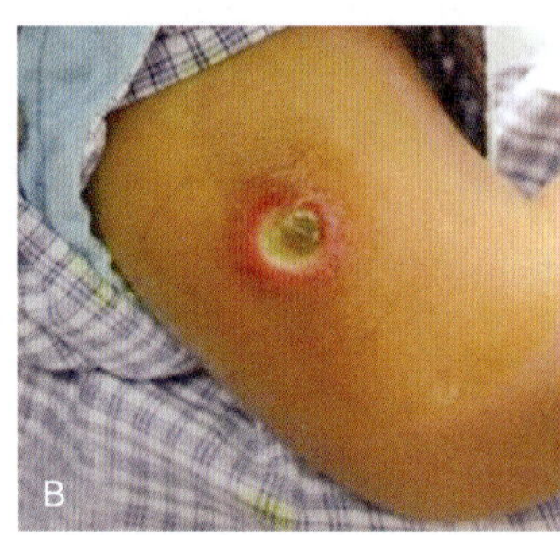
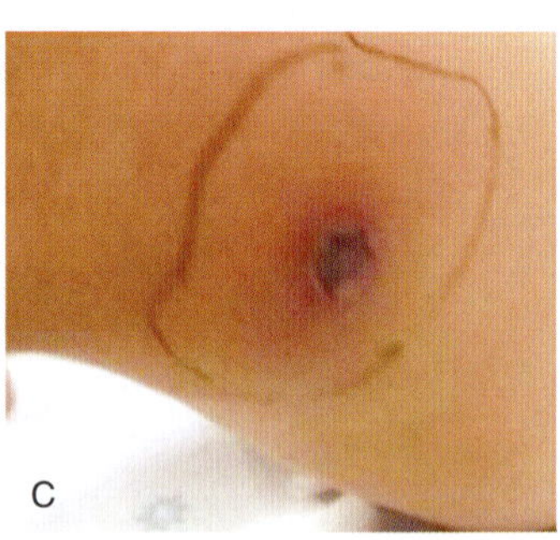

图 1-14-1 患儿皮损

A. 右小腿直径约 4cm 的黑紫色皮损；B. 右大腿直径约 2cm 的红色皮损；C. 左大腿直径约 1cm 的皮损，已结痂。

病例特点

(1) 小幼儿，急性起病，病史 3 天。

(2) 主要表现为发热、皮损、抽搐。

(3) 既往史：有反复感染病史。

(4) 查体：意识清，烦躁，双下肢皮肤破损，周围红晕，中央可见黑色结痂。左侧巴宾斯基征阳性，右侧巴宾斯基征阴性。余查体未见明显异常。

(5) 辅助检查：血常规示白细胞正常，以淋巴细胞为主；CRP 和 PCT 明显升高。外院免疫功能提示可疑抗体缺陷（Ig 系列明显下降，CD 系列提示 B 细胞数值明显降低）。

二、诊断分析

1. 脓毒症　患儿为幼儿，急性起病，有明确的感染中毒症状，多处皮肤出现皮损、红肿，且炎症指标明显升高，入院查体可见心率明显增快，有烦躁不安，因此临床考虑诊断为脓毒症。

2. 皮肤软组织感染　患儿有发热表现。入院查体提示右小腿有直径约 4cm 的黑紫色皮损，疼痛明显，周围软组织发硬发红，大腿有直径约 2cm 红色皮损；左侧大腿皮损结痂，伴疼痛。故诊断皮肤软组织感染。

3. 中毒性脑病　患儿存在脓毒症，病程中有抽搐，病理征阳性，应考虑存在中毒性脑病的可能，同时需要进行腰椎穿刺除外中枢神经系统感染。尤其患儿既往曾患化脓性脑膜炎，且有免疫缺陷的提示，应注意有无再发化脓性脑膜炎。

4. 免疫缺陷病 患儿既往有反复感染病史和化脓性脑膜炎病史，此次再次出现严重的感染（脓毒症和皮肤软组织感染），且免疫功能检查提示明显的抗体缺陷，因此临床诊断免疫缺陷病。

三、辅助检查

(1)皮肤破损处脓液培养：铜绿假单胞菌。

(2)药敏试验：对庆大霉素、头孢吡肟、头孢他啶、环丙沙星、头孢哌酮钠舒巴坦、哌拉西林他唑巴坦、美罗培南均敏感。

(3)脑脊液检查：未见明显异常。

(4)Ig 系列：IgG 1.34g/L，IgA<0.066 7g/L，IgM 0.13g/L；IgE 61.60IU/ml。

(5)CD 系列：B 细胞 0.4%，明显降低。

四、诊疗经过

入院后予以头孢他啶抗感染治疗，因 3 天后体温下降不明显，改为美罗培南加大抗感染力度，同时进行皮损部位的清创换药。体温很快得以控制。在皮肤破损脓液培养为绿脓杆菌及体温稳定后，将美罗培南降级至头孢他啶。并在治疗过程中对患儿进行评估，未发现其他脏器受累的证据。疗程 3 周，体温平稳，炎症指标恢复，皮损好转，出院随诊。

五、最终诊断

1. 脓毒症
2. 皮肤软组织感染（铜绿假单胞菌）
3. 中毒性脑病
4. 免疫缺陷病

六、讨论

铜绿假单胞菌（*Pseudomonas aeruginosa*，PA），旧称绿脓杆菌，广泛分布于自然界（土壤、水、空气）、正常人的皮肤、呼吸道和肠道等。该菌为条件致病菌，是院内获得性感染的常见病原体之一。致病因素有长期应用激素、免疫抑制剂、放化疗等导致免疫功能低下，手术后或某些治疗操作（如气管切开、留置导尿等）后，在此类患者中可引起严重感染。近年来，由于各种器械性和侵入性治疗手段的使用及抗菌药物的不合理使用，导致 PA 的耐药率不断上升，给临床治疗带来困难。

PA 是假单胞菌属的代表菌种，在琼脂平板上能产生蓝绿色绿脓素，感染伤口时形成绿色脓液。本菌为无荚膜、无芽孢、能运动的革兰阴性菌，形态不一，成对排列或呈短链状，为专性需氧菌，最适宜的生长温度为 37℃，致病性铜绿假单胞菌在 42℃时仍能生长。PA 的生长对营养要求不高，对外界环境抵抗力较强，在潮湿处能长期生存，在干燥环境中生存能力弱。对紫外线不敏感，湿热 55℃ 1 小时才能被杀灭。

PA 感染可累及皮肤、下呼吸道、腹腔、泌尿道等部位，引起严重的烧伤创面感染、呼吸机相关性肺炎、败血症、腹腔和泌尿系统感染等。血流感染是最为严重的感染，病死率可高达60%。PA导致的血流感染的显著特征是出现坏疽性脓疱病，虽然不是PA的特异性表现，但出现这种皮损特征时需高度怀疑该病可能。本患儿即存在此种类型的皮损改变。

PA的致病力取决于其黏附于黏膜或异物上的能力，可在菌落表面形成非特异通透性降低的生物膜，导致抗菌药物难以渗入其中而难以发挥抗菌作用。

2019年CHINET菌株分离中，PA位列第五位。近10年，PA对于碳青霉烯类抗菌药物的耐药情况维持在20%~30%。而针对PA的耐药性监测数据显示，该菌对多黏菌素B和阿米卡星的耐药率最低，分别为0.8%、4.6%，耐药率从低到高依次为多黏菌素B<阿米卡星<庆大霉素<头孢吡肟<头孢哌酮舒巴坦<哌拉西林他唑巴坦<环丙沙星<头孢他啶<美罗培南<亚胺培南。故目前儿童常用的抗铜绿假单胞菌抗菌药物包括头孢他啶、头孢吡肟、哌拉西林他唑巴坦、头孢哌酮舒巴坦、美罗培南、亚胺培南等。

目前PA已成为院内获得感染的主要病原体之一，由于其耐药机制多样，关于耐药的肠杆菌科已受到越来越多的重视。

PA的耐药机制极为复杂，它通过几种机制的协同作用而具有多重耐药表现。耐药机制包括：①由质粒或染色体介导的不同类型的β-内酰胺酶，通过破坏β-内酰胺环的酰胺键使渗透入菌体内的β-内酰胺类抗菌药物失去活性；②低外膜通透性使抗菌药物进入细菌内的数量减少，导致耐药；③过度的主动外排系统使PA的细胞膜产生由黏附性强的糖蛋白构成的生物被膜，阻止和抑制白细胞、巨噬细胞、抗体及抗菌药物泵入生物被膜中杀灭细菌；④合成氨基糖苷类修饰酶（磷酸转移酶、乙酰转移酶和腺苷酸转移酶）和通过改变编码喹诺酮类抗菌药物对细菌作用靶位的基因，导致酶Ⅱ、Ⅳ结构改变，使药物不能与酶-DNA复合物稳定结合。

对于多重耐药（multi-drug-resistant，MDR）和泛耐药（extensively-drug-resistant，XDR）的PA的治疗策略通常是抗菌药物联合使用。阿米卡星和头孢菌素的抗菌活性覆盖了MDR和XDR的PA。阿米卡星对PA产生的钝化酶较为稳定，对于重症感染可考虑β-内酰胺类抗假单胞菌药与氨基糖苷类抗菌药物联合应用；头孢他啶因对多种β-内酰胺酶稳定，在第3代头孢菌素中抗PA活性最强，可作为治疗PA感染的有效药物。

近来第五代头孢菌素/他唑巴坦、头孢他啶/阿维巴坦获准用于治疗复杂的泌尿系统感染和腹腔内感染（联合甲硝唑），此类头孢菌素对大多数的MDR、XDR的PA有抗菌活性，但可被碳青霉烯酶水解。新型抗菌药物的应用为MDR和XDR的PA治疗开启了新的篇章。

七、病例点评

PA属于条件致病菌，在临床上可引起严重的疾病。皮肤软组织感染是其中常见的疾病类型之一。其临床典型的皮损特点为黑色焦痂样皮疹，对于临床经验性判断病原体和合理使用抗菌药物具有很好的提示作用。因PA为条件致病菌，常见于具有宿主危险因素的患儿，因此常为院内获得性感染的病原体之一。因其耐药机制的多样性和易形成生物被膜的特点，为临床治疗带来了巨大的挑战。而在社区获得性PA感染时，则更需要重视患儿可能存在免疫功能缺陷的可能，尽可能对患儿的免疫功能进行评价，必要时可考虑全外显子基因检测等进一步的检查。此外，本病原体可导致多系统感染，如骨髓炎、泌尿系统感染、腹腔感染、肺炎、中枢神经系统感染等，而且会引起迁移性病灶。因此在临床治疗过程中，需要动态评估患儿有无其他感染部位存在。在抗菌药物的选择中，应根据药敏试验及药物组织浓度的特点进行合理的应用。

（胡 冰）

参考文献

［1］ADRIÁN S D, M TERESA P R, et al. Successful treatment of MDR *Pseudomonas aeruginosa* skin and soft-tissue infection with ceftolozane/tazobactam. Journal of antimicrobial chemotherapy, 2017, 72 (4): 1262-1263.

［2］TAMMA P D, AITKEN S L, BONOMO R A, et al. Infectious diseases society of America 2022 guidance on the treatment of extended-spectrum β-lactamase producing enterobacterales (ESBL-E), carbapenem-resistantenterobacterales (CRE), and pseudomonasaeruginosa with difficult-to-treat resistance (DTR-P. aeruginosa). Clin Infect Dis, 2022, 75 (2): 187-212.

［3］SPERNOVASILIS N, PSICHOGIOU M, POULAKOU G, Skin manifestations of *Pseudomonas aeruginosa* infections. Current opinion in infectious diseases, 2021, 34 (2): 72-79.

［4］CASTALDO N, GIVONE F, PEGHIN M, et al. Multidrug-resistant *Pseudomonas aeruginosa* skin and soft-tissue infection successfully treated with ceftolozane/tazobactam. Journal of Global Antimicrobial Resistance, 2017, 9: 100-102.

第十五节 脆弱拟杆菌脑脓肿

一、病例介绍

患儿，男，2 个月，主因“发热 5 天”入院。入院前 5 天，患儿无明显诱因出现发热，热峰 1 次 /d，最高体温 38.1℃，伴吐沫，无咳嗽，无寒战、抽搐，无呕吐、腹泻。于当地医院就诊，查血常规示白细胞 24.44×10^9/L，中性粒细胞百分比 40.4%，淋巴细胞百分比 41.4%，血红蛋白 59g/L，血小板 500×10^9/L；CRP 47.8mg/L，红细胞沉降率 86mm/h。胸部 CT 示两肺多发斑片影及索条状高密度影，考虑两肺肺炎；血生化、尿常规、大便常规大致正常。入院后予以 NCPAP 呼吸支持，头孢曲松静脉滴注抗感染治疗 4 天，患儿呼吸较前平稳。于入院前 3 天停 NCPAP 改鼻导管吸氧治疗，但发热无明显好转，每日热峰 1 次 /d，体温最高 38℃。在当地住院期间患儿间断出现腹胀，予以开塞露及肛管排气后好转，排便通畅，无呕吐、便血等。入院前 1 天查头颅 CT 示左侧额叶 2 个低密度影（未见具体报告）；为进一步诊治于入院前 1 天就诊于本院急诊，查 CRP 92mg/L，血常规示白细胞 10.94×10^9/L，血红蛋白 69g/L，血小板 306×10^9/L，中性粒细胞百分比 41.9%，生化、凝血三项大致正常。予以万古霉素、头孢曲松静脉滴注抗感染治疗，甘露醇降颅内压，0.5 单位红细胞输注纠正贫血，以“脑脓肿？”收入院。

既往史、个人史及家族史：无特殊。

入院查体：T 37.2℃，R 30 次 /min，P 122 次 /min，BP 85/55mmHg。意识清，精神反应稍弱，头围 38cm，前囟 5cm × 5cm，张力略高，左额较前稍突出，呼吸平稳。全身皮肤无皮疹、黄染及出血点。全身浅表淋巴结未见肿大。落日眼，双侧瞳孔等大等圆，对光反射灵敏，咽充血，扁桃体未见肿大。双肺呼吸音粗，未闻及干、湿啰音。心音有力，心律齐，未闻及病理性杂音。腹膨隆，全腹压之无哭闹。肝脾未及。四肢肌力、肌张力正常。神经系统查体无明显异常。

病例特点

(1) 2 月余婴儿，急性起病，病史 5 天。

(2) 以发热为主要表现，病程中伴有反复腹胀。

(3) 查体：精神反应稍弱，头围 38cm，前囟 5cm × 5cm，张力略高。

(4) 辅助检查：血常规示白细胞明显升高，以中性粒细胞为主；CRP 升高，红细胞沉降率明显增快。头部 CT 示双侧额叶 2 个低密度影。

二、诊断分析

脑脓肿？根据患儿为 2 月余小婴儿，急性起病，病史短，以发热为主要表现，查体提示前囟增宽，张力略增高，外周血白细胞、CRP、ESR 等炎症指标明显增高，头颅 CT 提示圆形低密度影，故考虑脑脓肿可能性大。入院后完善头颅 MRI 平扫 + 增强，必要时完善病变穿刺协助诊断。需与以下疾病进行鉴别：

颅内肿瘤：本病可由于颅内占位病变导致相应神经系统症状和体征，本患儿临床表现有发热，结合头颅影像学可见颅内类圆形低密度灶，故需要警惕颅内肿瘤存在，待头颅增强 MRI 进一步协助诊断，必要时局部脑组织穿刺行病理检查协助诊断。

三、辅助检查

(1) 脑脓肿穿刺抽脓常规：白细胞 240 000 × 10^6/L，多个核细胞百分比 98%，单个核细胞百分比 2%。

(2) 脑脓肿穿刺液培养：脆弱拟杆菌。

(3) 脑脓肿二代测序：脆弱拟杆菌（序列数 5165）。

(4) 颅脑 MRI 平扫及增强扫描：额部多个囊性病变，增强后额部多个囊性病变壁明显强化，大脑镰、双侧额颞顶脑膜增厚强化，上矢状窦、右侧横窦可见强化，左颞极可见强化（图 1-15-1）。

(5) 急腹症 B 超：阑尾炎穿孔、腹腔局部包裹积液。

四、诊疗经过

入院后患儿反复发热、腹胀，予以万古霉素联合头孢曲松静脉滴注抗感染，甘露醇及甘油果糖降颅内压，布地奈德雾化对症治疗。入院第 2 天，患儿腹胀进一步加重，禁食水，胃肠减压，温盐水灌肠，完善急腹症 B 超提示阑尾炎穿孔、腹腔感染。入院第 3 天，继续禁食水并给予静脉营养治疗，仍有反复发热，不除外耐药革兰阴性杆菌感染，抗菌药物由头孢曲松升级为美罗培南，并予以丙种球蛋白静脉滴注支持治疗（总量共 2g/kg，分 4 天）。入院第 7 天，于神经外科行脑脓肿穿刺术，抽出浓稠脓液，脓液培养和二代测序检查均提示脆弱拟杆菌（后根据患儿头颅影像学监测，共行 3 次脑脓肿穿刺术）。入院第 8 天，患儿仍有高热，停万古霉素，更换为利奈唑胺静脉滴注（考虑利奈唑胺组织浓度更高），患儿体温逐渐正常。入院第 14 天，患儿前囟平软，颈强直阴性，将甘露醇减量。入院第 20 天，患儿腹胀明显好转，温水喂养可耐受，逐渐增加肠内营养。入院第 28 天，患儿体温正常，复查头颅影像示脑脓肿较前明显好转，结合患儿脑脓肿脓液及二代测序结果提示为脆弱拟杆菌，无耐药革兰阳性球菌依据，停用利奈唑胺。入院 29 天，患儿一般状况可，纳奶可耐受，准备出院。

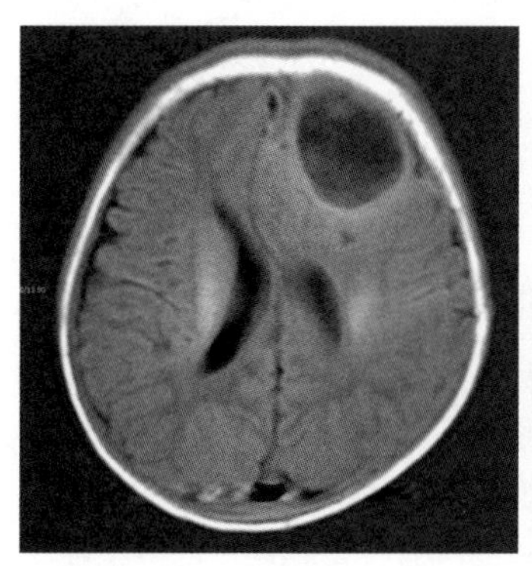
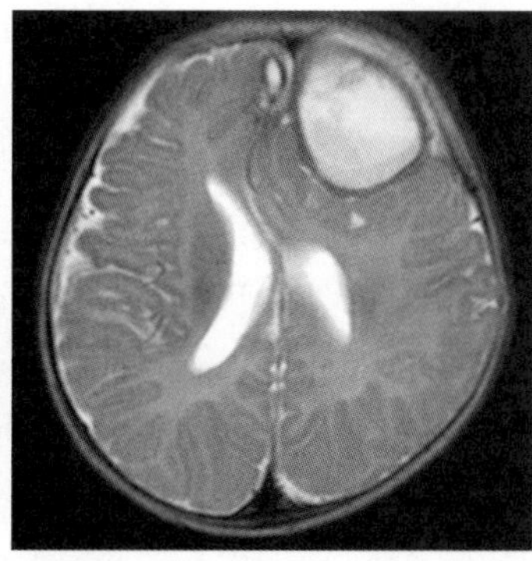
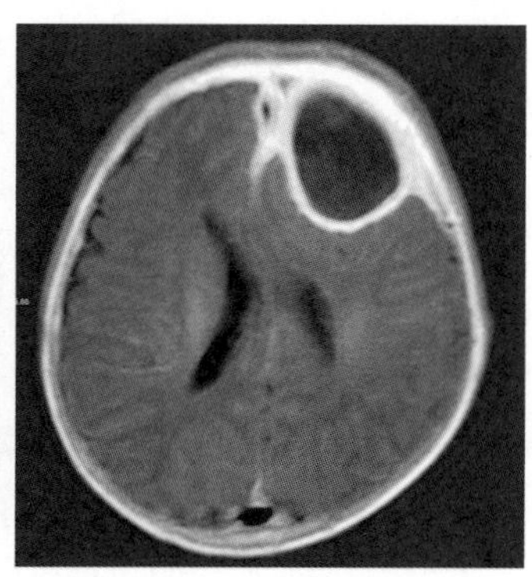

图 1-15-1　头颅磁共振成像平扫及增强

额部多个囊性病变，增强后额部多个囊性病变壁明显强化，大脑镰、双侧额颞顶脑膜增厚强化，上矢状窦、右侧横窦可见强化，左颞极可见强化。

五、最终诊断

1. 脑脓肿（脆弱拟杆菌）
2. 阑尾炎穿孔
3. 腹腔感染
4. 肺炎
5. 重度贫血

六、讨论

脑脓肿是化脓性细菌引起的中枢神经系统局灶性感染，其经典三联症为发热、头痛和局灶性神经功能障碍，但在儿童中经典三联症较少见（约 6%），由于临床表现不典型，早期较难发现，常常在出现中枢神经系统症状后行头颅影像学检查方能诊断。结合本例患儿，临床表现仅为发热，因常规抗感染治疗效果欠佳，查体发现前囟张力增高、完善头颅 CT 后疑诊为脑脓肿。脑脓肿年发病率在不同的研究中差异较大，波动在（0.2~1.9）/10 万人，随着经济发展、医疗水平提高，脑脓肿病死率在近 50 年明显下降，从 40% 下降到 10%。多种化脓性细菌可引起脑脓肿，最常见的致病菌是链球菌属（主要为米勒链球菌），其次是葡萄球菌属（主要为金黄色葡萄球菌）。此外，约有 15% 的脑脓肿由革兰阴性杆菌引起(变形杆菌、肺炎克雷伯菌、大肠埃希菌等);基于培养的病原学检查显示,单一致病菌感染约引起 77% 的脑脓肿病例,其余为混合感染病例。但随着二代测序的应用,发现为混合感染的脑脓肿比例可能会进一步升高。结合本例患儿,入院经验性抗感染方案需同时覆盖革兰阳性球菌和革兰阴性杆菌,同时考虑到金黄色葡萄球菌是脑脓肿主要病原体之一,国内 MRSA 比例较高,因此选择的是万古霉素加头孢曲松的治疗方案。住院过程中因发现患儿存在腹腔感染,结合患儿临床症状重,不除外耐药革兰阴性杆菌以及可能的厌氧菌,考虑到美罗培南同时具有抗厌氧菌的效果,因此将头孢曲松升级为美罗培南。

脆弱拟杆菌(*Bacteroides fragilis*)为专性厌氧菌,隶属于拟杆菌门,拟杆菌科,拟杆菌属。最初是从腹部溃疡导致阑尾炎的病灶部位分离到的。脆弱拟杆菌作为人及动物肠道正常菌群的一部分,主要存在于结肠中。此外,呼吸道、胃肠道及泌尿生殖道黏膜也可定植生长。脆弱拟杆菌是一种革兰阴性、杆状、两端钝圆而浓染、有荚膜、无芽孢、无动力的专性厌氧细菌,能利用糖或蛋白胨,DNA 的 G+C 摩尔含量为 40%~55%。脆弱拟杆菌是条件致病菌,分产肠毒素型和非产肠毒素型,最常见的毒力因子是脆弱拟杆菌肠毒素(*Bacteroides fragilis* enterotoxin,BFT),共有 BFT-1、BFT-2 和 BFT-3 三种基因型。2000 年,Brook 等对 22 例腹部脓肿患者病灶的微生物分布情况进行了研究,结果显示需氧菌和厌氧菌引起的混合感染占 77%,厌氧菌引起的感染占 18%,需氧菌占 5%,其中脆弱拟杆菌是最常见的引起感染的厌氧菌。2007 年 Lassmann 等研究了梅奥诊所 1993—2004 年由厌氧菌引发的菌血症病例的发展态势,得出该病的患病率随着时间递增,且脆弱拟杆菌是从致病部位分离到的最常见的微生物。脆弱拟杆菌亦可导致脑脓肿。系统综述显示,拟杆菌属导致的脑脓肿约占病原明确脑脓肿病例的 6% 左右。本例患儿脑脓肿脓液培养及二代测序均提示脆弱拟杆菌,故考虑为脆弱拟杆菌感染引起的脑脓肿,结合患儿同时合并腹腔感染,脆弱拟杆菌为腹腔感染常见病原体,推测脑脓肿可能由腹腔感染经血行播散至颅内引起。

脆弱拟杆菌能产生 β- 内酰胺酶,对青霉素及第一、二代头孢菌素耐药。在细菌体外药物敏感性结果出来之前,针对腹腔感染,可考虑选择对脆弱拟杆菌有效的甲硝唑和亚胺培南等药物进行抗感染治疗,后续根据药敏试验结果调整治疗方案。目前研究者们致力于更新脆弱拟杆菌的耐药现状,以指导经验性抗感染药物选择。2007 年,Snydman 等研究了 1997—2004 年美国 10 所医院中脆弱拟杆菌的耐药性情况,结果表明脆弱拟杆菌对克林霉素、莫西沙星的抑制作用显著增强,对碳青霉烯类抗菌药物敏感。2012 年,Treviño 等报道临床分离的脆弱拟杆菌对碳青霉烯类抗菌药物(尼他培南、亚胺培南)的耐药性增强。虽然上述研究表明一些地方分离得到的脆弱拟杆菌对碳青霉烯类等常用抗菌药物表现出耐药性,但大多数脆弱拟杆菌菌株对甲硝唑、碳青霉烯类、含酶抑制剂的 β- 内酰胺类抗菌药物敏感。近期加拿大的一项研究(纳入 5 712 株厌氧菌)显示,脆弱拟杆菌对头孢西丁、克林霉素、甲硝唑、美罗培南和哌拉西林他唑巴坦的敏感性分别为 88.4%、68.4%、96.0%、99.0% 和 98.4%。因此 β- 内酰胺、甲硝唑仍是临床感染的首选,尤其是敏感且无不良反应的药物。替硝唑是新一代硝基咪唑的衍生物,对脆弱拟杆菌有良好的抑菌效果,是甲硝唑的升级替代产品,对人体副作用小,是治疗临床感染的首选药物之一。

七、病例点评

脑脓肿是一种少见且危及儿童生命健康的疾病。常由于难以控制的感染、局灶性神经系统损害导致后遗症。导致脑脓肿的病因包括左心感染性心内膜炎引起的体循环栓塞(菌栓),耳鼻喉科疾病导致的直接扩散,外伤引起的局部感染等。且多数以混合感染为主,其中金黄色葡萄球菌、中间链球菌、星座链球菌多见。此外,脆弱拟杆菌也是常见混合感染的病原体。由于其在口咽部可正常定植,因此多为五官科疾病导致脓肿的病原体。脆弱拟杆菌为专性厌氧菌,临床上若未考虑到本病原体,则很难通过培养获得阳性结果。在脑脓肿、颈部脓肿、腹腔感染中,因常有厌氧菌混合感染的存在,而且研究表明,需氧菌和厌氧菌同时进行培养,能够明确提高阳性检出率,因此进行病原检查时,建议同时进行厌氧菌培养以获得更高的阳性率。目前宏基因组测序技术可有效提高感染病原体的检出率,为临床用药选择提供了更大的支持,尤其是对于混合感染的病原体判断更具优势。甲硝唑、碳青霉烯类及含酶抑制剂的β-内酰胺类抗菌药物可作为脆弱拟杆菌治疗药物的选择。

(刘 冰　胡 冰)

参考文献

[1] DOU Z Z, GUO L Y, LIU L L, et al. Clinical characteristics and outcome analysis of 94 children with brain abscess in Beijing: A Single-center retrospective study. Pediatr Infect Dis J, 2021, 40 (2): 109-115.

[2] BODILSEN J, DALAGER-PEDERSEN M, VAN DE BEEK D, et al. Incidence and mortality of brain abscess in Denmark: a nationwide population-based study. Clin Microbiol Infect, 2020, 26 (1): 95-100.

[3] BROUWER M C, COUTINHO J M, VAN DE BEEK D. Clinical characteristics and outcome of brain abscess: systematic review and meta-analysis. Neurology, 2014, 82 (9): 806-813.

[4] GUO L Y, FENG W Y, GUO X, et al. The advantages of next-generation sequencing technology in the detection of different sources of abscess. J Infect, 2019, 78 (1): 75-86.

[5] HU H L, GUO L Y, WU H L, et al. Evaluation of next-generation sequencing for the pathogenic diagnosis of children brain abscesses. J Infect, 2019, 78 (4): 323-337.

[6] BROOK I, FRAZIER E H. Aerobic and anaerobic microbiology of wound infection following spinal fusion in children. Pediatr Neurosurg, 2000, 32 (1): 20-23.

[7] LASSMANN B, GUSTAFSON D R, WOOD C M, et al. Reemergence of anaerobic bacteremia. Clin Infect Dis, 2007, 44 (7): 895-900.

[8] SNYDMAN D R, JACOBUS N V, MCDERMOTT L A, et al. National survey on the susceptibility of Bacteroides fragilis group: report and analysis of trends in the United States from 1997 to 2004. Antimicrob Agents Chemother, 2007, 51 (5): 1649-1655.

[9] TREVINO M, ARESES P, PENALVER M D, et al. Susceptibility trends of Bacteroides fragilis group and characterisation of carbapenemase-producing strains by automated REP-PCR and MALDI TOF. Anaerobe, 2012, 18 (1): 37-43.

[10] FORBES J D, KUS J V, PATEL S N. Antimicrobial susceptibility profiles of invasive isolates of anaerobic bacteria from a large Canadian reference laboratory: 2012—2019. Anaerobe, 2021, 70: 102386.

第十六节 缺陷乏氧菌败血症

一、病例介绍

患儿,男,5岁,主因“发热1个月”入院。患儿于入院前1个月无明显诱因出现发热,体温最高为42.0℃,发热时无寒战,予以布洛芬口服后体温可降至正常。精神稍有减弱,食欲欠佳,无咳嗽、咳痰,无呕吐及腹泻,无皮疹及出血点,无尿频、尿急及尿痛,未予以诊治。后患儿仍有反复发热,1~2次/d,热峰波动在38.2~42.0℃,口服布洛芬降温效果不佳。入院前20余天,就诊于当地医院,查血常规提示白细胞正常,以中性粒细胞为主,CRP高于正常(具体数值不详),当地医院予以头孢类抗菌药物静脉滴注(具体药物不详)抗感染治疗9天,效果不佳,发热情况仍同前。入院前3天,患儿就诊于本院门诊,查尿常规大致正常,CRP 35mg/L;血常规示白细胞 $8.18 \times 10^9/L$,血红蛋白122g/L,血小板 $262 \times 10^9/L$,中性粒细胞百分比63%,淋巴细胞百分比27.6%,单核细胞百分比8.2%,嗜酸性粒细胞百分比0.6%。予以头孢唑肟抗感染治疗发热较前有所好转,后以“发热原因待查”收入院治疗。

既往史:生后体健。否认传染病接触史。按国家免疫计划接种疫苗。

家族史:无特殊。

个人史:足月顺产,出生体重不详,否认生后窒息史,母孕期未行规律产检。

入院查体:T 36.6℃,HR 102次/min,R 20次/min,BP 90/60mmHg,意识清楚,精神反应可,发育正常,营养良好,步态稳,卡介苗接种后瘢痕阳性。双侧瞳孔等大等圆,对光反射灵敏。全身未见皮疹,全身浅表淋巴结未及肿大,咽无充血,扁桃体无肿大。双肺呼吸音粗,未闻及干、湿啰音。心音有力,心律齐,胸骨左缘第2~3肋间可闻及(2~3)/6级杂音。腹软,无压痛及反跳痛,肝脾未及。四肢肌力、肌张力正常。神经系统查体未见异常。

病例特点

(1)学龄前儿童,急性起病,病史1个月。

(2)主要表现为反复发热,以中高热为主,伴有精神减弱、食欲差。

(3)查体:全身未见皮疹,全身浅表淋巴结未及肿大,咽无充血,扁桃体无肿大。双肺呼吸音粗,未闻及干、湿啰音。心音有力,心律齐,胸骨左缘第2~3肋间可闻及(2~3)/6级杂音。腹软,无压痛及反跳痛,肝脾未及。四肢肌力、肌张力正常。神经系统查体未见异常。

(4)辅助检查:血常规提示白细胞不高,以中性粒细胞为主,血红蛋白及血小板正常。CRP轻度升高。

二、诊断分析

1. 发热待查　根据患儿病史1个月，临床表现为发热，热峰波动于38.2~42.0℃，病程中精神减弱、食欲差，无其他明显伴随症状，虽经过诊治但病因仍不明确，故诊断发热待查。病因方面需进行如下分析。

（1）感染性疾病：①细菌感染：患儿急性起病，反复中高热，病初伴有精神减弱，多次查血CRP均升高，在本院就诊期间予以头孢唑肟抗感染治疗后体温有所好转，故应首先考虑细菌感染。结合患儿查体存在心脏杂音，应警惕感染性心内膜炎可能，但患儿发病期间感染中毒症状不重，且首次外院就诊予以头孢类抗菌药物（具体不详）治疗9天效果仍不理想为不支持点，需进一步行血培养协助诊断。②病毒感染：患儿反复发热伴精神减弱、食欲减退，血常规示白细胞正常，CRP多为轻度升高，且抗菌药物治疗效果欠佳，故需警惕病毒感染，尤其是EB病毒等疱疹病毒感染，但患儿无皮疹，无明显淋巴结大、肝脾大等相关症状及体征，依据不足。③其他病原感染，如结核杆菌、真菌等：患儿病史较长，反复发热，伴炎症指标轻度升高，感染灶不明确，经验性抗感染治疗效果不佳，还需警惕结核、真菌等相对少见病原感染可能性，但患儿卡介苗接种后瘢痕阳性，无明确结核接触史，且患儿既往体健，无免疫缺陷等真菌感染的高危因素，依据均不充分。

（2）非感染性疾病如结缔组织病、血液系统疾病等：患儿反复发热，感染灶不明确，常规抗感染治疗效果不佳，需警惕结缔组织病如全身型幼年型类风湿关节炎、多发性大动脉炎等，但患儿目前尚无皮疹、关节痛等伴随症状，依据不足。此外，亦需警惕白血病等血液系统疾病可能，但患儿无贫血、出血及淋巴结肿大，无其他恶病质表现，暂不支持，尚需完善骨髓细胞学检测及影像学评估协助诊断。

2. 先天性心脏病？　患儿入院时查体发现心前区可闻及病理性杂音，需考虑本类疾病可能，入院后完善心脏彩超检查协助诊断。

三、辅助检查

（1）血生化全项、凝血功能大致正常。

（2）红细胞沉降率24mm/h。

（3）降钙素原0.6ng/ml。

（4）骨髓细胞学检测未见异常。

（5）免疫球蛋白及补体均大致正常。

（6）PPD试验、T-SPOT阴性。

（7）抗核抗体（antinuclear antibody，ANA）、双链DNA（double-stranded DNA，dsDNA）阴性。

（8）腹部超声、胸部CT未见异常。

（9）心电图提示窦性心律不齐。

（10）心脏彩超提示先天性心脏病，主动脉瓣二瓣畸形，主动脉正向流速增快，主动脉瓣反流（少至中量）。

（11）2次独立取样血培养及1次骨髓培养均提示缺陷乏氧菌生长。

四、诊疗经过

入院后予以头孢唑肟抗感染治疗，体温正常 10 天后再次出现低热，复查血炎症指标无明显好转。血培养提示缺陷乏氧菌阳性，升级抗菌药物为美罗培南静脉滴注抗感染治疗，后患儿体温正常，且经美罗培南抗感染治疗 1 周后复查血培养未见细菌生长。其间患儿心脏彩超提示存在主动脉二瓣畸形，心脏外科及心内科会诊考虑患儿无关节痛，无风湿性舞蹈症表现，抗链球菌溶血素“O”阴性，住院期间查红细胞沉降率 17mm/h，心脏彩超提示主动脉瓣反流（少至中量）未见赘生物，心电图示窦性心律不齐，故风湿性心脏病或感染性心内膜炎依据不足。但入院第 3 周患儿第 3 次复查血培养再次提示缺陷乏氧菌阳性，加予以万古霉素静脉滴注抗感染，同时完善腰椎穿刺脑脊液检查、头颅 CT 及腹部增强 CT 查找感染灶，均未见明显异常，故考虑存在感染性心内膜炎的可能性。入院第 4 周患儿再次出现发热，并伴有药疹，复查 2 次血培养均阴性，结合皮肤科会诊意见予以停用可疑药物美罗培南及万古霉素，改予以利奈唑胺抗感染治疗，至入院第 6 周患儿体温恢复正常，治疗满意并出院。

五、最终诊断

1. 缺陷乏氧菌败血症
2. 感染性心内膜炎？
3. 主动脉瓣二瓣畸形

六、讨论

缺陷乏氧菌是乏氧菌属中的唯一成员，为口腔、泌尿生殖道和肠道的正常菌群。近年来，该菌引起的感染性疾病报道不断增多，特别是在免疫低下的患者中引起感染性心内膜炎、菌血症等。在免疫力低下的人群中，5%~6% 的感染性心内膜炎由缺陷乏氧菌所致。

缺陷乏氧菌为革兰阳性球菌，部分呈阴性，菌体形态多形，可因培养条件而变，多为球形，也可为球杆或杆状。该菌不形成芽孢，无荚膜，无鞭毛。缺陷乏氧菌是兼性厌氧菌，培养要求较高，生长缓慢，需在加入维生素 B_6 或 L- 半胱氨酸的培养基中才能生长，其可在多种革兰阳性菌或革兰阴性菌周围形成“卫星现象”。除以上特点以外，通过 16S rRNA 测序和质谱技术也可快速鉴定。

缺陷乏氧菌可引起感染性心内膜炎，往往起病隐匿，病情发展缓慢。现已有超过 100 例由缺陷乏氧菌引起心内膜炎报道。因该菌难以分离培养，因此引起的心内膜炎的致死率与草绿色链球菌相比更高，且伴随严重的并发症及较高的复发率，有研究显示该复发率高达 17%。患者一般在发病前几个月有牙齿外科手术史。尽管体外实验显示抗菌药物有效，但仍有 41% 的失败率。此外，既往研究报道从免疫功能正常的有血流感染的数例患者中分离出缺陷乏氧菌，但与颗粒链菌属相比，乏氧菌属较少引起菌血症。缺陷乏氧菌还会造成其他部位感染性疾病，如中枢神经系统感染、中耳炎、脊椎骨髓炎、卵巢脓肿、腹膜炎、口腔脓肿及眼部感染等。对于该患儿来说，其存在明确缺陷乏氧菌血流感染，但其生后无明显免疫力低下的表现，近期也未行外科手术，未找到明确致病因。

患儿存在2次独立取样血培养阳性，骨髓培养亦提示缺陷乏氧菌，故败血症（缺陷乏氧菌）诊断明确。关于感染性心内膜炎是否可以诊断，患儿心脏彩超提示存在先天性心脏病，为感染性心内膜炎的高危因素，但心脏彩超未提示瓣膜赘生物，亦未见心内脓肿，发现的主动脉瓣反流（少至中量）尚不能除外与患儿先天主动脉瓣二瓣畸形有关，因此诊断依据尚不充分。

目前对乏氧菌的药敏检测还没有统一标准。有研究利用草绿色链球菌的CLSI标准对3株缺陷乏氧菌进行药敏检测，结果表明，除1株对青霉素耐药外，其余均对青霉素、头孢曲松、美罗培南、克林霉素、红霉素、左氧氟沙星、万古霉素和替考拉宁敏感。另一篇来自美国的报道显示，12株缺陷乏氧菌对青霉素、阿莫西林、头孢曲松和美罗培南的敏感率分别为8%、92%、83%和100%。

当前耐β-内酰胺酶及大环内酯类抗菌药物的缺陷乏氧菌菌株逐渐增加，一项研究显示仅8%的缺陷乏氧菌菌株对青霉素敏感。动物心内膜炎模型研究显示青霉素和庆大霉素联合治疗较单独应用青霉素治疗更有效。对于青霉素和氨基糖苷类抗菌药物联合治疗效果差的患者，万古霉素是很好的治疗选择。

七、病例点评

原有心脏病患儿如有1周以上的不明原因发热，需注意感染性心内膜炎的可能，对于直径小于2mm的心内膜赘生物，超声心动图可能出现假阴性发现。血培养是确诊的关键。对于疑诊者，宜于抗菌药物应用前早期重复进行血培养，并保留血培养瓶2周，从而提高血培养的阳性率，同时送检需氧瓶与厌氧瓶同步进行血培养可在一定程度上提高兼性厌氧与厌氧菌的阳性率。

（冯文雅　刘 钢）

参考文献

[1] ESTÉVEZ A, MARÍN M, SÁNCHEZ-CARRILLO C, et al. *Abiotrophia spp*. and *Granulicatella spp*. infective endocarditis: A contemporary perspective. Front Biosci (Elite Ed), 2022, 14 (3): 23.

[2] 徐金莲, 金小希, 杨燕. 乏氧菌属和颗粒链菌属实验室诊断方法的研究进展. 国际检验医学杂志, 2014, 35 (7): 876-878.

[3] 卫颖珏, 杨海慧, 张灏旻, 等. 缺陷乏氧菌致感染性心内膜炎1例. 临床检验杂志, 2016, 34 (04): 319-320.

[4] GONZALEZ M M, WANG L, DE MASI M, et al. In vitro antimicrobial activity against Abiotrophia defectiva and Granulicatella elegans biofilms. J Antimicrob Chemother, 2019, 74 (8): 2261-2268.

[5] ASMA A, MOHAMMED A, MUSHIRA E. Endocarditis caused by Abiotrophia defectiva. Libyan J Med, 2007, 2 (1): 43-45.

[6] CERCEO E, CHRISTIE J D, NACHAMKIN I, et al. Central nervous system infections due to Abiotrophia and Granulicatella species: an emerging challenge? . Diagnostic Microbiology & Infectious Disease, 2004, 48 (3): 161-165.

第十七节 流行性脑脊髓膜炎

一、病例介绍

患儿,女,4 个月,主因“间断发热 18 天,抽搐 1 次伴嗜睡”入院。患儿于入院前 18 天无明显诱因出现发热,体温最高为 39.2℃,无寒战,无咳嗽、流涕,无腹痛、呕吐,无头痛、抽搐等症状,于当地医院就诊查血常规大致正常,未予以治疗。入院前 17 天,患儿突发抽搐,表现为意识丧失,双眼紧闭、口周发绀、右侧肢体屈曲抖动,持续数分钟后自行缓解,抽搐时体温不详,抽搐缓解后患儿嗜睡。就诊于某儿童医院,查血常规:白细胞 6.7×10^9/L,血红蛋白 113g/L,血小板 60×10^9/L;CRP 49.3mg/L,PCT 8.21ng/ml。脑脊液常规:WBC 1 838 × 10^6/L,RBC 302 × 10^6/L,多核细胞百分比 95%。脑脊液生化:蛋白>3 000mg/L,氯化物 108.6mmol/L,葡萄糖 2.2mmol/L,脑脊液涂片未见异常。予以地塞米松、甘露醇、美罗培南、丙种球蛋白治疗 3 天,患儿意识状态好转,体温降至正常。但复查血炎症指标进行性升高,血白细胞最高 27.8×10^9/L,PCT 15.66ng/ml;脑脊液细菌培养示脑膜炎奈瑟菌,对青霉素、阿莫西林克拉维酸钾、红霉素、头孢曲松、美罗培南敏感。入院前 10 天患儿再次出现发热,体温最高达 39.6℃,热峰 3 次 /d,无皮疹、瘀斑,无嗜睡、抽搐,复查腰椎穿刺脑脊液常规示白细胞 105×10^6/L,红细胞 192×10^6/L,多核细胞百分比 90%;脑脊液生化示蛋白 614mg/L,氯化物 114.7mmol/L,葡萄糖 2.0mmol/L;脑脊液涂片、培养未见异常;头颅 CT 提示硬脑膜下积液。当地医院给予美罗培南抗感染治疗,但体温未见好转。入院前 4 天患儿转诊至上级医院住院治疗,给予青霉素、头孢曲松、甘露醇、地塞米松治疗,患儿仍有反复发热,热峰及发热间隔无好转,偶有呕吐,精神反应好转,未再抽搐,无嗜睡,为进一步诊疗转诊。

既往史:生后体健。否认传染病接触史。按国家计划免疫接种疫苗。

家族史:无特殊。

个人史:足月剖宫产,出生体重 3 200g,否认生后窒息史。母孕期体健。

入院查体:T 38.2℃,HR 132 次 /min,R 30 次 /min,BP 90/60mmHg,意识清楚,精神反应尚可。未见皮疹、出血点及皮肤黄染,卡介苗接种后瘢痕阳性。前囟平软,张力不高,双侧瞳孔等大等圆,直径 3mm,对光反射灵敏。颈抵抗阴性,双肺呼吸音粗,无啰音,心、腹部查体未见异常,布鲁辛斯基征、克尼格征阴性,双侧巴宾斯基征阳性。四肢末梢暖,CRT<2 秒。神经系统查体未见明显异常。

病例特点

(1) 婴儿,急性起病,病史 18 天。

(2) 主要表现为发热、抽搐、嗜睡。

(3) 查体:意识清,精神反应可,卡介苗接种后瘢痕阳性,脑膜刺激征阴性,双侧巴宾斯基征对称阳性,余病理征阴性。

(4) 辅助检查：血常规提示白细胞明显升高，以中性粒细胞为主，CRP 明显升高，PCT 明显升高。脑脊液检查提示白细胞数明显升高，以多核细胞为主，红细胞数高，糖明显降低，蛋白升高。脑脊液培养提示脑膜炎奈瑟氏菌生长，对青霉素、阿莫西林克拉维酸钾、红霉素、头孢曲松、美罗培南敏感。头颅 CT 可见双侧额颞顶部硬膜下积液。

二、诊断分析

流行性脑脊髓膜炎：根据患儿为小婴儿，急性起病，主要表现为发热、抽搐、嗜睡，结合患儿病初血常规示白细胞显著升高，以中性粒细胞为主，脑脊液细胞数明显升高，以多核细胞为主，同时有糖降低及蛋白升高，脑脊液培养提示脑膜炎奈瑟菌，经抗感染治疗患儿精神好转，未再抽搐，脑脊液细胞数明显降低，培养转阴，故诊断流行性脑脊髓膜炎明确，但患儿体温正常后再次出现反复发热，需注意以下情况。

(1) 硬膜下积液 / 积脓：是流行性脑脊髓膜炎的常见并发症，患儿经抗感染治疗后体温恢复正常，复查腰椎穿刺脑脊液较前明显好转，培养转阴，但再次出现发热，需考虑出现硬膜下积液 / 积脓的可能，行头颅 MRI，必要时行硬膜下穿刺协助诊断。

(2) 脑室管膜炎：是指发生在脑室系统及其周围的炎症，亦为化脓性脑膜炎并发症，本患儿化脓性脑膜炎治疗好转后再次出现反复高热，亦需注意本病，待行头颅增强 MRI 检查协助诊断。

(3) 真菌性脑膜炎：患儿为小婴儿，虽急性起病，病史迁延，有明确的中枢神经系统受累的表现，脑脊液提示糖降低，蛋白升高，抗感染治疗后病情仍有反复，且始终应用广谱抗菌药物，因此应注意真菌感染的可能。可先进行化脓性脑膜炎并发症等相关评估，必要时完善血及脑脊液的 G 试验、GM 试验、真菌培养。

三、辅助检查

(1) 血生化全项大致正常。

(2) ESR 89mm/h。

(3) PCT 0.13ng/ml。

(4) CRP 35mg/L。

(5) 免疫球蛋白及补体大致正常。

(6) 头颅 MR 增强扫描：双侧硬膜下积液，硬脑膜及软脑膜增厚强化，考虑感染（图 1-17-1）。

(7) 眼底及听力未见异常。

(8) 脑脊液培养及血培养阴性。

四、诊疗经过

入院后依据外院药敏试验，予以头孢曲松、阿莫西林舒巴坦静脉滴注抗感染，3 天后患儿体温降至正常。住院期间定期监测脑脊液，脑脊液细胞数自 36×10^6/L 降至正常正常范围，脑脊液生化示葡萄糖波动于2.51~2.64mmol/L，氯化物大致正常，脑脊液蛋白在430~506mg/L。其间头颅MRI检查示双侧硬膜下积液，增强扫描示硬脑膜及软脑膜增厚强化，请神经外科会诊后建议继续抗感染治疗，暂不予硬膜下积液引流。入院后给予抗感染治疗2周，患儿体温正常，精神反应好，复查炎症指标均正常，治疗效果满意，好转出院。

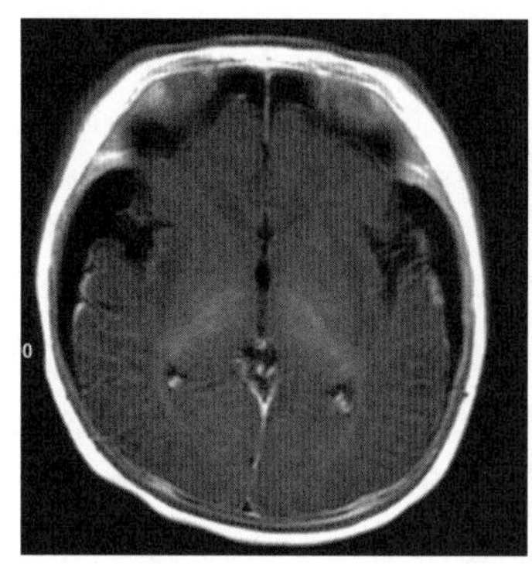
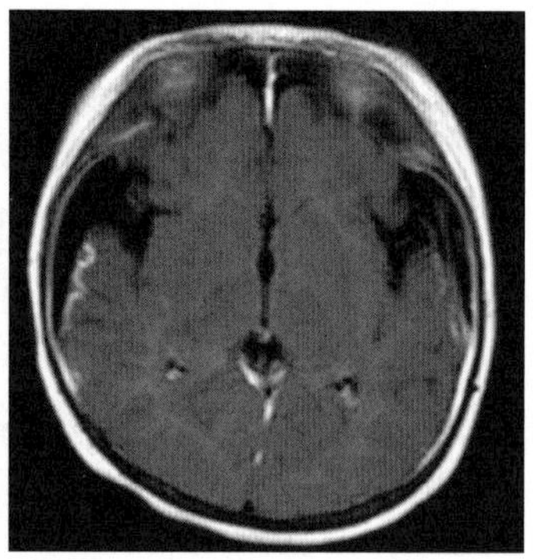

图1-17-1 头颅增强MRI

五、最终诊断

1. 流行性脑脊髓膜炎（普通型）
2. 双侧硬膜下积液

六、讨论

流行性脑脊髓膜炎（epidemic cerebrospinal meningitis），简称流脑，是一种特殊类型的化脓性脑膜炎。其由脑膜炎奈瑟菌感染引起，且具较强的传染性。一般多流行于冬春季节。本病的传染源为患者和带菌者。通过飞沫经呼吸道传播。自80年代实施普种A群脑膜炎球菌多糖疫苗的防治措施以来，中国流脑的发病率呈逐年下降趋势。至20世纪90年代，流脑发病率维持在1/10万以下，病死率<0.1/10万。2000年以后，发病率下降到0.2/10万以下，病死率<0.01/10万。近25年来，我国流脑未发现周期性流行。在亚洲，脑膜炎奈瑟菌流行的主要血清型为A群和C群，部分亚洲国家流脑病例主要由B群、W群和Y群引起。目前美国Y群流脑病例占流脑总病例的33.3%以上。近10年来，中国流脑菌群分布特征也出现了明显变化，A群病例构成呈减少趋势，C群病例构成呈先增加后减少趋势，B群、W群、其他群和未分群病例构成均呈上升趋势，中国流脑病例的流行菌群构成正在向多元化发展。

脑膜炎奈瑟菌是一种革兰阴性双球菌，分为多个血清群，B群和C群主要在欧美地区流行，我国流行的主要是A群，目前B群和C群病例报道在我国逐渐增多。致病物质主要有荚膜、菌毛、内毒素。脑膜炎奈瑟菌为专性需氧菌，营养要求较高，在含有血液血清的培养基中才能生长。该菌对干燥、热力、化学因素敏感，在室温3小时即死亡，55℃ 5分钟内被破坏。各种消毒剂都可迅速将其杀灭。

人类是脑膜炎奈瑟菌唯一的易感宿主，多数人感染后表现为带菌状态或隐性感染。主要引起儿童细菌性脑脊髓膜炎和败血症。2015—2017年，流脑发病地区分布显示，我国流脑病例主要发生在新疆维吾尔自治区，以及河南、河北、四川、广东、浙江等省份，其中新疆维吾尔自治区发病数和发病率均居全国首位。人群分布显示，年均报告流脑发病率最高的为<1岁人群，为0.125/10万。在中国，按照《国家免疫规划疫苗儿童免疫程序及说明(2021年版)》建议，婴幼儿6月龄、9月龄各接种1剂A群脑膜炎球菌多糖疫苗，并在3岁、6岁各接种1剂A群C群脑膜炎球菌多糖疫苗。由于1岁以下儿童免疫系统尚不完善，抵抗外来病菌的能力弱，且6月龄以下婴儿尚未进行流脑预防接种，故分析其可能为1岁以下人群高发的原因，亦为本4月龄患儿患病的诱因。2015—2017年全国流脑报告病例以10~19岁人群为主，占报告病例数的34.15%(111例)，其次是1~9岁人群，占29.54%(96例)。提示<1岁及10~19岁人群是目前我国流脑发病的高危人群及防控的重点人群，并且学校和托幼机构仍然是流脑防控的重点单位。在2015—2019年实验室确诊病例中，0~4岁、5~9岁病例均以B群病例为主，分别占该年龄组病例总数的58.6%和55.0%。而10~14岁和>15岁人群分别以C群和其他及未分群病例为主，C群分别占57.8%和22.8%，其他及未分群分别占17.2%和33.7%。

流行性脑脊髓膜炎临床主要分为普通型、暴发型、轻型和慢性型。其中普通型最为常见，约占全部脑膜炎奈瑟菌感染后发病的90%。典型表现为头疼、畏光、昏睡、呕吐、颈强直和其他脑脊膜刺激征，惊厥和神经系统定位症状少于肺炎球菌和流感嗜血杆菌所引起的脑膜炎。非典型临床特征包括心内膜炎、化脓性心包炎、肺炎、眼内炎、肠系膜淋巴结炎、骨髓炎、鼻窦炎、中耳炎和眼眶蜂窝组织炎等。

以普通型为例，按本病发展过程，可分为上呼吸道感染期、败血症期和脑膜炎期三个阶段，但临床上难以划分。

(1)上呼吸道感染期：大多数患者并不产生任何症状，部分患者有咽喉疼痛、鼻咽部黏膜充血及分泌物增多，此时取鼻咽拭子作培养可以发现脑膜炎球菌。

(2)败血症期：此期主要而显著的体征是皮疹，主要为瘀点和瘀斑，见于全身皮肤及黏膜。病情重者瘀点、瘀斑可迅速扩大，且因血栓形成而发生皮肤大片坏死。多数患者于1~2天内发展为脑膜炎。

(3)脑膜炎期：多数于发病后24小时左右较明显，患者有持续高热及毒血症症状，全身仍有瘀点、瘀斑，中枢神经系统症状加重。因颅内压增高而头痛欲裂，呕吐频繁，血压可增高而心率减慢，常有皮肤感觉过敏、畏光、狂躁及惊厥。脑膜刺激征及病理征多阳性。1~2天后患者可进入谵妄、昏迷状态，可出现呼吸或循环衰竭或其他并发症。婴儿发作常不典型，除高热、拒食、吐奶、烦躁及啼哭不安外，惊厥、腹泻及咳嗽较成人更多见，脑膜刺激征可能缺如，正如本病例整个临床过程，无典型各分期表现。

少数患者系暴发型，起病急骤，病情变化迅速，病势凶险。如不及时治疗可于24小时内危及生命，病死率高。儿童多见。又可分为以下三型：①休克型：严重中毒症状，急起寒战、高热，严重者体温不升，伴头痛、呕吐，短时间内出现瘀点、瘀斑，可迅速增多融合成片，循环衰竭为本型的突出特征，易并发DIC，大多没有脑膜刺激征。②脑膜脑炎型：除高热、瘀斑外，主要表现为脑膜及脑实质损伤，剧烈头痛、呕吐、反复或持续惊厥，意识障碍，可迅速陷入昏迷，颅内压增高，锥体束征阳性。严重者可发生脑疝。③混合型：可先后或同时出现休克型和脑膜脑炎型的症状。

轻型仅存在上呼吸道感染症状，皮肤黏膜可有少数细小出血点及轻度脑膜刺激征。

亚急性或慢性起病主要表现为间歇性发热、瘀斑、关节痛等。

综合本患儿的临床特征及诊治过程，患儿属于普通型病例。

流脑的诊断依据为从无菌的体液如皮肤瘀点、脑脊液、血液、滑膜液中分离得到致病菌。从鼻咽部分离得到病原菌不能作为诊断奈瑟菌脑膜炎的依据。该病主要需鉴别其他细菌引起的化脓性脑膜炎，如肺炎链球菌、金黄色葡萄球菌、A 族链球菌等。奈瑟菌脑膜炎所引起的瘀斑或紫癜需要和其他全身性血管炎皮疹相鉴别。

治疗方面，青霉素类药物一直作为一线药物被广泛用于流脑的防治，从 2006 年开始出现对青霉素类药物不敏感菌株，且有逐年增多之势。脑膜炎奈瑟菌对磺胺类和喹诺酮类药物都具有较高的耐药性。既往研究对所得实验菌株进行检测，100% 的菌株对头孢噻肟、头孢曲松、阿奇霉素、美罗培南、氯霉素和米诺环素敏感，75.6% 的菌株对萘啶酸耐药，87.1% 对复方磺胺甲噁唑耐药，48.9% 对环丙沙星耐药，另有 4.9% 和 3.5% 的菌株对青霉素和氨苄西林不敏感。针对本患儿经美罗培南、头孢曲松抗感染治疗后体温恢复正常，复查腰椎穿刺脑脊液较前明显好转，培养转阴，治疗有效。但后再次出现发热，并出现硬膜下积液，血常规示白细胞升高，考虑与硬膜下积液合并感染有关。

流脑的预防以接种疫苗为主要措施，当缺乏疫苗时，可给患者密切接触者口服抗菌药物作为辅助的预防措施。①特异性免疫预防：注射流脑疫苗可减少脑膜炎双球菌在人群中的传染，抗保护率可达 80%~90%，目前主张周期使用 A 群和 C 群多糖菌苗。②药物预防：发生流脑流行时，密切接触者采取应急预防性服药。预防原则是全程足量，复方磺胺甲噁唑 50mg/kg，分 2 次，共 2 天。但根据该菌的耐药性监测，约 30% 的脑膜炎双球菌菌株对磺胺类药物耐药，因此建议儿童肌内注射头孢曲松 1 次，125mg，或口服利福平，10mg/（kg·次），每 12 小时 1 次，连服 2 天。密切接触者，如与确诊者在 1 米内共处 8 小时以上，或鼻咽携带脑膜炎双球菌者，应尽早给予抗菌药物预防，理想状态下接触者确诊后 24 小时内给予。为了避免药物不良反应，一般不建议大规模服用预防药物。③早治疗早隔离：早期发现患者就地进行呼吸道隔离和治疗，做好疫情报告工作。患者须隔离至症状消失后 3 天，但不少于发病后 7 天；对密切接触者进行医学观察随访，时间至少为 7 天（自最后接触之日起计算）。

七、病例点评

随着我国脑膜炎奈瑟菌多糖疫苗的广泛应用，脑膜炎奈瑟菌感染引起的流脑的发病率与病死率明显降低。近年来，我国流脑菌群分布特征，A 群病例占比呈减少趋势，C 群病例占比呈先增加后减少趋势，而其他血清群和未分群病例占比呈上升趋势。人群普遍对于非疫苗覆盖血清群菌株存在易感性，儿童特别是 3 月龄至 2 岁以下的婴幼儿，因母传抗体水平下降、免疫系统发育不完善等原因出现细菌性脑膜炎时，需重视脑膜炎奈瑟菌感染，仅从临床特征上与其他细菌引起的细菌性脑膜炎不能区分，早期进行脑脊液培养及进一步菌株分型，对于病原血清群与耐药性监测、采取针对性院感防护措施，以及针对性选择用药、进一步疫苗策略调整至关重要。

（冯文雅　刘　钢）

参考文献

[1] 李军宏, 吴丹, 尹遵栋, 等. 2015—2017 年中国流行性脑脊髓膜炎流行特征分析. 中华预防医学杂志, 2019, 053 (2): 159-163.

[2] 徐丽. 2003—2012 年中国部分地区脑膜炎奈瑟菌体外抗菌药物敏感性分析. 疾病监测, 2015, 30 (4): 316-320.

[3] 方丽丽, 陈辉, 许德超, 等. 2014—2016 年流行性脑脊髓膜炎病原学和血清学监测分析. 中国病原生物学杂志, 2017, 12 (9): 875-878.

[4] MASSENET D, BIRGUEL J, AZOWÉ F, et al. Epidemiologic pattern of meningococcal meningitis in northern Cameroon in 2007-2010: contribution of PCR-enhanced surveillance. Pathogens & Global Health, 2013, 107 (1): 15-20.

[5] GANA G J, BADUNG S, BUNZA A U, et al. Outbreak of cerebrospinal meningitis in kebbi state, nigeria. Annals of Ibadan Postgraduate Medicine, 2017, 15 (1): 23-28.

[6] GARDNER P. Clinical practice. Prevention of meningococcal disease. New England Journal of Medicine, 2006, 355 (14): 1466.

[7] 李军宏, 吴丹, 温宁, 等. 2015—2019 年中国流行性脑脊髓膜炎血清群分布特征. 中国疫苗和免疫, 2020, 26 (3): 241-244.

[8] KLIEGMAN R M, JOSEPH W, BLUM N J, 等. 尼尔森儿科学: 第 21 版 (影印中文导读版). 张金哲, 王天有, 译. 长沙: 湖南科学技术出版社, 2021.

[9] OLEG O B, NANCY R, National Center for Infectious Diseases, et al. Prevention and control of meningococcal disease: Recommendations of the Advisory Committee on Immunization Practices (ACIP). Pediatrics. 2013, 132 (5): e1463.

[10] 国家卫生健康委员会. 百日咳诊疗方案.(2023-12-15)[2023-12-28].

第十八节　单核细胞增生性李斯特菌化脓性脑膜炎

一、病例介绍

患儿，女，4 岁 2 个月，主因“发热 8 天，间断抽搐伴意识障碍 1 天”入院。入院前 8 天，患儿出现发热，最高 38℃，伴腹泻，3~4 次 /d，精神反应可，于当地诊所就诊，给予肌内注射药物治疗（具体不详）。入院前 4 天，患儿仍有发热，逐渐出现精神反应弱，嗜睡，间断有烦躁，伴食欲减退、呕吐。入院前 1 天，患儿突然抽搐，表现为双眼上翻，呼之不应，伴双上肢抖动，无口唇发绀，持续 1~2 分钟缓解，发作 3 次，间期意识清楚。于外院就诊，就诊过程中患儿诉视物不清。查血常规示白细胞 45.03×10^9/L，血红蛋白 85g/L，血小板 210×10^9/L，中性粒细胞百分比 92.1%，淋巴细胞百分比 1.5%；超敏 C 反应蛋白 121mg/L；

头颅 CT 提示脑水肿。后患儿出现昏睡，仍有间断抽搐，遂入院前 18 小时由急救车转至本院，途中患儿昏迷，予以甲泼尼龙、甘露醇、布洛芬对症治疗。入院前 14 小时到达急诊，予以头孢曲松、万古霉素静脉滴注抗感染，甘露醇静脉滴注降颅内压、补液等。完善腰椎穿刺，提示中枢神经系统感染，头颅 CT 提示脑积水。入院前 1 小时患儿呼吸不规则，阵发性喉鸣，间断肌张力高，予以气管插管呼吸支持，加美罗培南抗感染。为进一步诊治以“中枢神经系统感染、脑积水、呼吸衰竭”收入院。

既往史：生后体健。否认传染病接触史。已接种卡介苗，余无特殊。

家族史、个人史：无特殊。

入院查体：T 36.50℃，P 144 次 /min，R 24 次 /min，BP 119/85mmHg，意识不清，格拉斯哥昏迷评分 4T（睁眼 1 分，运动 3 分，语言 T），颈抵抗阳性；双侧瞳孔等大等圆，直径 3mm，对光反射迟钝；口中可见气管插管，双肺呼吸音粗，未闻及啰音；心音有力，心律齐，各瓣膜区未闻及杂音；腹平坦，触软，肝脾肋下未触及明显肿大，肠鸣音减弱；末梢暖，CRT 1~2 秒，四肢肌力查体不配合，肌张力正常；双侧膝腱反射未引出，双侧巴宾斯基征阳性。

病例特点

（1）学龄前儿童，急性起病，病史短。

（2）主要表现为发热、抽搐伴意识障碍，病初有腹泻。

（3）查体：意识不清，格拉斯哥昏迷评分 4T（睁眼 1 分，运动 3 分，语言 T），颈抵抗阳性，双瞳孔等大等圆，直径 3mm，对光反射迟钝，口中可见气管插管。心、肺、腹部查体未见明显异常。四肢肌力查体不配合，肌张力正常，双侧膝腱反射未引出，双侧巴宾斯基征阳性。

（4）辅助检查：①血常规提示白细胞明显升高，以中性粒细胞为主，CRP、PCT 明显升高；②脑脊液白细胞 $1\,735 \times 10^6$/L，以单核细胞为主，糖及氯化物降低，蛋白明显升高；③头颅 CT 提示双侧脑室、第三脑室及枕大池明显扩张，周围脑实质明显受压变薄，侧脑室旁脑白质密度减低，诊断意见：梗阻性脑积水。

二、诊断分析

1. 化脓性脑膜炎　根据患儿为学龄前儿童，急性起病，以发热、抽搐伴意识障碍为主要临床表现，血炎症指标 CRP、PCT 明显升高，腰椎穿刺脑脊液常规示白细胞数明显升高，达 $1\,735 \times 10^6$/L，蛋白明显升高，糖、氯化物降低，查体颈抵抗阳性，双侧巴宾斯基征阳性，故化脓性脑膜炎诊断明确。患儿病情进展迅速，需尽快明确病原体，结合患儿病初存在腹泻，需注意有无不洁饮食史，继续追问病史，完善相关病原学检测协助诊治。需要与以下疾病鉴别。

（1）病毒性脑炎：病毒性脑炎也可引起患儿发热、抽搐，但本患儿血常规提示炎症指标明显升高，白细胞升高以中性粒细胞为主，脑脊液常规示白细胞数明显升高，蛋白明显升高，糖、氯化物降低，暂不支持。

（2）真菌性脑膜炎：患儿年龄小，血炎症指标明显升高，需警惕真菌感染可能性，但患儿起病急，病程短，与典型真菌感染发病过程不符，且既往史无免疫缺陷及长期应用抗菌药物史，暂不支持。

2. 梗阻性脑积水　根据患儿急诊查头颅CT提示双侧脑室、第三脑室及枕大池明显扩张，周围脑实质明显受压变薄，侧脑室旁脑白质密度减低，诊断意见：梗阻性脑积水，故诊断明确。

3. 中枢性呼吸衰竭　根据患儿意识障碍，间断抽搐，存在中枢神经系统感染及梗阻性脑积水，呼吸不规则，需气管插管呼吸支持，故诊断中枢性呼吸衰竭。

三、辅助检查

（1）实验室检查：白细胞明显升高，中性粒细胞为主，CRP 121mg/l，PCT 12.17ng/ml。

（2）病原学：血、脑脊液细菌培养示单核李斯特菌。

（3）PPD试验及T-SPOT阴性。

（4）免疫功能：Ig系列未见明显异常，CD系列NK细胞比例下降。

（5）影像学：颅脑MRI增强扫描提示脑内多发小结节状及环形强化；基底脑池、脑膜、室管膜广泛增厚强化；梗阻性脑积水，脑室旁水肿（图1-18-1）。

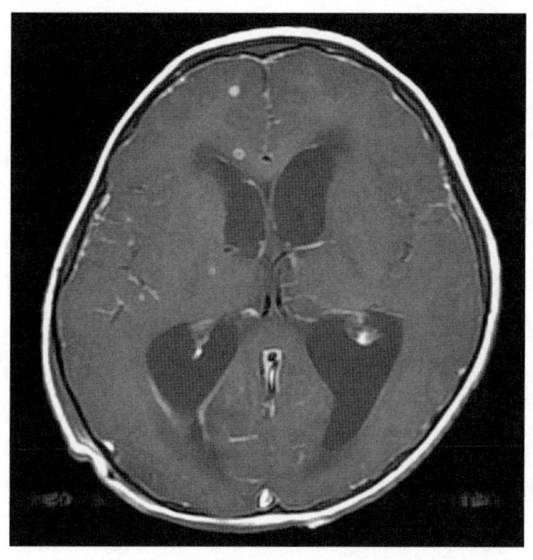

图1-18-1　颅脑MRI增强扫描
脑内多发小结节状及环形强化；脑膜、室管膜广泛增厚强化；梗阻性脑积水，脑室旁水肿。

四、诊疗经过

入院后予以气管插管连接呼吸机辅助通气，予以美罗培南、万古霉素静脉滴注抗感染，甘露醇降颅内压等。入院第2天，因严重脑积水，行全麻下侧脑室引流术。入院第3天，侧脑室引流液找到革兰阳性杆菌，双份血培养及脑脊液培养均为单核李斯特菌，加复方磺胺甲噁唑口服抗感染。入院第6天，患儿体温逐渐平稳。入院第8天，完善颅脑增强MRI提示脑内多发小结节状及环形强化；基底脑池、脑膜、室管膜广泛增厚强化；梗阻性脑积水，脑室旁水肿。考虑存在脑室管膜炎、脑脓肿。入院第11天，患儿自主呼吸稳定，拔除气管插管。入院第 14 天，患儿意识水平好转。入院第 15 天，停用万古霉素。入院第 50 天，患儿体温正常，侧脑室引流液细胞数正常，行脑室分流管取出术 + 侧脑室 - 腹腔分流术，手术过程顺利。后复查颅脑增强 MRI：脑内多发异常信号，较前范围减小，梗阻性脑积水较前有好转，脑膜强化范围较前减小。入院第 67 天，患儿精神反应、意识状态均好转，出院。

五、最终诊断

1. 化脓性脑膜炎（单核李斯特菌）
2. 脑室管膜炎
3. 脑脓肿
4. 梗阻性脑积水
5. 败血症（单核李斯特菌）
6. 侧脑室引流术后
7. 脑室 - 腹腔分流术后
8. 中枢性呼吸衰竭

六、讨论

单核细胞增生性李斯特菌（*Listeria monocytogenes*，LM）为兼性厌氧革兰阳性杆菌，为细胞内寄生菌，广泛存在于水、土壤、动植物中，是一种人畜共患的病原菌。该菌耐低温，在 4℃的环境中仍可生长繁殖，是冷藏食品如乳制品、肉类、蔬菜、冰激凌等中威胁人类健康的主要病原菌之一。主要为食源性传播，可导致暴发流行，常发生于老年人、孕妇、新生儿及免疫功能低下者，临床上可表现为脓毒症、中枢神经系统感染、妊娠期感染、胃肠炎等。LM 对于中枢神经系统和胎盘有特殊的易感性，因此中枢神经系统感染是其常见的临床表现之一，可表现为脑炎、脑膜炎、脑干脑膜炎、脑脓肿及脊髓脓肿等。

作为一种细胞内寄生的致病菌，LM 的感染机制主要为侵入宿主细胞、吞噬体逃逸，在细胞内快速增殖，基于肌动蛋白运动和细胞间扩散。LM 可利用各种宿主蛋白黏附并侵入宿主细胞（肠绒毛上皮细胞、杯状细胞或巨噬细胞），一旦进入细胞内吞噬小泡中，便通过分泌毒素、磷脂酶溶解胞膜，避免在细胞中被杀死。同时，其可分泌过氧化物歧化酶，抵抗活化巨噬细胞内的过氧化物。释放入胞质的 LM 利用宿主细胞内己糖磷酸促进其快速增殖。其肌动蛋白聚合蛋白 ActA 可募集宿主细胞肌动蛋白相关蛋白 Arp 2/3 复合物，并诱导基于肌动蛋白的运动，从而促进细菌通过胞质溶胶，借助质膜突起入侵相邻细胞，无须接触胞外环境，以此逃避人类 T 细胞免疫系统。巨噬细胞吞噬 LM 后将其运输到淋巴结系统，并通过血流到达主要靶器官（肝脏和脾脏），入血后再次到达次要靶器官（胎盘或脑），最终透过血脑屏障侵入中枢神经系统引起中枢神经系统感染。LM 主要依靠细胞免疫清除，细胞免疫功能缺陷是 LM 导致中枢神经系统感染最主要的因素。曾有文献报道，LM 导致中枢神经系统感染的成人患者中，半数以上存在免疫系统疾病。但 LM 也可感染免疫功能正常的人群，2018 年首都医科大学附属北京儿童医院报道的 17 例 LM 导致中枢神经系统感染患儿均无免疫缺陷，这可能是此部分患儿预后良好的原因。

LM 导致的化脓性脑膜炎与其他细菌导致的化脓性脑膜炎表现类似，主要症状为发热、头痛、呕吐、惊厥及意识改变等。脑脊液表现与典型化脓性脑膜炎脑脊液表现相符，部分患儿脑脊液白细胞可以单核细胞为主。影像学改变以脑膜强化、脑积水较为常见。并发症主要包括硬膜下积液、积脓，脑积水，脑室管膜炎，部分患者合并脑神经受累，其中动眼神经及面神经受累最为多见。追问本例患儿有冰箱食物不加热直接食用史，病初发热达 8 天之久，合并腹泻，于病程 4 天后逐渐出现精神反应弱，病程第 8 天出现抽搐及意识障碍，与其他常见细菌如肺炎链球菌急性发热、抽搐、昏迷等中枢神经系统症状同步出现不尽相同，血液和脑脊液的细菌培养阳性仍为确诊的金标准。由于疾病早期，该菌培养阳性率仅为 50%，故即使培养阴性，在病程中亦需复查。目前，应用实时定量 PCR 技术对 LM 的部分基因片段（*hly* 基因）进行分子生物学检测，可快速有效地诊断，为今后的临床诊治提供了重大的帮助。此外，目前临床中逐渐推广的宏基因组测序技术对于诊断 LM 有一定的优势，相对于细菌培养，其灵敏度更高、检测时间更短，有着广泛的应用前景。

LM 对头孢菌素天然耐药，药敏试验显示其对氨苄西林、复方磺胺甲噁唑、万古霉素、亚胺培南和美罗培南敏感率为 100.0%，其他耐药率较低的依次为环丙沙星（1.7%）、阿莫西林和阿米卡星（6.9%）、庆大霉素（8.6%）、哌拉西林（10.3%）等，故均可作为临床选择用药。对于脑膜炎患者，可采用氨苄西林静脉给药，可联合氨基糖苷类，疗程 3 周。对于青霉素过敏者可选择万古霉素、磺胺类及美罗培南等药物。已有部分国外文献报道应用利奈唑胺治疗 LM 所致中枢神经系统感染成功的病例，但病例数相对较少。对于脑实质受累或合并脑脓肿、脑室管膜炎等患者，需要监测并发症诊疗。

七、病例点评

LM 所致的中枢神经系统感染的早期诊断非常重要，作为食源性致病原对头孢菌素天然耐药，故采用头孢菌素进行细菌性脑膜炎的经验性治疗无效。而该病原菌引起的脑膜炎早期多以发热为主要症状，可合并腹痛、腹泻等消化道症状，其他提示中枢神经系统损害的明显症状如抽搐、意识障碍等出现较晚，需要重视其在发热的病程中逐渐出现精神反应弱、嗜睡、间断烦躁、呕吐等中枢神经系统感染的早期表现，还要重视儿童冰箱保存食物直接食用的病史，尽早进行血培养及脑脊液培养明确诊断，尽早给予针对性抗感染治疗是减少并发症、改善预后的关键。

目前尚无特异性疫苗可预防，家用冰箱保存食品不宜过长，对存放冰箱的食品在食用前加热和消毒是预防该菌感染的重要环节。

（康雪凯 刘 钢）

参考文献

[1] KOOPMANS M M. Human listeriosis. Clinical Microbiology Reviews, 2023, 36 (1): e0006019.

[2] 胡冰, 郑红艳, 陈天明, 等. 免疫功能正常的儿童单核细胞增生性李斯特菌脑膜炎 17 例. 中华实用儿科临床杂志, 2018, 33 (22): 1735-1738.

[3] 李牧寒, 李永军, 胡冰, 等. 有并发症的产单核细胞李斯特菌脑膜炎三例临床特点与二代测序结果分析, 2019,(8): 603-607.

[4] 胡冰, 刘钢. 儿童单核细胞增多性李斯特菌研究进展. 中华实用儿科临床杂志, 2016, 31 (10): 729-732.

[5] AMAYA-VILLAR R. Three-year multicenter surveillance of community-acquired Listeria monocytogenes meningitis in adults. BMC Infect Dis, 2010, 10: 324.

[6] CHOUDHURY P. A rare case of Listeria meningitis with spinal involvement. Pediatric Infect Dis J, 2023, 42 (12): e498-e499.

[7] THØNNINGS S. Antibiotic treatment and mortality in patients with Listeria monocytogenes meningitis or bacteraemia. Clinical Microbiology and Infection, 2016, 22 (8): 725-730.

[8] JIANG J. A case report of diagnosis and dynamic monitoring of Listeria monocytogenes meningitis with NGS. Open Life Sci, 2023, 18 (1): 20220738.

第十九节 以反复发热为表现的布鲁菌病

一、病例介绍

患儿，女，6 岁，主因“间断发热 40 余天，发现肝功损害 30 余天”入院。入院前 40 余天，患儿无明显诱因出现发热，体温最高 38.0℃，热峰 1 次 /d，伴多汗，无关节疼痛，无咳嗽、咳痰、鼻塞及喷嚏，无呕吐及腹泻，无皮疹及出血点，无寒战及抽搐，无尿频、尿急及尿痛，家长自行予以萘普生片，口服，每次 1 片，每日 1 次。于当地门诊就诊，考虑“扁桃体炎”，予以“消炎药”（具体不详）治疗 3 天，体温好转不明显，先后于当地中医院、卫生院就诊，予以“清热颗粒”等药物治疗（具体剂量、药物不详），无明显好转。于外院就诊，查血常规示白细胞 4.51×10^9/L，中性粒细胞百分比 70.2%，血红蛋白 92g/L，血小板 150×10^9/L；CRP 31.3mg/L，ESR 31mm/h，PCT 0.31ng/ml；血生化示 ALT 583IU/L。住院治疗，其间依次予以头孢他啶、美洛西林静脉滴注抗感染治疗 1 周，效果不佳，后改为更昔洛韦静脉滴注治疗 9 天，予以丙种球蛋白治疗 3 天，患儿体温可降至正常范围，复查肝功能示 ALT 最低 137IU/L，AST 最低 105IU/L，家长要求自动出院。出院后患儿体温正常约 10 天。入院前 2 周，患儿再次出现发热，体温最高 38.6℃，家长自行予以萘普生片口服，体温可降至正常，热峰 1 次 /d。入院前 1 周，患儿就诊于本院，查 CRP 21.9mg/L，ALT 814.1IU/L，为进一步诊治，门诊以“发热、肝脾大原因待查”收入病房。

既往史、家族史及个人史：无特殊。

入院查体：T 36.70℃，P 92 次 /min，R 22 次 /min，BP 110/70mmHg，意识清，精神反应可。全身皮肤无皮疹。左侧颈后、腋下分别可触及一个约 1.0cm × 1.0cm 的淋巴结，质地中等，无触痛，活动度可，余浅表淋巴结未触及肿大。心、肺查体未见异常。肝脏肋下约 3cm，质中边钝，无触痛，脾脏肋下约 1cm，质软，无触痛。四肢肌力、肌张力正常。神经系统查体未见异常。

病例特点

（1）学龄前儿童，急性起病，病史 40 余天。

（2）主要表现：发热，发现肝功能损害。

(3) 查体：左侧颈后、腋下分别可触及一个约 1.0cm × 1.0cm 的淋巴结。肝脏肋下约 3cm，质中边钝，无触痛，脾脏肋下约 1cm，质软，无触痛。

(4) 辅助检查：血常规示白细胞正常，以中性粒细胞为主；CRP 升高。

二、诊断分析

发热、肝脾大原因待查：患儿为学龄期儿童，病史 40 余天，以发热为主要临床表现，最高体温 38.5℃，热峰 1 次 /d，给予抗感染治疗效果不佳，查体肝脏肋下约 3cm，质中边钝，无触痛，脾脏肋下约 1cm，故诊断发热、肝脾大原因待查。分析原因如下。

(1) 感染性疾病：①病毒感染：如呼吸道感染后良性、自限性的病毒感染，近期有咽痛、扁桃体炎、鼻炎表现。EBV 感染可表现为长期发热、咽峡炎、皮疹、淋巴结肿大，以颈部淋巴结肿大最明显，可伴有肝脾大，肝功能异常，外周血可见白细胞增高，以淋巴细胞为主，异性淋巴细胞大于 10%，查 EBV 抗体提示现症感染，血浆 EBV-DNA 阳性。本患儿有长期发热，颈部淋巴结肿大，应注意本病，但入院前查血常规分类以中性粒细胞为主，完善 EBV-DNA 检查阴性，暂不支持，入院后复查血常规，可进一步完善人类疱疹病毒筛查找有无其他疱疹病毒感染。②细菌感染：患儿为学龄前女童，有发热、肝脾大，外院查血常规示白细胞正常，以中性粒细胞为主，CRP 升高，故应注意细菌感染可能，如布鲁菌，但患儿外院应用抗菌药物效果不理想，入院后查血常规、C 反应蛋白、血培养等协助诊断。③结核感染：根据患儿以发热、肝脾大为主要表现，应注意结核感染，但患儿无结核病接触史，卡介苗接种后瘢痕清晰，无食欲差、盗汗、乏力等结核中毒症状，故不支持，入院后完善 T-SPOT、PPD 试验、胸部 X 线片等以协助诊断。④其他病原体感染：如黑热病、组织胞浆菌病、猫抓病、弓形虫病、非结核分枝杆菌病，患儿无黑热病疫区居住及旅游史，无宠物抓伤咬伤史，暂不支持，可完善利什曼原虫抗体、真菌培养、TORCH-IgM、抗酸染色等协助诊断。

(2) 非感染性疾病：①噬血细胞综合征：根据患儿年龄小，以发热、肝脾大为主要表现，多次查血常规提示血红蛋白降低，院外抗感染及丙种球蛋白治疗效果欠佳，故应注意本病可能，但患儿外周血另两系不低，可入院后复查血常规，完善骨髓穿刺等协助诊断。②恶性血液病：如淋巴瘤、白血病等；根据患儿以发热、肝脾大为主要表现，院外抗感染及丙种球蛋白治疗效果欠佳，应注意本病可能，但目前未发现肿瘤病灶，不支持，完善影像学检查及骨髓穿刺以协助诊断。③结缔组织病：患儿以发热、肝脾大为主要临床表现，肝功能受累，患儿父亲有类风湿关节炎病史，故应注意本病可能，但患儿无关节肿痛、皮疹等其他相应临床表现，不支持，入院后完善自身抗体等以协助诊断。

三、辅助检查

(1) 血常规：白细胞 4.51×10^9/L，中性粒细胞百分比 70.2%，血红蛋白 92g/L，血小板 150×10^9/L。

(2) 血生化：谷丙转氨酶 510.4IU/L。

(3) CRP 20mg/dl，红细胞沉降率 25mm/h。

(4)布鲁菌虎红试验阳性。
(5)四份血培养结果均提示马耳他布鲁菌。
(6)TORCH-IgM、肺炎支原体抗体等均阴性。
(7)腹部超声：肝脾大，未见异常淋巴结。
(8)免疫球蛋白及补体均大致正常。

四、诊疗经过

入院后监测患儿生命体征，监测肝功能，予以厄他培南静脉滴注抗感染治疗，还原型谷胱甘肽、甘草酸单铵S注射液联合门冬氨酸鸟氨酸静脉滴注，双环醇片口服保肝对症治疗。入院第2天完善骨髓穿刺检查无明显异常。入院第7天，布鲁菌虎红试验提示阳性，追问病史，患儿发病前3个月左右曾服用羊奶，入院第11天，血培养及血真菌培养回报均为马耳他布鲁菌，调整抗菌药物为头孢曲松联合利福平抗感染治疗。后患儿体温正常，查体肝脾较前缩小，复查肝功能降至正常范围，血常规大致正常，准予带药出院。

五、最终诊断

布鲁菌病。

六、讨论

布鲁菌病仍然是目前最普遍的动物源性传染病之一，全世界每年发病人数超过50万例，遍布170多个国家。布鲁菌病的全球流行地区有地中海地区、东欧、中东、非洲、中南美洲、亚洲。布鲁菌病是《中华人民共和国传染病防治法》规定的乙类传染病。1993年报告布鲁菌病发病率为0.028/10万，降至最低点，后持续上升，2015年上升至4.33/10万，2017年为2.09/10万，2021年发病率为4.95/10万。布鲁菌病的发生和流行不受地理条件的限制，关键在于病畜。中国流行的区域以北方为主，报告的病例主要来自内蒙古、山西、黑龙江、河北及新疆等省份，但南方省份报告病例数及区县数呈逐年增加趋势。人群对布鲁菌病普遍易感，男性多于女性。病例以青壮年为主，85%以上的病例在20~65岁。羊氏布鲁菌病报道最多，一年四季均可发生，但在3~7月发病率较高，与羊产羔季节密切相关。在临床上以山羊易感性最高，通常是母羊更易感，表现为流产和死产。羊通过乳汁、尿液及粪便向体外排毒，对羊圈、垫草和食物、饮水等造成污染。人类通过摄入感染动物的产品而被感染，如未经巴氏消毒的牛奶、奶酪及未充分烹熟的肉类或生肉。感染也可经皮肤损伤或结膜进入人体，或吸入细菌污染的粉尘或气溶胶。据报道，也有因输血、组织移植、哺乳、性接触、先天性、实验操作和院内感染而引起布鲁菌病的病例。

马耳他布鲁菌属于布鲁菌属，布鲁菌属是一组微小的球状、球杆状、短杆状细菌，共有12个种，其中羊种、牛种、猪种和犬种布鲁菌可造成人感染。布鲁菌是不能运动的需氧短小杆菌，兼性细胞内寄生，其菌体微小(0.5~1.5μm)。革兰染色表现为短小革兰阴性球杆菌。除了土拉热弗朗西丝菌之外，布鲁菌可能是临床实验室中可见的最小革兰阴性微生物。布鲁菌无荚膜、芽孢、鞭毛和天然质粒。大多数菌株的生长需要复合培养基，培养基中添加血清或血液可促进其生长。细菌生长缓慢。菌落直径通常为0.5~1.0mm，隆起于培养基表面，中间凸起，整个菌落边缘完整，表面光滑有光泽。布鲁菌对热、电离辐射、最常用的消毒剂及巴氏消毒法均敏感。在 8℃条件下，布鲁菌可在牛奶中存活 2 天，在冻肉中则可存活 3 周，在山羊奶酪中则可长达 3 个月。如果土壤潮湿，则随动物排泄物排出的布鲁菌可维持存活的时间超过 40 天。由于多方面原因，布鲁菌常规药敏试验未开展，原因包括对四环素类、利福平和氨基糖苷类罕见耐药，缺乏质粒，实验室安全的考虑，多种抗菌药物高水平体外活性和临床疗效的不相关性，普遍性缺乏完善的测试条件和判读标准。

布鲁菌病属于自然免疫性人畜共患疾病，人类通过接触感染动物的体液或摄入源自这些动物的食品而被感染，临床上主要表现为长期发热、多汗、关节炎、睾丸炎、肝脾大、淋巴结大等。布鲁菌感染的潜伏期通常为 1~4 周，偶可长达数月。羊布鲁菌致病性最强。儿童感染通常比成人感染更为良性。急性布鲁菌病表现为隐匿起病的发热、盗汗（汗液带有一种特殊而强烈的霉味）、关节痛、肌痛、腰痛、体重减轻，以及无力、疲劳、不适、头痛、头晕、抑郁和厌食。患者可能存在消化不良、腹痛和咳嗽。查体可触及肝、脾、淋巴结肿大。在未经治疗的急性布鲁菌病患者中，发热可表现为高热，也可表现为体温轻度升高，通常持续数日至数周。有报道患者体温可出现不规则波动（波浪热、马耳他热）。布鲁菌病可能是不明原因发热的病因。慢性布鲁菌病指诊断布鲁菌病后患者的病程持续超过 6 个月，且有客观的依据证明患者发生了局部感染（通常是脊柱炎、骨髓炎、组织脓肿或葡萄膜炎）和 / 或原有疾病复发。客观感染证据包括抗体滴度增加和 / 或从血液或组织中分离出布鲁菌。易受累的部位有：骨关节（10%~70%），男性生殖器（6%~8%），女性生殖器（2%~5%），神经系统（3%~5%），其他如心脏、肺部、肾脏。最常受累的关节依次为骶髂关节、膝关节、髋关节、脊椎、足踝等形成感染灶。泌尿生殖系统受累包括附睾睾丸炎、精囊炎、前列腺炎、肾盂肾炎等。男性患者表现为睾丸肿胀、疼痛、脓肿形成，影响生殖能力，排尿困难，血尿或分泌物异常；女性患者肾盂肾炎发生率较男性显著升高。神经系统受累少见，但较为严重，可以引起脑炎、脑膜炎、脑脓肿、血管闭塞性疾病，表现为头痛、头晕、颈强直及神经精神症状如失语、共济失调、人格障碍等。

由于该病临床表现没有特异性且病原体培养阳性率低，血清学检查在诊断中发挥主要作用，同时流行病学资料对协助诊断有重要价值。追问病史，本患儿发病前 3 个月左右曾服用羊奶，这对诊断有重要的作用。

布鲁菌病的治疗目标是控制病情，预防并发症、疾病复发和后遗症。布鲁菌病治疗的重要原则包括使用在细胞内酸性环境中有活性的抗菌药物（多西环素、利福平），使用联合治疗方案，以及延长治疗时间。对于无骨关节疾病、神经型布鲁菌病或心内膜炎的儿童，应按照以下方案予以治疗：<8 岁的患儿，口服复方磺胺甲噁唑加利福平，连用 6 周；≥8 岁的患者，口服四环素类药物（多西环素或四环素）加利福平，连用 6 周。对于合并骨关节病、神经型布鲁菌病或心内膜炎的患儿，应持续治疗至少 6 周（若有致命性感染，最长可持续治疗 6 个月），方案如下：<8 岁的患儿，口服复方磺胺甲噁唑至少 6 周，加用肠外氨基糖苷类抗菌药物（庆大霉素或链霉素），从治疗第 1 日起，连用 14 日；若复方磺胺甲噁唑过敏者，≥8 岁者，口服四环素类药物（多西环素或四环素），至少连用 6 周，加肠外氨基糖苷类抗菌药物（庆大霉素或链霉素），从治疗第 1 日起，连用 14 日，也可在以上治疗方案中加用利福平，以降低复发风险。

可通过给家畜接种疫苗、血清学检查、隔离畜群和消灭感染动物以及乳制品和相关食品加热等措施来预防布鲁菌病。同时要加强健康教育和行为干预，保持良好的卫生习惯，防止病从口入。目前尚没有预防人类感染布鲁菌病的疫苗。暴露后可以采用利福平联合多西环素或复方磺胺甲噁唑口服 21 天预防感染。

七、病例点评

人群对布鲁菌普遍易感，儿童多因食用含菌的生奶、水及未加工熟的肉制品等食物发生感染，此外通过皮肤黏膜直接接触带菌动物的组织、血液、尿液或乳汁等，间接接触污染的环境、物品，以及吸入病菌污染环境中的气溶胶等，都可发生感染。布鲁菌病诊断需要流行病学史、临床表现、实验室检查综合分析。追问病史，本患儿在发病前 3 个月左右曾服用羊奶，结合临床发热、肝脾淋巴结肿大等非特异性临床表现，符合布鲁菌疑似病例诊断，血清学初筛试验阳性则为临床诊断病例，疑似或临床诊断病例的病原学培养阳性或血清学确证试验中任一项阳性者为确诊病例。

（刘 冰 胡 冰）

参考文献

[1] 韩宝颖，艾尔肯·加克皮亚. 浅谈羊布鲁氏菌病流行特点及防控措施. 中国畜禽种业, 2018, 14 (9): 110.

[2] MIGISHA R, NYEHANGANE D, BOUM Y, et al. Prevalence and risk factors of brucellosis among febrile patients attending a community hospital in south western Uganda. Sci Rep, 2018, 8 (1): 15465.

[3] 崔步云，姜海. 2005—2016 年全国布鲁氏菌病监测数据分析. 疾病监测, 2018, 33 (3): 188-192.

[4] 买占海，卢亚宾，沙娅·奴尔兰，等. 2015—2016 年新疆某地区牛羊布鲁氏菌病流行病学调查与分析. 食品安全质量检测学报, 2018, 9 (15): 4166-4170.

第二十节 误诊为病毒感染的布鲁菌病

一、病例介绍

患儿，女，8 岁，主因“发热 15 天”入院。入院前 15 天患儿无明显诱因出现发热，体温最高 38℃，伴咽痛，偶咳，乏力，无咳痰、喘息，无腹痛、呕吐、腹泻等，经物理降温体温可降至正常，自服药物（具体不详）。后患儿仍发热，体温波动于 38.5~39.5℃，热峰 3~4 次 /d，咳嗽好转。入院前 10 天就诊于当地医院，查血常规示白细胞 3.8×10^9/L，中性粒细胞百分比 40%，淋巴细胞百分比 47%，单核细胞百分比 7%，血红蛋白 115g/L；CRP 13mg/L。考虑病毒感染，予以利巴韦林、炎琥宁静脉滴注 7 天。患儿仍发热，较前无明显变化。入院前 1 天，复查血常规示白细胞 3.0×10^9/L，中性粒细胞百分比 35%，淋巴细胞百分比 44%，单核细胞百分比 5%，血红蛋白 116g/L；CRP<8mg/L；血生化示 ALT 175IU/L，AST 98IU/L，胆红素正常。胸部 X 线片未见明显异常。门诊以“发热待查”收入院。

患儿发病以来精神弱，睡眠少，小便正常，无大便。

既往史、个人史及家族史：既往体健。家庭居住地为农村，预防接种按时进行，否认结核、肝炎等传染病接触史。

入院查体：T 37.5℃，R 24 次 /min，HR 90 次 /min，BP 90/60mmHg。发育尚可，营养一般，意识清楚，精神反应好，呼吸平稳，步入病房。全身皮肤黏膜无出血点，无明显黄染。双侧颈部可触及肿大淋巴结，最大 1.5cm × 1.5cm，质软，无明显触痛，边界清楚，表面不红，余全身浅表淋巴结未触及明显肿大。双侧眼睑无浮肿。咽充血，双侧扁桃体Ⅰ度肿大，双肺呼吸音清，未闻及干、湿啰音。心音有力，心律齐，未闻及杂音，腹软，无压痛，肝肋下 2cm，软，无触痛，剑突下未触及，脾肋下 3cm，软，无触痛。神经系统查体未见异常。

病例特点

(1) 学龄期女童，春末发病，急性起病，病程短。

(2) 主要表现：持续中高热、轻微乏力，轻咳，利巴韦林治疗无效。

(3) 既往史、个人史、家族史、接触史无特殊。

(4) 查体：生命体征平稳，无皮疹，颈部淋巴结肿大，质软，无明显触痛，肝脾增大，心肺及神经系统查体未见明显异常。

(5) 辅助检查：①白细胞降低，以淋巴细胞为主，CRP 轻度增高；②肝功能：ALT 升高；③红细胞沉降率中度增快，PCT 略增高；④超声提示：双颈部淋巴结肿大、肝脾大。

二、诊断分析

1. 发热待查　患儿为 8 岁女童，急性起病，体温为中高热，>37.3℃，持续超过 2 周，并且目前发热原因仍不明确，故诊断为发热待查。病因分析如下：

(1) 感染性疾病：①病毒感染：如 EB 病毒等病毒感染，可表现为长期低热。该患儿表现为持续发热伴颈部淋巴结肿大、肝脾大，多次查血常规提示白细胞降低，分类以淋巴细胞为主，应注意病毒感染可能，但发热时间长，查血 EB 病毒抗体及 EBV-DNA 阴性，不支持 EB 病毒感染。②细菌感染：该患儿表现为发热伴淋巴结肿大、肝脾大，多次查血常规提示白细胞降低，CRP 升高，需考虑有无细菌感染可能，尤其是一些胞内菌，如伤寒杆菌、布鲁菌等。但患儿无消化道症状，无淡漠、玫瑰疹、相对缓脉，查肥达试验、外斐反应阴性，不支持伤寒。患儿居住在农村，需警惕有无布鲁菌感染可能，但患儿无多汗、关节痛等表现，暂不支持，需追问有无牛羊等接触史，查虎红试验、血培养、骨髓培养协助诊断。同时长期发热伴淋巴结、肝脾大，ESR 增快，抗病毒效果欠佳，需注意有无结核感染可能，但患儿已接种卡介苗，无明确结核接触史，卡介苗接种后瘢痕阳性，PPD 试验、T-SPOT 阴性，胸部 X 线片未见异常，暂不支持，必要时再行进一步病原学检测。③真菌感染：患儿长期发热伴颈部淋巴结肿大，需注意有无真菌感染，尤其是隐球菌感染可能，但患儿既往体健，胸部 X 线片及腹部超声未提示有感染性病灶，且合并肝脾大，暂不支持。可行血真菌培养、G 试验、GM 试验、血隐球菌抗原排除。

(2) 非感染性疾病：①结缔组织疾病：亚急性坏死性淋巴结炎是一种自身免疫性疾

病，以长期发热，抗感染治疗无效，淋巴结肿大，白细胞减少为主要特征。本患儿发热时间较长伴双侧颈部淋巴结肿大，白细胞计数下降，抗感染治疗效果不佳，要注意本病，但本病多不出现肝脾大，必要时行淋巴结活检以协助诊断。另外，患儿以发热、淋巴结肿大为主要表现，白细胞计数下降，需注意有无系统性红斑狼疮等结缔组织疾病，但患儿无口腔溃疡、脱发、过敏、关节痛、皮疹等病史，目前不支持，入院后行自身抗体筛查除外。②肿瘤：本患儿长期发热伴颈部淋巴结肿大、肝脾大，白细胞降低，抗感染效果不佳，但一般情况好，无体重下降，无贫血，暂不支持，可行骨髓穿刺，必要时行淋巴结活检协助诊断。

2. 急性上呼吸道感染　患儿有发热、咽痛、轻咳，查体提示咽充血，双扁桃体Ⅰ度肿大，双肺呼吸音清，胸部X线片未见明显异常，故诊断急性上呼吸道感染明确。

三、辅助检查

(1) 血培养：布鲁菌。
(2) 骨髓穿刺、骨髓培养：布鲁菌。
(3) 虎红试验：阳性。
(4) 血隐球菌抗原、G试验、GM试验：阴性。
(5) 自身抗体：阴性。

四、诊疗经过

病因明确后立即调整治疗方案，利福平联合多西环素，用药4天体温降至正常，肝脾回缩，第9天复查肝功能正常，11天肝脾大消失，治疗2周、3周时分别复查血培养均为阴性，带药出院，并定期复诊，无任何临床症状及体征，用药共6周。

五、最终诊断

1. 布鲁菌病
2. 急性上呼吸道感染

六、讨论

布鲁菌病是由布鲁菌所引起的人兽共患性传染-变态反应性疾病。我国主要流行于内蒙古、吉林、黑龙江和新疆、西藏等牧区。近年来发病率呈上升趋势。儿童免疫系统发育尚不成熟，且自我保护意识较弱，更易感染布鲁菌病，需要引起广泛关注，减少儿童布鲁菌病的发病率。

本例患儿能在较短的时间内确定诊断，有赖于入院后及时的血、骨髓培养。回顾诊断过程，该患儿除因病程短未见到典型的波状热热型外，具有比较典型的布鲁菌病表现：发热、肝脾大，白细胞计数降低，以淋巴细胞为主。本患儿虽不符合常见细菌感染性疾病的特点，但对于发热、诊断不明的患儿，不能简单地因为感染中毒症状不明显、白细胞正常甚至降低、C反应蛋白不高，就轻易将细菌感染性疾病除外，必须有病原学方面的检查，即要做血培养、组织液培养，甚至骨髓培养。

由于布鲁菌是细胞内寄生菌，目前尚无一种理想药物能将其彻底杀灭。治疗强调抗菌药物联合应用,长疗程或多疗程治疗。以细胞穿透力强的利福平和四环素类为基础用药,可联合氨基糖苷类、复方磺胺甲嘧唑、头孢曲松和喹诺酮类,国外推荐至少 2 种药物联合治疗。本例患儿应用利福平及多西环素联合治疗,效果显著,考虑与其发病时间短,治疗及时有一定关系。

临床医生要加强对人兽共患病的警惕性,提高对这一类疾病的认知水平,更重要的是要有诊断人兽共患病的意识。重视流行病学史,对病因不明的患者,必须详细、严谨地询问病史,包括居住地、近期旅游史、野生动物接触史 / 宠物饲养等,在诊断过程中要认真观察病情,勤于思考,不要先入为主,对临床症状、体征要科学、客观地加以分析,做出正确判断。

七、病例点评

布鲁菌感染的潜伏期一般为 1~4 周,平均为 2 周。布鲁菌侵入人体后,被巨噬细胞吞噬,在局部淋巴结生长繁殖并形成感染灶,约 2~3 周后突破淋巴结屏障而侵入血液循环产生菌血症,表现出发热、乏力等感染中毒症状。进入血液循环的布鲁菌在肝、脾、骨髓、淋巴结等的单核巨噬细胞系统中形成新的感染灶,细菌繁殖再次入血,发热等症状再现,可在全身各脏器引起迁徙性病灶,受累脏器出现相应病变。临床上,有流行病病史的儿童出现急性发热、寒战、多汗、乏力、肌肉关节疼痛等表现,同时存在肝、脾及淋巴结肿大时,应尽早规范进行血培养、骨髓培养,尽快确定诊断。需要注意部分病例可仅有低热,存在以上提示细菌感染的蛛丝马迹,均应早期送检,规范进行病原学检查明确诊断。若患儿在此期间未能得到规范、有效的治疗,在数天至 2 周无热期后可再次出现发热表现,呈现"波状热"。随着病情进展,可出现骨关节、神经系统、泌尿生殖系统损害等并发症。

(刘 冰 刘 钢)

参考文献

[1] JORGENSEN JH, PFALLER MA, CARROLL KC, et al. 临床微生物学手册. 王辉, 马筱玲, 钱渊, 等译. 12 版. 北京: 中华医学电子音像出版社, 2017.

[2] 侯尚妍, 关建萍, 康俊婷, 等. 0~6 岁儿童布鲁菌病流行病学及临床特征分析. 中华传染病杂志, 2018, 36 (11): 681-683.

第二十一节 非伤寒沙门菌败血症

一、病例介绍

患儿,男,7 岁,主因"发热伴反应弱 20 天"入院。入院前 20 天无明显诱因出现发热,体温最高 40℃,热峰 2~3 次 /d,伴精神反应弱,睡眠增多。查血常规示白细胞

18.72×10^9/L，中性粒细胞百分比 72.1%；血 IgA 0.01g/L，IgG 1.15g/L，IgM 0.13g/L；CD 系列提示 B 淋巴细胞亚群 0.1%，明显减低。腰椎穿刺提示脑脊液常规、生化正常。外院予以抗感染治疗效果欠佳，为进一步诊治收入院。

既往史：患儿 1 岁后反复上呼吸道感染，每年 3~4 次；5 岁时患中耳炎，之后反复发作（次数不详）。

入院查体：T 38.6℃，R 25 次 /min，HR 103 次 /min，BP 105/62mmHg，意识清楚，精神反应可，发育正常，卡介苗接种后瘢痕阳性，全身皮肤无皮疹。浅表淋巴结不大，心、肺、腹部查体未见异常。布鲁辛斯基征、克尼格征、巴宾斯基征阴性。

病例特点

(1) 学龄期儿童，急性起病，病史 20 天。

(2) 主要表现：发热伴精神反应弱，无其他伴随症状。

(3) 查体：意识清，精神反应可，卡介苗接种后瘢痕阳性，心、肺、腹部查体未见异常，病理征阴性。

(4) 既往史：1 岁后反复患上呼吸道感染，每年 3~4 次。5 岁时患中耳炎，之后反复发作（次数不详）。

(5) 辅助检查：血常规示白细胞升高，以中性粒细胞为主，C 反应蛋白升高。IgA 0.01g/L，IgG 1.15g/L，IgM 0.13g/L。CD 系列示辅助性 T 细胞亚群 24.1%，抑制性 T 细胞亚群 56.2%，CD4/CD8 比值 0.4，B 淋巴细胞亚群 0.1%，自然杀伤细胞 8.8%。

二、诊断分析

败血症：学龄儿童，急性起病，病史相对长。主要症状表现为发热、头痛，伴精神反应弱，查体无明显阳性体征，结合患儿血常规白细胞显著升高，以中性粒细胞为主，C 反应蛋白升高，相关检查未见其他明确感染灶，故诊断败血症。病原菌考虑金黄色葡萄球菌、凝固酶阴性葡萄球菌、肺炎链球菌等，完善血培养等检查寻找感染病原菌。同时，患儿自 1 岁后反复患呼吸道感染，5 岁起反复患中耳炎，体液免疫及细胞免疫明显减低，需注意有无免疫缺陷病可能，特别是体液免疫缺陷，应完善基因检测。需要与以下疾病鉴别：

(1) 伤寒与副伤寒：某些革兰阴性菌败血症的临床表现类似伤寒、副伤寒，有发热、相对缓脉、肝脾大等表现，但伤寒、副伤寒发热多呈梯形上升，呈稽留热，有特殊的中毒症状如表情淡漠、听力下降等，多在起病后第 6 日出现玫瑰疹。白细胞总数下降明显，中性粒细胞减少。患儿虽无典型临床表现，但尚不能除外本病，应完善肥达试验、血及骨髓培养以鉴别。

(2) 结核感染：结合患儿的临床表现、既往史及辅助检查结果，仍不能除外结核感染可能。但患儿无结核中毒症状，接种过卡介苗，也无明确的结核接触史，卡介苗接种后瘢痕阳性，暂不支持结核菌感染，仍需完善结核菌素试验、T-SPOT 及监测肺部影像学检查等协助鉴别。

三、辅助检查

(1)血常规示白细胞 18.72×10^9/L,中性粒细胞百分比 72.1%;C 反应蛋白 33mg/L。

(2)血 IgA 0.01g/L,IgG 1.15g/L,IgM 0.13g/L。

(3)CD 系列:辅助性 T 细胞亚群 24.1%,抑制性 T 细胞亚群 56.2%,CD4/CD8 比值 0.4,B 淋巴细胞亚群 0.1%,自然杀伤细胞 8.8%。

(4)腰椎穿刺提示脑脊液常规、生化正常。

(5)血培养:鼠伤寒沙门菌,对头孢哌酮、舒巴坦、亚胺培南、美罗培南、复方磺胺甲噁唑敏感。

四、诊疗经过

入院后予以美罗培南静脉滴注抗感染,丙种球蛋白静脉滴注。家长拒绝行基因检测。入院第 2 天起患儿体温正常,无头痛、呕吐,血培养回报鼠伤寒沙门菌,治疗未调整。后复查白细胞等感染指标正常,血培养阴性,抗感染治疗共 18 天,好转出院。

五、最终诊断

1. 败血症(鼠伤寒沙门菌)
2. 体液免疫缺陷?

六、讨论

非伤寒沙门菌是指除伤寒杆菌和副伤寒杆菌以外的沙门菌,常见人类致病血清型包括肠炎沙门菌、鼠伤寒沙门菌、海德尔堡沙门菌、都柏林沙门菌、婴儿沙门菌等,我国的主要致病血清型为肠炎沙门菌,但近年来鼠伤寒沙门菌感染比例逐年增高,且侵袭性较其他血清型更强。本菌广泛存在于自然界,主要污染动物性食品,尤其是禽肉和蛋类,因此极易引起人类感染。患者、带菌者及受感染的家禽、家畜、鼠类、鸟类、爬虫类和鱼类都可为自然界的储存宿主。传播途径包括接触传播、空气传播、食物传播和水源传播,其中最主要的为粪 - 口途径传播。我国发病高峰季节在 5~7 月,3 岁以内的婴幼儿易感,可能与食物种类丰富、接触致病菌机会增多及肠道免疫功能发育不成熟有关。

根据感染的部位,分为一般性肠炎和肠道外侵袭性感染(尿路感染、肺炎、颅内感染、败血症等),其中肠炎是主要临床类型,大部分呈自限性。主要表现为腹泻,水样便、稀糊样或血便,大便常规可见红细胞、白细胞增多,诊断金标准为大便培养。败血症通常无特异性临床表现,儿童多继发于肠道感染,免疫缺陷、免疫抑制剂使用、糖尿病、恶性肿瘤等均为易感危险因素。本例患儿考虑存在体液免疫缺陷,具备非伤寒沙门菌的宿主易感因素,临床症状主要为发热,缺乏特异性的临床表现,需考虑此类病原菌的可能。因本病原菌感染肠炎多见,败血症也多继发于肠道感染,接诊时应仔细询问发病前有无不洁饮食史及腹泻病史。对于此类患儿应在病程早期及使用抗菌药物前尽早完善双份血培养,以早期识别。

对于免疫功能正常的人群,非伤寒沙门菌引起的急性胃肠炎通常是自限性的,病程中仅需液体疗法支持,不推荐常规抗菌药物治疗。推荐的抗菌药物治疗指征:怀疑或确诊有肠道外侵袭性感染、合并免疫缺陷、慢性基础疾病、年龄小于3个月、早产儿或病情严重的肠炎、有痢疾样腹泻的儿童。抗菌药物可选择氨苄青霉素、复方磺胺甲噁唑、氟诺喹酮类、阿奇霉素、第三代头孢类及美罗培南等，但目前对抗菌药物类型和最佳疗程尚无定论。由于喹诺酮类药物对儿童软骨发育有潜在危害，且近年来非伤寒沙门菌对青霉素类药物、诺喹酮类药物的耐药率逐渐上升，在无药敏试验结果时，可首先考虑用第三代头孢类抗菌药物，如头孢曲松。亚洲地区常有非伤寒沙门菌对头孢曲松耐药的情况，故可根据药敏试验结果，选用碳青霉素类抗菌药物。

非伤寒沙门菌属因广泛存在于人和动物肠道内，可随粪便排至环境中污染水体和食品，并且主要经粪-口途径传播，因此在个人生活方面，应强化个人卫生和食品卫生意识，阻断传播途径。同时应提高对本病原菌的重视，做好监控工作，及时治疗，改善预后。

七、病例点评

沙门菌是一类常见的引起食源性疾病的细菌，低龄儿童、老年人和免疫抑制人群是出现严重并发症的高风险人群。免疫缺陷病、糖尿病、恶性肿瘤、使用免疫抑制剂等为该病的易感因素。儿童多继发于肠道感染。约5%的感染者可发生败血症、脓毒症或其他组织器官损伤并发症，严重者发生死亡。非伤寒沙门菌败血症感染早期无明显临床表现，8~72小时可出现如乏力、低热、食欲差等非特异性临床表现，后出现持续高热、腹痛、腹泻等。本例患儿为典型的非伤寒沙门菌感染病例，学龄期男童，急性起病，持续高热，出现感染中毒症状，结合其可能存在原发免疫缺陷病，尤其是体液免疫缺陷病可能，炎症指标明显升高，血培养为鼠伤寒沙门菌，故明确诊断为鼠伤寒沙门菌败血症。非伤寒沙门菌抗菌药物耐药目前为全球性问题，耐药模式具有明显的地区差异，各地均出现了超广谱β-内酰胺酶基因，且已有报道非伤寒沙门菌产碳青霉烯酶导致治疗困难。临床实践中需加强对沙门菌感染的认识，注意询问不洁饮食史、腹泻病史等，并寻找宿主易感因素，尽早进行血培养、大便培养等病原学检查，对于年龄小、免疫功能低下、持续发热、炎症指标高的患儿尽早开始积极有效的治疗。

（谢 悦 郭凌云）

参考文献

[1] ZHANG S X, ZHOU Y M, TIAN L G, et al. Antibiotic resistance and molecular characterization of diarrheagenic Escherichia coli and non-typhoidal Salmonella strains isolated from infections in Southwest China. Infect Dis Poverty, 2018, 7 (1): 11

[2] 石国露, 李中跃. 儿童非伤寒沙门菌感染临床特征及抗菌药物治疗进展. 中华实用儿科临床杂志, 2020, 35 (11): 874-877.

[3] CHEN J, WAN C M, GONG S T, et al. Chinese clinical practice guidelines for acute infectious diarrhea in children. World J Pediatr, 2018, 14 (5): 429-436.

第二十二节　百　日　咳

一、病例介绍

患儿，女，2 岁，主因“咳嗽 3 个月，加重伴发热 2 周”入院。病初为单声咳，入院前 2 周咳嗽加重，表现为阵发性痉挛性咳嗽，咳嗽时面色通红，咳嗽后呕吐，伴咳痰，伴发热，热峰 39.2℃，2~3 次 /d。多次查血常规示白细胞最高为 60×10^9/L，淋巴细胞百分比 69%；胸部 X 线片提示支气管周围少许斑片影；百日咳杆菌毒素抗体<5IU/ml。为进一步治疗收入院。

患儿母亲近 3 个月出现阵发性痉挛性咳嗽。

既往史：患儿因过敏体质未接种百白破疫苗。

入院查体：T 37.5℃，R 23 次 /min，P 110 次 /min，BP 91/52mmHg。咽充血，扁桃体无肿大。舌系带溃疡，双肺呼吸音粗，可闻及散在湿啰音。心、腹及神经系统查体未见异常。

病例特点

(1) 小幼儿，急性起病，病史 3 个月，冬季发病。

(2) 病初为单声咳，进行性加重，出现阵发性痉挛性咳嗽，咳嗽后呕吐，2 周来出现发热。

(3) 查体：咽充血，双肺呼吸音粗，可闻及散在湿啰音。

(4) 生后未接种百白破疫苗；患儿母亲近 3 个月曾有阵发性痉挛性咳嗽。

(5) 辅助检查：血常规示白细胞明显升高，以淋巴细胞为主。胸部 X 线片示支气管周围少许斑片影。

二、诊断分析

小幼儿，急性起病，病史 3 个月，进行性加重。病初表现为单声咳，后进展为阵发性痉挛性咳嗽，咳嗽后有呕吐，伴发热、咳痰。查体咽充血，舌系带溃疡，双肺可闻及散在湿啰音。患儿有可疑接触史且生后未接种百白破疫苗。入院前多次查血常规提示白细胞明显高于正常，以淋巴细胞为主，胸部 X 线片提示支气管周围炎。故首先考虑百日咳。但因患儿发病季节为冬季，咳嗽已 3 个月，2 周来出现发热，需考虑发热与咳嗽的相关性，如是否合并流感或细菌感染等，完善呼吸道病原学、痰病原学等相关检测。需要与以下疾病鉴别。

(1) 类百日咳综合征：患儿为幼儿，急性起病，以痉挛性咳嗽为主要表现，需考虑除百日咳鲍特菌以外的病原微生物或过敏因素引起的与百日咳临床表现相似的症候群，如腺病毒、支原体等。但患儿病史较长，且白细胞明显升高，以淋巴细胞为主，与此类疾病特点不符，待入院后需完善相关病原学检查协助诊断。

(2) 肺门淋巴结结核：根据患儿的临床表现也需考虑痉挛性咳嗽由肿大的肺门淋巴结

压迫气管、支气管引起，但无结核中毒症状及结核接触史，胸部X线片未见结核病灶，故考虑本病可能性小。必要时完善胸部CT、结核菌素试验和结核感染T细胞检测等结核相关检查协助诊断。

三、辅助检查

（1）血常规：白细胞 60×10^9/L，淋巴细胞百分比69%。

（2）胸部CT：两肺透光度均匀，肺内多发斑片影，肺门明显，腔静脉后软组织影增厚（图1-22-1）。

（3）百日咳杆菌毒素抗体<5IU/ml。

（4）呼吸道病原检测：甲型流感病毒阳性。

（5）百日咳鲍特菌培养阳性。

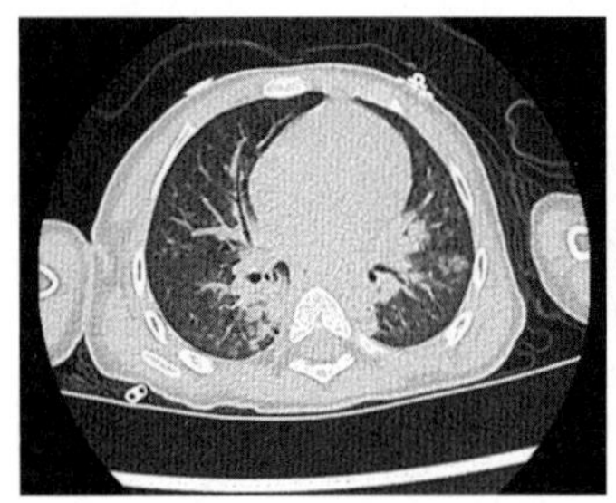
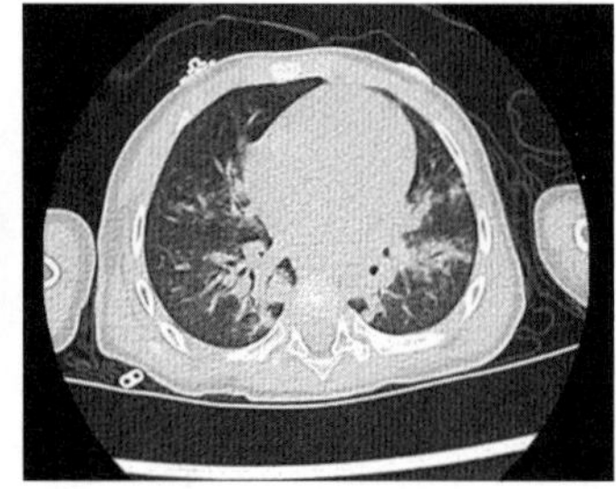
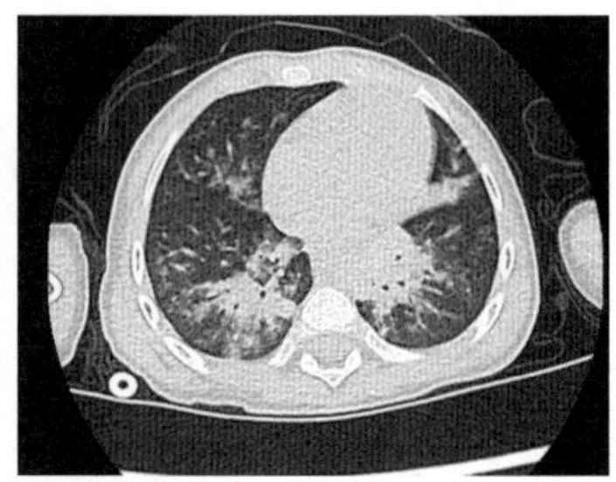

图1-22-1 胸部CT

两肺透光度均匀，肺内多发斑片影，肺门明显，腔静脉后软组织影增厚。

四、诊疗经过

入院后鼻咽拭子培养结果为百日咳鲍特菌，予以阿奇霉素联合头孢吡肟静脉滴注，奥司他韦口服抗感染，以及雾化等对症支持治疗，未再发热，痉挛性咳嗽好转。

五、最终诊断

1. 百日咳
2. 甲型流行性感冒

六、讨论

百日咳是一种具有高度传染性的急性呼吸道传染病，由百日咳鲍特菌感染引起。本病具有高度传染性，传播途径为呼吸道飞沫传播，在开始严重咳嗽前的传染性最高，家庭患病成员和潜在感染者是主要的传染源。人是百日咳鲍特菌的唯一感染宿主，任何年龄都可以罹患百日咳。我国数据显示百日咳夏秋季多发，男性、小年龄儿童高发。首都医科大学附属北京儿童医院数据显示，在诊断百日咳病例中3~6月龄的婴儿占比最高，且男性占60.2%。潜伏期一般为7~14天，临床特征为阵发性痉挛性咳嗽，咳嗽末伴有特殊的吸气哮鸣声和咳嗽后呕吐，病程较长，可达数周甚至3个月左右，故有百日咳之称。成人也可能患百日咳，但临床症状不典型，多为长久的咳嗽但无哮吼声。本例患儿咳嗽症状典型，生后未接种百日咳疫苗，母亲近 3 个月曾有痉挛性咳嗽，故临床特点符合，考虑母亲为传染源。当患儿疑诊百日咳时，需追问密切接触人员近期有无咳嗽，咳嗽的表现形式及伴随症状。

百日咳鲍特杆菌是革兰阴性杆菌，短杆状或卵圆形球杆菌，无鞭毛，不形成芽孢，毒力菌株有荚膜和菌毛。本菌主要定植在上呼吸道，特别是鼻咽部，可产生一些致病物质，其中百日咳毒素是主要的致病因子，可使患者淋巴组织中的淋巴细胞动员到周围血液及气管，特异性损伤气管纤毛上皮细胞，使之变性、坏死、麻痹，呼吸道炎症刺激的黏稠分泌物排出障碍，分泌物持续刺激引起痉挛性咳嗽，直至分泌物排出为止。小支气管阻塞会导致血氧含量下降，使百日咳患儿可能出现频繁抽搐。感染后出现多种特异性抗体，局部黏膜的 SIgA 能阻止细菌黏附于呼吸道黏膜上皮细胞，具有重要的保护性免疫作用，使机体获得持久的特异性免疫力，很少发生再次感染。

本病临床病程分为 3 期，卡他期、痉咳期和恢复期。卡他期为发病开始至出现痉挛性咳嗽，主要表现为咳嗽、流涕、低热，当这些症状消失后咳嗽逐渐加重，本期传染性最强。痉咳期一般 2~8 周，痉挛的特点为成串的痉挛性咳嗽后伴一次深长吸气，因大量空气急促通过痉挛的喉部发出高调的鸡鸣样哮声，肺部阳性体征较少。此期白细胞计数最高，且增高程度与病情严重程度相关，淋巴细胞占 60%~80%。在接种过疫苗的儿童中，临床表现通常不严重，病程可相对缩短。新生儿百日咳除阵发性咳嗽外，发绀、呼吸暂停较为多见。小婴儿较容易出现百日咳肺炎、百日咳脑病等并发症。未接种疫苗的婴幼儿可出现典型百日咳表现。较大龄儿童可能无症状，或仅表现为轻微咳嗽，恢复期时咳嗽逐渐减轻。本例患儿病初为单声咳，就诊时为阵发性痉挛性咳嗽，白细胞计数显著升高，以淋巴细胞为主，故病程演变过程符合百日咳特点，判断就诊时应处于痉咳期，且因未接种疫苗，临床表现典型。但病程后期出现发热，不符合痉咳期的临床特点，最终证实为合并甲型流感病毒感染。故临床上遇到此类问题时，需具体分析是否能用一元论进行解释。

可确诊百日咳的微生物学检测包括细菌培养、聚合酶链式反应（polymerase chain reaction，PCR）和血清学检查。细菌培养在卡他期阳性率较高，病程 2 周后或应用相关抗菌药物后，培养阳性率显著下降。PCR 检测快速且灵敏，即使发病时间超 4 周也能获得准确的结果，但阳性结果不能区分是否为活的细菌生长。血清学检查中最常用百日咳毒素抗体 IgG，可作为早期诊断参考。急性期和恢复期双份血清百日咳毒素抗体 IgG 主要用于回顾性诊断及一些不典型的病例辅助诊断。本例患儿就诊时病程已达 3 个月，首次查百日咳抗体即为阴性，但细菌培养阳性。提示对于此类病程长的患儿进行病原学诊断时，抗体检测阴性亦不能除外百日咳，还需结合细菌培养和 PCR 检测结果共同分析。

治疗主要包括一般治疗和抗菌药物治疗。抗菌药物用于卡他期或痉咳期早期，可降低疾病传染性，减轻症状并缩短病程，进入痉咳期后只能降低传染性。推荐给予抗菌治疗的人群：①咳嗽发作 3 周内、临床诊断为百日咳（无论是否经实验室证实）的婴儿和儿童；② 1 岁以下儿童，咳嗽发作 6 周内从百日咳培养中分离出百日咳杆菌或 PCR 结果阳性；③咳嗽发作长于 3 周，可疑接触高风险人群。依据《中国儿童百日咳诊断及治疗建议》，百日咳抗菌治疗首选大环内酯类抗菌药物，如红霉素（每天 30~50mg/kg，3 次 /d，1 个疗程 7~14 天）、阿奇霉素（每天 5~10mg/kg，1 次 /d，1 个疗程 3~5 天）、罗红霉素（每天 5~10mg/kg，2 次 /d，1 个疗程 7~10 天）或克拉霉素（每天 15mg/kg，2 次 /d，1 个疗程 7 天）等，绝大多数患儿接受 1 个疗程治疗。但目前相关研究显示，中国百日咳临床分离株对大环内酯类抗菌药物耐药严重，耐药率为 50.65%~100%，给百日咳治疗带来了挑战。耐药百日咳对复方磺胺甲噁唑普遍敏感，故也可使用复方磺胺甲噁唑进行治疗。

一旦百日咳病例被确诊，应通知暴露个体，如有必要，应予以预防措施。呼吸道隔离应直至已有效治疗 5 天或未经治疗的患者症状发作后 21 天。建议对患者的所有家人、密切接触者以及发生重度或并发症性百日咳风险较高的暴露者给予暴露后抗菌药物预防。在咳嗽发作 21 天内开始暴露后抗菌药物预防是最有效的。暴露后预防的抗菌药物治疗方案与百日咳治疗所用方案相同。

自 1978 年白喉破伤风百日咳联合疫苗被纳入世界卫生组织扩大免疫规划程序，疫苗接种率逐年上升，至 2018 年 63% 的国家和地区的接种率维持在 90% 以上。2018 年至 2022 年中国百日咳的发病率为 0.32~2.71/10 万，其中<1 岁婴儿占比 52.4%。虽然疫苗降低了发病率，但没有明显改变百日咳的流行周期，仍每 2~5 年出现 1 次流行高峰。近年来研究显示发病率出现反弹，并且由于诊断条件限制，我国百日咳发病率可能被低估，提示百日咳疫苗接种对于降低发病率十分重要，应制定完善的免疫策略，做好疫苗的普及工作，为儿童提供充足的保护。

七、病例点评

近年来，百日咳发病率逐年增加。临床上，部分患儿尤其是婴儿重症百日咳缺乏典型的临床表现，易被忽视和误诊。此外，多项研究显示百日咳患者出现混合感染的比例高，混合感染时患儿可出现发热和呼吸困难等表现，掩盖百日咳典型征象，因此对婴儿呼吸道感染，尤其是重症患儿，即使已明确某种病原体感染，也应警惕合并百日咳，注意询问无热咳嗽患者接触史，并加强百日咳实验室筛查。对于实验室检查，应在不同时期选择合适的百日咳微生物学检测方法，处于卡他期细菌培养阳性率较高，病程 2 周后或应用相关抗菌药物后，培养阳性率显著下降。加强百日咳筛查有利于早诊断和早期开始针对性地规范使用药物，阻止病情进展为重症。临床诊治过程中，对于低龄（≤3 月龄）、未接种百白破疫苗、未全程接种百白破疫苗、早产儿、低出生体重儿、新生儿 Apgar 评分低、存在先天性心脏病等基础疾病者、外周血白细胞计数>20×10^9/L，以及发病后出现过呼吸暂停、发绀，存在混合感染或合并肺炎等重症百日咳高危因素的患儿，需警惕并发症的出现。早期使用有效抗菌药物治疗百日咳，有助于阻止病情进展，缩短病程。少部分百日咳患者病情严重，且需要进行其他一些特殊治疗，包括高白细胞血症的治疗、肺动脉高压的治疗、免疫球蛋白治疗、糖皮质激素、机械通气和 ECMO 等。回顾本患儿未接触百日咳疫苗，临床虽有较典型的百日咳咳嗽表现且有可疑流行病学接触史，外周血常规也为典型百日咳表现，但临床确诊时间长，病程后期出现高热，混合感染肺炎，住院时白细胞水平已极高，出现严重并发症风险极大，经有效抗感染治疗后好转，提醒临床医师应进一步提高百日咳临床诊治能力，尽早诊断，识别重症病例，并做好预防工作。

（谢 悦 郭凌云）

参考文献

[1] 李玥, 袁林, 王青, 等. 百日咳临床流行病学特点及诊断方法的比较研究. 分子诊断与治疗杂志,

2019, 11 (4): 263-267.
[2] 邓继岿, 王红梅, 田树凤. 儿童百日咳的临床特点及实验室诊断. 中华实用儿科临床杂志, 2017, 32 (22): 1692-1695.
[3] 中华医学会儿科学分会感染学组,《中华儿科杂志》编辑委员会. 中国儿童百日咳诊断及治疗建议. 中华儿科杂志, 2017, 55 (8): 568-572.
[4] 邓继岿. 中国儿童百日咳诊断及治疗建议. 中华儿科杂志, 2017, 55 (8): 568-572.
[5] 陈小春, 刘琦, 陈益平. 耐大环内酯类抗菌药物百日咳的研究现状. 国际流行病学传染病学杂志, 2020, 47 (1): 1-6.

第二十三节 啮蚀艾肯菌眶蜂窝织炎

一、病例介绍

患儿,女,9岁,主因“流涕13天,外伤后双眼睑肿胀9天”入院。入院前13天,患儿有感冒、流涕,未予以特殊治疗。10天前患儿额部撞击扶梯栏杆,当时局部疼痛,但皮肤表面无红肿,未予以特殊处理。入院前9天发现额部略肿胀,伴有疼痛,医院就诊,行眼眶CT提示双侧眼眶及眶内容物未见明确异常,额部软组织肿胀、积气,双侧额窦、筛窦和上颌窦炎,予以喷鼻、滴眼液等治疗。入院前6天,患儿出现发热,体温最高39℃,热峰1次,伴有额部软组织及左侧眼睑肿胀,无局部发红,伴有胀痛,可睁眼视物,但闭合不全,予以头孢哌酮舒巴坦静脉滴注1天,无明显好转。入院前5天,患儿仍有发热,热峰1~2次/d,最高39℃,住院治疗2天,查白细胞21.51 × 10^9/L,予以万古霉素、美罗培南、甲硝唑、地塞米松静脉滴注,未见好转。为进一步治疗,入院前3天就诊,体温38.5~39.0℃,2次/d,伴有额部软组织肿胀加重,局部皮肤发亮,且进展为双侧眶周肿胀,较前明显加重,鸡蛋大小,表面皮肤红肿,皮温增高,疼痛加剧。予以头孢曲松静脉滴注,每次1g,每日1次。入院前2天,患儿于本院就诊,建议积极抗感染治疗,并予以生理盐水清洗鼻腔、桃金娘油口服、糠酸莫米松鼻喷雾剂喷鼻等对症治疗。入院前1天,于本院急诊查血常规提示白细胞24.62 × 10^9/L,中性粒细胞百分比78.6%,血红蛋白130g/L,血小板305 × 10^9/L;CRP 111mg/L。输注厄他培南1次,双眼眶肿胀范围较前进展,鸡蛋大小,双眼不能自行睁开,伴有左侧头皮肿胀,患儿诉头痛,平卧时稍缓解,食欲减退,无呕吐、抽搐,无皮疹。为进一步治疗,急诊以“眶周蜂窝织炎”收入院。

既往史、家族史及个人史:无特殊。

入院查体:意识清,精神可。颈软,无抵抗,双侧上眼眶对称性肿胀,形如鸡蛋,范围4.5cm × 6.0cm,表面皮肤发红,波动感明显,触痛阳性,左侧眼眶肿胀软组织表面可见黄白色脓点,米粒大小。患儿不能自主睁眼,翻开眼睑可见双侧结膜显著充血,左侧球结膜肿胀,外凸,视力及眼球运动检查不能配合。双侧前额皮肤肿胀、发亮,按压可凹陷,蔓延至左侧头皮,似沿冠状缝分布,压痛阴性。口腔黏膜光滑,咽充血,双侧扁桃体无肿大。双肺呼吸音粗,未闻及干、湿啰音。心音有力,心律齐。腹软,无压痛,肝脾肋下未触及,肠鸣音正常存在。神经系统查体未见明显异常。

病例特点

(1) 学龄儿童，急性起病，病史 13 天。

(2) 主要表现：发热，双侧上眼眶红肿，左侧头皮肿胀。

(3) 查体：双侧上眼眶对称性肿胀，形如鸡蛋，范围 4.5cm × 6.0cm，表面皮肤发红，波动感明显，触痛阳性，左侧眼眶肿胀软组织表面可见黄白色脓点，米粒大小。患儿不能自主睁眼，翻开眼睑可见双侧结膜显著充血，左侧球结膜肿胀，外凸，视力及眼球运动检查不能配合。双侧前额皮肤肿胀、发亮，按压可凹陷，蔓延至左侧头皮，似沿冠状缝分布，压痛阴性。

(4) 辅助检查：①血常规：白细胞 $24.62 \times 10^9/L$，中性粒细胞百分比 78.6%，血红蛋白 130g/L，血小板 $305 \times 10^9/L$；② CRP 111mg/L；③眼眶 CT：双侧额部软组织明显肿胀、积气，累及双侧眼睑及眼眶上象限，左侧眼球受压变形，蜂窝织炎？建议治疗后复查。诊断双侧额窦、筛窦和上颌窦炎。

二、诊断分析

眶蜂窝织炎：根据患儿以发热、双侧眶周组织显著红肿为主要表现，有波动感，皮温升高，触痛明显，眼眶 CT 提示双侧额部软组织明显肿胀、积气，累及双侧眼睑和眼眶上象限，左侧眼球受压变形，故诊断眶蜂窝织炎。需与以下疾病鉴别。

(1) 泪腺炎：泪腺炎是一种由于感染或特发性炎症使泪腺出现急性红肿、增大等症状的疾病，多为单侧发病，多见于小儿。结膜炎、眶周蜂窝织炎等局部感染也可直接扩散至泪腺，引起泪腺炎。本患儿眶周和泪腺附近红肿明显，应注意本病，但目前眼眶 CT 支持眶蜂窝织炎，待入院后观察抗感染治疗效果，待红肿好转后对泪腺、泪道进行检查。

(2) 鼻部淋巴瘤：鼻部常见的淋巴瘤如非霍奇金淋巴瘤可致眶周感染，形成眶周肿胀，多为双侧，患儿病情进展迅速，应注意本病。但患儿多次查血常规和 CRP 提示感染，头颅 CT 未见赘生物及骨质破坏，已就诊于五官科，未见鼻部是否有新生组织，定期监测，如发现可疑新生物，必要时取病理活检以鉴别。

三、辅助检查

(1) 脓（血厌氧瓶）培养：啮蚀艾肯菌，报阳时间 31 小时。

(2) 脓（血培养瓶）培养：啮蚀艾肯菌，报阳时间 73 小时。

(3) 两次血培养：经培养 120 小时无细菌生长。

(4) 脑脊液常规、生化：正常。

(5) 脑脊液涂片：未见细菌。

(6) 脑脊液培养：阴性。

(7) 眼眶 CT：双侧额部软组织明显肿胀、积气，累及双侧眼睑及眶上象限，左侧眼球受压变形，蜂窝织炎？建议治疗后复查。双侧额窦、筛窦和上颌窦炎。

(8) 眼眶 MRI：双侧眶周、鼻周、颌面部、额颞顶部软组织炎症。双侧眶周至额顶部脓肿形成、内积气，并向眶内延伸、左侧著，主要位于肌锥外，与外直肌和泪腺分界不清，左眼球突出，球后眶脂体水肿。双侧上颌窦、筛窦、额窦及左侧蝶窦炎（图 1-23-1）。

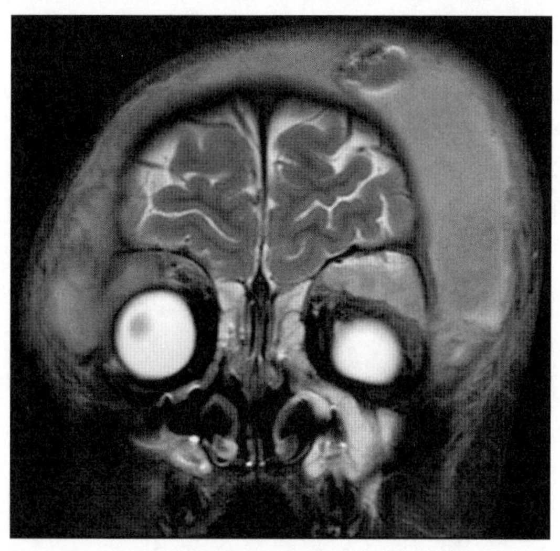

图 1-23-1　眼眶 MRI

双侧眶周、鼻周、颌面部、额颞顶部软组织炎症。双侧眶周至额顶部脓肿形成、内积气，并向眶内延伸、左侧显著，主要位于肌锥外，与外直肌和泪腺分界不清，左眼球突出，球后眶脂体水肿。双侧上颌窦、筛窦、额窦及左侧蝶窦炎。

四、诊疗经过

入院后予以美罗培南间隔 8 小时、万古霉素间隔 6 小时，静脉滴注，同时予以桃金娘油口服，生理盐水冲洗鼻腔，妥布霉素滴眼液点眼。入院第 3 天，患儿体温平稳，双眼肿胀较前好转，脓液较前减少，病情好转。入院第 4 天，加用复方甘草酸苷每日 1 次静脉滴注保肝。入院第 7 天，患儿有咳嗽表现，查体咽充血，双侧扁桃体 I 度肿大，肺部查体未及异常体征，予以肺力咳合剂，每天 3 次，口服止咳。入院第 12 天，患儿体温平稳，眼睑肿胀较前好转，无脓性分泌物，现万古霉素疗程已足 2 周，予以停用。入院第 14 天，美罗培南静脉滴注已足 3 周，体温平稳，眼部情况较前好转明显，复查眼眶 CT 示双眼眶周软组织肿胀较前好转，停用美罗培南，予以头孢克肟每天 2 次口服抗感染。入院第 15 天，患儿眼睑肿胀不明显，复查眼眶 CT 较前好转，准其出院。

五、最终诊断

眶蜂窝织炎（啮蚀艾肯菌）

六、讨论

皮肤软组织感染（skin and soft tissue infection，SSTI）是儿童常见的感染性疾病，儿童也是 SSTI 的高发人群。儿童皮肤黏膜屏障薄弱，机体的免疫功能不够完善，易受外界侵害，容易导致 SSTI。引起 SSTI 的病原菌有葡萄球菌、链球菌、大肠埃希菌、铜绿假单胞菌、肠球菌、不动杆菌等。按感染来源，可以分为社区获得性 SSTI（CA-SSTI）和医院获得性 SSTI（HA-SSTI）两大类，CA-SSTI 多由金黄色葡萄球菌和 β 溶血性链球菌引起，HA-SSTI 则多为金黄色葡萄球菌、大肠埃希菌、铜绿假单胞菌、肠球菌等感染引起。眶蜂窝织炎的常见病原菌是葡萄球菌属和链球菌属，艾肯菌属少见。

艾肯菌属是 1972 年 Jackson 和 Goodman 提议建立的菌属，属于变形杆菌门，β- 变形杆菌纲，奈瑟菌目，奈瑟菌科。啮蚀艾肯菌是艾肯菌属的唯一菌种，是兼性厌氧菌，对营养要求较高，属于苛养菌，生长缓慢，在培养鉴定过程中容易被忽略。本菌正常栖居于人口腔、上呼吸道、泌尿生殖道和肠道，通常不致病，只形成带菌状态。当机体免疫力下降或黏膜表面破损时，此菌进入周围组织引起感染。

艾肯菌属可引起软组织脓肿、脑膜炎、肺炎、败血症等，其中最常见的是头颈部软组织感染，常与链球菌、葡萄球菌等混合感染，进而毒力增加。①败血症、菌血症：常由本菌单独引起，多发生于如恶性肿瘤、急性白血病、腹部手术后等具有基础疾病的患儿。心内膜炎病例较少。②颅内感染：已有化脓性脑膜炎病例报道，由本菌单独引起，为原发性。其属于条件致病菌，由于毒力弱，常与其他细菌混合感染。但啮蚀艾肯菌引起脑膜炎、脑脓肿、硬膜下积脓时，往往是唯一的致病原因。国内仅见单例脑脓液中培养出啮蚀艾肯菌的个案报道，国外报道较多。③消化系统感染：多见于口腔，其次为腹部术后感染，亦见于肛周脓肿、胰腺囊肿感染等，多为混合感染。④呼吸系统感染：以肺炎、肺脓肿居多，多为混合感染，偶有单独感染，其次为脓胸，亦见鼻咽感染。⑤软组织感染：此型居多，在免疫力正常人群，啮蚀艾肯菌最易引起头颈部软组织感染，尤其是在扁桃体附近区域。⑥其他：如子宫内膜炎、中耳炎、眼炎等。

儿童 SSTI 在未明确病原菌之前，可根据感染的类型选择相应的抗菌药物。儿童 CA-SSTI 最常见的病原菌为金黄色葡萄球菌和 β 溶血性链球菌，应首选抗革兰阳性抗菌药物，由于国内的 MRSA 分离率较高，故针对伴有全身症状的中重度感染时，经验性治疗应包含万古霉素；对于感染部位深或穿通性损伤的患儿，同时应覆盖厌氧菌；对于医院获得性感染或合并基础疾病（包括免疫缺陷）的患儿，视病情应考虑同时覆盖革兰阴性杆菌。针对产超广谱 β- 内酰胺酶的大肠埃希菌，可选用酶复合制剂（如哌拉西林 - 他唑巴坦、头孢哌酮钠 - 舒巴坦）或碳青霉烯类抗菌药物。复杂、重症的患者往往需要外科的干预。需重视早期的病原学检查，待获得细菌培养结果后，根据药敏试验结果选择窄谱抗菌药物治疗。艾肯菌属对于青霉素 G、第三代头孢菌素、阿莫西林 - 克拉维酸、复方磺胺甲噁唑和氟喹诺酮敏感，对氨基糖苷类和红霉素耐药率高。手术清除感染脓灶，并予以敏感抗菌药物治疗有助于疾病的快速恢复。

七、病例点评

啮蚀艾肯菌是艾肯菌属中唯一的菌种，由于其可正常定植于人体口腔，在局部黏膜损伤或免疫功能低下时可作为致病菌引起多种疾病。其中眶蜂窝织炎、脑脓肿、肺炎、血流感染等均是其常导致的疾病。儿童由于鼻腔小，鼻道狭窄，鼻窦发育不全，在感染后常导致鼻黏膜肿胀，分泌物增多。由于短时间内积累大量的脓液，进而波及窦壁等薄而不连续的纸样板组织；或通过局部静脉系统扩散，从而导致局部的眶蜂窝织炎。此外，眼眶周围的组织和淋巴管丰富，筛缝未封闭，也是导致感染的原因。严重时可影响视神经，导致失明等严重的并发症。若感染进一步向颅内扩散,则可导致颅内感染,包括脑脓肿。适时的鼻窦开窗引流、脓肿穿刺等也是有效治疗的手段。抗菌药物的选择尤为重要。由于多数为混合感染,因此抗菌药物选择时多为联合抗感染治疗。啮蚀艾肯菌对于目前常用的抗菌药物具有良好的敏感性,如第三代头孢类抗菌药物、复方磺胺甲噁唑等。现阶段,由于呼吸道疾病的增多,通过鼻窦的炎症导致眶蜂窝织炎的病例明显上升,需要提高重视,积极处理,避免严重的并发症的出现。

(刘冰 刘钢)

参考文献

[1] PAUL K, PATEL S S. Eikenella corrodens infections in children and adolescents: case reports and review of the literature. Clinical Infectious Diseases, 2001, 33 (1): 54-61.
[2] 张洋洋, 王巍. 啮蚀艾肯菌致小儿脑脓肿 1 例. 中国微侵袭神经外科杂志, 2019, 24 (7): 328-329.
[3] 张继东. 腹水检出啮蚀艾肯菌 1 例. 临床检验杂志, 2014, 32 (2): 160-160.
[4] WATTS P. Preseptal and orbital cellulitis in children: a review. Paediatrics & Child Health, 2012, 22 (1): 1-8.

第二十四节 导管相关血流感染

一、病例介绍

患儿,男,10 个月,主因“诊断中枢神经系统白假丝酵母菌病 1.5 个月,发热寒战 3 天”入院。患儿于入院前 1.5 个月“因发热 12 天伴精神差”于当地医院查脑脊液常规示白细胞 162 × 10^6/L,单核细胞百分比 60%,氯化物 125.9mmol/L,葡萄糖 1.05mmol/L,蛋白 1 248mg/L;脑脊液培养提示白假丝酵母菌,诊断为中枢神经系统白假丝酵母菌感染,行外周中心静脉导管(peripherally inserted central venous cathete,PICC)置管术,予以两性霉素 B、氟胞嘧啶联合抗真菌治疗,患儿体温恢复正常。但头颅影像学检查提示脑积水并逐渐加重,行侧脑室外引流术。监测侧脑室引流液常规、生化正常,侧脑室引流液每日引流量约 100~150ml,复查头颅 CT 提示脑积水好转。监测腰椎穿刺脑脊液检查示白细胞(30~50) × 10^6/L,氯化物正常,葡萄糖 1.5~1.8mmol/L,蛋白 960~1 430mg/L,脑脊液培养阴性。入院前 3 天患儿突然出现高热、寒战,体温最高至 39℃,发热时皮肤瘀斑,精神、食欲差。当地医院查血常规示白细胞 21.15 × 10^9/L,中性粒细胞百分比 83.4%,血红蛋白 104g/L,血小板 298 × 10^9/L。加用美罗培南抗感染,仍有反复发热,为进一步诊治来院。

既往史:生后体健。否认传染病接触史。

家族史:无特殊。

个人史:足月剖宫产,出生体重 3 800g,否认生后窒息史。

入院查体:T 39.5℃,R30 次 /min,HR 130 次 /min,BP 90/60mmHg。意识清楚,精神

反应稍弱,发育正常,卡介苗接种后瘢痕阳性;右上肢可见 PICC 留置针,局部皮肤略红肿,无明显渗出;前囟平软,张力不高;双瞳孔等大等圆,对光反射灵敏。全身未见皮疹,浅表淋巴结不大,颈无抵抗;双肺呼吸音粗,无啰音;心、腹部查体未见异常;肢端暖。布鲁辛斯基征、克尼格征、巴宾斯基征阴性。头部可见侧脑室引流管,局部伤口无渗液、红肿。

病例特点

(1)婴儿,病史 1.5 个月。

(2)主要表现:发热伴精神差,当地医院查脑脊液异常,脑脊液培养提示白假丝酵母菌,给予抗真菌治疗效果好,症状及脑脊液指标好转。因脑积水行脑室外引流术,目前脑积水好转。近 3 天出现高热寒战,静脉滴注美罗培南 3 天无效。

(3)查体:意识清,精神反应稍弱;右上肢可见 PICC 留置针,局部皮肤略红肿,无明显渗出;前囟平软,张力不高;双瞳孔等大等圆,对光反射灵敏。头部可见侧脑室引流管,局部伤口无渗液及红肿。病理征及脑膜刺激征阴性。

(4)辅助检查:病初查脑脊液细胞数轻度增高,以单核细胞为主,脑脊液葡萄糖降低,蛋白升高,脑脊液培养提示白假丝酵母菌。经治疗脑脊液指标较前有所好转。病初头颅 CT 提示脑积水,给予侧脑室外引流后,脑积水好转。3 天前查血常规示白细胞明显升高,以中性粒细胞为主,CRP 明显升高。

二、诊断分析

中枢神经系统白假丝酵母菌病:小婴儿病史 1.5 个月,主要表现为发热、精神差,病初查脑脊液细胞数轻度增高,以单核细胞为主,脑脊液葡萄糖降低,蛋白升高,脑脊液培养提示白假丝酵母菌。经治疗脑脊液指标较前有所好转,故中枢神经系统白假丝酵母菌病诊断成立。近 3 天又出现高热、寒战,应注意原发病病情反复,但患儿已经过抗真菌治疗,体温曾持续正常,复查腰椎穿刺脑脊液指标好转,此次查血常规白细胞明显升高,以中性粒细胞为主,CRP 明显升高,不支持。入院复查腰椎穿刺,完善头颅增强 MRI 评估病情协助诊断。此次发热应注意以下疾病。

(1)侧脑室外引流管继发感染:患儿表现为中枢神经系统白假丝酵母菌病,经治疗原发病临床症状及腰椎穿刺脑脊液检查均好转。因脑积水行侧脑室外引流术,目前置管已半月余,近 3 天高热、寒战,查血常规示白细胞明显升高,以中性粒细胞为主,CRP 明显升高,应注意是否存在侧脑室外引流管继发细菌感染引起脑室管膜炎,入院后复查侧脑室引流液常规、生化、培养等检查协助诊断。

(2)导管相关性血流感染:患儿 PICC 置管已 1 月余,经治疗原发病各项指标均好转,近 3 天出现高热、寒战,查体右上肢可见 PICC 留置针,局部皮肤略红肿,查血常规示白细胞明显升高,以中性粒细胞为主,CRP 明显升高,应注意 PICC 导管相关性血流感染,完善外周血培养和 PICC 血培养协助诊断。

三、辅助检查

(1)PCT 7ng/ml。

(2)腰椎穿刺脑脊液白细胞 30×10^6/L,氯化物 122.3mmol/L,葡萄糖 2.0mmol/L,蛋白 920mg/L,脑脊液革兰染色及细菌培养阴性。

(3)侧脑室引流液常规、生化正常,革兰染色及细菌培养阴性。

(4)免疫球蛋白及补体均大致正常。

(5)头颅 MRI:未见明显脑实质异常信号,存在脑膜强化,以基底池区强化为主,脑室轻度扩张,可见侧脑室引流管,室管膜无明显强化。

(6)PICC 血培养 + 鉴定 + 药敏试验(报阳时间 16 小时):鲍曼不动杆菌,头孢噻肟(I),头孢吡肟(S),庆大霉素(R),环丙沙星(S),亚胺培南(S),左氧氟沙星(S),美罗培南(S),阿米卡星(S),哌拉西林(R),复方磺胺甲嘧唑(S),头孢他啶(S),四环素(S),哌拉西林他唑巴坦(S),氨苄西林舒巴坦(S),多黏菌素(S)。

(7)外周血培养 + 鉴定 + 药敏试验(报阳时间 20 小时):鲍曼不动杆菌,头孢噻肟(I),头孢吡肟(S),庆大霉素(R),环丙沙星(S),亚胺培南(S),左氧氟沙星(S),美罗培南(S),阿米卡星(S),哌拉西林(R),复方磺胺甲嘧唑(S),头孢他啶(S),四环素(S),哌拉西林他唑巴坦(S),氨苄西林舒巴坦(S),多黏菌素(S)。

四、诊疗经过

入院后外周血及 PICC 血培养均提示阳性后,将 PICC 拔出,给予头孢他啶抗感染。继续氟康唑静脉滴注抗真菌治疗。3 天后体温恢复正常。复查血培养阴性,监测血常规、CRP 逐渐恢复正常,头孢他啶共应用 2 周停药。继续氟康唑抗真菌治疗 3 周,复查腰椎穿刺脑脊液常规、生化正常,脑脊液真菌培养阴性。监测侧脑室引流液常规、生化一直正常,行脑室腹腔分流术,术后 3 天病情平稳出院。

五、最终诊断

1. 导管相关血流感染(鲍曼不动杆菌)
2. 中枢神经系统白假丝酵母菌病

六、讨论

导管相关血流感染(catheter related bloodstream infection,CRBSI)指留置血管内装置的患者出现菌血症,经外周静脉抽取血液培养至少 1 次结果阳性,同时伴有感染的临床表现,且除导管外无其他明确的血行感染源。

微生物引起导管感染的方式有以下 3 种:①皮肤表面的细菌在穿刺时或之后,通过皮下致导管皮内段至导管尖端的细菌定植,随后引起局部或全身感染;②另一感染灶的微生物通过血行播散到导管,在导管上黏附定植,引起导管相关血流感染;③微生物污染导管接头和内腔,导致管腔内细菌繁殖,引起感染。

导管相关血行感染的临床表现常包括发热、寒战,以及置管部位红肿、硬结或有脓液渗出。除此以外,还有医院获得性心内膜炎、骨髓炎和其他迁徙性感染症状。

具备下述任何一项,可确诊为导管相关血流感染:①有 1 次半定量导管培养阳性(每导管节段 ≥ 15CFU)或定量导管培养阳性(每导管节段 ≥ 1 000CFU),同时外周静脉血培养阳性,并与导管节段为同一微生物;②从导管和外周静脉同时抽血做定量血培养,两者菌落计数比(导管血:外周血)≥3:1;③从中心静脉导管和外周静脉同时抽血做定性血培养,中心静脉导管血培养阳性出现时间比外周血培养阳性至少早2小时;④外周血和导管出口部位脓液培养均阳性,并为同一株微生物。

具备下述任一项,提示导管极有可能为感染的来源:①具有严重感染的临床表现,并且导管头或导管节段的定量或半定量培养阳性,但血培养阴性,除导管外无其他感染来源可寻,并在拔除导管48小时内未用新的抗菌药物治疗而症状好转;②菌血症或真菌血症患者,有发热、寒战和/或低血压等临床表现,且至少2个血培养阳性(其中1个来源于外周血),其结果为同一株皮肤共生菌,但导管节段培养阴性,且没有其他可引起血行感染的来源可寻。

导管相关血流感染的治疗包括导管的处理和抗菌药物治疗。是否拔除导管需考虑存留导管的临床风险和去除导管后对临床治疗的影响。仅有发热的患者(如血流动力学稳定、无持续血行感染的证据、无导管局部或迁徙感染灶时)可不常规拔除导管,但应及时判断导管与感染表现的相关性,同时送检导管内血与周围血2份标本进行培养。怀疑中心静脉导管导致的发热,同时合并严重疾病状态、穿刺部位脓肿时,应当立即拔除导管。中心静脉导管合并金黄色葡萄球菌感染时应该立即拔除导管,并需明确是否并发感染性心内膜炎。对于革兰阴性杆菌导致的导管相关菌血症,建议拔除中心静脉导管。念珠菌导致导管相关菌血症时,建议拔除中心静脉导管。如果导管必须保留,则需要采用抗菌药物封管治疗。若不能采用抗菌药物封管,则静脉注射抗菌药物需通过受感染的管路输入。

导管相关感染病原微生物的流行病学调查结果有助于早期经验性选择抗菌药物。一项3 189例次深静脉导管的病原学检测显示,表皮葡萄球菌(15.6%)、金黄色葡萄球菌(13.8%)、铜绿假单胞菌(13.2%)、肺炎克雷伯菌(7.6%)和鲍曼不动杆菌(6.2%)是5种最常见的病原菌。金黄色葡萄球菌中MRSA占60%~91%,凝固酶阴性葡萄球菌中耐甲氧西林的菌株也达80%以上。在国内,革兰阴性杆菌耐药同样严重。鉴于葡萄球菌是导管相关感染最常见的病原菌,且存在高耐药性,糖肽类抗菌药物应作为导管相关感染经验性治疗的首选药物。对于危重或免疫功能低下的患者,也应注意覆盖革兰阴性杆菌(需要考虑覆盖假单胞菌和不动杆菌)。另外,因真菌血症可导致危重患者病死率明显增加,故若考虑导管相关感染的病原微生物是真菌,应早期给予积极的经验性抗真菌治疗。

导管相关血流感染的预防应包含以下内容:①持续对医护人员进行导管相关操作的培训和质量控制;②根据病情与治疗需要、操作熟练程度、导管相关并发症的多少来确定置管部位;③条件允许时,采用床边B超引导下置入中心静脉导管;④不常规推荐抗菌药物涂层导管;⑤手部消毒是减少导管相关血行感染的有效措施;⑥在进行导管相关操作时,必须严格无菌操作;⑦血管内导管置管和局部换药时的皮肤消毒,宜选择2%氯已定或1%~2%碘酊,操作前待消毒剂干燥。

七、病例点评

导管相关血流感染是每一个留置导管治疗病例在住院过程中可能出现的问题。病原菌大多从皮肤、污染的导管接头、污染的静脉输液管及血行播散而来。当出现没有其他感染源的发热,且临床有菌血症可能时,需同时进行外周血培养和导管培养,外周血与导管为同一种菌,且导管血培养报阳时间更短,可以尽快确定导管相关血流感染的诊断;同时注意留置部位是否出现静脉炎、皮下囊肿及是否合并全身性感染、静脉炎和/或脓肿。当留置导管部位皮肤改变,如发红、压痛、皮温升高,应注意静脉炎,若距离留置部位2cm以远的皮肤发红、皮温高并压痛,需注意留置隧道感染,需要进行双份血培养,至少1份为外周血,同时进行导管尖端培养明确细菌是否为导管来源。明确为导管相关血流感染,病原菌为金黄色葡萄球菌、革兰阴性杆菌、念珠菌和/或有病灶脓肿等,应尽早去除导管,根据药敏试验确定适宜的抗感染治疗方案。留置导管的规范植入与维护管理是预防导管相关感染的关键。

(陈天明 刘 钢)

参考文献

[1] MERMEL L, ALLON M, BOUZA E, et al. Clinical practice guidelines for the diagnosis and management of intravascular catheter-related infection: 2009 Update by the Infectious Diseases Society of America. Clinical infectious diseases, 2009, 49 (1): 1-45.

[2] O'GRADY N P, ALEXANDER M, BURNS L A, et al. Guidelines for the prevention of intravascular catheter-related infections. Clinical infectious diseases, 2011, 52 (9): e162-193.

第二十五节 阑尾脓肿

一、病例介绍

患儿,男,9个月,以"发热、呕吐25天,腹部拒按23天"入院。入院前25天患儿出现发热,体温最高39℃,热峰3次/d,并出现呕吐,为胃内容物,非喷射性。查血常规示白细胞66.9×10^9/L,中性粒细胞百分比51%,淋巴细胞百分比6.6%,血红蛋白87g/L,血小板267×10^9/L;CRP 36.8mg/L。予以头孢曲松、美罗培南静脉滴注抗感染。入院前23天患儿出现烦躁、哭闹,腹部拒按,喜屈曲位,行急腹症B超提示急性化脓性阑尾炎穿孔并少许脓肿形成。予以禁食水,静脉营养,拉氧头孢、甲硝唑抗感染治疗,患儿仍有发热,腹部症状同前,为进一步诊治来院。发病以来,精神反应稍弱,每日予以开塞露通便后排一次褐色大便,体重下降1kg。

既往史:脐带脱落延迟(生后40余天脱落),生后13天"肛周脓肿";生后2个月因发热21天伴腹泻就诊,血常规示白细胞最高110.9×10^9/L、中性粒细胞百分比78.4%,CRP 130mg/L,考虑免疫缺陷病,家长拒绝行免疫缺陷基因检测。7月龄时,患儿脐部红肿,右眼内眦红肿,脐部存在黄色脓性分泌物,分泌物培养示大肠埃希菌;口腔分泌物培养示白假丝酵母菌;予以头孢他啶静脉滴注抗感染11天好转。

个人史:否认结核、肝炎等传染病接触史。G_2P_1,母亲第1次妊娠于孕3.5月孕检B超发现胎儿为无脑儿,行引产;第2次妊娠为本患儿,孕7月"感冒",孕5月至生产前血小板偏低,分娩时行血小板输注治疗。

家族史：否认家族遗传性疾病及类似疾病史。

入院查体：T 37.8℃，HR 128 次 /min，R 25 次 /min，BP 80/50mmHg。头围 46cm，身长 67cm。意识清，精神反应稍弱，面色欠红润，呼吸平稳，喜屈曲位。全身皮肤未见皮疹、出血点，左上臂卡介苗接种后瘢痕正常。全身浅表淋巴结未及肿大。右眼内眦处可见一长约 3mm 瘢痕，双瞳孔等大等圆，对光反射灵敏。口腔黏膜光滑，咽充血。双肺呼吸音粗，未闻及干、湿啰音。心音有力，心律齐。脐部无红肿，腹胀，全腹压痛，右下腹明显，反跳痛阳性，肝脾肋下未及，肠鸣音 2~3 次 /min。肛门口处可见一 0.5cm × 0.5cm 大小红色赘生物。四肢活动有力。神经系统查体未见明显异常。

病例特点

(1) 婴儿，急性起病。

(2) 主要表现：发热、呕吐、腹部拒按，抗菌药物治疗欠佳。

(3) 查体：精神反应稍弱，面色欠红润，喜屈曲位。腹胀，拒按。肛门口处可见一 0.5cm × 0.5cm 大小红色赘生物。

(4) 既往史：脐带脱落延迟，反复感染史。

(5) 辅助检查：白细胞明显升高，以中性粒细胞为主；急腹症 B 超示急性化脓性阑尾炎穿孔并周围肠间积脓粘连，系膜网膜广泛增厚。

二、诊断分析

1. 急性化脓性阑尾炎合并阑尾脓肿　9 个月婴儿，以发热、呕吐、腹部拒按为主要表现，查体喜屈曲位，腹胀，拒按；查腹部 B 超示右下腹可见阑尾部分显示，外径 0.5cm，萎瘪，远端管壁不连续，局部可见脓肿，范围约 1.1cm × 1.3cm × 1.4cm，周围系膜网膜增厚，可见低回声粘连，故急性化脓性阑尾炎合并阑尾脓肿诊断成立。考虑革兰阴性杆菌和厌氧菌可能性大，拉氧头孢、甲硝唑治疗效果欠佳，注意耐药革兰阴性杆菌可能。

2. 免疫缺陷病？　本患儿生后反复感染，长期存在鹅口疮，多次查血白细胞明显升高，结合患儿脐带脱落延迟，考虑免疫缺陷病尤其是白细胞黏附分子缺陷可能性大，待入院后完善免疫功能、HIV 和基因检测等检查协助诊断。

需与以下疾病鉴别：

(1) 血液系统疾病：如血液系统恶性疾病等，均可出现长期发热，多伴肝、脾、淋巴结肿大，本患儿反复发热，血白细胞明显升高，曾大于 110×10^9/L，需警惕本病可能，但患儿年龄较小，一般情况好，入院后可行骨髓穿刺检查协助诊断。

(2) 结缔组织疾病：如全身型幼年型类风湿关节炎、系统性红斑狼疮等，均可引起长期间断发热、皮疹等表现，白细胞及 CRP 升高。但患儿年龄小，无关节炎表现，无皮疹，无明显多脏器损害表现，结缔组织疾病可能性不大，可查红细胞沉降率、自身抗体及各脏器功能协助诊断。

三、辅助检查

(1) 血常规：白细胞 55.67×10^9/L，中性粒细胞 41.59×10^9/L，淋巴细胞 10.86×10^9/L，

红细胞 3.53×10^{12}/L，血红蛋白 78g/L，血小板 332×10^{9}/L；C 反应蛋白 99.3mg/L。红细胞沉降率 35mm/h。

(2) 血培养、骨髓培养阴性。HBV、HCV、HIV、快速血浆反应素试验均为阴性。血 TORCH-IgM 阴性。EBV 四项：EBV-CA-IgG 阳性，EBV-CA-IgM 阴性，EBV-EA-IgA 阴性，EBV-NA-IgG 阳性。G 试验 139.80pg/ml，稍高。GM 试验阴性。抗核抗体、抗 dsDNA 抗体均阴性。

(3) CD 系列：CD3 82.7%（55%~82%），CD4 65.6%（42%~51%），CD8 15.3%（11%~32%），CD4/CD8 4.2（1.1~2.0），BC 9.6%（11%~45%），NK-C 4.1%（7%~40%）。Ig 系列：IgG 12.20g/L（5~13g/L），IgA 1.28g/L（0.4~1.8g/L），IgM 1.07g/L（0.4~1.8g/L），IgE 82.5IU/ml（≤52IU/ml）。

(4) 心电图无异常；心脏彩超示卵圆孔未闭；胸部 CT 示肺支气管血管束增多，未见片影，纵隔淋巴结无肿大；腹部 B 超示肝肋下 1.9cm，剑突下 1.4cm，可见数枚系膜淋巴结，较大者为 1.1cm × 0.4cm。

(5) PPD 试验阴性；T-SPOT 阴性。

(6) 骨髓细胞学检查：骨髓增生活跃，成熟阶段粒细胞可见中毒颗粒、空泡，红系统增生尚可，未见幼稚细胞。

(7) 免疫缺陷基因检测：患儿 *ITGB2* 基因复合杂合突变，母亲为 C.817G7A（P.Gly273Arg）错义突变杂合携带者，父亲为 C.186C>A（P.Cys62*）无义突变杂合携带者。提示白细胞黏附分子缺陷 I 型。

四、诊疗经过

予以禁食水、静脉营养，夫西地酸、美罗培南联合抗感染，同时水化、碱化治疗预防白细胞淤滞症及白细胞溶解后可能出现的代谢并发症。外科会诊考虑患儿查体无明显腹膜炎表现，阑尾脓肿较少，末段回肠及回盲部、阑尾周围以粘连为主，且患儿存在免疫缺陷基础，建议 3~6 个月抗感染治疗，待疾病稳定再考虑手术治疗。复查腹部超声提示末段回肠和回盲部周围粘连包裹较前缩小。患儿腹部症状好转，腹稍膨隆，右下腹压痛阳性，无反跳痛，逐渐由糖水、小米汤过渡为稀释配方奶，耐受好。患儿住院期间反复发热，出现迁延性腹泻、肺炎，痰培养阴性，入院第 10 天停用夫西地酸，改万古霉素静脉滴注抗感染治疗。给予免疫球蛋白免疫支持治疗。患儿发热、呼吸道和消化道症状均较前逐渐好转。入院第 28 天，患儿再次出现发热，伴咳嗽、流涕，但食欲可，无呕吐，大便正常，消化道症状无加重，万古霉素抗感染已 4 周，改利奈唑胺静脉滴注抗感染。患儿发热较前逐渐好转，咳嗽、流涕减轻。入院第 37 天，患儿再次出现发热，伴腹泻，每日排稀糊样便 4~5 次，无黏液、脓血，复查便常规未见明显异常，复查血常规提示白细胞计数及 CRP 较前升高。对症止泻，将美罗培南改为头孢哌酮舒巴坦，联合利奈唑胺静脉滴注抗感染。入院第 47 天，患儿发热、腹泻好转，血常规提示白细胞计数仍较高，以中性粒细胞为主，CRP 较前下降，超声示末段回肠及回盲部周围粘连包裹，未见脓肿，共治疗 47 天患儿出院。

五、最后诊断

1. 急性化脓性阑尾炎合并阑尾脓肿
2. 白细胞黏附缺陷症 I 型

六、讨论

白细胞黏附缺陷症(leukocyte adhesion deficiency,LAD)属于原发性免疫缺陷性疾病的一种,1987年由Anderson等首次命名,是一种罕见的常染色体隐性遗传性疾病,在人群发病率大约为1/100万。

LAD为吞噬细胞功能缺陷中的一种,分为Ⅰ、Ⅱ、Ⅲ型,以Ⅰ型最常见。LAD Ⅰ型是由于整合素 β_2(CD18)分子亚单位基因(*ITGB2*)突变所致白细胞移行功能障碍,使白细胞不能穿过血管内皮细胞向炎症部位移行所致。

整合素 β_2(CD18)亚单位的作用是在机体炎症发生时,白细胞即通过血管内皮细胞向炎症部位定向移行,其间涉及白细胞黏附分子的一系列的连锁反应,包括整合素、选择素及其配体。因整合素是细胞膜受体,参与介导组织的黏附,故本病患者不能产生有功能的整合素,导致白细胞移行功能障碍,使白细胞不能穿过血管内皮细胞向炎症部位移行。基因突变包括移码突变、剪切位点突变、点突变等,可导致起始密码子异常、无义突变、错义突变等,其中错义突变最常见。突变导致不能产生有功能的整合素 β_2(CD18)亚单位。

LAD Ⅰ型特征性表现为脐带脱落延迟、反复严重的感染、牙周炎和伤口愈合延迟。实验室检查可发现:①外周血白细胞明显升高;②中性粒细胞表面CD18分子表达下降。LAD Ⅱ型为选择素配体合成缺陷(*SLC35C1*基因缺陷),除了有Ⅰ型的表现,还有明显的体格、智力发育延迟,身材矮小,常伴有特殊面容,无脐带脱落延迟。LAD Ⅲ型为整合素激活缺陷(*FERMT3*基因缺陷),除了有Ⅰ型的表现,还有严重的出血倾向。

鉴于本患儿反复感染(以细菌感染为主)病史,伴脐带脱落延迟,外周血白细胞异常增高,均提示该患儿可能存在白细胞黏附功能缺陷。对该患儿外周血白细胞的*ITGB2*基因序列进行了分析,结果发现该患儿的*ITGB2*基因存在复合杂合突变,支持LAD Ⅰ型,最终诊断。父母为杂合携带者,故未发病。根据CD18分子的表达量,可分为两种表型:重度<2%,中度2%~30%。重度患者通常在幼年就死于严重感染,中度患者常常能存活至成人期。本例患儿未检测CD18分子表达,尚不知其分度,随访阶段仍存在反复感染。

本病常规采用抗菌药物、静脉免疫球蛋白治疗。静脉免疫球蛋白是由大量供体的混合血浆经特殊处理后获得的含多价抗体的混合制品,含有各种病原微生物的特异性抗体,可以免疫支持抗感染,但不能从根本上使患者痊愈,只能缓解感染症状。目前治疗重度LAD Ⅰ型和LAD Ⅲ型患者唯一有效的方法是骨髓移植。LAD Ⅱ型往往感染不如其他两型重,某些患儿口服大剂量海藻糖有效。本患儿反复感染,抗感染时间长、难度大,考虑最终仍需骨髓移植治疗,随访期间患儿仍间断发热,目前阑尾脓肿处于恢复期。

七、病例点评

通过本病例,应高度警惕具有反复感染、临床过程迁延不愈的患儿,注意查找宿主免疫缺陷基础疾病。该患儿起病年龄小,有肛周脓肿、发热、腹泻、脐带红肿及内眦红肿等反复感染史,同时存在脐带脱落延迟,外周血白细胞增多而无明显脓肿病灶等特点,是LAD Ⅰ型的典型特征,患儿*ITGB2*基因存在复合杂合突变,最终确定诊断。*ITGB2*基因缺陷导致CD18功能丧失,使白细胞不能黏附于血管内皮细胞,影响后续连锁反应。病理特点为各种组织炎症部位完全缺乏中性粒细胞,局部无脓性分泌物产生。其最显著的特点是皮肤黏膜表面的反复细菌性感染，特点为感染部位无脓形成、无痛性坏死、病灶经久不愈。本患儿阑尾及周围回肠、回盲段粘连较为广泛，周围系膜、网膜增厚，脓肿病灶相对较小。该病临床表现的异质性大，反复感染的部位多样，最常见的感染病原菌为金黄色葡萄球菌、肠道革兰阴性杆菌及真菌，临床表现的严重程度与CD18缺陷程度直接相关，对于起病年龄小、难治性感染病例在寻找病原的同时需要关注白细胞黏附功能缺陷等免疫缺陷的可能性，尽早进行基因检测明确诊断，骨髓移植是有长远疗效的早期治疗手段。

（刘琳琳　刘　钢）

参考文献

[1] HANNA S, ETZIONI A.; Leukocyte adhesion deficiencies. Annals of the New York Academy of Sciences, 2012, 1250 (1): 50-55.

[2] YAZ I, OZBEK B, BILDIK H N, et al. Clinical and laboratory findings in patients with leukocyte adhesion deficiency type I: A multicenter study in Turkey. Clinical and experimental immunology, 2021, 206 (1): 47-55.

第二章

病毒性疾病

第一节　*STXBP2* 基因缺陷合并慢性活动性 EB 病毒感染

一、病例介绍

患儿，男，2 岁 2 个月，以“间断发热 5 个月”入院。入院前 5 个月，患儿出现发热，最高体温 38.5℃，于当地市医院住院，化验血常规白细胞（4.5~6.78）$\times 10^9$/L，中性粒细胞百分比 30.6%~35.2%，淋巴细胞百分比 53.5%~54.1%，血红蛋白 107~111g/L，血小板（277~336）$\times 10^9$/L；CRP＜8mg/L；EBV CA-IgM 阴性，予以阿奇霉素、头孢类抗菌药物等静脉滴注治疗，治疗 5 天后体温正常出院。入院前 4 个半月再次发热，体温至 38.5℃，当地市医院住院，化验血生化示谷丙转氨酶 278.0IU/L，谷草转氨酶 236IU/L，骨髓穿刺未见明显异常；腹部 B 超示肝脏剑突下 3.0cm，肋下 3.7cm，脾脏肋下 2.4cm。予以头孢类抗菌药物、丙种球蛋白、保肝药治疗，共住院 13 天，体温无好转；次日于当地省医院住院，化验 EBV CA-IgM 阴性，EBV CA-IgG 阳性；胸部 CT 扫描未见异常；发热原因不明确，期间行颈部淋巴结活检提示“淋巴结炎”；给予口服中药治疗，间断治疗 4 个月，曾静脉滴注免疫球蛋白、口服强的松等（具体不详），仍有间断发热，体温 38.5~39℃，用药期间体温连续正常最长时间为 4 天。入院前 5 天，就诊于我院门诊，化验血常规白细胞 3.26 $\times 10^9$/L，中性粒细胞百分比 29.8%，淋巴细胞百分比 58.6%，血红蛋白 84g/L，血小板 264 $\times 10^9$/L，网织红细胞 1.15%，CRP＜8mg/l，为求进一步治疗收入院。患儿自发病以来，精神食欲尚可，无咳嗽流涕等伴随症状，二便基本正常，体重无明显减轻。

既往史：生后体健。否认传染病接触史。

家族史：无特殊。

个人史：母孕期体健，足月剖宫产，出生体重 3 240g，否认生后窒息史。

入院查体：T 38℃，HR 130 次 /min，BP 90/60mmHg。意识清，精神反应可，轻度贫血貌，卡介苗接种后瘢痕阳性。颈部、颌下、腹股沟均可触及肿大淋巴结，大小不等，最大者 2cm $\times$ 2cm，活动度尚可，无粘连；咽充血，扁桃体Ⅰ度肿大，未见分泌物；两肺呼吸音粗，未闻及干、湿啰音；心音有力，心律齐，无杂音；腹软，无触痛，肝肋下 4cm，质韧，脾肋下 4cm，质韧，边钝；神经系统查体无阳性体征。

病例特点

(1)2 岁 2 个月幼儿,急性起病,病史迁延。
(2)主要表现为间断发热,抗菌药物治疗无效。
(3)查体:精神反应较可,轻度贫血貌,浅表淋巴结肿大,肝脾明显肿大。
(4)辅助检查:白细胞正常或轻度降低,以淋巴细胞为主,轻度 - 中度贫血,病程中有转氨酶升高。

二、诊断分析

1. 发热、肝脾肿大原因待查 根据 2 岁幼儿,起病隐匿,病史长,临床反复发热、肝脾增大,故诊断发热、肝脾肿大原因待查。需分析以下病因:

(1)感染性疾病:①病毒感染,患儿有反复发热,抗菌药物治疗效果欠佳,查体有肝脾淋巴结肿大,多次反复查血常规白细胞不高,CRP 正常,故首先考虑病毒感染可能,尤其应注意慢性活动性 EB 病毒感染,可入院后进一步完善相应病毒抗体、DNA 检查,必要时组织病理学检查,寻找病原及做免疫缺陷基因检测协助诊断;②结核病,患儿有长期间断发热,并同时有浅表淋巴结、肝脾等肿大,故需注意结核病,但本患儿呼吸道症状不明显,卡介苗接种后瘢痕阳性,无结核中毒症状,外院胸部影像无结核征象,不支持,可入院后行 PPD 试验、T-SPOT,复查胸 CT 以协助诊断。③如伤寒、布鲁菌病、真菌等特殊病原均可引起发热、肝脾肿大,但本患儿无其他伴随临床特征性表现,待入院后完善肥达试验、虎红平板凝集试验、隐球菌抗原检测、GM 试验、G 试验等相关检查协助诊断。

(2)非感染性疾病:①恶性肿瘤,如白血病、淋巴瘤、神经母细胞瘤等均有发热、肝脾淋巴结肿大等症状,患儿病史长,应注意此类疾病,院外骨髓穿刺检查不支持白血病,入院后完善影像学检查,必要时复查骨髓穿刺及淋巴结活检协助诊断。②组织细胞病,如郎格罕细胞组织细胞增多症等均可有反复发热、肝脾及淋巴结肿大,本患儿院外抗感染治疗后效果欠佳,应注意,入院后观察病情,必要时行四肢长骨及颅骨 X 线片检查,查看有无骨质破坏协助诊断。

三、辅助检查

(1)腹部 B 超:肝肋下 3.3cm,脾肋下 4cm,余腹部实质脏器未见异常,部分腹部淋巴结肿大。

(2)胸部 CT 无异常。

(3)虎红平板凝集试验阴性,血隐球菌抗原检测阴性。G 试验及 GM 试验阴性、肥达试验阴性。

(4)CMV-IgM 阴性,IgG 阳性,CMV-DNA 阴性。

(5)全血 EBV-DNA 拷贝数 1.1×10^7/ml,血清 EBV-DNA 拷贝数 1.1×10^3/ml。

(6)EB 病毒抗体测定:EB 病毒 VCA-IgG 阳性(1∶3 200),VCA-IgM 阴性,EA-IgM 阴性,NA-IgG 阳性(1∶1 600)。

(7)CD 系列:CD3(+)65.5%(55%~82%),CD4(+)54.3%(55%~57%),CD8(+)9.9%(11%~25%),

B 28.1%(11%~45%),NK 2.2%(7%~40%);Ig 系列各项均正常范围;补体 C3、C4,CH50 均正常范围。

(8)凝血功能:PT 15.3s,FIB 1.84g/L,APTT 61.9s,D- 二聚体 0.5μg/ml。

(9)病理科阅外院淋巴结活检片后意见:结合临床病史及实验室检查符合系统性儿童 EB 病毒阳性 T 细胞淋巴结组织增生性疾病,免疫组化:CD3(+),CD20(+),CD21(+),CD4(+),CD8(+),Gran-B(+),CD30 灶状(+),CD56(-),K-67 30%(+),EBER(+++)(图 2-1-1)。

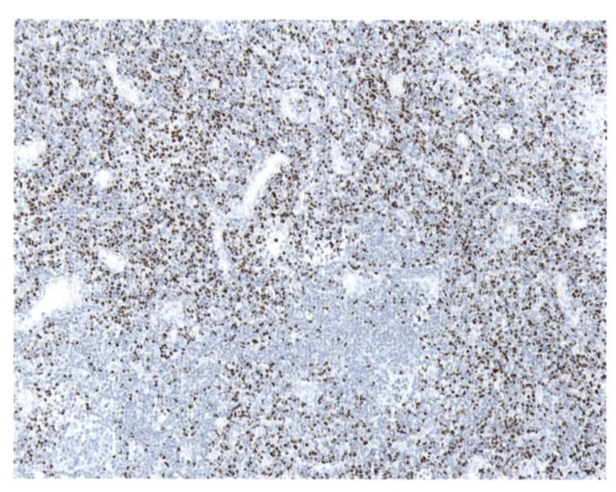

图 2-1-1 淋巴结病理

T 淋巴细胞 EB 病毒编码 RNA(EBER)弥漫阳性,阳性部位为细胞核(EBER 原位杂交光镜,×400)。

(10)全外显子检测示 *STXBP2* 基因复合杂合突变,间接突变和错义突变,分别来自父亲和母亲。

四、诊疗经过

入院后经过更昔洛韦抗病毒、保肝等对症治疗,效果欠佳,仍有反复发热,体温 38.5~39.5℃,每天 1~2 次热峰,肝脾肿大无回缩。明确诊断后,出院建议于血液科骨髓移植治疗。随访 11 个月因经济原因未进行骨髓移植,病情进展出现噬血细胞综合征死亡。

五、最终诊断

1. 慢性活动性 EB 病毒感染
2. 免疫缺陷病(*STXBP2* 基因突变)

六、讨论

EB 病毒(Epstein-Barr virus,EBV)是一种可在全球范围内引起广泛感染的疱疹病毒,首次感染多在儿童;婴幼儿感染症状多不典型;学龄儿及青春期儿童首次感染常表现为传染性单核细胞增多症(infectious mononucleosis,IM)。原发性 EBV 感染后病毒进入潜伏感染状态,机体保持健康或亚临床状态。在一些免疫功能缺陷或少数无已知免疫功能缺陷的人群中,感染 EBV 后出现慢性活动性 EBV 感染(chronic active EBV infection,CAEBV)。本病例免疫缺陷基因检测提示存在 *STXBP2* 基因突变,*STXBP2* 基因突变是引起家族性噬血细胞综合征第 5 型（familial hemophagocytic syndrome 5，FHL5）的原因。引起 FHL 的基因包括 *HPLH1*、*PRF1*、*UNC13D*、*STX11*、*STXBP2* 等，上述 5 个基因突变可以导致穿孔素依赖的自然杀伤（natural killer，NK）细胞和细胞毒性 T 细胞（cytotoxic T cell，Tc cell）的功能异常，此类病人不能正常清除包括 EBV 在内的病毒、胞内菌感染及突变细胞。

STXBP2 基因参与膜融合过程，在不同物种间存在高度保守性，突变引起 NK 细胞功能异常触发瀑布式的炎症因子释放，最终导致 FHL5 发生。*STXBP2* 突变引起的噬血细胞综合征中相当一部分病例是由 EBV 感染诱发，研究显示不同类型的 *STXBP2* 突变导致 NK 细胞缺陷程度不同，病人的发病年龄、临床过程、病情轻重亦表现不同，部分病人在感染 EBV 后，不会短时间内就出现致死性的噬血细胞综合征，而表现为病情迁延的慢性活动性 EB 病毒感染。本病例表现为发热、肝脾淋巴结肿大等 CAEBV 的症状，全血及血清 EBV-DNA 载量明显升高，颈部淋巴结活检组织学上证实为 EB 病毒阳性 T 细胞淋巴结组织增生性疾病。本病例有 CAEBV 的典型临床表现，同时存在 EBV 感染及引起组织病理损害的证据，符合 CAEBV 诊断标准。

目前研究显示存在 *STXBP2* 第 15 外显子剪接位点突变的病人，发病相对晚，常在 1 岁后发病，病程长，病情进展慢。本患儿是存在 *STXBP2* 复合杂合突变，其中一个等位基因为 *STXBP2* 第 15 外显子剪接位点突变，患儿在 2 岁 2 个月发病，从发病到出院后并发噬血细胞综合征死亡共 16 个月，病史长。上述发病相对晚、病史长、进展缓慢的特点与 *STXBP2* 第 15 外显子剪接位点突变相关。Jeffrey I 等报道 1 例存在 *STXBP2* 第 15 外显子剪接位点突变的病人，CAEBV 病程长达 5 年，病情迁延反复，这例病人亦凸显了此位点突变的临床特点，最终经过骨髓移植治愈，随访 15 年，健康状况良好。该病人为白种人，病程中曾做脾脏活检提示 EBV 感染细胞类型为 B 细胞类型。而我们的这例病人 CAEBV 为 T 细胞类型，这与感染 CAEBV 细胞类型的人种易感性有关，即在亚裔人群 CAEBV 常为感染 T 细胞和 NK 细胞类型，欧美人群多表现为感染 B 细胞类型。文献报道 *STXBP2* 突变的病人可出现结肠炎、凝血功能异常、低丙种球蛋白血症、感音神经性耳聋等各种不同的临床表现，部分甚至发展为淋巴瘤。本患儿除存在 CAEBV 的典型表现外，还出现凝血功能异常，有明显的出血倾向，符合既往文献对本病的描述。

本患儿存在明确的 *STXBP2* 基因缺陷合并 CAEBV，随访 11 个月因经济原因未进行骨髓移植，病情进展出现噬血细胞综合征死亡。与其他存在免疫功能缺陷或无已知免疫功能缺陷的 CAEBV 相似，本病抗病毒治疗无效，应用糖皮质激素、免疫抑制治疗、细胞毒药物化疗、自体细胞毒性 T 淋巴细胞（cytotoxic T lymphocyte，CTL）回输或自体造血干细胞移植暂时有效，但大多数患儿会复发、疾病进展。异基因造血干细胞移植是 CAEBV 的最终的治愈性方法，但也存在较高移植相关并发症风险。

通过本病例的诊治过程我们认识到，在正常健康人群，EBV 感染是自限性疾病，当出现 CAEBV 时，往往存在机体免疫机制缺陷而导致机体不能清除 EBV，包括已知和未知的免疫缺陷，此类病人应完善免疫缺陷基因检测。

七、病例点评

CAEBV 的本质是淋巴细胞增殖性疾病，其主要病理生理特征为 EBV 持续感染 T 细胞、NK 细胞或 B 细胞克隆性增殖，可以是单克隆、寡克隆和多克隆性增殖。其临床表现多种多样，主要临床特征是传染性单核细胞增多症样症状持续存在或退而复现，主要有发热、肝脏肿大、脾脏肿大、肝功能异常、血小板减少、贫血、淋巴结肿大、蚊虫叮咬局部过敏、皮疹、皮肤牛痘样水疱、腹泻及视网膜炎等。CAEBV 的病程迁延、反复，可出现严重的并发症，包括噬血细胞性淋巴组织细胞增生症、冠状动脉瘤、中枢神经系统疾病、心肌炎、间质性肺炎等，对于临床上满足传染性单核细胞增多症类似临床表现持续或反复发作 3 个月以上、有 EBV 感染的组织病理证据和排除目前已知自身免疫性疾病、肿瘤性疾病及免疫缺陷性疾病所致的上述临床表现 3 条者，可以诊断 CAEBV。诊断 CAEBV 后，应进一步确定 EBV 感染的细胞类型，有助于治疗和预后的评估。目前 CAEBV 发病机制尚不清楚，绝大多数 CAEBV 患儿无明确免疫缺陷的证据，有少数 CAEBV 病例存在穿孔素等基因变异。*STXBP2* 基因突变导致免疫细胞类型及功能缺陷程度不同，病人的发病年龄、临床过程、病情轻重亦表现不同，部分病人在感染 EBV 后表现为病情迁延的慢性活动性 EB 病毒感染，不会短时间内就出现致死性的噬血细胞综合征，对于免疫缺陷基因合并 CAEBV 病例，需要尽早进行异基因造血干细胞移植。

（陈天明　刘　钢）

参考文献

［1］STEPP S E, DUFOURCQ-LAGELOUSE R, LE DEIST F, et al. Perforin gene defects in familial hemophagocytic lymphohistiocytosis. Science, 1999, 286 (5446): 1957-1959.

［2］ROHR J, BEUTEL K, MAUL-PAVICIC A, et al. Atypical familial hemophagocytic lymphohistiocytosis due to mutations in UNC13D and STXBP2 overlaps with primary immunodeficiency diseases. Haematologica, 2010, 95 (12): 2080-2087.

［3］中华医学会儿科学分会感染学组, 全国儿童 EB 病毒感染协作组. 儿童 EB 病毒感染相关疾病的诊断和治疗原则专家共识. 中华儿科杂志, 2021, 59 (11): 905-911.

［4］PAGEL J, BEUTEL K, LEHMBERG K, et al. Distinct mutations in STXBP2 are associated with variable clinical presentations in patients with familial hemophagocytic lymphohistiocytosis type 5 (FHL5). Blood, 2012, 119 (25): 6016-6024.

［5］COHEN J I, NIEMELA J E, STODDARD J L, et al. Late-onset severe chronic active EBV in a patient for five years with mutations in STXBP2 (MUNC18-2) and PRF1 (perforin 1). J Clin Immunol, 2015, 35 (5): 445-448.

［6］COHEN J I, KIMURA H, NAKAMURA S, et al. Epstein-Barr virus-associated lymphoproliferative disease in non-immunocompromised hosts: a status report and summary of an international meeting, 8-9 September 2008. Ann Oncol, 2009, 20 (9): 1472-1482.

［7］MEETHS M, ENTESARIAN M, AL-HERZ W, et al. Spectrum of clinical presentations in familial hemophagocytic lymphohistiocytosis type 5 patients with mutations in STXBP2. Blood, 2010 14, 116 (15): 2635-2643.

［8］MACHACZKA M, KLIMKOWSKA M, CHIANG S C, et al. Development of classical Hodgkin's lymphoma in an adult with biallelic STXBP2 mutations. Haematologica, 2013, 98 (5): 760-764.

［9］FUJIWARA S, KIMURA H, IMADOME K, et al. Current research on chronic active Epstein-Barr virus infection in Japan. Pediatr Int, 2014, 56 (2): 159-166.

第二节 单纯疱疹病毒脑炎

一、病例介绍

患儿,男,1 岁 6 个月,因“发热 7 天,双眼凝视伴嗜睡 6 天”于 2017 年 12 月入院。入院前 7 天患儿无明显诱因出现发热,体温最高 39.2℃,热峰 4~5 次 /d,伴双眼向一侧凝视,3~5 分钟可缓解,无皮疹,无呕吐、腹泻等不适,就诊于当地医院,头 CT 无异常,考虑热性惊厥。入院前 5 天无发热、无缓解,并出现嗜睡。就诊于当地医院,查体:颈抵抗阳性,按脑炎处理,予以头孢甲肟、利巴韦林、甘露醇、苯巴比妥等治疗无好转。入院前 1 天就诊于我院急诊,查血常规:白细胞 5.32 $\times 10^9$/L,中性粒细胞百分比 26.9%,淋巴细胞百分比 63.9%;快速 C 反应蛋白 <8mg/L;脑脊液常规:白细胞数 153 $\times 10^6$/L,单个核细胞数 96%,多个核细胞数 4%,糖 3.77mmol/L,蛋白 478mg/L;头颅 CT 平扫:双侧顶枕叶散在条片状低密度灶,考虑以“病毒性脑炎”收入院。

既往史、家族史及个人史:无特殊。

入院查体:T 36.50℃,R 25 次 /min,HR 120 次 /min,BP 80/50mmHg,意识欠清,嗜睡,中线结构无异常。全身浅表淋巴结未触及肿大,全身皮肤无皮疹、出血点,面色红润,无耳漏及鼻漏;咽无充血,双肺呼吸音稍粗,未闻及干、湿啰音;心音有力,心律齐,各瓣膜区未闻及明显杂音;腹软,无压痛反跳痛,肠鸣音可,肝脾肋下未及。四肢肌力肌张力正常。角膜、腹壁反射存在,桡骨膜、肱三头肌、膝、跟腱反射正常引出,脑膜刺激征:颈抵抗可疑(+)、布鲁辛斯基征阴性、克尼格征阴性,病理反射:左侧巴宾斯基征阳性,右侧巴宾斯基征可疑阳性、查多克(Chaddock)征阴性、奥本海姆(Oppenheim)征阴性、戈登(Gordon)征阴性。

病例特点

(1) 小幼儿,急性起病,病程 7 天。

(2) 主要表现发热、抽搐、嗜睡,无咳嗽、腹泻、皮疹,无眼红、口唇红等症状,外院予以头孢甲肟、利巴韦林、甘露醇治疗效果差。

(3) 查体:嗜睡,醒时烦躁,中线结构无异常,颈抵抗可疑阳性,左侧巴宾斯基征阳性,右侧巴宾斯基征可疑阳性。

(4) 辅助检查:血常规白细胞计数正常、以淋巴细胞为主,CRP 无升高;脑脊液白细胞升高,单核为主,生化正常。头颅 CT 平扫:双侧顶枕叶散在条片状低密度灶。

二、诊断分析

幼儿期儿童,主要表现为发热、抽搐、嗜睡。查体:嗜睡,颈抵抗可疑阳性,左侧巴宾斯基征阳性。血常规白细胞正常,CRP 无升高;脑脊液白细胞升高,单核为主,生化正常;头颅影像学示双侧顶枕叶散在条片状低密度灶,故诊断病毒性脑炎,单纯疱疹病毒感染可能性大，需病原学进一步确定诊断。需要与以下疾病进行鉴别：

(1) 支原体脑炎：支原体脑炎可和病毒性脑炎症状及脑脊液改变类似，急性起病，血常规各项不高，脑脊液细胞数轻度升高，生化正常，应注意支原体脑炎可能，但患儿非支原体易发年龄，无咳嗽症状，查肺部影像学、血及脑脊液肺炎支原体抗体等相关检查协助诊断。

(2) 自身免疫性脑炎：本病也可表现为抽搐、意识障碍，部分也可出现发热，脑脊液淋巴细胞增多，但易伴随精神异常、认知障碍、记忆缺陷，脑 MRI 表现为皮质或皮质下（海马、基底节、白质）区域有一过性 FLAIR 异常，本患儿发热明显，无认知障碍，脑脊液蛋白无升高，必要时完善脑脊液寡克隆带、IgG 指数及自身免疫抗体协助诊断。

(3) 化脓性脑膜炎：根据患儿发热、抽搐、嗜睡症状，脑脊液细胞数升高，应注意化脓性脑膜炎可能，关注抗菌药物使用后的不典型化脓性脑膜炎，完善病原学检查协助诊断。但患儿为幼儿，无反复感染、头部外伤或中线结构异常，血常规各项不高，脑脊液细胞数单核为主，生化正常，不支持化脓性脑膜炎。

(4) 其他引起中枢神经系统感染的病原，如结核、真菌等，因患儿无基础疾病，病史短，起病急，无结核接触史等易感因素，必要时完善检查协助诊断。

三、辅助检查

(1) 脑脊液常规：白细胞数 4×10^6/L，糖 4.18mmol/L，蛋白 480mg/L；革兰染色、抗酸染色、墨汁染色找菌丝孢子均阴性。

(2) 血 TORCH 筛查：单纯疱疹病毒 -IgM。风疹病毒 -IgG、巨细胞病毒 -IgG、单纯疱疹病毒 -IgG（+）。

(3) 脑脊液二代测序：HSV1，序列数 4290。血液二代测序：HSV1，序列数 23。

(4) 脑脊液、血病毒检测：肠道病毒、EBV、CMV-DNA 阴性。

(5) 免疫球蛋白、淋巴细胞分类、补体：未见异常。

(6) 头颅 MR：双侧额颞顶、枕叶皮层及皮层下白质肿胀，枕顶叶显著，条状及斑片状强化，双侧大脑半球柔脑膜强化，考虑为脑膜脑炎（图 2-2-1）。

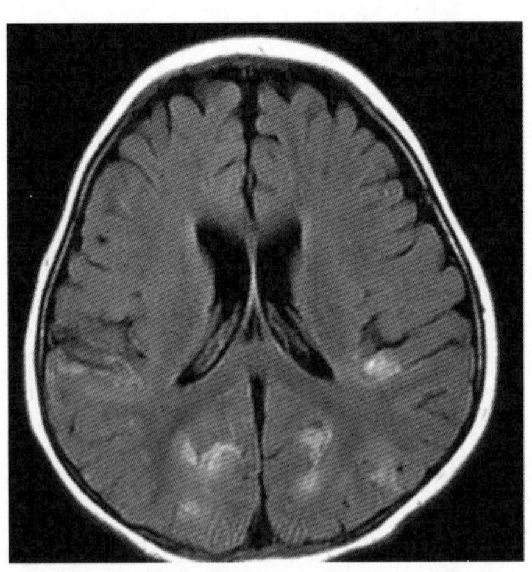

图 2-2-1 头颅 MRI

双侧额颞顶、枕叶皮层及皮层下白质肿胀，枕顶叶显著，条状及斑片状强化，双侧大脑半球柔脑膜强化，考虑为脑膜脑炎。

（7）6个月后复查头颅磁共振成像：多发脑软化及胶质增生（图2-2-2）。

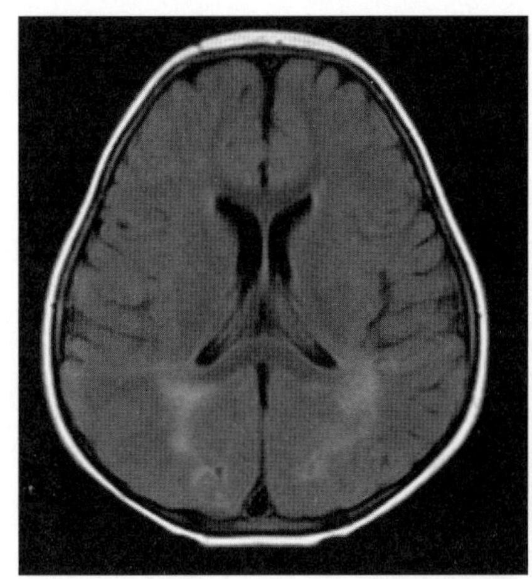
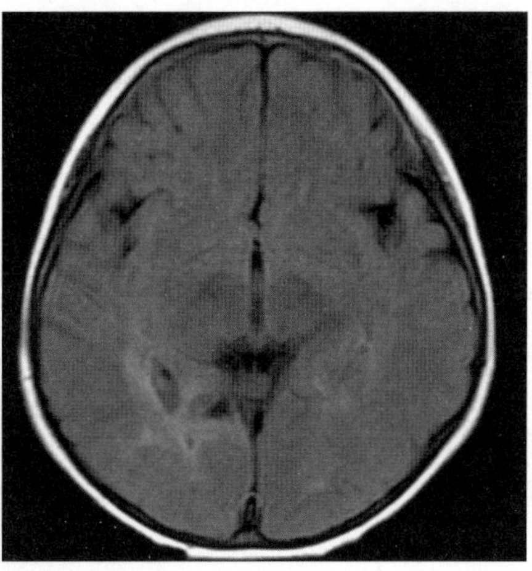

图 2-2-2　6 个月后复查头颅 MRI
多发脑软化及胶质增生。

四、诊疗经过

入院后予阿昔洛韦（10mg/kg，q.8h.）静脉滴注抗病毒，甘露醇静脉滴注降颅压，入院第4天患儿体温正常；入院第7天精神反应好转；阿昔洛韦静脉滴注21天，患儿无症状，脑脊液正常，血及脑脊液单纯疱疹病毒核酸转阴。6个月后复诊患儿无复发，头颅磁共振成像：双侧额颞顶、枕叶局限性脑萎缩，软化，胶质增生，长 T_2 信号范围较前减小。

五、最终诊断

单纯疱疹病毒脑炎。

六、讨论

单纯疱疹病毒脑炎（herpes simplex virus encephalitis，HSE）是由单纯疱疹病毒（herpes simplex virus，HSV）引起的急性中枢神经系统感染。HSE是致命性散发性脑炎的最常见原因，也是患儿出现急性抽搐及继发癫痫的最重要原因之一。HSV是一种嗜神经DNA病毒，四周包以立体对称的蛋白质衣壳，外围再包以类脂质的囊膜，病毒直径约150~200nm，在电镜下呈长方形。HSV有两种血清型，即HSV-1和HSV-2。1型主要由口唇病灶获得，HSV1脑炎常导致脑组织水肿、软化及出血性坏死。2型可从生殖器病灶分离到，可导致先天性及围产期的感染，多见于新生儿脑膜脑炎。

HSE存在2个发病高峰，分别为6个月~3岁婴幼儿和50岁以上的成人，前者主要与原发感染相关，而后者主要反映病毒的再激活。患者和健康带毒者是主要传染源，主要通过密切接触与性接触传播，亦可通过飞沫传播。HSV首先在口腔和呼吸道或生殖器引起原发感染，机体迅速产生特异性免疫力而康复，但不能彻底消除病毒，病毒以潜伏状态长期存在体内。神经节中的神经细胞是病毒潜伏的主要场所，HSV-1主要潜伏在三叉神经节，HSV-2潜伏在骶神经节。90% HSE由HSV-1感染引起所致。当人体受到各种非特异性刺激导致机体免疫力下降，使潜伏的HSV-1病毒再度活化，经三叉神经轴突进入脑内，引起颅内感染。出现脑组织水肿、软化、出血、坏死，双侧大脑半球均可弥漫性受累，常呈不对称分布，以颞叶内侧、边缘系统和额叶眶面最为明显，亦可累及枕叶，其中脑实质中出血性坏死是一重要病理特征。镜下血管周围有大量淋巴细胞浸润形成袖套状，小胶质细胞增生，神经细胞弥漫性变性坏死。神经细胞和胶质细胞核内可见嗜酸性包涵体，包涵体内含有疱疹病毒的颗粒和抗原，是其最有特征性的病理改变。目前认为直接的病毒感染和间接的免疫介导机制均在CNS损伤中发挥作用。

HSE多急性起病，主要表现为发热、头痛、恶心、精神改变、局灶性神经损害（偏瘫、失语、偏身感觉障碍等）、意识障碍，以及部分性或全身性痫性发作等。HSV是病毒性脑炎中病情较严重且预后不良的病原体。当怀疑病毒性脑炎患儿病情重，抽搐和意识改变表现严重时应首先考虑单纯疱疹病毒脑炎。重症患者可因广泛脑实质坏死和脑水肿引起颅内高压，甚至脑疝形成而死亡。病原诊断金标准为PCR检测到脑脊液中HSV-DNA。脑脊液HSV-IgM阳性，双份脑脊液标本恢复期HSV-IgG滴度≥4倍升高也有助于诊断，但早期抗体可能阴性。脑组织标本可用于：通过培养检查是否存在HSV，通过免疫组织化学检测是否存在HSV抗原，或通过原位杂交检测是否存在病毒DNA。对受累部位的病理检查可显示单个核细胞炎症区域形成血管周围套和炎症细胞局灶浸润，也可能观察到神经胶质结节、噬神经细胞现象以及伴有坏死区域和巨噬细胞的大量淋巴细胞浸润，但脑活检方法有创，使用受限。脑脊液病毒培养很少阳性。

HSV脑炎是一种毁灭性的CNS感染。即使在发病后早期给予治疗，仍有近2/3的幸存者会出现显著神经功能障碍。应尽快开始抗病毒治疗，阿昔洛韦：常用剂量为30mg/(kg·d)，分3次静脉滴注，14~21天为一个疗程。若病情较重，可延长治疗时间或再重复治疗一个疗程。对临床疑诊又无条件做脑脊液病原学检查的病例可用阿昔洛韦进行诊断性治疗。对阿昔洛韦耐药（如*vTK*基因突变），可选择更昔洛韦：用量是5~10mg/(kg·d)，每12小时1次，静脉滴注，疗程14~21天。病情重，明显颅高压、频繁抽搐、呼吸困难时，可采用激素联合抗病毒治疗。曾有干扰素通路基因异常患儿易感HSV的报道，干扰素补充治疗可能使患者受益。除此对症支持治疗对重症及昏迷的患者至关重要，注意维持营养及水、电解质的平衡，保持呼吸道通畅。高热者给予物理降温，颅内压增高者及时给予脱水降颅压治疗。恢复期可进行康复治疗。

七、病例点评

本病预后取决于疾病的严重程度和治疗是否及时。本病如未经抗病毒治疗、治疗不及时或不充分、病情严重则预后不良，死亡率可高达60%~80%。即使接受阿昔洛韦积极治疗，病死率仍可达20%，且1/3~1/2的患儿遗留严重的远期神经系统后遗症，包括反复发作的癫痫、智力发育迟缓等。早期诊断及治疗对降低病死率有重要意义。当怀疑病毒性脑炎患儿病情重，进展迅速时应首先考虑单纯疱疹病毒脑炎。重症患者可因广泛脑实质坏死和脑水肿引起颅内高压，甚至脑疝形成而死亡。病原诊断金标准为PCR检测到脑脊液中HSV-DNA。早期进行脑脊液中HSV-DNA及HSV-IgM阳性支持诊断，但早期抗体可能阴性。宏基因组测序有助于临床早期诊断。

（刘琳琳 刘 钢）

参考文献

［1］JR G J, SKÖLDENBERG B, HART J, et al. Herpes Simplex Encephalitis: Lack ofClinical Benefit of Long-Term Valacyclovir Therapy. Clinical Infectious Diseases, 2015, 61 (5): 683.

［2］WHITLEY R J. Herpes simplex encephalitis: adolescents and adults. Antiviral Research, 2006, 71 (2/3): 141-148.

［3］冯文雅, 陈天明, 胡冰, 等. 儿童单纯疱疹病毒脑炎的临床特征、预后及遗传易感性. 中华儿科杂志, 2015, 53 (9): 701-706.

［4］LIUL L, GUO L Y, DONG J, et al. Next-generation sequencing technology as a powerful detection and semi-quantitative method for herpes simplex virus type 1 in pediatric encephalitis. Journal of neurovirology, 2020, 26 (2): 273-276.

第三节 肠道病毒脑膜炎

一、病例介绍

患儿，男，1 个月，主因“间断发热 7 天，抽搐 1 次”于 2019 年 7 月入院。患儿于入院前 7 天受凉后出现发热，体温最高 37.5℃，无鼻塞、流涕、咳嗽、吐泻，无皮疹，无抽搐等，未予以治疗。入院前 6 天患儿热峰升高至 38.0℃，无其他伴随症状。就诊于当地医院，查血常规提示：CRP 34mg/L，白细胞 $17.4 \times 10^9/L$，中性粒细胞百分比 30.9%，淋巴细胞百分比 58.5%，其余正常；尿常规示：白细胞 15~20 个 /HPF；降钙素原、生化全项、凝血五项、急腹症超声、胸腹 X 线片、头颅 CT 均未见异常。先后予以头孢曲松静脉滴注 3 天、头孢地尼口服 2 天，患儿体温从入院前 5 天开始持续正常，无其他症状，复查血常规、尿常规正常。入院当天再次出现发热，体温最高 38.8℃，伴烦躁及阵发性哭闹及皮肤发花。就诊于我院急诊，查血常规提示：CRP 24mg/L，白细胞 $7.88 \times 10^9/L$，中性粒细胞百分比 34.4%，淋巴细胞百分比 56.5%；尿、便常规未见异常。就诊过程中，患儿出现抽搐 1 次，表现为双眼斜视，四肢抖动，予以咪达唑仑肌内注射后症状缓解，行腰椎穿刺检查，脑脊液常规提示：白细胞数 $228 \times 10^6/L$，单个核细胞数 46%，多个核细胞数 54%；脑脊液生化：糖 3.06mmol/L，蛋白 616mg/L，氯化物 118.3mmol/L。为求进一步诊治收入我科。

入院查体：T 37.9℃，HR 146 次 /min，BP 75/50mmHg，意识清，精神反应可，眼神灵活。全身皮肤黏膜无黄染、皮疹及出血点，全身浅表淋巴结未触及明显肿大。前囟平软，张力不高，大小约 1.5cm × 1.5cm。双侧瞳孔等大等圆，对光反射灵敏。咽稍红，无疱疹。双肺呼吸音粗，未闻及干、湿啰音；心律齐，心音有力；腹部平软，肝肋下 2cm 处可触及，质软边锐，脾脏肋下未触及。颈软，无抵抗。四肢肌力粗测正常，肌张力大致正常。克尼格征、布鲁辛斯基征阴性，双侧巴宾斯基征阳性，双侧踝阵挛阴性。肢端暖，CRT 2 秒。

病例特点

(1) 1 个月婴儿，急性起病，病史 7 天，夏季发病。

(2) 以间断发热伴抽搐 1 次为主要表现；发热表现为双相热，两次发热间隔 5 天，第 2 次发热过程出现抽搐大发作。

(3) 查体：意识清楚，精神反应可，前囟平软，张力不高，双侧瞳孔等大等圆，对光反射灵敏，颈抵抗阴性，四肢肌力正常，肌张力大致正常，克尼格征、布鲁辛斯基征阴性，双侧巴宾斯基征阳性，踝阵挛阴性。心肺腹查体无异常。

(4) 辅助检查：血常规示白细胞大致正常，中性粒细胞为主；C 反应蛋白轻度升高。

(5) 尿常规：一过性镜检白细胞数升高，很快恢复正常。

(6) 脑脊液检查（静脉滴注头孢曲松后）：细胞数升高，分类单个核细胞为主，糖浓度正常水平，蛋白稍高。

二、诊断分析

化脓性脑膜炎？ 患儿为 1 月龄小婴儿，处于化脓性脑膜炎高发年龄阶段，急性起病，病史短，临床以发热、伴抽搐为主要表现，外周血炎症指标升高，脑脊液细胞数升高，病初尿常规提示存在泌尿系感染，故需考虑化脓性脑膜炎可能。患儿脑脊液细胞数分类以单核为主，糖浓度正常，蛋白浓度轻度升高，非化脓性脑膜炎脑脊液典型改变，结合患儿腰椎穿刺前有头孢曲松应用病史，脑脊液改变不除外为应用抗菌药物后所致，入院后进一步完善病原学及影像学检查协助诊断。需要与以下疾病鉴别：

(1) 病毒性脑炎：患儿起病急，病史短，病情进展快，临床有发热、抽搐表现，脑脊液检查示白细胞中等程度增高，分类以单核为主。脑脊液糖含量正常范围，蛋白浓度仅轻度升高。血常规示白细胞正常，CRP 仅轻度升高，故需注意病毒性脑炎可能。患儿一般情况可，神经系统查体无明显阳性体征，门诊头 CT 无单纯疱疹病毒脑炎典型额颞叶肿胀、出血坏死等病变，结合起病季节为夏季，病原需考虑肠道病毒脑膜炎可能，入院后可继观患儿病情变化，复查腰椎穿刺脑脊液检查，并完善病毒相关检查协助诊断。

(2) 其他病原体所致中枢神经系统感染：如结核性脑膜炎、真菌性脑膜炎需注意，但患儿无明确结核接触史，呈急性起病过程，无低热、盗汗等结核感染中毒症状；胸部影像学检查无肺部结核证据；脑脊液指标无明显糖浓度减低、蛋白浓度升高、氯化物减低表现，暂不支持结核性脑膜炎。患儿无免疫缺陷等基础疾病，起病前无广谱抗菌药物等真菌感染高危因素，脑脊液糖含量不低，真菌性脑膜炎依据亦不充分，可监测患儿治疗效果，完善脑脊液真菌培养等检查协助诊断。

三、辅助检查

(1) 血生化、凝血大致正常。

(2) Ig、CD 系列及补体均大致正常。

(3) TORCH-IgM、EBV、CMV 均阴性；PPD 试验（-），T-SPOT（-）。

(4)脑脊液涂片、培养阴性。

(5)血、脑脊液肠道病毒核酸检测(+),EV 71(-);脑脊液梅里埃(Filmarray)检测提示肠道病毒(+)。

(6)心电图正常;心脏彩超:卵圆孔未闭。

(7)泌尿系超声:双肾盂充盈。

(8)脑电图:未见明显异常。

(9)头颅磁共振成像:未见明显异常。

(10)头颅增强磁共振成像:双侧额颞硬膜及大脑镰增厚强化。

四、诊疗经过

入院后应用美罗培南联合万古霉素静脉滴注抗感染,地塞米松静脉滴注 3 天减少炎症渗出。第 3 天患儿体温恢复正常,脑脊液第 7 天恢复正常,住院期间定期监测脑脊液提示:脑脊液细胞数波动于(14~23)$\times 10^6$/L,分类均以单核为主,脑脊液生化糖、氯化物大致正常,脑脊液蛋白在 503~992mg/dl 之间。入院第 5 天脑脊液 PCR 检测提示肠道病毒阳性。入院第 7 天血和脑脊液肠道病毒核酸检测阳性,停止应用美罗培南、万古霉素。总共治疗 10 天,治疗效果满意,好转出院。

五、最终诊断

肠道病毒性脑膜炎。

六、讨论

肠道病毒(*Enterovirus*,EV)具有单股正链基因组 RNA,属小 RNA 病毒。目前已鉴定出百余种血清型,主要包括脊髓灰质炎病毒、柯萨奇病毒、埃可病毒及新型肠道病毒。肠道病毒是婴幼儿无菌性脑膜炎的主要病原,在儿童脑炎中占比约 5% 以上。EV 流行在温带气候地区,有季节性高峰,出现在夏季和秋季,在热带和亚热带地区会常年发生。现有研究指出,肠道病毒导致的中枢神经系统感染,整体预后良好,但其中 EV71 感染与大规模流行相关,可导致神经系统后遗症或死亡,是亚太地区公共卫生负担的重大挑战。

肠道病毒主要通过粪 - 口途径传播,由于其具有酸稳定性,可以在下消化道进行复制。少部分病毒复制发生在鼻咽部,通过呼吸道飞沫传播,但大多数病毒仍被吞咽并经胃肠道感染。随后发生轻微的病毒血症,可能导致多器官系统包括中枢神经系统、肝脏、肺脏和心脏在内受累,进一步复制则出现与临床表现相关的病毒血症。已知的肠道病毒性脑膜炎的易感宿主因素是年幼儿以及具有免疫缺陷的儿童。

在所有年龄组中,肠病毒性脑膜炎 / 脑炎患者的非特异性表现,包括皮疹、呕吐、厌食、腹泻、咳嗽、咽炎、肌痛。随着年龄的增长,脑膜炎的特征性表现,如头痛、畏光在大年龄儿童很常见,超过一半的患者存在颈强直。小婴儿病例缺乏神经系统症状和体征,烦躁、嗜睡和囟门膨隆可能是唯一的特征,与败血症、消化道和呼吸道感染难以鉴别。有助于区分 EV 和其他病原感染的临床特点是皮疹、腹泻和双相热。双相热为第一次热程后体温恢复正常,在第二次热程中出现神经系统受累症状,约有 1/3 肠道病毒脑膜炎出现双相热。肠道病毒脑膜炎很大比例患儿脑脊液以多核白细胞为主。

本例患儿为1月龄男婴，夏季发病，临床仅有发热、抽搐表现，发热表现为双相热，第2次发热过程中出现神经系统症状。病程中外周血白细胞正常，CRP仅轻度升高，脑脊液白细胞中等程度升高，分类以多核细胞为主，符合肠道病毒脑膜炎临床表现及实验室检查特点，最终经脑脊液和血核酸检测明确为肠道病毒感染。由于小婴儿的肠道病毒脑膜炎和化脓性脑膜炎均可表现为发热、烦躁、嗜睡、前囟膨隆等非特异性表现；肠道病毒脑膜炎亦可有明显的脑膜刺激征，脑脊液白细胞亦可表现为明显升高，分类以多核细胞为主；肠道病毒也可在婴儿中引起脓毒症，故临床上部分婴儿肠道病毒脑膜炎和化脓性脑膜炎很难鉴别。本患儿起病年龄小，为化脓性脑膜炎好发年龄，存在外周血炎症指标升高、脑脊液改变（虽非化脓性脑膜炎典型改变，但腰椎穿刺前有头孢曲松应用病史，不除外抗菌药物应用所致），故在病原未明确、需经验性治疗时，予以抗菌药物治疗是合理的，但在病原明确为肠道病毒感染后应及时评估是否可以尽快停用抗菌药物。值得注意的是，本患儿在第一次发热过程时，尿镜检白细胞升高（10~15个/HP），小婴儿肠道病毒脑膜炎合并泌尿系感染已有报道，C L Byington报道了89例经PCR证实的肠道病毒脑膜炎，合并泌尿系感染的比例为5.6%。

逆转录聚合酶链反应（reverse transcription PCR，RT-PCR）的灵敏度、特异度和周转时间相较病毒分离明显提高，可用于EV检测。在诊断中枢神经系统EV感染方面尤其重要。研究显示90%以上患儿接受了不必要的经验性抗菌药物抗感染治疗。因而在轻度病例中，尽快识别EV感染可以减少不必要的住院，并且早期停用抗菌药物。由于并非所有出现中枢神经系统EV感染的个体都可以在脑脊液中检测出EV，当怀疑EV相关中枢神经系统感染时，需要从血液、呼吸道分泌物、粪便等多种样本来源进行更全面的检测。自2014年以来，EV一直是急性弛缓性脊髓炎患儿呼吸道样本中最常见的病毒，因此对额外样本（尤其是呼吸系统）进行检测至关重要。

肠道病毒脑膜炎/脑炎的治疗目前主要为支持性治疗，因为还没有发现有效的针对性治疗方法。在一些应用抗病毒药物治疗肠道病毒脑膜炎/脑炎的研究显示，是否应用抗病毒药物治疗对临床结局和预后没有显著差异。对于有严重中枢神经系统症状的EV脑膜炎/脑炎病例，静脉注射免疫球蛋白（IVIG）是目前临床上广泛使用的治疗方法，但目前还没有高质量的临床研究证明IVIG治疗EV脑膜炎/脑炎的有效性。

近年来，肠道病毒引起中枢神经系统感染报道较前增多，与检测效率提高密不可分。分子检测提供了快速和敏感的检测手段，促进了对EV脑膜炎/脑炎疾病认识，临床特点缺乏特异性，与化脓性脑膜炎区分有难度，作为合并泌尿系感染的无菌性脑膜炎，其病因需得到重视，更须注意早期识别和筛查。治疗仅限于对症处理和支持治疗，因为目前还没有有效的、获得许可的针对性抗病毒药物。

七、病例点评

肠道病毒感染遍布世界各地，其百余种血清型，可侵犯人体的任何组织器官，各型病毒主要感染的系统和脏器各不相同。肠道病毒引起脑膜炎及脑炎在新生儿、婴儿及学龄儿童等不同人群中的临床特征，与其他病毒感染引起的中枢神经系统感染基本相似。在2岁以下婴幼儿引起的无菌性脑膜炎易误诊为细菌性脑膜炎，可同时并发多脏器损伤、脓毒症等。但从发病特点来看，肠道病毒感染夏季多发，发热表现为双相热，以及血、脑脊液炎症指标与细菌不同，尽早进行血与脑脊液病原学核酸检测明确诊断，有利于疾病治疗管理与院感防控。

（李牧寒 刘 钢）

参考文献

[1] BERLIN L E, RORABAUGH M L, HELDRICH F, et al. Aseptic meningitis in infants < 2 years of age: diagnosis and etiology. J Infect Dis, 1993, 168 (4): 888-892.

[2] HUANG C, MORSE D, SLATER B, et al. Multiple-year experience in the diagnosis of viral central nervous system infections with a panel of polymerase chain reaction assays for detection of 11 viruses. Clin Infect Dis, 2004, 39 (5): 630-635.

[3] FOWLKES A L, HONARMAND S, GLASER C, et al. Enterovirus-associated encephalitis in the California encephalitis project, 1998-2005. J Infect Dis, 2008, 198 (11): 1685-1691.

[4] ROMERO J R. Diagnosis and management of enteroviral infections of the central nervous system. Curr Infect Dis Rep, 2002, 4: 309-316.

[5] RUDOLPH H, SCHROTEN H, TENENBAUM T. Enterovirus infections of the central nervous system in children: an update. Pediatr Infect Dis J, 2016, 35 (5): 567-569.

[6] PONS-SALORT M, PARKER E P, GRASSLY N C. The epidemiology of non-polio enteroviruses: recent advances and outstanding questions. Curr Opin Infect Dis, 2015, 28: 479-487.

[7] JAIN S, PATEL B, BHATT G C. Enteroviral encephalitis in children: clinical features, pathophysiology, and treatment advances. Pathog Glob Health, 2014, 108: 216-222.

[8] ROTBART H A, KIRKEGAARD K. Picornavirus pathogenesis: viral access, attachment, and entry into susceptible cells. Semin Virol, 1992, 3: 483-499.

[9] KALLIOKOSKI T, LÄHDESMÄKI T, PELTOLA V, et al. Echovirus 30 meningitis epidemic followed by an outbreak-specific RT-qPCR. J Clin Virol, 2015, 69: 7-11.

[10] ROTBART H A, BRENNAN P J, FIFE K H, et al. Enterovirus meningitis in adults. Clinical Infectious Diseases, 1998, 27: 896-898

[11] BYINGTON C L, TAGGART E W, CARROLL K C, et al. A polymerase chain reaction-based epidemiologic investigation of the incidence of nonpolio enteroviral infections in febrile and afebrile infants 90 days and younger. Pediatrics, 1999, 103 (3): E27.

[12] POZO F, CASAS I, TENORIO A, et al. Evaluation of a commercially available reverse transcription-PCR assay for diagnosis of enteroviral infection in archival and prospectively collected cerebrospinal fluid specimens. J Clin Microbiol, 1998, 36 (6): 1741-1745.

[13] ALIABADI N, MESSACAR K, PASTULA D M, et al. Enterovirus D68 infection in children with acute flaccid myelitis, Colorado, USA, 2014, 22 (8): 1387-1394.

[14] KOK C C. Therapeutic and prevention strategies against human enterovirus 71 infection. W orld J Viro, 2015, 4: 78-95.

[15] PLANITZER C B, FARCET M R, SCHIFF R I, et al. Neutralization of different echovirus serotypes by individual lots of intravenous immunoglobulin. J Med Virol, 2011, 83: 305-310.

[16] ZHANG Y, MOORE D D, NIX W A, et al. Neutralization of Enterovirus D68 isolated from the 2014 US outbreak by commercial intravenous immune globulin products. J Clin Virol, 2015, 69: 172-175.

第四节 获得性免疫缺陷综合征

一、病例介绍

患儿，男，3 岁 5 个月，主因“间断发热、咳嗽 1 个月”入院。患儿于入院 1 个月前出现发热，热峰 39.5℃，1 次 /d，伴咳嗽、咳白痰，于当地医院静脉滴注头孢类药物，体温降至正常。入院 15 天前再次出现发热，热峰 39.5℃，1 次 /d，伴咳嗽、呼吸促，查血常规示白细胞 14.4×10^9/L，淋巴细胞 51.8%，血红蛋白 85g/L，CRP 15mg/L；胸片示右上肺大片状高密度影，Ig 系列正常，予以静脉滴注阿奇霉素、阿莫西林克拉维酸钾及丙种球蛋白无好转，发热、咳嗽逐渐加重。遂就诊于我院，予以阿奇霉素静脉滴注后无好转，为进一步诊治收入院。

既往史：自生后 10 个月诊断贫血；1 年前至今患 4 次肺炎，每次都伴鹅口疮；未接种卡介苗。

家族史：无特殊。

入院查体：T 36.6℃，R 26 次 /min，HR 110 次 /min，BP 90/50mmHg。意识清，精神反应弱，未见明显鼻翼扇动及三凹征，呼吸稍促。全身散在点状色素沉着，右侧面颊及右侧口角处可见 2.5cm × 2.5cm 大小和 1.5cm × 1.0cm 脱皮样皮疹，周围有红晕，卡介苗接种后瘢痕(–)。浅表淋巴结未触及肿大。面色灰暗，睑结膜略苍白，口腔黏膜可见散在白色附着物，不易拭去，咽充血，双侧扁桃体不大。听诊双肺呼吸音粗，可闻及痰鸣音。心、腹及神经系统查体未见明显异常。

病例特点

(1) 学龄前儿童，急性起病，病史 1 个月。

(2) 主要表现发热、咳嗽，抗感染效果欠佳。

(3) 查体：神志清楚，精神反应弱，面部可见皮疹，周围有红晕，卡介苗接种后瘢痕(–)。面色灰暗，睑结膜略苍白，口腔黏膜可见散在白色附着物，不易拭去。听诊双肺可闻及痰鸣音。

(4) 既往史：自生后 10 个月诊断贫血；1 年前至今患 4 次肺炎，每次都伴鹅口疮；未接种卡介苗。

(5) 辅助检查：血常规示白细胞升高，血红蛋白减低；CRP 轻度升高。胸片示肺炎。体液免疫正常。

二、诊断分析

肺炎：学龄前儿童，急性起病，病史相对长，主要表现为发热伴咳嗽，予以静脉滴注抗菌药物治疗效果欠佳。查体双肺可闻及痰鸣音；血常规示白细胞及 CRP 轻度升高，胸片示右肺片状影，故诊断肺炎明确，考虑细菌感染可能。同时患儿1年来长期使用抗菌药物治疗，间断出现鹅口疮，应注意真菌感染可能性，入院后需完善病原相关检查协助诊断。结合患儿1年内曾患4次肺炎，每次均伴鹅口疮，应高度警惕免疫功能缺陷性疾病可能。入院前查体液免疫正常，故考虑细胞免疫功能缺陷可能性大，完善CD系列、HIV等检查，必要时行基因全外显子测序协助诊断。需要鉴别的疾病：

(1)肺结核：患儿为学龄前儿童，病史相对长，以发热、咳嗽为主要表现，抗感染治疗效果欠佳；查体：体形消瘦，卡介苗接种后瘢痕(–)，既往未接种卡介苗，胸片示右上肺可见絮片状高密度影，故应该注意肺结核可能。但无乏力、盗汗等结核感染中毒症状，胸片未提示纵隔淋巴结肿大，不支持。入院后完善PPD试验、T-SPOT、肺部CT、痰结核杆菌培养协助诊断，必要时行胃液抗酸染色涂片，及结核杆菌培养协助诊断。

(2)支气管异物：患儿学龄前儿童，系异物吸入高发年龄，有反复咳喘病史，应注意支气管异物可能，但患儿无反复呛咳表现，家长否认异物吸入史，且胸片无局限性不张病灶，故暂不考虑，必要时行纤支镜检查协助诊断。

三、辅助检查

(1)血生化全项大致正常。

(2)血常规：血红蛋白62~83g/L。

(3)脑脊液生化、常规正常。

(4)PPD、T-SPOT(–)。

(5)Ig系列正常。CD系列，48.2%降低；CD4，3.5%降低；CD8，40.2%升高；CD3/CD8，0；NK-C，3.5%降低。

(6)头颅CT：脑积水。

(7)胸部CT：右上肺实质浸润，首先考虑炎症。

(8)心脏彩超：左室射血分数60%，左室功能减低，左房室内径中度增大，二尖瓣前叶裂。

(9)痰真菌培养(两次)：白假丝酵母菌，对氟康唑、伏立康唑、两性霉素B敏感。

(10)皮疹镜检真菌阳性。

(11)HIV1抗体阳性。

四、诊疗经过

入院后予以头孢孟多静脉滴注抗感染，雾化对症等治疗，发热无明显好转，复查白细胞、CRP升高，积极完善病原学相关检查。入院第4天根据多次痰真菌培养结果回报，诊断白假丝酵母菌肺炎，加用氟康唑静脉滴注抗感染，患儿热峰下降，精神好转。入院第9天HIV1抗体检测阳性，艾滋病诊断明确。患儿全身多脏器功能与器质性病变，考虑均与艾滋病引起的免疫功能低下有关，告知病情后，家长要求离院。

五、最终诊断

1. 获得性免疫缺陷综合征
2. 肺炎(白假丝酵母菌)

3. 中度贫血
4. 脑积水
5. 鹅口疮
6. 面瘫
7. 先天性心脏病
8. 心包积液
9. 慢性心功能不全

六、讨论

获得性免疫缺陷综合征(acquired immunodeficiency syndrome,AIDS),即艾滋病,是由人类免疫缺陷病毒(human immunodeficiency virus,HIV)引起的慢性严重传染病。HIV感染者和AIDS病人是主要的传染源。高危人群包括男性同性恋者、性乱者、以注射方式吸毒者、多次接受输血或长期接受血液制品治疗者、HIV感染者的配偶或性伙伴、HIV感染母亲的婴儿等。目前儿童艾滋病流行特征:①疫情仍呈上升趋势,但速度有所减缓;②母婴传播为主要传播途径;③总体呈现出低流行,但部分地区疫情严重;且儿童感染的总体分布与成人基本一致;④发展中国家儿童患病率高,以非洲地区为主,亚洲地区尤其是南亚和东南亚也处于较高水平。据估计,每天有超过1 000个感染HIV的婴儿诞生,其中绝大多数因未接受治疗在2岁以前死亡;每15秒就有1名15~24岁青年人感染HIV。每分钟就有1个15岁以下儿童死于艾滋病相关疾病。依据联合国艾滋病规划署(UNAIDS)关于艾滋病(AIDS)的最新流行病学数据(截至2023年更新),全球约有3 900余万艾滋病病毒(HIV)感染者,其中170万为15岁以下儿童。

HIV属于RNA病毒,分为HIV-1和HIV-2型,世界各地的艾滋病几乎均由HIV-1型引起,我国亦以HIV-1为主要流行株。HIV主要存在于HIV感染者的血液、生殖道分泌物和乳汁中。传播途径有三种:性传播(包括同性和异性之间的性接触)、血液传播(包括经注射途径和医源性传播)及母婴传播。其中母婴传播是儿童感染HIV的主要传播途径,一般又分为以下3种方式:宫内感染、分娩过程中由于吸入母体受病毒污染的血液或其他体液而感染、生后经母乳感染。本例患儿根据年龄特点为学龄前期,追问家长否认输血史、手术史、外伤史等病史,考虑母婴传播可能性大。儿童艾滋病与成人相比具有潜伏期相对短,病情进展快的特点,其中新生儿期多缺乏典型临床表现。生后常见的临床表现有生长停滞、发育迟缓、淋巴结肿大、慢性咳嗽、发热、反复发生的肺部感染、持续腹泻、血液系统受累、皮肤黏膜反复感染及神经系统损害等。本患儿有生后贫血、反复发热伴肺部感染、脑积水及皮肤黏膜反复感染,都是本病常见的临床表现。提示我们临床中遇到反复感染的患儿,需要警惕免疫功能缺陷相关疾病,完善免疫功能、感染病原检测,仔细追问个人史及家族史。

人体感染HIV后主要引起CD4(+)T细胞损伤和减少,同时导致其他免疫功能损伤,引起各种机会性感染及肿瘤,最终导致死亡。HIV导致免疫系统CD4(+)T细胞缺陷的原因主要有:① HIV侵入人体后,以CD4(+)T细胞为宿主细胞,在其内迅猛繁殖,通过破坏细胞的内稳态直接导致细胞死亡;② HIV入CD4(+)T细胞后表达HIV抗原gp120,与未感染的CD4(+)T细胞结合,通过改变通透性诱导细胞溶解;③抗原gp120可以诱导

CD8（+）T细胞攻击CD4（+）T细胞，导致CD4（+）T细胞死亡。由于CD4（+）T淋巴细胞严重减少，细胞免疫功能受损，对免疫反应的调控能力减低，也可以出现体液免疫异常，具体表现为高球蛋白血症，同时出现自身抗体，使正常的保护性抗体减低。

儿童AIDS的治疗原则包括抗逆转录病毒治疗、预防和治疗机会感染、调节机体免疫功能、支持疗法、加强营养和心理关怀等。儿童开始抗逆转录病毒治疗的标准：①年龄<5岁的婴幼儿，无论临床、免疫学及病毒载量多少；②年龄≥5岁的儿童，CD4（+）T淋巴细胞总数低于500/μl或处于临床Ⅲ期、Ⅳ期，无论CD4（+）T淋巴细胞计数高低。抗HIV药物主要有：核苷类逆转录酶抑制剂（如齐多夫定、扎西他宾等）、非核苷类逆转录酶抑制剂（如依非韦伦、奈韦拉平等）、蛋白抑制剂（利托那韦、替拉那韦）及融合抑制剂。

国外有研究显示，HIV/AIDS疫苗只能将感染降低31%，预防最有效的方法是加强健康教育，阻断传播途径，提倡婚前检查，做好病人的管理和治疗工作。感染HIV的女性应尽量避免怀孕，一旦怀孕后需在孕期、围产期接受正规的管理和治疗，分娩时采用剖宫产，生后人工喂养并做好长期随访工作，尽可能降低儿童感染发病率、同时早期发现感染儿童。

AIDS为目前人类严重的传染病之一，已在全世界各国流行。目前儿童AIDS虽较以往得到越来越多的关注，但尚无根治方法，可导致预后不良、病死率高且造成严重的社会负担，需要得到儿科医生的充分重视。

七、病例点评

小儿获得性免疫缺陷综合征，是人类免疫缺陷病毒侵入小儿机体淋巴系统引起的传染病，造成体内CD4 T淋巴细胞大量消耗，导致免疫功能缺陷，容易继发各类感染。多集中在发展中国家。本病的危险因素为母婴传播，包括宫内感染，产时感染和生后感染。小儿获得性免疫缺陷综合征根据症状表现可分为无症状表现、轻度症状表现、中度症状表现和严重症状表现四期。小儿获得性免疫缺陷综合征主要症状表现为淋巴结肿大、反复发热、腹泻、皮疹、皮肤感染、肝脾大等，还可表现为发育障碍、神经系统损害等。患儿极易发生结核菌、肺孢子菌、单核细胞增生性李斯特菌、巨细胞病毒等细胞内寄生病原体的感染。小儿获得性免疫缺陷综合征的主要治疗方法包括抗病毒治疗、提高免疫功能治疗、抗感染治疗和抗肿瘤治疗等。治疗关键点为早发现并给予对症支持及抗病毒治疗，预防严重并发症，延长患儿生命。治疗难点为早期不易发现，一旦发病，病情凶险且无特效疗法，不能治愈。小儿获得性免疫缺陷综合征预后极为恶劣，约75%垂直感染的小儿获得性免疫缺陷综合征患儿在发病后1年内死亡。目前所有的治疗方法仅能改善患者的生活质量，尚不能将其完全治愈。小儿获得性免疫缺陷综合征患者感染后多数经过5年左右潜伏期发病，少部分在生后发病，发病后在1~5年内死亡，少数患儿可长期存活。本例患儿有生后贫血、反复发热伴肺部感染、脑积水及皮肤黏膜反复感染，查HIV1抗体检测阳性，艾滋病诊断明确。患儿全身多脏器功能受累，考虑均与艾滋病引起的免疫功能低下有关。但遗憾的是家长要求出院，患儿未得到良好治疗。

（谢 悦 郭凌云）

参考文献

[1] 王丽艳，秦倩倩，丁正伟，等. 中国报告 15 岁以下儿童艾滋病病例流行特征分析. 疾病监测，2017，32 (03)：227-231.

[2] 王天有，申昆玲，沈颖. 诸福棠实用儿科学. 9 版. 北京：人民卫生出版社，2022.

[3] NATELL A R, RYAN P. Pharmacotherapy of pediatric HIV infection. Pediatr Clin North Am, 2012, 59 (5): 1093-1115.

[4] BAROUCH D H. Challenges in the development of an HIV-1 vaccine. Nature, 2008, 455 (7213): 613-619.

第五节 细小病毒 B19 感染

一、病例介绍

患儿，男，5 岁，主因“诊断急性淋巴细胞白血病 1 年 9 月余，间断发热 3 月余”入院。入院前 1 年 9 个月，患儿诊断为“急性淋巴细胞白血病（B 细胞型）”，规律化疗治疗约 1 年 6 个月，进入化疗维持期，化疗期间有输血史。入院前 7 个月，患儿外院查外周血细小病毒 B19 核酸示拷贝数 7.9×10^{9}，入院前 5 月余，外院复查外周血细小病毒 B19 核酸示拷贝数 2.5×10^{9}，间断予以丙种球蛋白静脉滴注治疗。入院前 3 月余，患儿“受凉后”出现发热 1 次，体温 39.0℃，否认畏寒、寒战、惊厥、抽搐、腹泻、腹痛、尿频、尿急、尿痛、皮疹及关节疼痛等不适，就诊医院，查 CRP 正常范围，白细胞 2.0×10^{9}/L，中性粒细胞绝对值 0.29×10^{9}/L，血红蛋白 88g/L，予以“美罗培南”静脉滴注治疗 3 天，患儿体温降至正常范围。入院前 2 月余，患儿再次出现发热，热峰 1 次 /d，体温最高 38.6℃，伴呕吐，非喷射性，呕吐物为胃内容物，发热时有腹痛，为脐周痛，可自行缓解，大便性状为稀糊状，可见泡沫，2~3 次 /d，否认其他伴随症状，予“舒普深”静脉滴注治疗 3 天，患儿体温降至正常范围，腹痛及大便性状好转。之后 1 月余，患儿仍有间断发热，热峰较前变化不著，约 2~8d/ 次，继续予以“头孢哌酮钠舒巴坦钠静脉滴注、丙种球蛋白静脉滴注、重组人粒细胞刺激因子吉粒芬皮下注射”治疗，患儿仍有反复发热，患儿因反复发热，未规律予以原计划维持化疗方案。入院前约 1 个月，查血常规示：快速 C 反应蛋白<0.5mg/L，白细胞 2.76×10^{9}/L，血红蛋白 89g/L，血小板 333×10^{9}/L，中性粒细胞绝对值 0.9×10^{9}/L，淋巴细胞百分比 56.2%；细小病毒 B19 外周血 DNA 拷贝数>10^{8}/L，细小病毒 B19 抗体阳性；心脏彩超、泌尿系统超声、颈部腋下淋巴结、阴囊、睾丸、腹股沟超声未见明显异常；头颅磁共振成像示脑实质内未见异常信号，斜坡及所及颈椎髓腔 T_1W_1 信号减低。诊断“急性淋巴细胞白血病，细小病毒 B19 感染”，予以“头孢哌酮钠舒巴坦钠静脉滴注 10 天，丙种球蛋白静脉滴注，重组人干扰素喷雾剂等对症治疗，期间曾予以氨甲蝶呤（methotrexate，MTX）13.9mg 肌内注射，巯嘌呤 1.25mg 口服 1 天维持化疗。患儿用药第 2 天再次出现发热，血常规中性粒细胞绝对值明显降低（具体不详），考虑巯嘌呤不耐受，停用巯嘌呤。入院前 11 天，患儿再次出现发热，体温最高 39.6℃，口服布洛芬后出现抽搐，表现为四肢僵硬，头部左右摇晃，双眼上翻，口唇发绀，颈后仰，意识丧失，持续约 2~3 分钟缓解，缓解后精神活动正常。否认头晕、头痛、咳嗽、流涕、恶心、呕吐、腹泻等其他伴随症状，查脑脊液常规、生化、培养阴性，脑脊液二代测序提示细小病毒 B19 阳性（序列数 47），头颅 CT 未见异常密度灶，视频脑电图未见明显异常，予以”头孢呋辛钠静脉滴注 11 天“，入院前 6 天，患儿体温降至正常范围，后未再发热。为求进一步诊治，以”发热待查，急性淋巴细胞白血病维持化疗期”收入我科。

既往史：既往医院诊断“急性淋巴细胞白血病（B 细胞型）”，规律化疗治疗约 1 年 6 个月，否认手术、外伤史。

个人史和家族史：无特殊。

入院查体：意识清，精神反应可，呼吸平稳。全身皮肤无皮疹、黄染及出血点，卡介苗接种后瘢痕阴性。全身浅表淋巴结未触及明显肿大。咽充血，扁桃体无肿大。双肺呼吸音粗，未闻及干、湿啰音。心音有力，心律齐，未闻及病理性杂音。腹软，无压痛及反跳痛，肝脾肋下未触及。四肢肌力、肌张力正常。关节查体未见明显异常，双侧四字征阴性，神经系统查体未见异常。

病例特点

(1) 学龄前男童，急性起病，病史较长。

(2) 主要表现间断发热 3 月余，曾有发热后抽搐。

(3) 查体：意识清，精神反应可，咽充血，扁桃体无肿大。双肺呼吸音粗，未闻及干、湿啰音。

(4) 辅助检查：血常规示白细胞降低，淋巴细胞为主，血红蛋白轻度降低。CRP 正常。

二、诊断分析

发热原因待查：根据患儿学龄前期男孩，急性起病，病程较长，间断发热 3 月余，体温 38.5~39.5℃，热峰 1 次 /d，发热间隔 2~8d/ 次，故诊断发热原因待查，需分析的病因：

(1) 感染性疾病：①病毒感染：本患儿有间断发热，查体咽红，血常规示白细胞计数及中性粒细胞绝对值降低，血红蛋白降低，外院血浆及脑脊液细小病毒 B19 阳性，细小病毒 B19 感染诊断明确，故需考虑细小病毒 B19 引起反复发热可能，入院后复查血常规白细胞分类，复查细小病毒 B19 抗体，细小病毒 B19 核酸协助诊断。②细菌感染：患儿为学龄期儿童，以发热为主要症状，患儿急性淋巴细胞白血病化疗后，有长期粒细胞减低病史，故需考虑细菌感染引起发热可能，入院后监测患儿发热时伴随症状，完善血培养协助诊断。③真菌感染：患儿 5 岁男孩，急性淋巴细胞白血病化疗后，有长期粒细胞减低病史，外院曲霉菌半乳糖甘露聚糖检测 1.80μg/L（正常值 0.85），故需注意有无真菌感染可能，但患儿曾予以丙种球蛋白静脉滴注，故不除外该因素引起 GM 试验阳性可能，复查 G 试验及 GM 试验协助诊断。④结核感染：本患儿以中高热为主要症状，病程 3 月余，病程中有体力欠佳表现，未见卡介苗接种后瘢痕，需注意结核感染，但患儿否认消瘦、盗汗等结核中毒症状，无结核接触史，胸片无结核征象，外院结核感染 T 细胞检测阴性，暂不支持，可入院后行 PPD 试验协助诊断。⑤其他病原感染：如黑热病、布鲁菌属感染、组织胞浆菌病、猫抓病、弓形虫病、非结核分枝杆菌病，患儿无黑热病疫区居住及旅游史，无宠物抓伤咬伤史，外院查虎红平板凝集试验阴性，暂不支持，必要时完善利什曼原虫抗体、真菌培养、抗酸染色等协助诊断。

(2)非感染性疾病：本患儿外院诊断急性淋巴细胞白血病（B 细胞型），现为维持化疗期，患儿因反复发热现维持化疗方案已中断，故需注意白血病复发可能，患儿曾于外院查骨髓穿刺骨髓涂片及流式细胞学检测未见异常，必要时复查骨髓穿刺等检查协助诊断。

三、辅助检查

(1)血常规：白细胞 $3.21 \times 10^9/L$，血红蛋白 80g/L，血小板 $266 \times 10^9/L$，中性粒细胞绝对值 $0.9 \times 10^9/L$，淋巴细胞百分比 55.8%，单核细胞百分比 15%。

(2)CRP、PCT：正常。

(3)细小病毒 B19 抗体检测：细小病毒 B19 IgG 抗体 3.3IU/ml，细小病毒 B19 IgM 抗体 >48IU/ml。

(4)细小病毒 B19 DNA（脑脊液、血清）：阳性。

(5)EB 病毒抗体：提示既往感染。

(6)血浆 EB 病毒 DNA：阴性。

(7)双份血培养：阴性。

(8)48 小时、72 小时 PPD 结果：阴性。

(9)结核感染 T 细胞检测：阴性。

(10)真菌 D- 葡聚糖检测、半乳甘露聚糖检测：正常范围。

(11)胸部 CT：肺支气管血管束增多，毛糙，未见明确实质浸润。

(12)消化道超声：目前腹部未见明显厚壁及异常扩张肠襻，未见脓肿。

(13)腹部常规（肝胆胰脾）+ 淋巴结超声：脾稍厚；余腹部实质脏器未见异常；肝门数枚淋巴结，回声稍粗，皮髓质分界尚可辨。

四、诊疗经过

患儿入院后予以监测体温，完善相关实验室检查。入院第 2 天，调整复方磺胺甲噁唑预防量至治疗量口服，患儿出现发热，体温波动于 39.2~39.9℃之间，畏寒，无寒战，食欲欠佳，无其他伴随症状，查 CRP <0.50mg/L，白细胞 $2.77 \times 10^9/L$，中性粒细胞百分比 47.2%；中性粒比例较前上升，加用头孢哌酮舒巴坦钠静脉滴注抗感染，以及退热、补液等对症支持治疗。入院第 4 天，患儿体温降至正常范围。入院第 5 天，患儿面颈部可见少许散在分布红色皮疹，伴痒感，请示皮肤科主治医师，指示加用氢化可的松外用涂皮疹。患儿皮疹消退，停外用药膏。入院第 10 天，患儿血常规示白细胞 $2.54 \times 10^9/L$，中性粒细胞绝对值 $0.73 \times 10^9/L$。入院第 12 天，患儿复查血常规白细胞计数及中性粒细胞绝对值较前上升。入院第 16 天，患儿诊断细小病毒 B19 感染明确，血清及脑脊液中病毒持续存在，血清抗体持续阳性，鉴于此病毒目前无特效抗病毒药物，患儿体温正常，予以丙种球蛋白总量 2g/kg（分 4 天）静脉滴注免疫支持治疗。入院第 19 天，患儿经抗感染治疗及丙种球蛋白免疫支持治疗体温正常，一般情况可，无不适主诉，准予带药出院。

五、最终诊断

1. 发热原因待查
2. 细小病毒 B19 感染
3. 细菌感染?

六、讨论

人类细小病毒 B19(human parvovirus B19)属于细小病毒科细小病毒属,是一类体积小、无包膜的单链 DNA 病毒。人类是其唯一已知的宿主,其增殖性感染仅发生于人类红系前体细胞。该病毒进入细胞后,会引起宿主细胞溶解,引起的细胞病变效应可表现为患儿骨髓内出现巨大的原始红细胞。这些细胞具有较大的嗜酸性核内包涵体、胞质空泡形成,以及染色质着边现象。

细小病毒 B19 感染在全世界都很常见,可检出细小病毒 B19 特异性 IgG 的人群比例随年龄的增长而增加。该病毒因具有非包膜性病毒衣壳,可在环境中稳定存在,从而使感染者的呼吸道分泌物及唾液成为一种可能的重要传播来源。细小病毒 B19 可从母亲垂直传播给孩子。因体积小、缺乏脂质包膜,很难将其从血制品中将其灭活或清除,因此该病毒还可通过输血或血制品传播。本病例化疗期间有输血史,所以这可能是本病例的感染途径。

免疫抑制宿主感染细小病毒 B19 后不能产生有效的免疫应答来清除病毒血症,因此可能发生慢性感染或感染再激活。细小病毒 B19 对红系集落形成单位和爆式红系集落形成单位有直接细胞毒作用。在健康个体中,红细胞生成可在 10~14 日后恢复,几乎不引起贫血。在因免疫抑制或免疫缺陷而无法控制细小病毒 B19 感染的患者中,会出现严重的、慢性纯红细胞再生障碍和贫血。细小病毒 B19 感染相关的临床表现差异较大,轻则呈良性,重则致命;临床表现受患者年龄、血液学和免疫状态的影响,包括传染性红斑、关节病、一过性再生障碍性危象、免疫抑制宿主的慢性感染等。本病例为急性淋巴细胞白血病化疗后病人,存在免疫抑制,符合细小病毒 B19 感染的高危因素,并且该病例有贫血的表现,也符合此类病人细小病毒 B19 感染的临床表现。

如果患者症状与相关的临床综合征相符,应怀疑为细小病毒 B19 感染。若免疫功能正常的儿童出现典型面颊疹,单凭临床特征即可做出推定诊断。血清学检查证实细小病毒 B19 特异性 IgM 抗体阳性即可诊断为急性细小病毒 B19 感染。在一过性再生障碍性危象或慢性纯红细胞再生障碍的情况下,通过核酸扩增试验检测到高水平的细小病毒 B19 DNA,可以诊断为细小病毒 B19 感染。对于慢性细小病毒感染的免疫功能低下患者,往往检测不到抗体,因此在这些患者中血清学阴性不能排除感染。血清学检测细小病毒 B19 特异性 IgG 抗体阳性可表明既往感染。本病例多次监测血细小病毒 B19 核酸阳性,脑脊液细小病毒 B19 核酸阳性,结合患儿存在免疫抑制以及贫血表现,所以诊断细小病毒 B19 感染。本患儿住院期间无意识障碍、抽搐等症状及体征,脑脊液检查及头颅影像无异常,细小病毒 B19 脑炎依据不足。

细小病毒 B19 感染通常轻微或无症状,对于免疫功能正常的感染个体,一般不需要或只需要对症治疗。对于存在免疫缺陷或免疫功能异常的患者,可发生慢性感染,静脉输注大量丙种球蛋白能控制或治愈此感染，通过输血改善严重的贫血。目前尚无特效抗病毒药物治疗细小病毒感染。

七、病例点评

人类是细小病毒 B19 唯一的宿主。其增殖性感染仅发生于 CD36 人类红系前体细胞。而细小病毒亲嗜性由其细胞受体的分布引起，在临床上细小病毒 B19 感染往往会表现为以贫血为主要特征的改变。细小病毒 B19 也与免疫功能低下者的纯红细胞再生障碍相关。在免疫功能正常的人群产生细小病毒 B19 特异性抗体，形成免疫复合物，产生特异性的症状及体征。包括皮疹及关节痛等症状。而皮疹（传染性红斑）是最具典型的症状，表现为面颊部皮疹伴有口周苍白圈，称之为“掌击脸”。需关注在儿童不明原因发热（fever of unknown origin，FUO）中，感染性疾病仍占据首位。而在感染因素中，年龄越小，细菌感染的比例越高，而随着年龄的增长，病毒感染的比例会逐渐上升。病毒感染中，则以疱疹病毒及 DNA 病毒感染最为常见，其中就包括 EBV、CMV 及细小病毒 B19。在儿童 FUO 中，存在以红细胞下降为主的血液系统改变，临床不能忽略细小病毒 B19 的感染。应积极进行相关病原的检查。

（刘 冰　胡 冰）

参考文献

[1] KAUFMANN B, SIMPSON A A, ROSSMANN M G. The structure of human parvovirus B19. Proc Natl Acad Sci U S A, 2004, 101: 11628-11633.

[2] GANAIE S S, QIU J. Recent Advances in Replication and Infection of Human Parvovirus B19. Frontiers in Cellular&Infection Microbiology, 2018, 8: 166.

[3] PORIGNAUX R, VUIBLET V, BARBE C, et al. Frequent occurrence of parvovirus B19 DNAemia in the first year after kidney transplantation. J Med Virol, 2013, 85: 1115.

[4] YOUNG N S, BROWN K E. Parvovirus B19. N Engl J Med, 2004, 350: 586.

第六节　流感病毒感染

一、病例介绍

患儿，女，8 岁 1 个月，主因“间断发热、咳嗽 10 天”入院。患儿于入院前 10 天无明显诱因出现发热，最高为 38.6℃，予以布洛芬后体温不易降至正常，伴阵发性咳嗽，无痰。入院前 8 天，体温最高可达 40.5℃，伴畏寒，咳嗽较前频繁，有白色黏痰咳出。就诊于当地区人民医院，血常规示 WBC 6.9×10^9/L，N 44.3%，L 45.5%，HB 106g/L，PLT 323×10^9/L，CRP 65mg/L，予以头孢地尼口服，患儿体温、咳嗽无明显好转。入院前 7 天，于当地县医院查胸片示右下肺片状高密度影，收入院治疗，予以阿奇霉素、氨溴索、甲泼尼龙（2mg/kg）

静脉滴注，治疗 3 天体温正常，咳嗽明显好转，激素改为口服泼尼松 1mg/kg 治疗，并逐渐减量。入院前 1 天，再次出现高热，体温至 39℃，伴有咽痛、乏力、肢体酸痛，于当地县医院出院，就诊于我院门诊，查血常规：白细胞 9.56×10^9/L，N 56%，L 43%，HB 111g/L，PLT 334×10^9/L，CRP 17mg/L，肺支原体抗体 1∶160，复查胸片右下肺病变较前好转。今为进一步治疗，以“支原体肺炎”收入院。

既往史：生后体健。否认传染病接触史。

家族史：无特殊。

个人史：足月顺产，出生体重 3 200g，否认生后窒息史。否认本年度流感疫苗接种。

入院查体：T 38.8℃，P 85 次 /min，R 20 次 /min，BP 109/64mmHg，意识清，精神反应可，呼吸平稳。全身浅表淋巴结未触及。咽充血，双侧扁桃体Ⅱ度肿大。双肺呼吸音粗，未闻及明显干、湿啰音。心腹及神经系统检查无异常。

病例特点

(1) 学龄期儿童，急性起病，病史 10 天。

(2) 主要表现为间断发热伴咳嗽，病初表现为阵发性刺激性咳嗽，痰少，经治疗后，体温正常 3 天，近 1 天又出现发热，伴有咽痛、乏力。

(3) 查体：意识清，精神反应可，咽充血，双侧扁桃体Ⅱ度肿大，双肺呼吸音粗，未闻及明显干、湿啰音。

(4) 辅助检查：血常规白细胞数在正常范围，以中性粒细胞为主，病初 CRP 显著升高，之后复查较前降低。胸片提示右下肺片状高密度影，治疗后有好转。

二、诊断分析

根据患儿为学龄期儿童，表现为发热、咳嗽，咳嗽为阵发性刺激性干咳，查体发现双肺呼吸音粗，胸片提示右下肺片状高密度影，血常规白细胞数在正常范围，以中性粒细胞为主，病初 CRP 显著升高，查支原体抗体阳性，故支原体肺炎诊断成立。患儿经阿奇霉素及激素等治疗后，体温及呼吸道症状明显好转，胸片较前亦有好转，近 1 天再次出现发热，分析原因如下：

(1) 合并病毒感染：本患儿存在支原体肺炎，治疗后临床好转，近 1 天出现高热、乏力、肢体酸痛，查血常规白细胞数正常范围，中性粒细胞为主，CRP 轻度升高，应注意合并病毒感染，结合为冬季流感流行季节，首先应考虑流感病毒感染，完善咽拭子流感病毒抗原检测协助诊断。

(2) 合并细菌感染：本患儿存在支原体肺炎，治疗好转后再次出现发热，应注意合并细菌感染，如肺炎链球菌感染，但患儿复查血常规白细胞不高，CRP 仅轻微升高，咳嗽无痰，不支持，入院后完善血培养及痰培养协助诊断。

三、辅助检查

(1) 咽拭子甲型流感病毒抗原阳性，乙型流感病毒抗原阴性。

(2) 痰培养阴性。

(3)血培养阴性。

四、诊疗经过

入院后查咽拭子甲型流感病毒抗原阳性，给予奥司他韦口服抗病毒，继续阿奇霉素序贯治疗，逐渐激素减量，入院第3天体温正常，奥司他韦口服治疗共5天，住院1周病情平稳出院。

五、最终诊断

1. 支原体肺炎
2. 甲型流感病毒感染

六、讨论

流行性感冒是由流感病毒引起的急性呼吸道传染病，流行病学特点为突然暴发，迅速扩散，造成不同程度的流行，具有季节性，发病率高但病死率低(禽流感除外)。流感病毒主要通过接触或空气飞沫传播，我国每年11月至次年3月属于流感高发季节。

流感病毒属于正黏病毒科，根据病毒核蛋白和基质蛋白抗原分为甲型(A)、乙型(B)、丙型(C)流感病毒及丁型(D)流感病毒。甲型流感病毒根据其表面血凝素和神经氨酸酶的不同分成多个亚型，目前在天然宿主野禽中已发现的血凝素有16个(H1~H16)，神经氨酸酶有9个亚型(N1~N9)。甲型流感病毒对人类健康危害最为严重，除每年季节性暴发感染大量人群，偶尔的大流行更会造成灾难性后果。乙型和丙型流感病毒均仅有一个抗原亚型，且宿主种类有限，较少发生流感大流行。

流感患者和隐性感染者是流感的主要传染源。从潜伏期至发病的急性期均有传染性。成人和年龄较大的儿童患季节性流感(无并发症)期间，呼吸道分泌物中的病毒一般持续排毒3~6天。

流行性感冒可有以下临床表现：单纯型流感、中毒型流感、胃肠型流感及其他肺外表现。单纯型流感最常见，表现为突然起病，高热，体温高达39~40℃，可有畏寒、寒战，多伴有头痛、全身肌肉与关节酸痛、极度乏力、食欲减退等全身症状，常有咽喉痛及干咳，可有鼻塞、流涕及胸骨后不适等。如未出现并发症，多呈自限性过程，多于发病3~4天后体温逐渐恢复，全身症状好转，但咳嗽及体力的恢复常需1~2周。中毒型流感表现为高热、休克及弥散性血管内凝血(disseminated intravascular coagulation，DIC)等，病死率高。胃肠型流感除有发热外，以呕吐、腹泻为显著特点，儿童多于成人。流感的其他肺外表现包括心脏损害、神经系统损伤(脑脊髓炎、无菌性脑膜炎、吉兰-巴雷综合征等)、肌炎和横纹肌溶解综合征等，危重患者可发展为多器官功能衰竭和DIC等，甚至死亡。值得注意的是，婴幼儿流感的临床症状常不典型，可出现高热惊厥。在小儿，流感病毒引起的喉炎、气管炎、支气管炎、毛细支气管炎、肺炎及胃肠道症状较成人常见。本患儿支原体肺炎经治疗好转后，合并新的高热，伴有咽痛、乏力、肢体酸痛，结合当时为流感流行季、咽拭子病毒抗原检测提示甲型流感病毒抗原阳性，诊断为支原体肺炎基础上合并甲型流感病毒感染，表现为单纯型流感。

在流感流行季节，符合下列情况之一者，考虑疑似流感病例：①发热伴急性呼吸道症

状和 / 或体征（婴幼儿和儿童可只出现发热，不伴其他症状和体征）；②发热伴基础肺疾病加重；③住院患儿在疾病恢复期间又出现发热，伴或不伴呼吸道症状。在全年任何时候，出现发热伴呼吸道症状，并且在发病前 7 天与流感确诊病例有密切接触者，应高度怀疑流感，需及时安排流感病原学检查。具有疑似病例临床症状，以下 1 种或 1 种以上的病原学结果呈阳性者，可以确诊为流感：①流感病毒核酸检测阳性（可采用逆转录 PCR 和实时荧光定量逆转录 PCR 法）；②流感病毒快速抗原检测阳性（免疫荧光法和胶体金法），需结合流行病学史作综合判断；③流感病毒分离培养阳性；④急性期和恢复期双份血清的流行病毒特异性 IgG 抗体水平升高 4 倍或 4 倍以上。

应结合患儿的一般情况、疾病的严重程度、症状起始时间及当地流感流行状况等，以确定治疗方案。在发病 48h 内尽早开始抗流感病毒药物治疗，合理应用对症治疗药物，避免盲目或不恰当使用抗菌药物。现临床应用的抗病毒药物主要有两类——神经氨酸酶抑制剂（奥司他韦及帕拉米韦等）和聚合酶抑制剂（玛巴洛沙韦）。奥司他韦用于 1 岁及以上儿童的治疗和预防；扎那米韦用于 ≥7 岁儿童的治疗；玛巴洛沙韦应用于 5 岁以上儿童、青少年与成人的治疗。目前国外研究报道有 1.2% 的 H1N1 流感毒株对奥司他韦耐药，但对扎那米韦仍保持敏感性。帕拉米韦可用于各个年龄段人群，尤其是重症流感患者无法经胃肠道给药或胃肠道功能减弱者，用法为 10mg/(kg·次)，1 次 /d，30 分钟以上单次静脉滴注，也可以根据病情，采取连日重复给药，不超过 5 天。在玛巴洛沙韦的 2 期和 3 期临床试验中，玛巴洛沙韦组患者的流感病毒载量下降速度明显快于安慰剂组或奥司他韦组。在改善流感症状方面，玛巴洛沙韦组明显短于安慰剂组，与奥司他韦组相近。对于感染乙型流感病毒的患者，其改善流感症状的时间较奥司他韦具有一定优势。

重症病例治疗原则包括积极治疗原发病、防治并发症，进行有效的器官功能支持包括呼吸支持、循环支持、营养支持等。目前糖皮质激素治疗重症流感尚无循证医学依据，大剂量激素使用可能带来严重不良反应，如继发感染和增加病毒复制，因此仅在血流动力学不稳定时使用小剂量激素。

针对儿童流感的预防，6 月龄以上儿童按推荐免疫程序接种流感疫苗可产生对流感病毒感染的保护作用。尽管疫苗接种是预防流感病毒感染最好的办法，但在流感暴发时，不能采用疫苗预防的人群和重点儿童人群可推荐采用奥司他韦进行药物预防。

七、病例点评

儿童是流感的高发人群及重症病例的高危人群，与婴幼儿流感临床表现不典型不同，儿童流感多突发高热，可伴有畏寒、寒战，多伴有头痛、全身肌肉酸痛、乏力、食欲减退等全身症状。流感病毒主要经呼吸道飞沫传播，也可通过口腔、鼻腔、眼睛黏膜直接或间接接触传播，病毒感染后 1~3 天是决定预后的关键时期，48 小时内早期病原学诊断并进行抗病毒治疗可以避免重症病例的出现。6 月龄以上婴幼儿及儿童流感疫苗接种可以通过机体保护性抗体的产生预防流感的发生。

（陈天明　刘 钢）

参考文献

[1] 中华医学会儿科学分会呼吸学组. 儿童流感诊断与治疗专家共识(2015年版). 中华实用儿科临床杂志, 2015, 30(17): 1296-1303.

[2] 中华医学会呼吸病学分会, 中华医学会儿科学分会. 流行性感冒抗病毒药物治疗与预防应用中国专家共识. 中华医学杂志, 2016, 96(02): 85-90.

[3] 中国医师协会呼吸医师分会. 合理应用抗流行性感冒病毒药物治疗流行性感冒专家共识(2016年). 中华内科杂志, 2016, 55(3): 244-248.

第七节 新型冠状病毒感染

一、病例介绍

患儿,男,5岁,主因"发热伴咳嗽2天,抽搐1次"就诊于我院。入院前2天患儿无明显诱因出现发热,体温最高38.8℃,每天热峰1~2次,退热药物有效,发热时伴畏寒、头晕,偶有单声干咳,无寒战、抽搐、皮疹等伴随症状,自服"感冒冲剂"无好转。入院前1天,患儿仍有发热并出现1次抽搐,表现为呼之不应,双眼向上凝视,牙关紧闭,四肢僵直抖动,无二便失禁,症状持续6~7分钟后缓解,发作后测体温39.5℃,发作缓解后患儿精神弱伴嗜睡,遂乘救护车至我院,予以布洛芬静脉滴注后体温降至正常,完善血常规示快速C反应蛋白36mg/L,中性粒细胞绝对值17.9×10^9/L,淋巴细胞绝对值0.67×10^9/L,行头颅CT、脑脊液常规及生化大致正常,完善新型冠状病毒核酸检测阳性,予以甘露醇静脉滴注降颅压并予以药物退热,后患儿意识状态逐渐恢复,精神逐渐好转,但仍有反复发热,咳嗽较前加重,为求系统治疗收入院。

既往史:3岁时曾出现高热惊厥,发热时抽搐3~4次,具体情况不详,未予以特殊处理;否认手术、外伤、输血史。患儿母亲近1周呼吸道感染,未测病原。

家族史:无特殊。

个人史:足月顺产,出生体重3 450g,否认生后窒息史,疫苗接种史不详。母孕期体健。

入院查体:T 36.8℃,R 20次/min,HR 92次/min,BP 102/69mmHg,意识清,精神反应可,呼吸平稳;皮肤无皮疹及出血点,颈软无抵抗;双瞳孔等大等圆,对光反射灵敏;咽充血,扁桃体Ⅰ度大,未见分泌物;双肺呼吸音粗,未闻及干、湿啰音。心腹查体未见异常,四肢肌力、肌张力可,克尼格征、布鲁辛斯基征、双侧巴宾斯基征阴性。余神经系统查体未见异常。

病例特点

(1)学龄前男童,急性起病。

(2)主要表现为发热、咳嗽、抽搐。

(3)查体：意识清，精神反应可，呼吸平稳；皮肤无皮疹及出血点，颈软无抵抗；双瞳孔等大等圆，对光反射灵敏；咽充血，扁桃体Ⅰ度大，未见分泌物；双肺呼吸音粗，未闻及干、湿啰音。神经系统查体未见异常。

(4)辅助检查：血常规提示白细胞升高，以中性粒细胞为主，淋巴细胞比例降低，CRP轻度升高。新型冠状病毒核酸阳性。

二、诊断分析

1. 新型冠状病毒感染 根据患儿为学龄前男童，起病前接触呼吸道感染母亲，本次急性起病，临床有发热、咳嗽症状，血常规提示淋巴细胞数降低，CRP 轻度升高，新冠核酸检测阳性，故诊断新型冠状病毒感染。待完善胸部 CT 协助诊断有无肺炎。

2. 热性惊厥? 根据患儿为学龄前男童，急性起病，临床表现为发热时伴抽搐，抽搐系全身性发作，持续 6~7 分钟后自行缓解，缓解后患儿意识及精神状态逐渐恢复正常。入院查体神经系统无明显阳性体征，完善脑脊液常规及生化检测大致正常，头颅 CT 大致正常，结合患儿既往曾有高热惊厥病史，故临床考虑热性惊厥可能性大。但考虑患儿抽搐曾有嗜睡症状，亦需警惕急性脑病可能性，完善头颅磁共振成像进一步协助诊断。

三、辅助检查

(1)复查血常规：白细胞 7.57×10^9/L，血红蛋白 135g/L，血小板 563×10^9/L，中性粒细胞绝对值 4.46×10^9/L，淋巴细胞绝对值 2.48×10^9/L，CRP<10mg/L。

(2)呼吸道合胞病毒、流感病毒、副流感病毒、腺病毒、偏肺病毒、博卡病毒、支原体及衣原体核酸阴性。

(3)肠道病毒核酸阴性。

(4)EB 病毒抗体提示既往感染。

(5)血生化、凝血功能未见异常。

(6)胸部 CT 平扫：双肺上叶胸膜下磨玻璃片影，考虑肺炎，胸腺密度不均匀略高(图 2-7-1)。

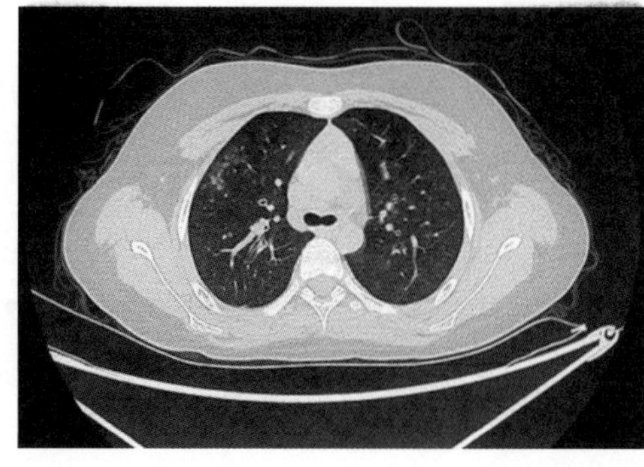

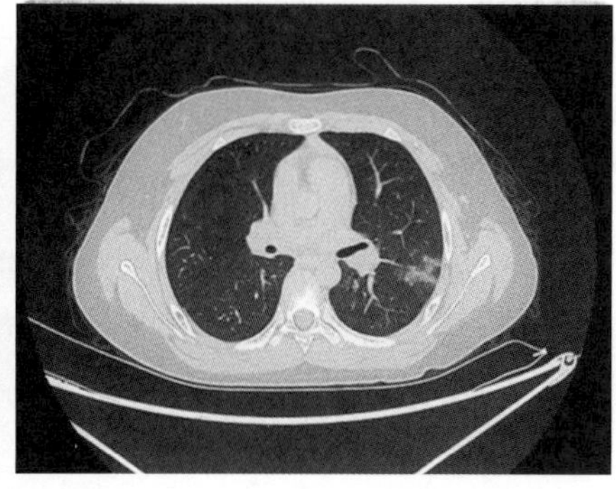

图 2-7-1 胸部 CT

双肺上叶胸膜下磨玻璃片影。

(7)心脏彩超未见异常。

(8)头颅磁共振成像:DWI 右侧皮质脊髓束信号略高,左侧侧脑室下角略宽。

四、诊疗经过

入院后予以单间隔离,给予干扰素雾化、小儿热速清口服对症治疗,期间严密监测患儿体温,积极对症退热。患儿体温自入院后逐步呈下降趋势,但呼吸道症状较前稍加重,完善胸部 CT 提示双肺磨玻璃片影,加布地奈德雾化减轻气道炎症。考虑患儿抽搐病因不明确,完善头颅磁共振成像提示 DWI 右侧皮质脊髓束信号略高,左侧侧脑室下角略宽,脑电图未见明显异常,请神经内科会诊建议随诊观察,必要时复查头颅磁共振成像。至入院第 5 天,患儿再次复查新型冠状病毒核酸阴性后出院。

五、最终诊断

1. 新型冠状病毒感染(中型)
2. 热性惊厥

六、讨论

2019 年末,一种新型冠状病毒在全世界迅速传播并引起全球大流行。该病毒被命名为严重急性呼吸综合征冠状病毒 2 型(severe acute respiratory syndrome coronavirus 2,SARS-CoV-2),所致疾病称为新型冠状病毒感染(COVID-19)。COVID-19 的临床表现轻重不一,包括无症状感染、轻度呼吸道症状或重症肺炎伴急性呼吸窘迫综合征和多器官功能障碍。

儿童普遍易感,有基础疾病(先天性心脏病、慢性肺疾病、神经系统疾病、重度营养不良、肿瘤、肥胖、糖尿病、遗传性疾病,以及先天性和获得性免疫功能缺陷或低下等)者易发生重症。感染后或接种 SARS-CoV-2 疫苗后可获得一定的免疫力。

该病的传染源主要是感染的患者和无症状感染者,在潜伏期即有传染性,发病后 5 天内传染性较强。经呼吸道飞沫和密切接触传播是主要的传播途径。接触病毒感染的物品也可造成感染。大流行早期的研究中,儿童病例大多源自家庭暴露。所有年龄段儿童都可以在家庭、儿童保育、教育及社区环境中感染并传播 SARS-CoV-2。儿童感染 SARS-CoV-2 轻则无症状,重则危及生命。儿童常见无症状感染,一篇 2020 年的系统评价纳入 18 项研究,针对 20 岁以下确诊 SARS-CoV-2 感染儿童的体征和症状,发现无症状感染的比例为 15%~42%。随后一项美国的回顾性研究总结了 2020 年 3 月—2021 年 12 月共 82 798 例实验室确诊 SARS-CoV-2 感染的儿童病例,发现 66% 为无症状,27% 为轻症(COVID-19 相关症状),5% 为中等严重程度如肺炎、胃肠炎、脱水等,2% 为重症。

COVID-19 的主要临床表现为发热、干咳、乏力,少数患儿伴有鼻塞、流涕、咽痛等上呼吸道症状。部分儿童和新生儿病例可不典型,表现为呕吐、腹泻等消化道症状或仅表现为精神差、呼吸急促。多数患儿临床症状相对较轻,可无发热或肺炎表现,可在 1~2 周内恢复。重症患者多在发病 5~7 天后出现呼吸困难和 / 或低氧血症。严重者可快速进展为急性呼吸窘迫综合征、脓毒症休克、难以纠正的代谢性酸中毒和凝血功能障碍,以及多器官功能衰竭等。极少数患者还可有多系统炎症综合征,出现类似川崎病或不典型川崎病表现，以及脑炎、脑膜炎、脑病，甚至急性坏死性脑病等。本患儿病程中曾出现抽搐，且抽搐后有短时嗜睡，临床需警惕合并中枢神经系统受累可能性，但因完善头颅影像学检查及脑脊液检查均未提示相关异常，因而临床未考虑，后续仍需追踪随访。

实验室检查方面，发病早期外周血白细胞总数正常或减少，可见淋巴细胞计数减少，部分患者可出现转氨酶、乳酸脱氢酶、肌酶、肌红蛋白、肌钙蛋白和铁蛋白增高。多数患者 C 反应蛋白（CRP）和红细胞沉降率（ESR）升高，降钙素原（PCT）正常。重型、危重型患者可见 D- 二聚体升高、外周血淋巴细胞进行性减少，炎症因子升高。病原学检查包括：①核酸检测：采用核酸扩增检测方法在鼻拭子、口咽拭子、痰、其他下呼吸道分泌物、粪便等标本检测新型冠状病毒核酸。荧光定量 PCR 是目前最常用的新冠病毒核酸检测方法。②血清学检查：新冠病毒特异性 IgM 抗体、IgG 抗体阳性，发病 1 周内阳性率均较低。恢复期 IgG 抗体水平为急性期 4 倍或以上升高有回顾性诊断意义。③病毒培养分离：从呼吸道标本、粪便标本等可分离、培养获得新冠病毒。④抗原检测：采用胶体金法和免疫荧光法检测呼吸道标本中的病毒抗原，检测速度快，其敏感性与感染者病毒载量呈正相关，病毒抗原检测阳性支持诊断，但阴性不能排除。胸部影像学特点为合并肺炎者早期呈现多发小斑片影及间质改变，以肺外带明显，进而发展为双肺多发磨玻璃影、浸润影，严重者可出现肺实变，胸腔积液少见。

COVID-19 需根据流行病学史、临床表现、实验室检查等综合分析做出诊断。新冠病毒核酸检测阳性为确诊的首要标准。诊断标准包括：①具有新冠病毒感染的相关临床表现；②具有以下一种或以上病原学、血清学检查结果：a. 新冠病毒核酸检测阳性；b. 新冠病毒抗原检测阳性；c. 新冠病毒分离、培养阳性；d. 恢复期新冠病毒特异性 IgG 抗体水平为急性期 4 倍或以上升高。

COVID-19 临床分型分为轻型、中型、重型及危重型。轻型以上呼吸道感染为主要表现，如咽干、咽痛、咳嗽、发热等。中型定义为持续高热>3 天和/或咳嗽、气促等，但呼吸频率（RR）<30 次 /min，静息状态下吸空气时指氧饱和度>93%。影像学可见特征性新冠病毒感染肺炎表现。重型则为符合下列任何一条的儿童：①超高热或持续高热超过 3 天；②出现气促（<2 月龄，RR≥60 次 /min；2~12 月龄，RR≥50 次 /min；1~5 岁，RR≥40 次 /min；>5 岁，RR ≥ 30 次 /min），除外发热和哭闹的影响；③静息状态下，吸空气时指氧饱和度 ≤ 93%；④出现鼻翼扇动、三凹征、喘鸣或喘息；⑤出现意识障碍或惊厥；⑥拒食或喂养困难，有脱水征。危重型为符合以下情况之一者：①出现呼吸衰竭，且需要机械通气；②出现休克；③合并其他器官功能衰竭需 ICU 监护治疗。儿童重型 / 危重型早期预警指标包括：①呼吸频率增快；②精神反应差、嗜睡、惊厥；③外周血淋巴细胞计数降低或 / 和血小板减少；④低（高）血糖和 / 或乳酸升高；⑤ PCT、CRP、铁蛋白等炎症因子明显升高；⑥ AST、ALT、CK 明显增高；⑦ D- 二聚体等凝血功能相关指标明显升高；⑧头颅影像学有脑水肿等改变或胸部影像学显示肺部病变明显进展；⑨有基础疾病。本患儿急性起病，临床持续高热 1 天，存在呼吸道症状但无明显呼吸困难及低氧血症表现，胸部影像学提示特征性新冠病毒感染表现，故考虑为新型冠状病毒感染中型。

治疗包括一般治疗、抗病毒治疗、免疫治疗、重型危重型支持治疗、中药治疗等。无症状感染患儿无需药物治疗，但需密切监测病情变化。儿童病例临床表现较轻，α 干扰素可降低病毒载量，尽早应用有助于减轻症状，缩短病程，临床可使用喷雾剂或雾化吸入进行治疗。对于氧合指标进行性恶化、影像学进展迅速、机体炎症反应过度激活状态的重型和危重型病例，可进行免疫治疗，酌情短期内（不超过10天）使用糖皮质激素，对于合并IL-6水平明显升高者可使用白细胞介素-6（interleukin-6，IL-6）抑制剂。对于重型危重型需在上述治疗的基础上，积极防治并发症，治疗基础疾病，预防继发感染，及时进行器官功能支持，包括鼻导管、面罩吸氧，经鼻高流量氧疗或无创通气，有创机械通气，体外膜氧合（extracorporeal membrane oxygenation，ECMO），连续性肾脏替代治疗等。对于儿童，如出现脑炎、脑病等神经系统并发症，应积极控制体温，给予甘露醇等降颅压，以及镇静、止惊治疗。病情进展迅速者及时气管插管机械通气。严重脑病特别是急性坏死性脑病应尽早给予激素、丙种球蛋白治疗，也可酌情选用血浆置换、托珠单抗或改善线粒体代谢的鸡尾酒疗法（维生素 B_1、维生素 B_6、左卡尼汀等）。脑炎、脑膜炎、吉兰-巴雷综合征等治疗原则与其他病因引起的相关疾病相同。对于儿童多系统炎症综合征（multisystem inflammatory syndrome，MIS-C）的治疗原则是尽早抗炎、纠正休克和出凝血功能障碍及脏器功能支持。

既往针对新型冠状病毒感染的报道指出儿童病例多为轻型和中型病例，热程短，呼吸道症状较轻，出现症状至确诊时间短，预后多良好。疫苗接种依然是预防病毒感染、降低感染后重症率和病死率的有效方法。

七、病例点评

本病例为学龄前儿童，出现急性发热、存在呼吸道症状，肺部CT提示双肺上叶胸膜下磨玻璃片影，存在特征性新冠病毒感染表现。经干扰素雾化吸入抗病毒，病情恢复顺利，除新冠病毒外无其他病原体阳性发现，入院后5天复查新冠病毒核酸检测结果转阴，诊断新型冠状病毒感染中型。与儿童新型冠状病毒感染普遍偏轻、预后好一致。该患儿起病次日高热时，出现1次发作性抽搐后未再有发作，也无客观神经系统损害依据，结合患儿既往高热惊厥病史，考虑高热惊厥的可能性大。

（冯文雅 刘 钢）

参考文献

[1] VINER R M, WARD J L, HUDSON L D, et al. Systematic review of reviews of symptoms and signs of COVID-19 in children and adolescents. BMJ, 2021 (8): 1-6.

[2] 国家卫生健康委, 国家中医药局. 新型冠状病毒感染诊疗方案 (试行第十版). 传染病信息, 2023, 36 (1): 18-25.

[3] 姜毅, 金润铭, 郑跃杰, 等. 儿童新型冠状病毒感染诊断, 治疗和预防专家共识 (第二版). 中华实用儿科临床杂志, 2020, 35 (2): 8.

[4] FORREST C B, BURROWS E K, MEJIAS A, et al. Severity of Acute COVID-19 in Children <18 Years Old March 2020 to December 2021. Pediatrics, 2022, 149 (4): e2021055765.

[5] 蒋荣猛, 谢正德, 姜毅, 等. 儿童新型冠状病毒感染诊断、治疗和预防专家共识 (第五版). 中华实用儿科临床杂志, 2023, 38 (1): 20-30.

第八节 新型冠状病毒感染合并急性坏死性脑病

一、病例介绍

患儿,男,9岁,主因“发热1天余,意识障碍17小时”入院。入院前1天,无明显诱因出现发热,体温最高40℃,自行给予退热药体温下降不理想,无明显咳嗽、流涕,无恶心、呕吐,无头痛、嗜睡,无腹泻,就诊于当地诊所,给予静脉滴注“地塞米松、青霉素、喜炎平、安痛定(具体剂量不详)1次”,仍高热不退(具体未测)。入院前17小时(距发病13小时)患儿无诱因出现疑似抽搐1次,表现为意识丧失,双眼凝视,面色苍白,四肢软,无牙关紧闭,无吐沫,随即就诊于当地诊所。测体温41.2℃,给予镇静、退热、吸氧处置,上述症状持续约15分钟后缓解,缓解后患儿出现嗜睡。转至当地上级医院进一步诊治,复测体温40℃,予以积极对症退热,完善肺部CT未见明确病变,头颅CT平扫提示双侧丘脑密度稍低,为进一步治疗转至我院急诊。查新型冠状病毒核酸阳性,血常规提示白细胞18.01×10^9/L,血红蛋白150g/L,血小板134×10^9/L,中性粒细胞百分比86.7%,淋巴细胞百分比6%,C反应蛋白11mg/L,血生化提示尿素7.24mmol/L,肌酐(酶法)83.1μmol/L,谷草转氨酶256.4IU/L,谷丙转氨酶283.7IU/L,乳酸脱氢酶512IU/L。予以人免疫球蛋白400mg/kg、甲泼尼龙15mg/kg、甘露醇静脉滴注治疗,并以“发热、意识障碍待查”收入院。

既往史:患儿发病前接触新型冠状病毒感染母亲,既往体健。否认手术、外伤、输血史。

家族史:无特殊,否认脑病家族史。

个人史:足月顺产,出生体重3 200g,否认生后窒息史,疫苗接种史不详。母孕期体健。

入院查体:意识障碍,GCS评分8分(睁眼2分,运动5分,语言1分)。面色可,口唇无发绀,呼吸平稳;颈抵抗阴性,全身皮肤无皮疹,黄疸;双瞳孔等大等圆,d=3.0mm,双球结膜略水肿,对光反射略迟钝;咽充血,双侧扁桃体I度肿大,杨梅舌;双肺呼吸音粗;心音有力,心律齐,无杂音;腹软,无压痛;四肢肌力、肌张力不能配合。左巴宾斯基征阴性,右巴宾斯基征阳性,四肢末梢暖,CRT<2秒。

病例特点

(1)学龄期男童,急性起病。

(2)主要表现为发热、抽搐、意识障碍。

(3)查体:意识障碍,格拉斯哥昏迷评分(Glasgow coma score,GCS)8分(睁眼2分,运动5分,语言1分)。面色可,颈抵抗阴性,全身皮肤无皮疹、黄疸;双瞳孔等大等圆,对光反射略迟钝,双球结膜略水肿。心肺腹查体未见异常。左侧巴宾斯基征阴性,右侧巴宾斯基征阳性,四肢末梢暖,CRT<2秒。

(4)辅助检查:血常规提示白细胞升高,淋巴细胞比例及计数明显降低,CRP轻度升高。血生化提示肌酐、尿素、谷草转氨酶、谷丙转氨酶均升高。头颅CT平扫提示双侧丘脑密度稍低。新型冠状病毒核酸检测阳性。

二、诊断分析

1. 发热、意识障碍原因待查 患儿系学龄期男童，临床表现为高热、抽搐及意识障碍，完善头颅 CT 提示双侧丘脑密度稍低，目前病因尚不能明确，故诊断发热、意识障碍原因暂不明，病因方面考虑：

(1)急性坏死性脑病？患儿起病急，发热后出现抽搐及意识障碍，存在脑病相关表现。查体 GCS 评 8 分，双球结膜略水肿，对光反射略迟钝，右侧巴宾斯基征阳性，存在神经系统阳性体征，头颅 CT 平扫提示双侧丘脑密度稍低。结合患儿存在新型冠状病毒感染，且查转氨酶明显升高，肌酐均存在不同程度升高，提示已造成多脏器功能损害，炎症反应较重，故考虑急性坏死性脑病可能性大，需完善头颅磁共振成像及脑脊液相关检查等协助诊断。

(2)中枢神经系统感染？患儿起病急，临床表现为高热、抽搐、意识障碍，查体存在上述神经系统阳性体征，还需注意中枢神经系统感染。结合患儿年龄特点，临床存在明确的新型冠状病毒感染，尤其需警惕病毒性脑炎可能，需完善腰椎穿刺行脑脊液常规、生化及病原学检查协助诊断。

(3)其他：结合临床特点还需警惕自身免疫性脑炎、代谢性脑病等感染后可诱发的中枢神经系统疾病，必要时可行脑脊液免疫学检查，血液及尿液代谢筛查等检查协助诊断。

2. 新型冠状病毒感染(重型) 患儿系学龄期男孩，有明确新型冠状病毒感染患者接触史，本次急性起病，临床有高热症状，新型冠状病毒核酸检测阳性，故诊断明确。患儿病程中出现抽搐、意识障碍，同时伴有肝肾功能损伤，故临床分型考虑为重型。

三、辅助检查

(1)脑脊液常规：未见异常。

(2)脑脊液生化：糖 4.2mmol/L，蛋白 605mg/L，氯化物 121.1mmol/L。

(3)凝血功能：未见异常。

(4)细胞因子检测：白介素-1β 10.37pg/ml，白介素-2 <2.44pg/ml，白介素-4 <2.44pg/ml，白介素-5 <2.44pg/ml，白介素-6 3.33pg/ml，白介素-8 8.46pg/ml，白介素-10<2.44pg/ml，白介素-12p70 <2.44pg/ml，白介素-17<2.44pg/ml，肿瘤坏死因子<2.44pg/ml，α 干扰素 2.45pg/ml，γ 干扰素 3.68pg/ml。

(5)其他呼吸道病毒及疱疹病毒检测：阴性。

(6)头颅磁共振成像：双侧丘脑、海马、脑干肿胀，并大小脑半球多发异常信号，双侧脑室略饱满，侧脑室颞角扩大显著。中线结构无移位(图 2-8-1)。

(7)复查头颅磁共振成像(间隔 10 天)：双侧丘脑、海马及脑干肿胀较前减轻，脑内多发异常信号较前有减少，双侧丘脑及小脑半球出现出血信号，鼻旁窦黏膜厚(图 2-8-2)。

(8)心脏彩超、腹部超声及泌尿系统超声：未见明显异常。

(9)脑电图：儿童清醒期异常脑电图，清醒期全导慢波发放，背景活动减慢未见枕区优势节律。

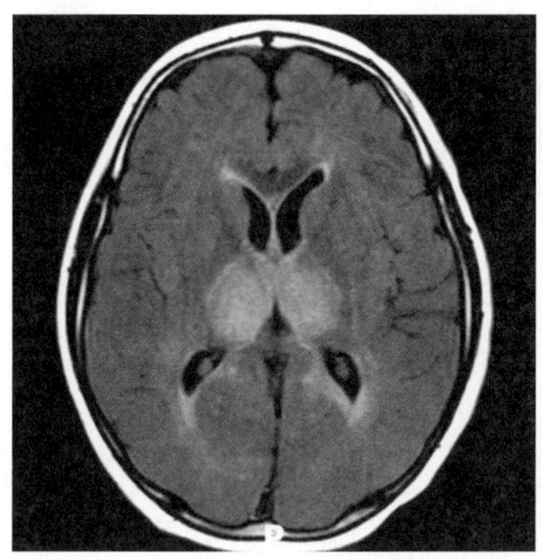
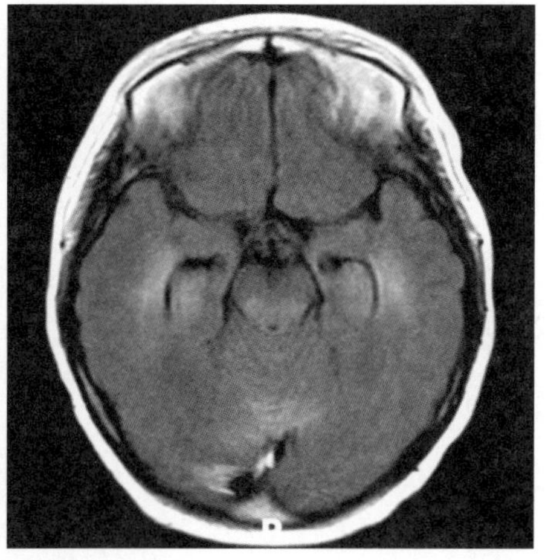

图 2-8-1 头颅磁共振成像

双侧丘脑、海马、脑干肿胀，并大小脑半球多发异常信号，双侧脑室略饱满，侧脑室颞角扩大显著。中线结构无移位。

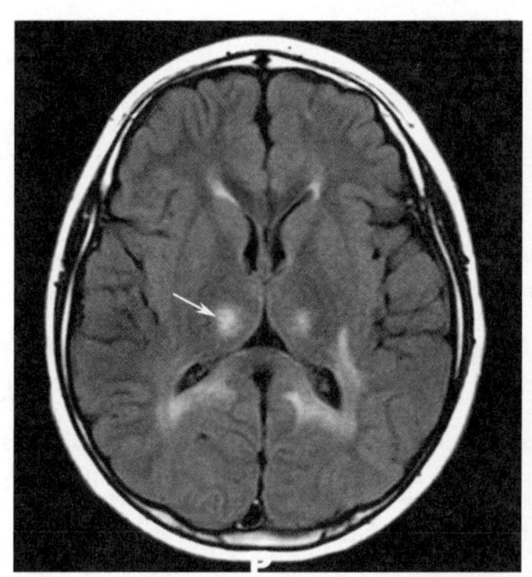
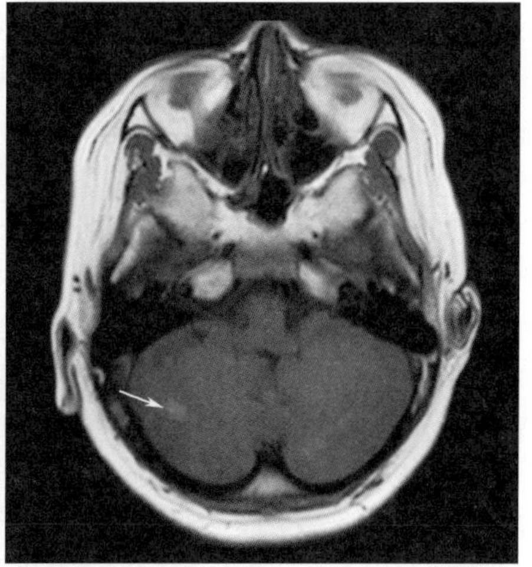

图 2-8-2 复查头颅磁共振成像(间隔 10 天)

双侧丘脑、海马及脑干肿胀较前减轻，脑内多发异常信号较前有减少，双侧丘脑及小脑半球出现出血信号。

四、诊疗经过

入院后完善头颅磁共振成像提示双侧丘脑、海马、脑干肿胀，并且大小脑半球多发异常信号，脑脊液细胞数正常，蛋白升高，支持急性坏死性脑病诊断，给予甘露醇静脉滴注降颅压，继续予以大剂量甲泼尼龙每天 15mg/kg，共 2 天；10mg/kg，共 3 天；2mg/kg，共 3 天后逐渐激素减量治疗。人免疫球蛋白静脉滴注总剂量 2g/kg，分 5 天完善疗程，并予以谷胱甘肽、天门冬氨酸鸟氨酸静脉滴注、口服双环醇片保肝治疗。患儿于入院第 3 天热退，自入院第 4 天起，患儿意识转清，言语逐渐清晰，肢体活动逐渐恢复，监测肝肾功及心肌酶均逐渐恢复正常。入院后 10 天复查头颅磁共振成像提示双侧丘脑、海马及脑干肿胀较前减轻，脑内多发异常信号较前有减少，双侧丘脑及小脑半球出现出血信号。入院第 20 天，患儿一般状态尚好，意识清楚，问答正确，吐字清晰，肢体活动无异常，但记忆力及计算力欠佳，准予出院，门诊继续随诊治疗。

五、最终诊断

1. 急性坏死性脑病
2. 新型冠状病毒感染（重型）

六、讨论

儿童 SARS-CoV-2 的易感性较成人低，且感染后以轻症居多，但儿童 COVID-19 相关的神经系统并发症发病率和多样性远超预期，且疾病分布情况也较成人有较大差异，肺外并发症如急性脑病和儿童多系统炎症综合征（multisystem inflammatory syndrome，MIS-C）等更为常见，奥密克戎变异株尤为突出。2021 年英国一项全国性的前瞻性研究纳入了 1 334 例感染了 SARS-CoV-2 的儿童和青少年，有 52 例（3.8%）存在神经系统受累，24 例最终诊断为 COVID-19 相关脑病。2022 年美国一项回顾性研究纳入了 2020 年 3 月 15 日—2020 年 12 月 15 日所有儿童和青少年 COVID-19 患者（共计 1 695 例），其中 22% 出现神经系统症状，43 例合并有危及生命的神经系统症状，包括重症脑病 15 例，脑卒中 12 例，中枢神经系统感染或脱髓鞘 8 例，吉兰 - 巴雷综合征或变异型 4 例以及急性暴发性脑水肿 4 例。

15%~25%SARS-CoV-2 感染儿童或 MIS-C 患儿出现不同程度脑病，多见于严重感染者，严重者可发生急性坏死性脑病或急性出血性坏死性脑病，其影像学特征与流感病毒相关脑病类似，常以高热或超高热、惊厥发作及进行性意识障碍为主要表现，可短期内进入脑功能衰竭并死亡。SARS-CoV-2 感染引起神经损伤的机制尚未明确，目前研究认为可能系病毒直接侵犯或病毒诱导的血脑屏障破坏所致，而急性脑病（acute encephalopathy，AE）等，则可能主要由代谢和 / 或免疫紊乱引起的细胞因子风暴导致。本患儿发病模式、临床表现、实验室指标和头颅磁共振符合急性坏死性脑病，接受激素抗炎、降颅压治疗后症状病情明显好转。该患儿有病毒血症，而脑脊液检测无异常，病初细胞因子显著升高，推测坏死性脑病与病毒血症引起的继发全身细胞因子风暴有关。因此结合既往研究及共识，临床需要重视提示过度炎症反应的指标值，包括：超高热（>41℃）；精神反应差、嗜睡、惊厥发作，尤其是惊厥发作间期存在意识障碍者，GCS ≤ 8 分者尤应警惕；降钙素原、D- 二聚体明显升高，纤维蛋白原降低；谷草转氨酶、谷丙转氨酶、乳酸脱氢酶升高；乳酸明显升高等。对于此类患儿应警惕中枢神经系统受累可能，需严密监测并及早干预，以改善预后。

本例 COVID-19 相关儿童急性坏死性脑病在 SARS-CoV-2 感染的急性期发病，且病情进展迅速，发热 1 天内出现抽搐，后很快出现意识障碍，头颅 CT 提示丘脑病变。在整个诊断过程中需要注意以下几方面：首先需明确患儿存在 SARS-CoV-2 感染，且患儿神经系统症状的发生与 SARS-CoV-2 感染存在合理的时间关系，并与全身性症状存在一定的一致性；同时需要排除与 SARS-CoV-2 感染无关的其他病因，如遗传代谢病、中毒或原发性自身免疫性疾病等。COVID-19 相关急性坏死性脑病的主要治疗，包括抗病毒、控制发热、免疫调节、血浆置换、改善线粒体功能等，其中免疫调节治疗非常重要。糖皮质激素冲击治疗仍为急性坏死性脑病者的首选，严重脑病患者尤其是怀疑或诊断急性坏死性脑病者，应尽早予糖皮质激素冲击治疗。静脉用免疫球蛋白也是临床较为常用的免疫调节药物。部分研究也指出早期使用托珠单抗可能是严重急性坏死性脑病的治疗手段之一。本例患儿在就诊我院时，即起病 2 日内即给予大剂量甲泼尼龙及人免疫球蛋白进行积极免疫治疗，因此病情得以控制，肝肾功能障碍迅速好转，患儿意识障碍在治疗 4 天后明显好转。这与既往 COVID-19 相关急性坏死性脑病病例报告指出此类患儿对免疫治疗反应好的结论相一致。

儿童 COVID-19 相关脑病属于 COVID-19 相关神经系统重症中的常见并发症之一，严重者可发生急性坏死性脑病或急性出血性坏死性脑病。临床医生需对此类疾病早期识别并积极干预，以改善预后。

七、病例点评

本例患儿有明确新型冠状病毒感染患者接触史，急性起病，高热 13 小时后出现抽搐、意识障碍，头颅 CT 提示双侧丘脑密度减低，头颅磁共振成像提示双侧丘脑、海马、脑干肿胀，并大小脑半球多发异常信号，脑脊液细胞数正常，蛋白升高，支持急性坏死性脑病诊断。新型冠状病毒核酸检测阳性，同时伴有肝肾功能损伤，为新冠病毒感染重型病例。经积极激素抗炎、降颅压、保护脏器及对症治疗患儿恢复迅速。新冠病毒感染引起的中枢神经系统损害类型多样，包括急性坏死性脑病、脑炎、急性播散性脑脊髓炎及自身免疫性脑炎等不同疾病特征，新冠感染引起重症病例的宿主免疫反应应答机制有必要进行深入的研究。

（冯文雅　刘　钢）

参考文献

[1] RAY S T J, ABDEL M O, SA M, et al. Neurological manifestations of SARS-CoV-2 infection in hospitalised children and adolescents in the UK: a prospective national cohort study. Lancet Child Adolesc Health, 2021, 5 (9): 631-641.

[2] LAROVERE K L, RIGGS B J, POUSSAINT T Y, et al. Neurologic Involvement in Children and Adolescents Hospitalized in the United States for COVID-19 or Multisystem Inflammatory Syndrome. JAMA Neurol, 2021, 78 (5): 536.

[3] 上海医学会儿科学分会神经学组, 李玲. 儿童新型冠状病毒感染神经系统并发症诊治专家共识. 临床儿科杂志, 2023, 41 (4): 300-310.

[4] 王荃. 新型冠状病毒感染相关中枢神经系统病变. 中国小儿急救医学, 2023, 30 (3): 5.

[5] WANG P Y, YANG M T, LIANG J S. Acute necrotizing encephalopathy caused by SARS-CoV-2 in a child. Pediatr Neonatol, 2022, 63 (6): 642-644.

[6] 张涛, 王丽杰, 许巍, 等. 三例儿童新型冠状病毒感染相关重症脑病文献分析. 中国小儿急救医学, 2023, 30 (3): 5

第三章

真菌性疾病

第一节　播散性隐球菌病（肺、脑）

一、病例介绍

患儿，男，9 岁，因“发热 30 天，头痛伴呕吐 14 天，咳嗽 3 天”入院。入院前 30 天患儿无明显诱因出现发热，体温最高 39℃，无寒战，无头痛、呕吐及抽搐，无咳嗽、流涕。于当地医院治疗半月无好转（具体用药不详）。入院前 14 天患儿仍发热，并出现剧烈发作性头痛，呈钝痛，不易缓解，伴呕吐，为胃内容物，非喷射性。就诊当地医院，查血常规：WBC 9.7×10^9/L，HB 98g/L，N 50.7%，L 26.8%，EO 13.1%；胸片示粟粒性改变；脑脊液常规及生化检查正常，脑脊液墨汁染色阳性。诊断粟粒性肺结核，予以异烟肼、利福平、吡嗪酰胺、阿米卡星、地塞米松及甘露醇治疗，头痛、呕吐缓解，仍高热。入院前 3 天患儿出现阵发性咳嗽，咳少量白色黏痰，无胸闷及喘憋。为求诊治，遂至我院就诊。门诊以“播散性隐球菌病？”收入院。患儿自发病以来，无盗汗，无皮疹，精神饮食欠佳，二便尚可，消瘦明显。

既往史、个人史及家族史：既往体健；个人史无特殊，生长发育正常；否认结核病人接触史；否认鸽子、鸡等禽类接触史；否认家族性遗传病。

入院查体：T 38.5℃，P 120 次 /min，R 30 次 /min，BP 105/60mmHg，WT 26kg，发育正常，营养中等，意识清，精神弱，卡介苗接种后瘢痕阳性，全身皮肤黏膜及浅表淋巴结无异常。双侧瞳孔等大等圆，对光反射灵敏。咽充血，扁桃体无肿大。双肺呼吸音粗，未闻及干、湿啰音。心音有力、律齐，无杂音。腹软，无压痛，肝脾肋下未及。颈抵抗阴性，克尼格征、布鲁辛斯基征阴性，双巴宾斯基征可疑阳性。

病例特点

（1）学龄期男童，急性起病，病史迁延。

（2）主要表现为持续发热，病程中期出现头疼伴呕吐，后期出现咳嗽，少痰，抗结核效果欠佳。

（3）既往史、个人史及家族史无特殊。

(4) 查体：意识清，精神弱，双肺呼吸音粗，未闻及干、湿啰音，颈抵抗阴性，克尼格征、布鲁辛斯基征阴性，双侧巴宾斯基征可疑阳性。

(5) 辅助检查：胸片提示双肺纹理增多紊乱，呈网格状改变，并可见小结节样高密度影，右侧较明显，双侧肋膈角锐利，右上纵隔增宽。考虑：右上隔淋巴结结核，双肺血行播散性肺结核。胸部 CT：双肺结核（粟粒性）？脑脊液常规及生化检查结果均正常，墨汁染色示隐球菌阳性。

二、诊断分析

患儿为学龄期男童，病史 1 个月，以发热起病，全身感染中毒症状不明显，结核中毒症状及肺部体征不明显，半个月后出现颅高压症状，在当地胸部影像学检查示：双肺散在小结节影。脑脊液墨汁染色阳性，故初步诊断为播散性隐球菌病（肺、脑）。需与以下疾病鉴别：结核感染。患儿发热时间长，有神经系统及呼吸道表现，当地胸部影像提示双肺血行播散性肺结核可能，需注意鉴别结核感染可能。但患儿无明确结核接触史，无结核中毒症状，卡介苗接种后瘢痕清晰，且外院予以抗结核治疗效果不佳，不支持。

三、辅助检查

(1) 血常规：WBC 9.7×10^9/L，HB 98g/L，N 50.7%，L 26.8%，EO% 13.1%。

(2) 血生化示基本正常。

(3) 胸片：双肺纹理增多紊乱，呈网格状改变，并可见小结节样高密度影，右侧较明显，双侧肋膈角锐利，右上纵隔增宽。考虑：右上纵隔淋巴结结核，双肺血行播散性肺结核。

(4) 脑脊液常规及生化检查结果均正常，墨汁染色示隐球菌阳性。

(5) 胸部 CT：双肺弥漫性分布大小，密度均匀一致的细小颗粒影；小叶间隔增厚，伴纵隔广泛淋巴结肿大；腹部超声未见明显异常（图 3-1-1A）。

(6) 头颅 MRI：双额顶叶脑白质半卵圆中心片状异常信号，增强后右额叶小片状病变呈小结节状强化（图 3-1-1B）。

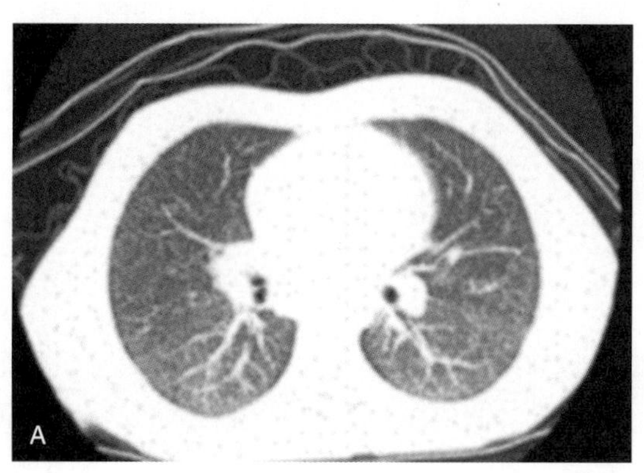

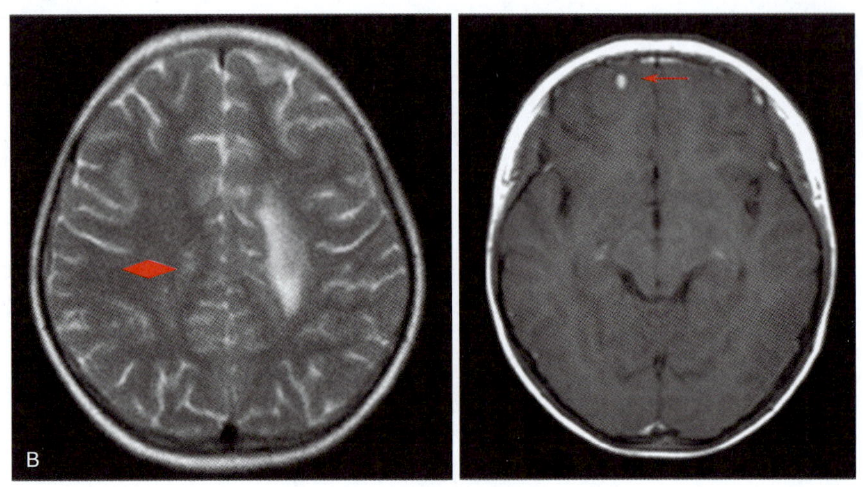

图 3-1-1 胸部 CT 及头颅 MRI

A. 胸部 CT：粟粒肺；B. 头颅 MRI：双额顶叶脑白质半卵圆中心片状异常信号（红色菱形所指），增强后右额叶小片状病变呈小结节状强化（红色箭头所指）。

四、诊疗经过

入院后考虑存在播散性隐球菌病（肺、脑），予以两性霉素 B 静脉滴注［从 0.1mg/（kg·d）逐渐增加至 0.8mg/（kg·d）］、5- 氟胞嘧啶口服（1g/ 次，每日 3 次）、氟康唑静脉滴注（0.2g/ 次，每日 1 次）联合抗真菌，甘露醇、甘油果糖降颅压治疗。患儿体温逐渐好转，头痛、呕吐、咳嗽缓解，三联抗真菌治疗 10 周时，复查脑脊液细胞数正常，但糖仍低，蛋白值较高（脑脊液细胞数 0，糖 2.33mmol/L，蛋白质 1 470mg/L，氯化物 129mmol/L），脑脊液隐球菌抗原滴度降至 1∶16。眼底检查仍有视乳头水肿，头颅 CT 两侧额叶前上部脑白质密度减低，入院时头颅 CT 未见异常，考虑病情控制不佳，开始鞘内注射两性霉素 B（从 0.025mg 开始，每日增 0.025mg，至 0.1mg，改为每日增 0.1mg，至 0.5mg）。三联抗真菌 13 周时，两性霉素 B 静脉滴注总量 1 875.2mg，鞘内注射总量 5.745mg，家长要求出院。出院时患儿临床症状消失，血及脑脊液培养阴性，脑脊液隐球菌抗原滴度降至 1∶64，复查肺 CT 示肺内病变较前明显减少，纵隔肿大淋巴结影稍有缩小，出院后口服氟康唑 1 年，病情无反复，肺部病变消失，由于家长原因未复查头颅影像学。

五、最终诊断

播散性隐球菌病（肺、脑）。

六、讨论

播散性隐球菌病是由隐球菌感染引起的深部真菌病。隐球菌属在真菌分类学上归入半知菌亚门、芽孢菌纲、隐球酵母目、隐球酵母科，引起人类感染的隐球菌主要是新型隐球菌和格特隐球菌，分子分型分别分为 VN Ⅰ、VN Ⅱ、VN Ⅲ、VN Ⅳ和 VG Ⅰ、VG Ⅱ、VG Ⅲ、VG Ⅳ等。隐球菌感染既可发生于患有艾滋病（AIDS）和其他免疫功能低下人群，也可发生在免疫功能正常者，它是 AIDS 患者主要机会性感染和常见死亡原因之一。新型隐球菌呈全球性分布，广泛存在于土壤和鸽粪中，免疫功能抑制（尤其是AIDS、移植者）患者容易感染，而格特隐球菌主要感染无免疫功能受损的健康人群，主要来源于热带和亚热带地区桉树，但21世纪初加拿大和美国北部曾经发生格特隐球菌感染大流行。我国以新型隐球菌感染为主，以免疫正常人群为主，约1/3可询问出鸽子、鸡的禽类接触史。儿童隐球菌病多发生于学龄前期及学龄期。

隐球菌以呼吸道吸入为主要致病途径，可通过无症状的肺部感染后穿过肺泡毛细血管屏障进入血液循环播散至其他深部组织。隐球菌可以感染人体的任何组织和脏器，最常见的部位是肺和中枢神经系统（central nervous system infection，CNS），其次为脾脏、肝脏、淋巴结、皮肤等。皮肤、消化道也可能是隐球菌感染的一种途径。

隐球菌感染的病理改变早期为弥漫性浸润渗出性病变，晚期为肉芽肿形成。早期病变，可以在组织中出现多量的隐球菌集聚成团。由于菌体四周包绕胶样荚膜，使菌体与组织没有直接接触，所以组织的炎症反应不明显。荚膜多糖是隐球菌主要的毒性因子，有抗吞噬作用。其他毒性因子还有黑色素等。

肺隐球菌感染的临床表现多种多样，从无症状到严重的急性呼吸窘迫综合征（ARDS）。主要表现为咳嗽、咳少量黏液痰、伴发热，部分患者可出现胸痛、咯血、乏力、盗汗等。合并CNS感染者表现为进行性颅高压，头痛、呕吐、昏迷等。

病原诊断依据包括临床标本病原学涂片、培养、抗原检测、病原宏基因组二代测序为隐球菌，标本主要包括血液、脑脊液、肺泡灌洗液、痰、组织等。一般未经抗真菌治疗的患者，隐球菌在37℃环境下3~4天开始生长；经抗真菌治疗后的患者，最迟可在3周开始生长。目前尚没有制订抗真菌药对隐球菌的相关折点标准，使用念珠菌的药敏折点，目前隐球菌耐药情况较少见。六胺银染色（Gomori's methenamine silver staining，GMS）法显示的隐球菌最为清晰，其他依次是过碘酸 - 无色品红（periodic acid-schiff stain，PAS）、阿尔辛蓝（Alcian blue，AB）及苏木素 - 伊红（hematoxylin-eosin，HE）染色法，亦可做墨汁染色。血液及脑脊液隐球菌荚膜抗原灵敏度及特异度较高，且检测较快速，对诊断具有重要的作用。新近发展的病原宏基因组二代测序技术对隐球菌感染的病原诊断也有重要价值，但因隐球菌荚膜较厚，部分感染患者标本会呈现假阴性结果。部分患儿血常规嗜酸细胞明显升高。

肺隐球菌感染患者胸部影像学表现多样，可以表现为单发或多发结节块状影、片状浸润影、弥漫间质病变、粟粒性、空洞、纵隔肺门淋巴结肿大等，胸腔积液较少见。结节常位于胸膜下。值得注意的是表现为肺内弥漫性粟粒性病变及纵隔肺门淋巴结肿肿大时易误诊为结核。

及时、有效地给予抗真菌治疗为降低隐球菌感染病死率的关键。CNS是隐球菌容易侵犯的器官，并且是否合并CNS感染治疗不同，故所有肺部感染患者均建议进行腰椎穿刺检查以排除伴发CNS感染的可能。免疫正常的患者，仅有肺部受累时而无症状时必须严密观察或采用氟康唑，治疗3~6个月。轻到中度症状、无播散性病灶的免疫功能正常患者采用氟康唑6mg/（kg·d），连用6~12个月，不能耐受氟康唑者可选择伊曲康唑、伏立康唑或泊沙康唑。严重肺炎患者（ARDS）、肺炎合并有CNS感染、全身播散性感染或免疫抑制者（非艾滋病患者）治疗同隐球菌CNS感染，治疗分为诱导期和巩固期。诱导期首选使用两性霉素B脂质体［3~5mg/（kg·d）］或两性霉素B［0.5~0.7mg/（kg·d）］联合5- 氟胞嘧啶 100mg/(kg·d),分 4 次,≥4 周;次选两性霉素 B(包括脂质体)联合氟康唑、两性霉素 B(包括脂质体)单药治疗、氟康唑 ±5- 氟胞嘧啶、伊曲康唑 ±5- 氟胞嘧啶、伏立康唑 ±5- 氟胞嘧啶方案。巩固期治疗首选氟康唑[12mg/(kg·d)],至少 6 周,次选伊曲康唑 ±5- 氟胞嘧啶方案。维持治疗首选氟康唑[6mg/(kg·d)],疗程 6~12 个月。由于两性霉素不良反应较多,用药期间,需严密药物监测不良反应。对于肺部病灶局限,而内科治疗效果不佳的患者,可考虑手术治疗。血清隐球菌抗原持续时间很长,一般不依据抗原结果作为调整治疗指标。

七、病例点评

儿童隐球菌病多见于学龄前及学龄期儿童,可导致多个器官受累成为播散性隐球菌病,通常从肺部吸入,易播散至多个器官,主要受累器官为 CNS、肺,其他脏器包括肝脏、脾脏、淋巴结、皮肤等。肺部感染临床表现无特异性,可以无症状、咳嗽等,严重者可有呼吸困难,肺部影像学可表现为结节、片状浸润影、粟粒影、纵隔肺门淋巴结肿大等,易误诊为结核。肺部隐球菌病患者可同时出现 CNS 感染,有进行性颅高压表现,故应积极寻找有无 CNS 感染证据。实验室检查行血、脑脊液、肺泡灌洗液、痰真菌培养、隐球菌抗原、涂片及病原宏基因组测序检测等帮助诊断。治疗根据病情轻重程度、是否合并免疫缺陷而定,治疗时间长。

(郭凌云 刘 钢)

参考文献

[1]《中国真菌学杂志》编辑委员会. 隐球菌感染诊治专家共识. 中国真菌学杂志, 2010, 5 (2): 65-68.

[2] JOHN R P, WILLIAM E D, FRANCOISE D, et al. Clinical practice guidelines for the management of cryptococcal disease: 2010 update by the infectious diseases society of America. Clin Infect Dis, 2010, 50 (3): 291-322.

[3] CHANG C C, SORRELL T C, CHEN S C. Pulmonary cryptococcosis. Semin Respir Crit Care Med, 2015, 36 (5): 681-691.

[4] LIU L L, GUO L Y, LIU Y, et al. Clinical characteristics and prognosis of pediatric cryptococcosis in Beijing Children’s Hospital, 2002—2014. Eur J Pediatr, 2017, 176 (9): 1235-1244.

[5] 刘琳琳, 郭凌云, 刘玥, 等. 儿童全身播散性隐球菌病临床特征及随访研究. 中华实用儿科临床杂志. 2017, 32 (6): 442-446.

[6] 刘正印, 王贵强, 朱利平, 等. 隐球菌性脑膜炎诊治专家共识. 中华内科杂志, 2018, 57 (5): 317-323.

[7] 中华医学会儿科学分会,《中华儿科杂志》编辑委员会. 儿童侵袭性肺部真菌感染临床实践专家共识 (2022 版). 中华儿科杂志, 2022, 60 (4): 274-282.

[8] Christina C C, Thomas S H, Tihana A B, et al. Global guideline for the diagnosis and management of cryptococcosis: an initiative of the ECMM and ISHAM in cooperation with the ASM. The Lancet Infectious Diseases, 2024, 24 (8): e495-e512.

第二节 播散性隐球菌病(肺、骨)

一、病例介绍

患儿,男,17 岁,以“发热、咳嗽 3 月余伴右足红肿 2 月余”入院。入院前 3 个月患儿因发热、咳嗽诊断“肺炎”,于当地医院住院“抗炎”治疗,体温及咳嗽均好转。好转后 1 周即入院前 2 个月患儿无明显诱因出现右足内踝处红肿热痛,间断伴有低热,最高 38℃,能行走。膝踝关节 CT 示:片内诸骨多发骨质缺损区,考虑为骨破坏,以右侧胫骨远端内踝处显著,周围可见骨膜反应,考虑化脓性骨髓炎。予以头孢唑肟、万古霉素抗感染治疗 3 周未见明显好转。入院前 4 天右侧内踝红肿处出现化脓破溃,渗出黄色液体,查血常规 $11.9\times10^9/L$,中性粒细胞 90.8%,中性粒细胞绝对数 $10.84\times10^9/L$,淋巴细胞 4.5%,嗜酸性粒细胞 0.6%,嗜酸性粒细胞绝对计数 $0.07\times10^9/L$,红细胞 $4.01\times10^{12}/L$,血红蛋白 129g/L,血小板 $257\times10^9/L$,C 反应蛋白 142mg/L;双下肢正侧位 X 线片:左侧胫骨上段及右侧胫骨远端内踝处骨质破坏,患儿仍间断发热,为明确诊断入院。

发病以来患儿精神反应好,食欲及睡眠好,无盗汗及乏力,大小便正常,体重无减轻。

既往史:患儿 2 年余前确诊急性淋巴细胞白血病中危组,已规律化疗 2 年 8 个月,期间多次复查骨髓达到完全缓解,现予以甲氨蝶呤 + 阿糖胞苷鞘内注射及长春新碱静脉滴注化疗。否认禽类接触史及外伤史。

入院查体:T 37.5 ℃,R 26 次 /min,HR 85 次 /min,WT 86kg,发育中等,营养好,意识清楚,精神反应可。全身未见皮疹及出血点,浅表淋巴结未触及,卡介苗接种后瘢痕阳性;双肺听诊呼吸音粗,未闻及干、湿啰音,未闻胸膜摩擦音;心音有力,心律齐。腹平软,肝脾肋下未及。右足内踝处皮温高,肿胀明显,色红,触痛明显,红肿中间出现大疱,直径约 3~4cm,中部破溃,渗黄色液较多。四肢关节无红肿及活动受限。肌力及肌张力正常,克尼格征阴性,布鲁辛斯基征阴性,巴宾斯基征阴性。

病例特点

(1) 青春期男孩,慢性病程。

(2) 病程早期表现为发热,轻咳,随后出现右足红肿伴低热,抗菌药物治疗效果差。

(3) 既往史:既往诊断急性淋巴细胞白血病,规律化疗 2 年 8 个月;否认禽类接触史。

(4) 查体:右踝红肿大疱破溃,肿胀明显,色红,触痛明显,红肿中间出现大疱,直径约 3~4cm,中部破溃,渗黄色液较多。

(5) 辅助检查:白细胞轻度升高,以中性细胞为主,CRP 明显升高;双下肢正侧位 X 线片:左侧胫骨上段及右侧胫骨远端内踝处骨质破坏。

二、诊断分析

1. 慢性骨髓炎 青春期男孩，亚急性起病，表现为发热及右足红肿，查体右足内踝处皮温高，肿胀明显，色红，触痛明显，红肿中间出现大泡，直径约 3~4cm，中部破溃，渗黄色液较多；X 线片显示左侧胫骨上段及右侧胫骨远端内踝处骨质破坏，符合骨髓炎好发部位，长骨干骺端。患儿病史较长，迁延不愈，故诊断慢性骨髓炎。病原学分析，儿童急慢性骨髓炎主要的病原体常为金黄色葡萄球菌、链球菌、肺炎球菌、表皮葡萄球菌、流感嗜血杆菌、铜绿假单胞菌、大肠杆菌、真菌等。慢性骨髓炎以革兰阴性杆菌、真菌多见。具体病原分析：

(1) 细菌感染：结合常见致病菌及患儿血常规 11.9×10^9/L，中性粒细胞 90.8%，C 反应蛋白 142mg/L，考虑为细菌感染可能性大，但予以患儿头孢唑肟及万古霉素静脉滴注 3 周，头孢唑肟及万古霉素应能覆盖大多数常见革兰阴性菌及革兰阳性菌，本患儿治疗效果差，故应考虑非典型病原或耐药菌的存在。头孢唑肟对铜绿假单胞菌效果差，注意此菌感染可能性。细菌中特殊菌——结核杆菌可感染全身任何脏器，本患儿发热咳嗽 3 个月，但四肢结核较少见，其主要累及髋关节、膝关节等负重关节。患儿卡介苗接种后瘢痕阳性，否认结核病接触史，无全身结核感染中毒症状，可入院行结核菌素试验、肺部影像检查及腹部 B 超进一步除外。

(2) 真菌感染：如曲霉菌、念珠菌、隐球菌等。患儿长期使用化疗药物，为真菌易感因素，入院后完善脓液培养及病理学证据协助诊断。

2. 鉴别诊断 患儿为急性淋巴细胞白血病中危组患儿，已规律化疗 2 年 8 个月，本次出现骨质破坏，应注意白血病骨浸润，且患儿多次复查骨髓达到完全缓解，血常规白细胞无明显升高，入院后查外周血未见幼稚细胞，无白血病反复依据，复查骨髓细胞学协助诊断。

三、辅助检查

(1) 血常规：白细胞 8.0×10^9/L，中性粒细胞 74%，淋巴细胞 18%，红细胞 4.0×10^{12}/L，血红蛋白 120g/L，血小板 358×10^9/L，未见幼稚细胞。C 反应蛋白：22mg/L。

(2) 血生化：无异常。

(3) HBV、HCV、HIV、RPR 均阴性。

(4) PPD 试验 (5U) 阴性。

(5) 脑脊液常规、生化无异常，未找到幼稚细胞；墨汁染色未找到隐球菌。

(6) 免疫球蛋白：IgG 21.20g/L (6.58~18.37)，IgA 0.90g/L (0.71~3.6)，IgM 0.39g/L (0.4~2.63)，IgE 16.8g/L (≤ 100IU/ml)。

(7) 细胞免疫功能：总 T 淋巴细胞 [CD3 (+)，CD19 (-)] 75.4% (50%~84%)，T+B+NK 95.8% (95%~105%)，CD4/CD8 0.48 (0.70~2.80)，总 B 淋巴细胞 [CD3 (-)，CD19 (+)]：6.4% (5.0%~18.0%)；T 辅助淋巴细胞 [CD3 (+)，CD4 (+)]：23.2% (27.0%~51.0%)，T 抑制淋巴细胞 [CD3 (+)，CD8 (+)]：43.1% (15.0%~44.0%)，NK 细胞 19.0% (7.0%~40.0%)。

(8) 骨髓细胞检查：骨髓增生活跃，粒系统各阶段细胞构成比大致正常，红系统增生尚可，巨核细胞及血小板不减少。可见幼淋占 0.5%，可见吞噬细胞的网状细胞。

(9)心电图、心脏彩超、腹部超声:无异常。

(10)胸部CT:肺血管纹理增多,右肺中叶见斑片状密度增高影,其间见支气管气相,右肺下叶见淡薄样密度影,腔静脉后软组织增厚,余纵隔内未见肿大淋巴结(图3-2-1)。

(11)右侧胫腓骨X线片:右侧胫腓远端距骨不规则骨密度减低区,腓骨远端骨皮质形态欠规则,胫骨远端少许骨膜反应(图3-2-2)。

(12)右足及左胫前脓液培养:新型隐球菌。

(13)右侧胫骨内踝处骨组织活检病理诊断:(右足)真菌感染,符合隐球菌感染。

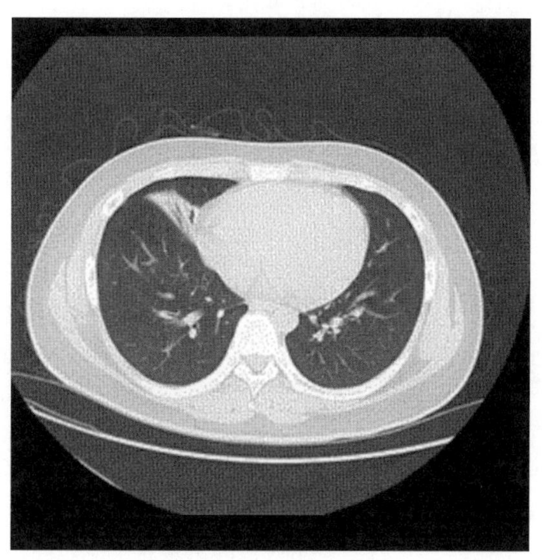

图3-2-1　胸CT
右肺中叶见斑片状密度增高影。

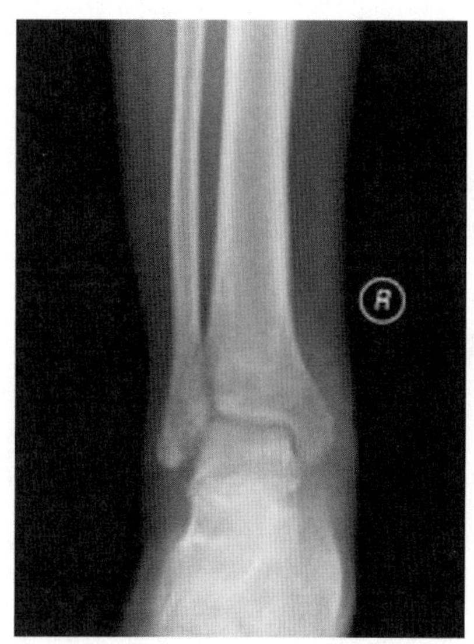

图3-2-2　右侧胫腓骨X线片
右侧胫腓远端距骨不规则骨密度减低区,腓骨远端骨皮质形态欠规则,胫骨远端少许骨膜反应。

四、诊疗经过

患儿右侧外踝脓疱张力高,予以局部穿刺抽脓,抽出暗红色脓血17.5ml进行培养;住院期间左胫前中部出现红肿,触及波动感,给予穿刺抽脓,抽出约2ml黄色脓液,共4次行脓培养为隐球菌。行右侧胫骨内踝处骨组织病理,结果:(右足)真菌感染,符合隐球菌感染,故除外原发病复发。完善腰椎穿刺,脑脊液未见异常。予以氟康唑静脉滴注治疗。住院40天,出院时,右足内踝伤口肿胀较前明显减轻,无明显渗出。左胫前中部伤口愈合良好。电话随访患儿无骨髓炎后遗症,伏立康唑治疗时间不详。

五、最终诊断

播散性隐球菌病(肺、骨)。

六、讨论

隐球菌病是广泛分布于全球的侵袭性真菌病,合并中枢神经系统感染病死率高。据估计，全球每一百万成人中1.8~19人患隐球菌病。全世界范围内报道多发生于免疫功能缺陷患者，特别是HIV感染，但我国报道60%以上无基础疾病。儿童隐球菌病少见，占所有隐球菌病的2%左右，原因尚不十分清楚，但认为与儿童缺少隐球菌暴露有关。儿童隐球菌病多为CNS和肺部受累。儿童全身播散性隐球菌病侵犯骨骼等组织报道较少。一般认为隐球菌经呼吸道或破损皮肤侵入人体，借血行播散到全身，但亦有原发皮肤感染的报道。亦有人认为其主要靶器官为中枢神经系统的原因为隐球菌从鼻腔沿嗅神经及淋巴管传至脑膜所致。

文献报道骨骼受累在隐球菌病中占5%~10%，多发生于免疫功能异常患者，儿童最易发生于脊椎骨或长骨，如股骨、胫骨、肋骨和肱骨。如累及脊椎骨，表现为背痛。受累部位为单个或多个部位，均有报道。

合并基础疾病，尤其是细胞免疫缺陷者容易发生隐球菌病。有文献报道65例隐球菌病住院患儿，22%为恶性肿瘤。另一篇报道了8例基础疾病为急性淋巴细胞白血病的肺外隐球菌患儿，5例有中枢神经系统受累，3例有皮肤受累。

骨髓炎临床表现无特异性，本例表现为局部红肿痛，炎症指标升高。既往报道的X线片表现为溶骨性破坏，几乎无骨膜反应，无特异性，易误诊为结核或肿瘤。但本例患儿有骨膜反应，与既往报道不同。

本例患儿同时合并肺受累，隐球菌病肺部受累患儿常无临床表现或仅为轻度咳嗽，肺部影像学无特异性，可表现为多发结节、弥漫粟粒影、斑片状实变、条网状间实质浸润、纵隔及肺门淋巴结肿大等。最新指南和共识推荐为无症状肺受累可密切观察或予以氟康唑治疗3~6个月，轻至中度症状、无其他系统受累可予以氟康唑治疗6~12个月；重症或原发免疫缺陷病患者，强化期首选两性霉素B（含脂质体），合并脑膜炎首选两性霉素B（含脂质体）联合5-氟胞嘧啶，维持和巩固期首选氟康唑。

由于隐球菌病骨受累少见，尚缺少药物选择的足够证据，文献报道外科清创手术或药物手术联合治疗预后好，本例患儿经外科清创手术和唑类抗真菌药物治疗后预后好。

七、病例点评

慢性骨髓炎病原体与基础疾病存在一定的相关性，本病例报道提示急性淋巴细胞性白血病儿童骨髓炎的病原体可能为隐球菌。并且隐球菌引起骨髓受累表现无特异性，需积极行真菌病原学检查及病理以明确病原。外科清创联合抗真菌药物治疗效果好。

（刘琳琳　刘　钢）

参考文献

[1] 刘琳琳, 郭凌云, 刘玥, 等. 儿童全身播散性隐球菌病临床特征及预后. 中华实用儿科临床杂志, 2017, 32 (6): 442-446.

[2] MAURICIO E G, ERIC D D, LUCAS N C, et al. Cryptococcus neoformans osteomyelitis of the calcaneus: Case report and literature review. SAGE open medical case reports, 2021, 9: 2050313X211027094.

[3] STAMATIOS A P, GEORGIOS G, DIMITRIOS P, et al. Cryptococcus neoformans osteomyelitis of the tibia: a case report and review of the literature. Journal of medical case reports, 2023, 17 (1): 188.

[4] 中华医学会儿科学分会，中华儿科杂志编辑委员会. 儿童侵袭性肺部真菌感染临床实践专家共识(2022 版). 中华儿科杂志，2022，60 (4): 274-282.

[5] Christina C C, Thomas S H, Tihana A B, et al. Global guideline for the diagnosis and management of cryptococcosis: an initiative of the ECMM and ISHAM in cooperation with the ASM. The Lancet Infectious Diseases, 2024, 24 (8): e495-e512.

第三节　中枢神经系统白假丝酵母菌病

一、病例介绍

患儿，男，8 个月，主因“2 个月内抽搐 5 次，伴间断发热 7 天”入院。患儿于入院前 2 个月无明显诱因出现抽搐，表现为双眼上翻、四肢屈曲，发作时无口唇青紫、无吐沫，家长按压人中后持续数分钟可缓解，抽搐时无发热，抽搐后精神反应较前减弱，伴食欲差，无呕吐、腹泻，无咳嗽、流涕。患儿当日共间断抽搐发作 4 次，情况大致同前。就诊外院查血常规：白细胞 10.03×10^9/L，PLT 539×10^9/L，中性粒细胞 57.3%，淋巴细胞 36%；脑脊液白细胞 202 个 /mm^3，多核细胞为主；脑脊液糖 2.77mmol/L，氯化物 117mmol/L，蛋白 1.47g/L；红细胞沉降率 27mm/h；头颅磁共振成像提示额叶及右侧基底节区异常信号。当地医院考虑诊断为免疫性脑炎，给予甲泼尼龙、地塞米松、炎琥宁、氟氯西林、免疫球蛋白、美罗培南、万古霉素、奥卡西平、神经节苷脂等药物治疗后，患儿未再抽搐发作，精神饮食较前好转，复查脑脊液白细胞 438 个 /mm^3，中性粒为主，糖 1.75mmol/L，氯化物 114mmol/L，蛋白 1.03g/L，脑脊液革兰染色、墨汁染色、抗酸染色阴性，血及脑脊液结核、病毒检测阴性，自身免疫性脑炎抗体阴性，脑脊液真菌培养提示白假丝酵母菌，对氟康唑、伏立康唑、两性霉素 B 敏感。复查头颅 MRI 提示双侧丘脑区及左侧颞叶异常信号，左侧额叶异常信号，考虑左侧额叶部分软化，局限性皮质层状坏死可能；胼胝体水肿或变性，考虑诊断为真菌性脑炎。停万古霉素，加用伏立康唑抗真菌治疗。入院前 1 个月患儿再次出现发热，热峰 39℃，伴有抽搐 1 次，表现大致同前，加用卡泊芬净联合抗真菌治疗 11 天后，患儿体温正常，未再出现抽搐发作，精神状态好转。更换抗真菌药物为两性霉素 B 联合卡波芬净抗真菌治疗 24 天后，复查脑脊液常规：白细胞 744 个 /mm^3，多核细胞 60%，墨汁染色(–)；脑脊液生化：糖 2.42mmol/L，氯化物 119mmol/L，蛋白 1.56g/L；脑脊液培养：未找到真菌孢子及菌丝。考虑治疗效果不理想，为进一步诊治来我院。

既往史：生后患新生儿出血症，治疗后好转。否认传染病接触史。

家族史：无特殊。

个人史：母亲孕期体健，足月剖宫产，出生体重 2 500g，否认生后窒息史。

入院查体：T 37.2℃，P 134 次 /min，R 27 次 /min，BP 85/50mmHg。头围 45cm。体重 7kg。意识清，精神反应可，呼吸平稳。前囟平软，张力不高。卡介苗接种后瘢痕(+)，全身皮肤无皮疹、黄染及出血点。全身浅表淋巴结未触及肿大。颈抵抗阴性，双侧瞳孔等大等圆，对光反射灵敏。心、肺、腹查体未见异常。左上肢肌力、双下肢肌力正常，右上肢肌力Ⅴ⁻级，四肢肌张力正常，布鲁辛斯基征、克尼格征阴性，双侧巴宾斯基征阳性。

病例特点

(1) 8个月婴儿，急性起病，病史2个月。
(2) 主要表现为间断抽搐、反复发热。
(3) 查体：意识清，精神反应可，头围45cm，前囟平软，张力不高，卡介苗接种后瘢痕(+)，脑膜刺激征阴性，双侧巴宾斯基征对称阳性，余病理征阴性，左上肢肌力、双下肢肌力正常，右上肢肌力Ⅴ⁻级，四肢肌张力正常。
(4) 既往生后患新生儿出血症，治疗后好转。足月产，出生体重仅2 500g。
(5) 辅助检查：血常规提示白细胞轻度升高，中性粒细胞为主。脑脊液细胞数升高，最高达744个/mm^3，多核细胞为主，糖明显降低，最低至1.75mmol/L，蛋白明显升高，最高达1.56g/L。脑脊液革兰染色、墨汁染色、抗酸染色阴性，血及脑脊液结核、病毒检测阴性，自身免疫性脑炎抗体阴性。脑脊液真菌培养提示白假丝酵母菌，对氟康唑、伏立康唑、两性霉素B敏感。头颅MRI提示双侧丘脑区及左侧颞极异常信号，左侧额叶异常信号，考虑左侧额叶部分软化、局限性脑萎缩及局限性皮质层状坏死可能，胼胝体水肿或变性。

二、诊断分析

根据患儿为8个月婴儿，急性起病，病程迁延，以抽搐起病，伴有精神减弱、食欲差及间断发热，查体右上肢肌力稍减低Ⅴ⁻级，外院查血常规白细胞仅轻度升高，以中性粒细胞为主，多次脑脊液检测提示白细胞升高，多核细胞为主，糖明显减低，蛋白明显升高，脑脊液真菌培养提示白假丝酵母菌生长，头颅MRI提示双侧丘脑区及左侧颞极异常信号，左侧额叶异常信号，故诊断中枢神经系统白假丝酵母菌病。但患儿院外治疗效果不佳，病情反复，应考虑：①外院选用抗真菌治疗药物是否可以透过血脑屏障，是否需调整为一线治疗方案；②存在并发症；③有无基础疾病导致疾病反复迁延。应完善相关免疫指标检查，评估患儿有无基础疾病。

需要与以下疾病鉴别：

(1) 化脓性脑膜炎：结合患儿临床特点及脑脊液常规和生化特点，需和化脓性脑膜炎相鉴别，但患儿病程中先后接受过万古霉素、美罗培南等抗菌药物治疗后，患儿体温及脑脊液检查无明显好转，结合患儿脑脊液真菌培养提示白假丝酵母菌，故不支持化脓性脑膜炎。

(2) 结核性脑膜炎：目前患儿的临床过程及脑脊液改变以及影像学特点，亦应注意结核感染的可能。但患儿接种过卡介苗，也无明确结核接触史，卡介苗接种后瘢痕阳性，暂不支持结核菌感染，入院后行脑脊液抗酸染色复查，并完善结核菌素试验、肺部影像检查及T-SPOT检查等协助鉴别。

三、辅助检查

(1) 入院后复查血CRP、PCT、ESR均正常。

(2)血及脑脊液细菌及结核病原检测均阴性。

(3)脑脊液涂片找菌丝及孢子阴性,脑脊液墨汁染色、真菌培养及血真菌培养均阴性。

(4)血 + 脑脊液 IG 指数、免疫球蛋白,以及 Ri、Yo、Hu 抗体均阴性。

(5)Ig、CD 系列及补体均大致正常。

(6)视频脑电图:异常婴儿脑电图,广泛性或双侧前头部 S 活动发放,睡眠 3 次左侧额区及 2 次左侧中央区起始部分性发作。

(7)磁共振血管成像(magnetic resonance angiography,MRA):左侧大脑中动脉 M1 段管腔狭窄,远段闭塞(图 3-3-1)。磁共振静脉成像(magnetic resonance venography,MRV)左侧颈内静脉、横窦及乙状窦较细,未见充盈缺损影,呈右侧优势型。

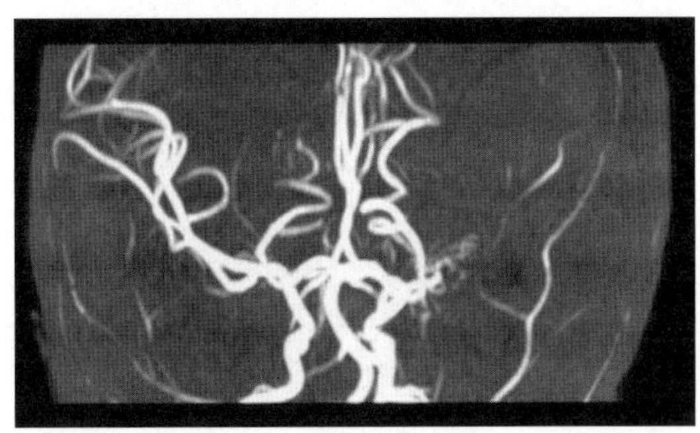

图 3-3-1 MRA

左侧大脑中动脉 M1 段管腔狭窄,远段闭塞。

(8)头部 MR 平扫:左额叶及岛叶前部软化灶并瘢痕脑回形成,脑萎缩,左侧额颞顶部硬膜下积液(蛋白含量高)。右侧丘脑小软化灶形成,可疑内囊后肢受累,双额颞叶脑萎缩,幕上脑室扩张,左侧裂池结节影(图 3-3-2)。

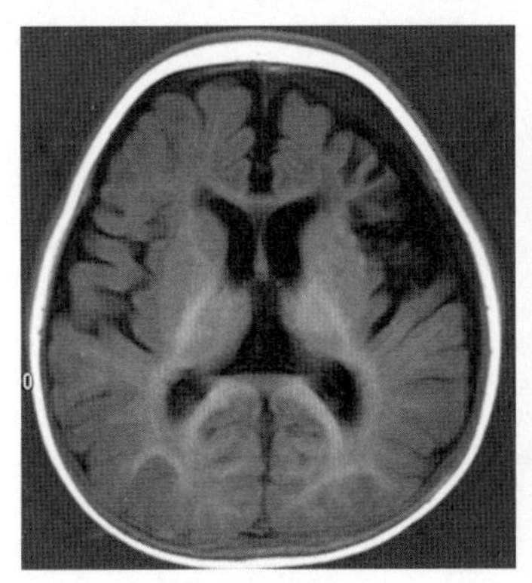

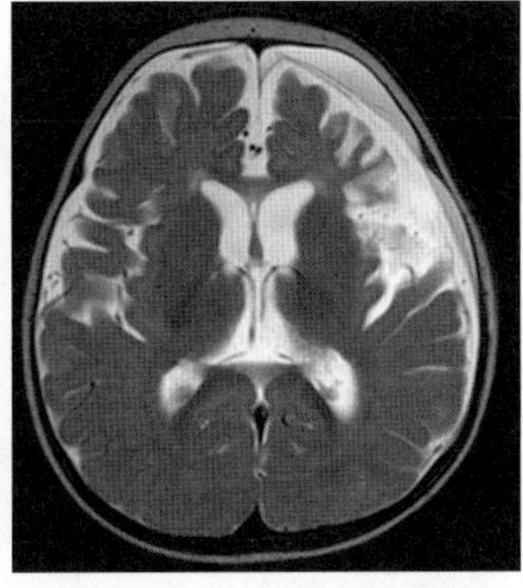

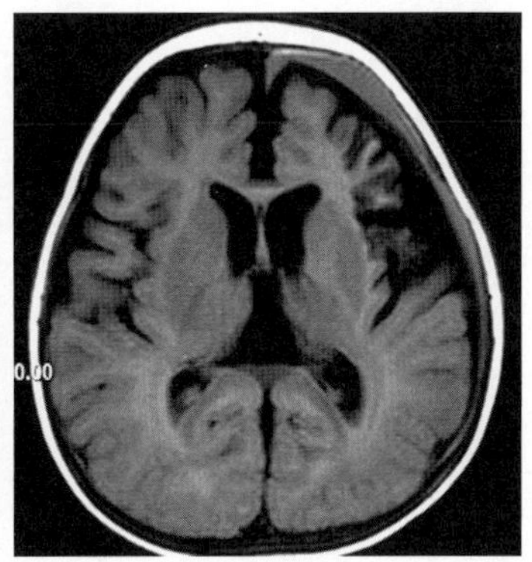

图 3-3-2 头颅磁共振成像

左额叶及岛叶前部软化灶并瘢痕脑回形成,脑萎缩,左侧额颞顶部硬膜下积液(蛋白含量高)。右侧丘脑小软化灶形成,可疑内囊后肢受累,双额颞叶脑萎缩,幕上脑室扩张。

(9)头颅 MR 增强扫描:左额颞顶硬膜下积液,并硬脑膜炎症改变大脑镰增厚强化(图 3-3-3A),左额叶及岛叶前部脑软化胶质增生,未见强化(图 3-3-3B)。左侧裂池结节条状及小环形明显强化(图 3-3-3B),左侧大脑中动脉闭塞及炎症改变(图 3-3-3A)?

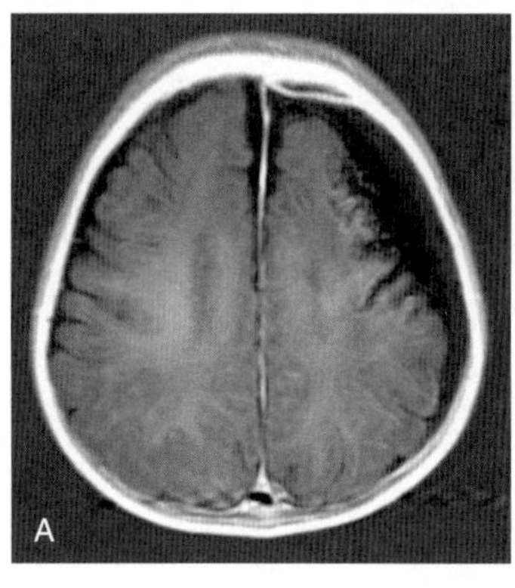

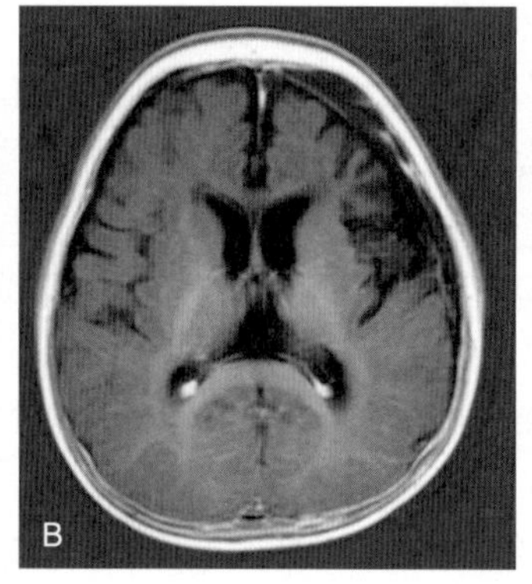

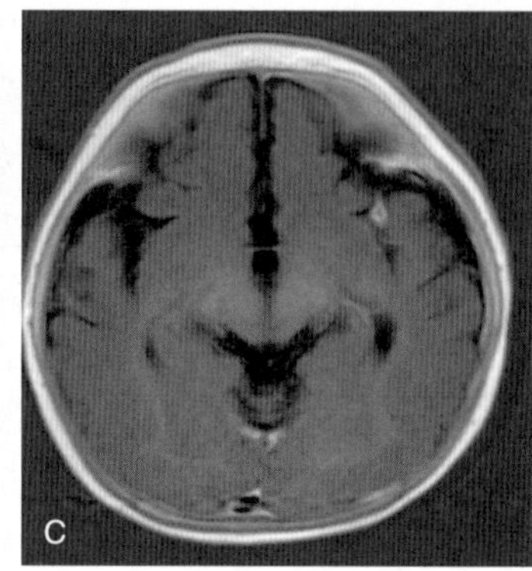

图 3-3-3 头颅增强磁共振成像

A. 左额颞顶硬膜下积液，并硬脑膜炎性改变大脑镰增厚强化；B. 左额颞顶硬膜下积液，合并硬脑膜炎性改变，左额叶及岛叶前部脑软化胶质增生，未见强化；C. 左侧裂池结节条状及小环形明显强化。

（10）腹部超声、心脏彩超、胸部影像学检查未见异常。

四、诊疗经过

入院后将抗真菌治疗调整为两性霉素 B 联合 5- 氟胞嘧啶治疗，并规律监测患儿血常规、尿常规、肝功能、肾功能、心电图。其间患儿体温均正常，未再出现抽搐，入院治疗 1 周后，患儿右上肢肌力恢复正常。于我院住院期间定期监测脑脊液共 4 次均大致正常，脑脊液真菌培养均为阴性。患儿住院 1 个月复查头颅增强 MR 提示左额颞顶硬膜下积液范围变化不显著；硬脑膜强化较前略明显，大脑镰增厚强化有好转，左额叶及岛叶前部脑软化胶质增生未见强化，左侧裂池结节条状及小环形明显强化较前变化不显著，请神经外科会诊建议继续保守治疗。患儿治疗效果理想，遂于入院第 34 天停用两性霉素 B、5- 氟胞嘧啶，更换氟康唑抗真菌治疗，后患儿监测体温正常，复查炎症指标均正常，予以出院继口服氟康唑治疗。

五、最终诊断

1. 中枢神经系统白假丝酵母菌病
2. 左侧硬膜下积液
3. 脑梗死？
4. 脑萎缩
5. 脑软化

六、讨论

婴儿 CNS 白假丝酵母菌较少见，国内外病例报道多为新生儿病例。目前尚无确切的发病率。该病临床表现不典型，缺乏特异性，其脑脊液改变与化脓性脑膜炎较相似，且因婴儿系化脓性脑膜炎好发人群，因此极易误诊为化脓性脑膜炎。

白假丝酵母菌为人体正常菌群，主要寄生于体表、上呼吸道和消化道等部位。通常不会引起疾病，但在免疫系统受到损害或免疫力低下、免疫抑制个体，如 HIV 患者、移植患者等,可引起白假丝酵母菌病,严重者可危及生命。既往白假丝酵母菌病报道主要发生于新生儿,尤其是早产儿和低出生体重儿,但目前随着临床抗菌药物、抗肿瘤药物及免疫抑制剂的应用,白假丝酵母菌亦成为重要的医院感染病原体之一。在临床标本中其分离的阳性率逐步上升,已成为临床感染的常见致病病原。该患儿虽为足月产,但体重处于低体重临界值,且生后存在新生儿出血症,系白假丝酵母菌感染的危险因素。

近年来,侵袭性白假丝酵母菌已经成为最常见的深部真菌之一。中枢神经系统白假丝酵母菌病报道较少,目前尚无确切的发病率,而尸体解剖研究结果显示,在侵袭性白假丝酵母菌病的死亡病例中,约半数有 CNS 受累。由于小年龄儿童症状常不典型,缺乏特异性,其脑脊液改变与化脓性脑膜炎非常相似,脑脊液培养阳性率低,因此容易漏诊和误诊。

CNS 白假丝酵母菌虽与化脓性脑膜炎好发年龄相近,且临床表现均有发热,可伴抽搐、烦躁、呕吐、咳嗽、腹泻和食欲下降等症状,但 CNS 白假丝酵母菌病有其自身的特点:①病程多迁延,精神反应相对较好,感染中毒症状不严重;②脑脊液改变与化脓性脑膜炎相似,但容易反复,表现为白细胞轻至中度升高,分类以多核细胞为主,糖降低显著,蛋白显著升高;③炎症指标常无显著升高,外周血白细胞正常或轻度升高,CRP 无明显升高;④抗细菌药物治疗无效。这些特点可能与白假丝酵母菌毒力较低,易形成局限性化脓灶或肉芽肿有关。

CNS 白假丝酵母菌病主要有三种类型:脑膜脑炎型、脑膜炎型和原发性肉芽肿型。白假丝酵母菌可侵犯脑膜、脑实质,与细菌性脑膜炎不同之处是白假丝酵母菌更易侵犯颅内血管,出现血栓、梗死和出血,并可出现脑软化和坏死,本患儿影像学特点与此相符。

CNS 白假丝酵母菌病诊断主要依据病史和临床特点,脑脊液细胞数以多核细胞增加为主,蛋白含量增高,糖量降低,脑脊液涂片或脑脊液培养出白假丝酵母菌具有诊断意义。CNS 白假丝酵母菌病患者在磁共振上表现为脑膜脑炎、脑脓肿,以及原发性肉芽肿、血管并发症等多种类型。CNS 白假丝酵母菌病的脑脓肿病例可表现为多发性微小脓肿,这一点可与常见的细菌性脑脓肿形成较好的鉴别。

CNS 白假丝酵母菌病的病死率高,治疗效果差,早期诊断和及时治疗对患者的预后至关重要。治疗建议联合用药并且足疗程。参考 2016 年美国感染病学会(Infectious Diseases Society of America,IDSA)的念珠菌病治疗指南,推荐初始治疗方案为两性霉素 B 脂质体单用或联合 5- 氟胞嘧啶,对于初始治疗有效者,推荐氟康唑降阶梯治疗方案。治疗应持续至所有症状、体征、脑脊液及影像学异常得以恢复。本病例患儿外院诊断明确后,院外的初始治疗未选用中枢神经系统白假丝酵母菌病一线方案,且联合应用的卡泊芬净不能透过血脑屏障,可能为治疗效果不理想的主要原因。该患儿自入我院后即予以两性霉素 B 联合 5- 氟胞嘧啶抗感染,效果显著,经两性霉素 B 初始治疗有效后,更换氟康唑抗真菌治疗,整体治疗过程顺利。

CNS 白假丝酵母菌的抗真菌疗程较长,病情易反复,预后较差。宿主免疫缺陷或免疫功能低下如胱天蛋白酶激活募集结构域 9(caspase recruitment domain-containing protein 9,CARD9)缺陷等先天性免疫缺陷病、恶性肿瘤患者接受化学治疗、造血干细胞移植、器官移植,以及新生儿尤其早产儿,长期气管插管及中心静脉置管和手术等均为其危险因素,可能导致病死率增加,对于经积极治疗后存活患儿,其 CNS 的损害程度可影响其智体力发育的远期预后。因此，对于拟诊为化脓性脑膜炎而治疗效果不佳，症状又不典型的患儿，尤其是新生儿及婴儿，应考虑存在CNS白假丝酵母菌感染的可能，应尽早进行脑脊液真菌病原学检测，并寻找有无其他感染病灶，同时对患儿的免疫状态进行评估。即使脑脊液未有明确的真菌感染依据，若临床高度怀疑真菌感染，仍可尝试经验性真菌治疗。

保持健康的生活方式是保护个体免受病原体感染的关键因素之一。此外适当营养支持、谨慎使用抗菌药物、控制免疫抑制剂的应用、合理掌握放化疗和各种诊疗手术等均可对白假丝酵母菌感染起到一定预防效果。

七、病例点评

CNS白假丝酵母菌病最常见于早产新生儿和免疫抑制个体，此外CARD9缺陷的患者，发生CNS白假丝酵母菌病的风险显著增加。本例患儿并没有明确免疫缺陷因素，发生了CNS白假丝酵母菌病，其发病原因与病原定植、气管插管及黏膜屏障功能破坏、抗菌药物长期应用等因素相关。CNS白假丝酵母菌病常可同时有血行播散引起的其他感染病灶，也可以仅CNS累及，在临床特征上类似于结核病或隐球菌病所致的脑膜炎。这类患者常感染了数周至数月才得到诊断。虽与化脓性脑膜炎好发年龄相近，但CNS白假丝酵母菌病具有病程迁延，患儿精神反应相对较好，感染中毒症状不严重，而脑脊液改变与化脓性脑膜炎较为相似，病程迁延，应尽早对患儿易患因素进行评估、进行脑脊液真菌病原学检测确定诊断，并寻找其他部位真菌感染病灶的证据，及时给予针对性抗真菌治疗是改善疾病预后的关键。

（冯文雅　刘　钢）

参考文献

[1] 王莉. 儿童白色念珠菌性脑膜炎9例诊治体会. 中国实用神经疾病杂志, 2016, 4 (19): 107.

[2] 胡冰, 陈荷英, 李绍英, 等. 婴儿中枢神经系统白假丝酵母菌5例并文献复习. 中国循证儿科杂志, 2011, 6(5): 386-390.

[3] PETER G, PAPPAS, CAROL A, et al. Clinical Practice Guideline for the Management of Candidiasis: 2016 Update by the Infectious Diseases Society of America. Clinical infectious diseases, 2016, 62 (4): E1-E50.

[4] DEKKERS B G J, VERINGA A, MARRIOTT D J E, et al. Invasive Candidiasis in the Elderly: Considerations for Drug Therapy. Drugs & Aging, 2018, 35: 781-789.

[5] DRUMMOND R A, LIONAKIS M S. Candidiasis of the central nervous system in neonates and children with primary immunodeficiencies. Current Fungal Infection Reports, 2018, 12 (2): 92-97.

[6] NAKAYAMA H, SHIBUYA K, KIMURA M, et al. Histopathological study of candida infection in the central nervous system. Nipon Ishinkin Gakai Zashi, 2010, 51 (1): 31-45.

[7] 高媛媛, 杨思达, 钟微, 等. 中枢神经系统白色念珠菌感染3例临床特征、影像学分析和文献回顾. 中国临床神经科学, 2016, 24 (3): 311-317.

[8] XIAO H, MIAO Y, LIU L, et al. Clinical characteristics of central nervous system candidiasis due to Candida albicans in children: a single-center experience. BMC Infect Dis, 2022, 22 (1): 945.

第四节 近平滑假丝酵母菌关节炎

一、病例介绍

患儿，女，4 个月 4 天，主因“发现右下肢活动障碍 2 个月，反复呕吐 1 个月半”入院。入院前 2 个月患儿无明显诱因出现右下肢活动障碍，右侧髋关节、膝关节自主活动减少，右侧大腿内侧及右侧面部肿胀，双下肢皮纹不对称，无发红，按压后无明显哭闹，无发热，无其他明显不适。外院查血常规示 WBC 6.79×10^9/L，HB 100g/L，CRP 5mg/L，N 0.38×10^9/L，L 4.94×10^9/L，PLT 592×10^9/L；血培养阴性；CD 系列大致正常；免疫球蛋白定量：IgG 1.93g/L，IgA 0.05g/L，IgM 0.24g/L，补体 C4 0.1g/L，补体 C3 0.83g/L；髋关节 X 线片示：右侧股骨头稍向外上方移位；髋关节超声示右侧髋关节滑膜囊积液；双髋关节 MR 平扫＋增强提示右髋关节积液并滑膜增厚强化，伴周围软组织肿胀、强化，不除外合并感染。诊断“右髋关节积液、中性粒细胞缺乏、免疫缺陷？”予以“阿莫西林舒巴坦、头孢哌酮舒巴坦”各治疗 1 周后无明显缓解。入院前 42 天行“右侧髋关节超声引导下穿刺抽吸术”，吸取约 2.5ml 草黄色清亮液体。髋关节穿刺液常规：黄色，浑浊，李凡他蛋白定性试验(+)，细胞总数 $23\ 354\times10^6$/L，白细胞 $11\ 354\times10^6$/L，单个核 34%，多个核 66%；髋关节穿刺液生化：总蛋白 34.9g/L，下降，氯 113.4mmol/L，乳酸脱氢酶 353IU/L；髋关节穿刺液涂片：革兰染色未见细菌，未见抗酸杆菌，未见孢子及菌丝；髋关节穿刺液培养提示近平滑假丝酵母菌，药敏试验两性霉素 B、氟康唑、伏立康唑、5- 氟胞嘧啶、伊曲康唑均敏感，予以“氟康唑 6mg/(kg·次)，q.d.”口服 14 天后右下肢活动无明显好转。复查髋关节超声积液未见明显吸收，调整为静脉给药 15 天(剂量同前)。右下肢活动逐渐恢复，右侧大腿内侧及右侧面部肿胀较前减轻。复查右侧髋关节超声提示积液量较前缩小，住院期间予以丙种球蛋白(1 次，具体量不详)免疫支持，予以重组人粒细胞集落刺激因子 2 疗程(3 天为 1 疗程，具体量不详)，中性粒细胞可恢复至正常。入院前 1 个半月患儿出现呕吐，每次纳奶后均有吐奶，吐奶量逐渐增多，偶呈喷射性，呕吐后哭闹明显，仍可继续纳奶。偶有咳嗽，咳少量白痰，无发热，无腹泻，无烦躁、惊厥及意识障碍。为进一步治疗，以“右侧髋关节真菌性关节炎、免疫缺陷？”收入院。

既往史：患儿为 32 周早产，生后住院治疗 42 天，住院期间予以 CPAP 辅助通气，因“贫血”输注悬浮红细胞，因“凝血功能异常”输注冷沉淀。否认外伤史，否认反复感染病史，否认传染病接触史。

家族史：无特殊。

个人史：母孕期体健，第 2 胎第 1 产，因“胎膜早破”于孕 32 周行剖宫产娩出，出生体重 2.3kg，生后有气促、呻吟。

入院查体：T 36.70℃，R 29 次 /min，HR 132 次 /min，BP 80/50mmHg，意识清，精神可，呼吸平稳，查体欠合作，全身皮肤黏膜无黄染，无发花，无皮疹、皮下出血。浅表淋巴结未触及肿大。前囟平坦，张力不高。右侧面部肿胀，无发红，按压无哭闹。颈部对称，无抵抗。双肺呼吸音粗，无啰音。心音有力，心腹查体未见明显异常。双下肢等长，右下肢大腿根部稍肿胀，无发红，按压无哭闹，双下髋关节支具屈曲固定，右髋关节外展稍受限，余关节活动无异常。四肢肌力、肌张力正常，双侧膝腱反射存在，双侧巴宾斯基征未引出，克尼格征未引出，布鲁辛斯基征未引出。

病例特点：

(1) 4个月婴儿，孕32周早产儿，慢性起病，病史迁延。

(2) 主要表现为右下肢活动障碍，右侧髋关节、膝关节自主活动减少，常规抗感染治疗效果欠佳。

(3) 查体：意识清，精神可。前囟平坦，张力不高。右侧面部肿胀，无发红，按压无哭闹。颈部对称，无抵抗。双下肢等长，右下肢大腿根部稍肿胀，无发红，按压无哭闹；双下髋关节支具屈曲固定，右髋关节外展稍受限，余关节活动无异常。余查体无明显异常。

(4) 辅助检查：血常规提示白细胞正常，中性粒细胞缺乏；CRP 正常；IgG 1.93g/L，IgA 0.05g/L，IgM 0.24g/L，补体 C4 0.1g/L 均下降；关节腔积液蛋白定性阳性，白细胞增多，以多核细胞为主；髋关节穿刺液涂片革兰染色未见细菌，未见抗酸杆菌，未见孢子及菌丝；髋关节穿刺液培养为近平滑假丝酵母菌阳性，药敏试验两性霉素 B、氟康唑、伏立康唑、5- 氟胞嘧啶、伊曲康唑均敏感；血培养阴性；髋关节增强 MR：右髋关节腔积液并滑膜增厚强化，伴周围软组织肿胀强化。

二、诊断分析

1. 右侧髋关节真菌性关节炎（近平滑假丝酵母菌） 根据患儿为4个月婴儿，慢性起病，病史迁延，以右下肢活动障碍，右侧髋关节、膝关节自主活动减少为主要表现。入院查体可见右下肢大腿根部稍肿胀，右髋关节外展受限，结合髋关节增强 MR 提示右髋关节积液病滑膜增厚强化，伴周围软组织肿胀、强化，髋关节穿刺液蛋白定性阳性，白细胞数升高，以多核细胞为主，髋关节穿刺液培养提示近平滑假丝酵母菌，予以“阿莫西林舒巴坦、头孢哌酮舒巴坦”治疗后无明显缓解，予以“氟康唑”治疗后，右下肢活动逐渐恢复，右侧大腿内侧及右侧面部肿胀较前减轻，复查右侧髋关节超声提示积液量较前缩小，故右侧髋关节真菌性关节炎诊断成立，考虑病原为近平滑假丝酵母菌。需要鉴别的疾病：

(1) 骨关节结核：以青少年多见，常发生于脊椎，其次为膝关节、髋关节、肘关节等。发病缓慢，患处疼痛、压痛、活动受限，晚期形成冷脓肿，穿刺液中可找到抗酸杆菌，多伴有发热、盗汗、乏力及消瘦，有结核接触史，肺部可有原发病灶，结核菌素试验阳性，自觉症状较轻。本患儿为4个月小婴儿，无结核接触史，髋关节穿刺液涂片未见抗酸杆菌，不支持本病。

(2) 急性化脓性关节炎：起病急，多有发热、白细胞升高等表现，受累关节肿胀、疼痛、活动受限，关节穿刺液浑浊，细胞数可超过 $4 \times 10^9/L$，以中性粒细胞为主，涂片革兰染色可见致病菌。本患儿发热，右侧大腿根部肿胀，外展受限，需注意本病可能。但本患儿慢性起病，髋关节穿刺液涂片示革兰染色未见细菌，关节穿刺液培养提示近平滑假丝酵母菌，不支持本病。

2. 中性粒细胞缺乏症 根据患儿为 4 个月女婴,外院监测血常规中性粒细胞最低 0.38×10^9/L,<0.5×10^9/L,故诊断成立。

3. 免疫缺陷病? 患儿为 4 个月小婴儿,存在髋关节真菌性关节炎,外院免疫球蛋白定量:IgG 1.93g/L,IgA 0.05g/L,IgM 0.24g/L,各项偏低,应注意体液免疫缺陷,但患儿年龄为 4 个月,IgG 偏低亦不除外婴儿暂时性低丙种球蛋白血症,入院后复查抗体水平,监测变化,必要时完善免疫缺陷基因检测协诊。

三、辅助检查

(1)血常规:白细胞数轻度升高,淋巴细胞为主,中性粒细胞绝对值正常;CRP、PCT 无明显异常。

(2)Ig 系列:IgA<0.066 7g/L,余未见明显异常。

(3)CD 系列、补体未见明显异常。

(4)血培养阴性,G/GM 试验阴性。

(5)脑脊液常规、生化检查结果正常,脑脊液病原学检测阴性。

(6)PPD、T-SPOT:(-)。

(7)类风湿因子、自身抗体(-)。

(8)心脏超声、腹部超声、消化道超声、肺 CT 未见异常。

(9)头颅磁共振成像提示硬膜下积液,余未见明显异常。

(10)面部软组织超声未见明显异常。

(11)双髋 X 线片:双髋诸骨骨质密度减低,右侧股骨头略外移,髋臼平浅,右髋关节间隙较对侧略窄,双侧髋周软组织密度欠均匀。

(12)双髋关节 MRI 提示双髋关节囊积液伴滑膜增生,右侧显著,右股骨头囊性变。

(13)免疫基因检测:未发现与疾病表型相关的明确致病性突变。

(14)眼底检查未见明显异常。

四、诊疗经过

患儿近平滑假丝酵母菌关节炎诊断明确,入院后予以氟康唑静脉滴注抗真菌治疗。同时评估多系统感染病灶,中枢神经系统方面,头颅磁共振成像提示硬膜下积液,脑脊液常规及生化均正常,脑脊液病原学检查均阴性;血流方面,血培养阴性,G 试验、GM 试验均阴性;脏器方面,肺 CT、心脏彩超、腹部超声、消化道超声未见明显异常;眼科方面,眼底检查未见明显异常;暂无血流感染和其他脏器受累的证据。骨科会诊考虑关节炎病史较长,经抗感染治疗后关节病灶减轻,建议继续内科抗感染治疗,暂不予以手术治疗。治疗 27 天后,患儿体温正常,髋关节活动可,右下肢大腿根部肿胀逐渐减轻,监测炎症指标正常,复查髋关节超声提示右侧髋关节股骨头内病灶较前有缩小,未见明显积液,家属要求自动出院,转院后继续治疗。

五、最终诊断

1. 右侧髋关节真菌性关节炎(近平滑假丝酵母菌)

2. 右侧髋关节半脱位
3. 硬膜下积液
4. 中性粒细胞缺乏症

六、讨论

近平滑假丝酵母菌又称近平滑念珠菌，为念珠菌属真菌，是人类皮肤表面的一种正常共生菌，可引起机会性感染。在宿主存在免疫缺陷或抑制状态、侵入性操作、胃肠外营养和既往抗真菌治疗等因素时易发生该真菌感染，可累及多系统，与医院内免疫抑制患者的较高发病率和病死率有关，是儿童常见的深部真菌感染病原。2003 年国际抗真菌监测计划数据表明，在住院患者无菌部位分离的念珠菌属中近平滑假丝酵母菌成为第二位或第三位常见致病菌。近十年来，近平滑假丝酵母菌的感染率不断上升。据中国医院侵袭性真菌耐药监测网（China Hospital Invasive Fungal Surveillance Net，CHIF-NET）多中心数据显示，近平滑假丝酵母菌已成为我国念珠菌血症的第二常见病原菌。在我国住院儿童研究中，近平滑假丝酵母菌也是位于前两位的真菌致病菌，是早产儿血流感染的第三位致病菌，目前考虑可能与新生儿皮肤黏膜和胃肠道保护屏障不完善且极易损，造成近平滑假丝酵母菌极易定植有关。另外，中心静脉置管和气管插管，以及抗菌药物使用可能是新生儿发生近平滑假丝酵母菌血症的主要因素。该病原菌严重影响了儿童的身体健康，需引起儿科医生广泛重视。

近平滑假丝酵母菌于 1928 年首次分离，镜下细胞呈类圆形或圆柱形，该菌在沙保弱培养基上表现为白色，奶油样菌落，表面光滑或皱缩。与白假丝酵母菌不同，该菌不形成真性菌丝，只以酵母样细胞和假菌丝形态存在，在玉米粉培养基上可以观察到近平滑假丝酵母菌的假菌丝。近平滑假丝酵母菌菌落如由酵母样细胞组成则外观为光滑或呈火山口样，而由假菌丝组成的菌落则外观为皱缩或呈同心圆形。2005 年以前，学术界针对近平滑假丝酵母菌进行基因分型研究认为其包含了 3 种不同基因型（Ⅰ、Ⅱ和Ⅲ型），它们被共同称为近平滑假丝酵母菌复合体。2005 年以后 Tavanti 等根据多位点测序分型研究的结果，发现这三种基因型的近平滑假丝酵母菌完全可以被分为三个独立的菌种，将Ⅱ型和Ⅲ型分别命名为拟平滑念珠菌和似平滑念珠菌，Ⅰ型继续沿用近平滑假丝酵母菌。虽然三种近平滑假丝酵母菌基因型不同，但生物学表型特征近乎一致。

近平滑假丝酵母菌可通过菌体表面的糖蛋白类物质与宿主细胞的糖蛋白受体相结合黏附于宿主细胞表面，是其致病过程中的首要步骤。该菌具有很强的黏附皮肤黏膜的能力，并可通过接触进行水平传播。此外，该菌还可通过自身产生的细胞外基质相互粘连，黏附于组织和医疗设备形成生物膜。不同部位分离的菌株产生物膜的能力不完全相同，血液分离菌株的产膜能力最强。此外，生物膜还可以抵抗抗真菌药物从而发生耐药。既往研究显示生物膜的形成能力与菌株的致死性密切相关。与白假丝酵母菌相似，近平滑假丝酵母菌也可产生分泌性的天冬氨酸蛋白酶（aspartic protease）、磷脂酶和脂肪酶，其中天冬氨酸蛋白酶在致病过程起着较为重要的作用，与菌株的黏附、免疫逃逸和组织损伤均有关系。

近平滑假丝酵母菌感染引起疾病种类多样，可导致真菌血症，心内膜炎、感染性关节炎、眼内炎、腹膜炎、胰腺炎和脑膜炎等，这些感染通常与宿主免疫缺陷或侵入性的医疗操作相关。与其他常见的几种念珠菌相比，近平滑假丝酵母菌有几个显著的致病特点：①容易在导管中定植，引起导管相关的血流感染；②容易在胃肠外营养液中生长；③在新生儿，尤其是低体重儿多引起严重感染；④多定植在皮肤表面，可通过接触进行水平传播，很容易通过医护人员的手在院内传播，甚至可引起暴发流行。从菌株分离的部位来源看，血液是近平滑假丝酵母菌最常见的感染部位，一项美国多中心研究数据显示 840 例深部真菌感染中 73.2% 为白假丝酵母菌所引起，近平滑假丝酵母菌的感染只占 4.2%，但从血液标本中近平滑假丝酵母菌的分离率高达 34.3%，远高于同样来源的白假丝酵母菌阳性率(8.5%)。我国也有多项研究表明近平滑假丝酵母菌血液分离率明显高于其他非白假丝酵母菌。此外，也有报道近平滑假丝酵母菌导致口腔、食管、胃肠道、呼吸道、泌尿系统的感染。但文献报道中骨、关节系统的近平滑假丝酵母菌感染少见，感染的来源多为病变局部外伤、邻近部位感染以及手术后的继发感染，血行播散也可能是途径之一。由于真菌性关节炎表现缺乏特异性，诊断困难，如未得到及时诊治，易导致关节功能障碍，严重者可引起全身播散性感染。

近平滑假丝酵母菌对两性霉素 B 和多数的唑类药物敏感性较高，临床使用的氟康唑、伊曲康唑、伏立康唑和泊沙康唑均能有效治疗近平滑假丝酵母菌引起的系统侵袭性感染。但国内有研究显示出现对唑类药物耐药的近平滑假丝酵母菌，其中对常用药物氟康唑的耐药率 5.2%，对伊曲康唑的耐药率为 2.9%。与多数念珠菌不同，棘白菌素类对近平滑假丝酵母菌的最低抑菌浓度（minimum inhibitory concentration，MIC）高，相对于白假丝酵母菌，近平滑假丝酵母菌对于棘白菌素类的耐药率相对较高，应用棘白菌素类，临床需警惕治疗失败的风险，需结合药敏结果并监测临床反应。抗真菌药物联合外科治疗对于大多数病例有效，在条件允许的情况下可进行外科清创 . 对于植入物相关的真菌关节炎患儿，推荐移除植入物。抗真菌治疗的疗程根据免疫损伤、关节类型和清创的充分性来确定，关节炎疗程至少 6 周，骨髓炎疗程为 6~12 个月。

本患儿无外伤及手术史，结合其为 32 周早产儿，发病年龄小，考虑血源性感染的可能性大，入院后评估未见其他骨、关节、脏器及 CNS 的播散性感染病灶。患儿入院前存在中性粒细胞缺乏症、免疫球蛋白水平低，考虑存在免疫缺陷因素，但入院后监测免疫相关指标未见明显异常，中性粒细胞恢复正常，且患儿无真菌播散感染的证据，免疫基因检测未发现与疾病表型相关的明确致病性突变，故免疫缺陷病诊断依据不足。因此，当免疫功能正常的婴幼儿及小年龄儿童存在有关节炎、关节感染的症状，常规抗细菌治疗疗效不佳时，在完善关节液细菌学检查的同时应注意真菌病原检测，做到早诊断、早治疗、足疗程，以减少并发症及全身播散性感染的可能。

七、病例点评

假丝酵母菌性骨关节感染多由假丝酵母菌血症导致，即病原体血行播散至骨或关节，其发生的宿主因素包括中性粒细胞减少、免疫功能受损、留置中心静脉导管、使用广谱抗菌药物等。需要关注的是骨关节感染通常在假丝酵母菌血症发作或手术数月后才出现症状，其临床表现通常比细菌性骨关节感染轻微。这些缺乏特异性的临床表现、实验室检查和影像学表现使得假丝酵母菌性骨关节感染不易早期诊断。对临床怀疑有假丝酵母菌骨关节感染的患儿应尽早进行宿主因素评估，对可疑骨关节病灶进行磁共振成像检查确定病灶，尽早进行感染部位标本的病原学诊断，并尽快给予针对性的治疗是改善疾病预后的关键。

（李勤静 刘 钢）

参考文献

[1] DONNELLY J P, CHEN S C, KAUFFMAN C A, et al. Revision and update of the consensus definitions of invasive fungal disease from the European organization for research and treatment of cancer and the mycoses study group education and research consortium. Clinical Infectious Diseases, 2020, 71 (6): 1367-1376.

[2] MESSER S A, JONES R N, FRITSCHE T R. International surveillance of Candida spp. and Aspergillus spp.: report from the SENTRY Antimicrobial Surveillance Program (2003). J Clin Microbiol, 2006, 44 (5): 1782-1787.

[3] WANG H, XIAO M, CHEN S C. In vitro susceptibilities of yeast species to fluconazole and voriconazole as determined by the 2010 National China Hospital Invasive Fungal Surveillance Net (CHIF-NET) study. J Clin Microbiol, 2012, 50 (12): 3952-3959.

[4] 方盼盼, 杨俊文, 高凯杰, 等. 2014—2019 年郑州某儿童医院血流感染病原菌分布及耐药性分析. 中国药房, 2020, 31 (1): 98-103.

[5] 刘敏雪, 黄丽英, 梁嘉慧, 等. 2017—2018 年南宁地区儿童血流感染病原菌分布及耐药性分析. 实用医学杂志, 2020, 36 (4): 527-531.

[6] Benjamin D K, Ross J K, Mc Kinney R E, et al. When to suspect fungal infection in neonates: a clinical comparison of Candida albicans and Candida parapsilosis fungemia with coagulase-negative staphylococcal bacteremia. Pediatrics, 2000, 106: 712-718.

[7] 刘焱斌, 吕晓菊. 近平滑假丝酵母菌的流行病学及致病机制的研究进展. 实用医院临床杂志, 2016, 13 (02): 33-38.

[8] KOJIC E M, DAROUICHE R O. Comparison of adherence of Candida albicans and Candida parapsilosis to silicone catheters in vitro and in vivo. Clin Microbiol Infect, 2003, 9 (7): 684-690.

[9] 郭鹏豪, 廖康, 陈冬梅, 等. 2009—2012 年临床无菌体液标本中真菌的菌群分布及药敏分析. 国际检验医学杂志, 2013, 34 (24): 3414-3416.

[10] 郭靓, 康梅, 谢轶. 华西医院近年血液及脑脊液中真菌培养结果回顾分析. 现代预防医学, 2013, 40 (8): 1510-1513.

[11] ZHANG L, YU S Y, CHEN S C, et al. Molecular Characterization of Candida parapsilosis by Microsatellite Typing and Emergence of Clonal Antifungal Drug Resistant Strains in a Multicenter Surveillance in China. Front Microbiol, 2020, 11: 1320.

[12] 张丽. 中国临床多中心近平滑假丝酵母菌流行病学、耐药性及唑类药物耐药机制研究. 中国医学科学院北京协和医院, 2015.

[13] 王俊庭, 刘勇. 497 例临床假丝酵母菌菌种分布及耐药性分析. 中国真菌学杂志, 2020, 15 (2): 78-82.

[14] PAPPAS P G, KAUFFMAN C A, ANDES D R, et al. Clinical Practice Guideline for the Management of Candidiasis: 2016 Update by the Infectious Diseases Society of America. Clin Infect Dis, 2016, 62 (4): e1-e50.

第五节　耶氏肺孢子菌肺炎

一、病例介绍

患儿，女，4 个月 23 天，因“发热 1 个月 17 天”于 2017 年 10 月 12 日入院。入院前 1 个月 17 天无明显诱因出现发热，最高体温为 38.6℃，热峰 1 次 /d，伴流清涕，精神状态可。就诊于外院，予以青霉素、头孢类药物、炎琥宁等治疗。入院前 40 天，患儿仍有发热，查血常规白细胞 12.46×10^9/L，血红蛋白 95g/L，中性粒细胞百分比 75%；胸片提示胸腺小；查 IgG 0.89g/L，IgA <0.23g/L，IgM <0.19g/L 均明显低于正常。予以住院抗感染治疗（炎琥宁、氟氯西林），输注丙种球蛋白 2.5g/d，共 5g 静脉滴注治疗，期间测体温波动在 37.3~40℃之间。入院前 30 天，患儿仍有间断发热，伴腹泻，大便 10 余次 /d，为稀糊便。复查血常规 CRP 6.93mg/L，白细胞 36.51×10^9/L，血红蛋白 85g/L，中性粒细胞百分比 83.4%。考虑“重症感染”，先后予以美罗培南、利奈唑胺、伏立康唑、亚胺培南、地塞米松静脉滴注治疗 8 天。腹泻次数较前减少，白细胞下降至 19.49×10^9/L，中性粒细胞百分比 79.7%。入院前 13 天，患儿出院，继续口服布洛芬 2.5ml/ 次，每天 3 次，泼尼松 5mg/ 次，每天 2 次，伏立康唑 25mg/ 次，每天 2 次。患儿出院后仍有间断低热，体温波动在 37.3~38.1℃。入院前 6 天，患儿复查血常规提示 CRP 16.42mg/L，白细胞 30.29×10^9/L，中性粒细胞百分比 84.6%，予以头孢菌素及阿莫西林抗感染，疗效欠佳，以“发热待查：败血症？”收入我院。

既往史：生后因“早产儿、小于胎龄儿、新生儿低血糖、新生儿肺炎、贫血、肠炎”于当地新生儿重症监护室住院治疗 49 天，体重增至 2.29kg。有输血史，无手术、外伤史。

个人史：试管婴儿，第 4 胎第 2 产，胎龄 35 周。患儿为双胞胎姐姐，出生体重 1.55kg，出生时有黄疸，无缺氧窒息史。发育落后，现在仍不能抬头翻身。

家族史：父亲为乙肝病毒携带者，母亲体健。

入院查体：T 37.80℃，P 188 次 /min，R 35 次 /min，BP 70/40mmHg。头围 38cm，身长 64cm，位于同龄儿第 10 百分位。意识清，精神反应弱，呼吸促。全身皮肤未见皮疹，左上臂卡介苗接种后瘢痕阴性。全身浅表淋巴结未触及肿大。口唇无发绀。双肺呼吸音略粗，未闻及干、湿啰音。心率 188 次 /min，心律齐，各瓣膜听诊区未闻及杂音。腹膨隆，脐部可见一 3cm × 3cm 凸出肿物，可回纳。肝肋下 4cm 可及，质软，边锐。脾肋下 3cm 可及，质软边锐。四肢肌力、肌张力粗测正常，颈抵抗阴性，布鲁辛斯基征阴性，双侧巴宾斯基征阴性。

病例特点

（1）4 个月 23 天女婴，急性起病，亚急性病程，病史 1 个月 17 天。

（2）以发热为突出表现，伴有呼吸道表现，病程后期出现腹泻。

（3）既往史、个人史：试管婴儿，35 周早产，出生时为小于胎龄儿。生后因“早产儿、小于胎龄儿、新生儿低血糖、新生儿肺炎、贫血、肠炎”于当地 NICU 住院治疗。

(4) 查体：T 37.8℃，P 188 次 /min，R 35 次 /min，BP 70/40mmHg。头围 38cm，身长 64cm，位于同龄儿第 10 百分位。意识清，精神反应弱，呼吸促。全身皮肤未见皮疹，左上臂卡介苗接种后瘢痕阴性。全身浅表淋巴结未触及肿大。口唇无发绀。双肺呼吸音略粗，未闻及干、湿啰音。心率 188 次 /min，心律齐，各瓣膜听诊区未闻及杂音。腹膨隆，脐部可见一 3cm×3cm 凸出肿物，可回纳。肝肋下 4cm 可及，质软，边锐。脾肋下 3cm 可及，质软边锐。神经系统查体未见明显异常。

(5) 辅助检查：血常规提示白细胞升高，以中性粒细胞为主，轻 - 中度贫血。免疫球蛋白水平明显降低。胸片提示胸腺小。

二、诊断分析

1. 发热待查　根据患儿为 4 个月女婴，急性起病，病史 1 月余，临床以反复发热为主要表现，外院住院完善相关检查后仍病因不明，故诊断发热原因待查，病因分析如下：

(1) 感染性疾病：①脓毒症：根据患儿为 4 个月女婴，存在抗体水平低，临床以反复高热为主要表现，发热时心率显著升高，最高可达 230 次 /min；完善血常规提示白细胞高达 37.18×10^9/L，分类以中性粒细胞为主，CRP 增高；查腹部 B 超提示肝脾增大，双肾增大，故首先考虑脓毒血症所致发热可能。考虑患儿外院已长时间应用广谱抗菌药物抗感染，患儿体温无明显好转，需注意有无少见病原、厌氧菌感染可能，注意完善患儿血厌氧菌培养协助诊断。②真菌感染：根据患儿年龄小，外院查 Ig 系列提示免疫球蛋白低，胸片提示胸腺小，考虑有先天性免疫缺陷病，临床上存在长期发热表现，白细胞虽然明显高于正常，但患儿感染中毒症状不重，广谱抗菌药物抗感染治疗效果欠佳，故需注意有无真菌感染，可完善真菌培养、G 试验、GM 试验协助诊断。③结核感染：患儿长期反复发热，一般抗感染治疗效果欠佳，出生后未接种卡介苗，需注意有无结核感染可能，完善 PPD 试验、T-SPOT 协助诊断。④巨细胞病毒感染：患儿自出生后生长发育落后于同龄儿，外院监测肝功指标一直存在异常，故需注意有无巨细胞病毒感染可能，完善抗体及核酸协助诊断。

(2) 非感染性疾病：患儿长期有发热表现，外院抗感染治疗效果不佳，近期查血常规提示白细胞显著高于正常，需注意有无血液系统肿瘤疾病可能，但患儿外院骨髓细胞血检查无异常，且目前外周血未见幼稚细胞，暂不支持，注意监测患儿血常规变化情况，必要时复查骨髓细胞学检查协助诊断。

2. 原发免疫缺陷病?　根据患儿应用丙种球蛋白前外院查免疫球蛋白提示 IgG 0.89g/L，IgA <0.23g/L，IgM <0.19g/L，均低于正常，胸片提示胸腺小，结合患儿新生儿期住院期间已出现 2 次重症感染，故考虑原发免疫缺陷病。

三、辅助检查

(1) 全血巨细胞病毒 DNA 5.13×10^5 拷贝 /ml。

(2) 血 CMV-IgM 阳性、CMV-IgG 可疑阳性。

(3) 听力、眼底无异常。

(4) 头颅磁共振成像：脑萎缩样改变。

（5）脑脊液巨细胞病毒 DNA：1.66×10^3 拷贝 /ml。

（6）肺 CT：两肺弥漫间质性浸润（图 3-5-1A）。

（7）肺泡灌洗液耶氏肺孢子菌 PCR 检测阳性。

（8）腹部 B 超：脾脏内多发低回声区。

四、诊疗经过

入院后予以拉氧头孢联合万古霉素静脉滴注治疗抗感染，伏立康唑口服抗真菌，并逐渐减停激素。予以更昔洛韦抗病毒治疗。入院第 8 天，患儿逐渐开始出现离氧耐受差。入院 11 天，肺 CT 显示肺部病变较前加重（图 3-5-1B），调整抗菌药物为利奈唑胺联

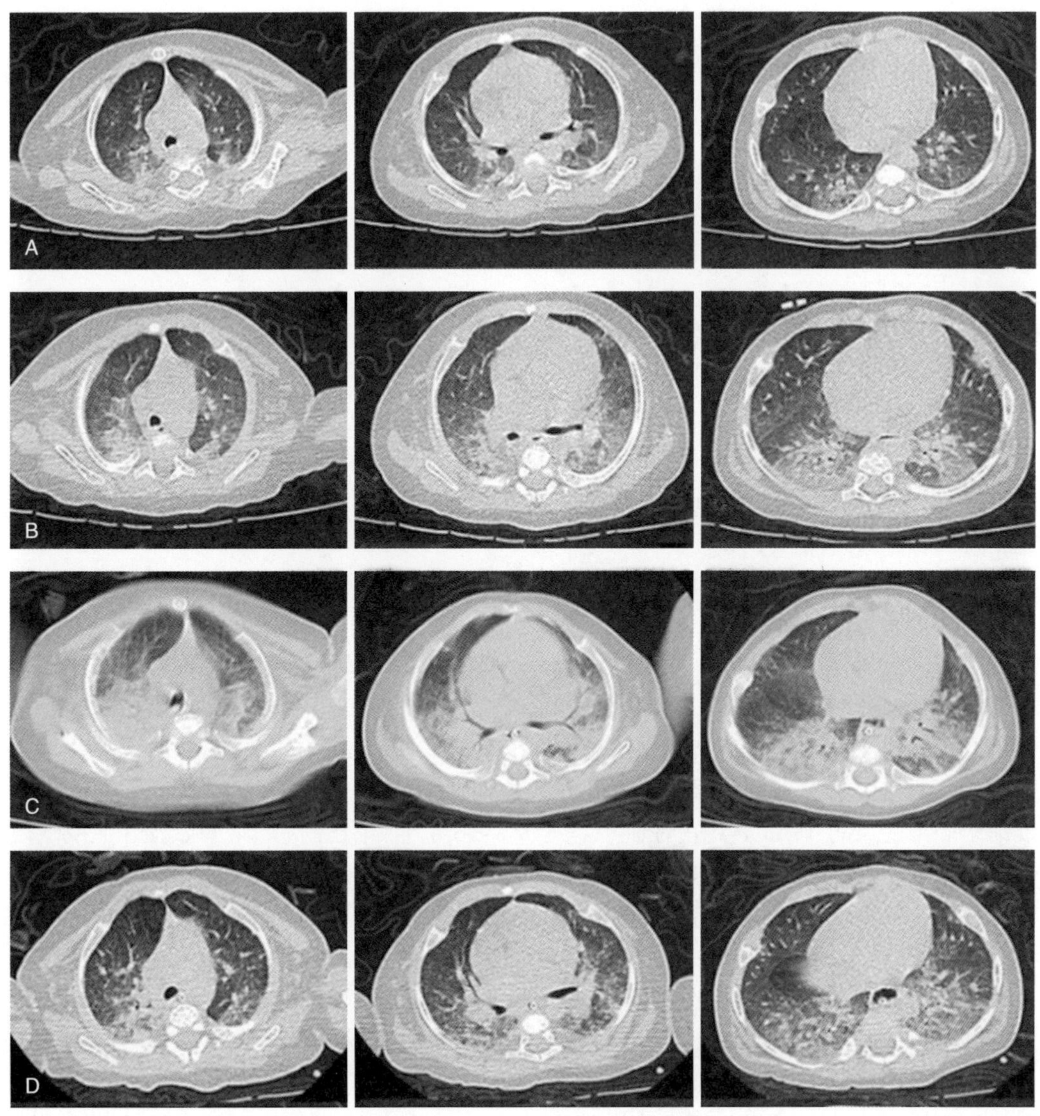

图 3-5-1　患儿肺 CT 变化

A. 入院前肺 CT 提示两肺弥漫间质性浸润；B、C. 入院第 27 天及入院第 34 天复查肺 CT 提示肺内病变进行性加重；D. 入院第 34 天复查肺内病变较前减轻。

合头孢曲松。并予以免疫球蛋白 2g/kg 静脉滴注。入院第 16 天，患儿体温好转，但呼吸困难进行性加重，胸片提示肺内弥漫性病变，出现呼吸急促，血气提示Ⅱ型呼吸衰竭，转入 PICU，予以 NCPAP 辅助通气，强心、利尿等治疗，转入 ICU 后复查肺 CT 病变较前加重（图 3-5-1C）。入院第 30 天，肺泡灌洗液耶氏肺孢子菌 PCR 检测阳性，予以复方磺胺甲噁唑联合卡泊芬净抗真菌，患儿体温好转，离氧耐受力明显好转。入院第 34 天，停 NCPAP 辅助通气，改为鼻导管吸氧，复查胸部 CT 肺内病变较前好转（图 3-5-1D）。入院第 52 天，患儿开始出现便次增多、水样便，并进行性加重，合并有严重的代谢性酸中毒、电解质紊乱。入院第 61 天，患儿病情未见好转，家长放弃治疗自动离院。

五、最终诊断

1. 耶氏肺孢子菌肺炎
2. 巨细胞病毒感染
3. 原发免疫缺陷病？
4. 呼吸衰竭（Ⅱ型）
5. 中度脱水
6. 电解质紊乱
7. 高钠血症
8. 代谢性酸中毒
9. 脾脓肿？
10. 心功能不全

六、讨论

肺孢子菌（*Pneumocystis*）曾经被归为原生寄生虫，现通过基因测序分析后，被归为真菌。感染人类的肺孢子菌现在被称为耶氏肺孢子菌（*Pneumocystis jiroveci*），而卡氏肺孢子菌（*Pneumocystis carinii*）只感染大鼠。耶氏肺孢子菌是一种非典型的真菌。在经济欠发达国家的饥荒时期，耶氏肺孢子菌肺炎（*Pneumocystis carinii* pneumonia，PCP）可呈流行性暴发，主要影响营养不良的婴儿和儿童。流行性暴发也可在早产儿中出现。在发达国家，PCP 几乎均发生在细胞免疫功能缺陷患者，尤其是人免疫缺陷病毒感染患者、因器官移植或肿瘤疾病接受免疫抑制治疗的患者和先天免疫缺陷患者。近 10 年，我国新诊断人类免疫缺陷病毒感染者中，PCP 约占住院患者的 8%~26%，且病死率高。某些原发性免疫缺陷会使患者发生 PCP 的风险增加，特别是涉及 T 细胞免疫的缺陷，如重症联合免疫缺陷病、特发性 CD4 T 淋巴细胞减少症，重症联合免疫缺陷病是耶氏肺孢子菌肺炎最常见的基础疾病。

婴儿和儿童肺孢子菌肺炎临床表现为亚急性起病，弥漫性肺内病变，并伴有呼吸困难、呼吸增快、血氧饱和度降低、干咳、发热。但是，这些症状和体征在不同患者中差异很大，一些免疫抑制的儿童和成人，其可呈现为急性和暴发性起病。

胸部影像学常常表现为双侧弥漫间实质病变，少见的影像学表现包括肺叶、粟粒样、空洞、结节病变，甚至没有肺部病变。大多数肺孢子菌肺炎儿童患者氧分压减低。

实验室检查：①镜检：通过显微镜从肺组织或呼吸道分泌物（诱导痰或肺泡灌洗液）

中找肺孢子菌包囊或滋养体。传统的镜检方法需要在吉姆萨染色、六亚甲基四胺银染色或甲苯胺蓝染色后寻找包囊或滋养体，单克隆抗体免疫荧光可增加镜检敏感性。由于肺孢子菌包囊和滋养体之间存在 1∶10 的比例，欧洲白血病感染会议（European Conference on Infections in Leukaemia，ECIL）推荐使用两种染色剂的组合，一种针对包囊的免疫荧光用于检测“包囊”，另一种吉姆萨染色用于检测“滋养体”。② PCR：可检测痰液、肺泡灌洗液、口咽部或鼻咽部洗刷液，以及肺组织标本中的肺孢子菌核酸。欧洲白血病感染会议推荐使用实时荧光定量 PCR，因其可定量检测真菌负荷量，避免假阳性结果，但 Cut-off 值存在争议。肺泡灌洗液是免疫功能低下患者肺炎研究最多的标本，因此是 PCR 方法首选标本。③ β-D- 葡聚糖检测：有助于 PCP 诊断。在 HIV 感染者中敏感性较高，但在免疫功能受损的非 HIV 感染者中，敏感性降低，该检测阴性预测值较高，如为阴性，患者不太可能有 PCP。该检查阳性时需要除外其他真菌感染及引起该检测假阳性结果的影响因素。④病原宏基因组二代测序：检测敏感度和特异度高，可检测多种标本类型，还可同时检测其他病原体。然而该方法无法区分定植与感染，检测结果仍须结合临床表现及其他辅助检测结果进行综合分析。

PCP 临床诊断需根据病史、临床症状、体征、辅助检查结果、药物治疗反应性等进行综合判断。血液肿瘤疾病患者诊断 PCP 要点如下：①免疫低下患儿，尤其是恶性肿瘤合并化疗后骨髓抑制，或近期使用过大剂量糖皮质激素；②出现进行性呼吸困难、干咳、低热，肺部体征常无明显异常；③胸片结果呈双肺弥散、对称性渗出性病变，胸片结果正常者需进一步行 CT 检查；④难以解释且难以纠正并逐步加重的低氧血症，氧饱和度与血氧分压进行性下降；⑤应用抗菌药物无效，而近期未用复方磺胺甲噁唑治疗；⑥能够除外结核、支原体、巨细胞病毒感染、其他真菌感染等非化脓性炎症。存在上述特征者，应高度警惕 PCP 的可能性。

目前，PCP 推荐的一线治疗方案为复方磺胺甲噁唑（TMP/SMX），剂量为每天 15~20mg/kg（甲氧苄啶）、75~100mg/kg（磺胺甲噁唑），分 4 次给药。标准的治疗疗程为 3 周，但临床症状改善较慢的病例可延长治疗疗程（ECIL 指南推荐）。主要不良反应有恶心、呕吐、肝功能受损、间质性肾炎、结晶尿、骨髓抑制、发热及过敏反应。对复方磺胺甲噁唑不能耐受者，或治疗 5~7 天症状无改善者，可换用戊烷脒（pentamidine）或氨苯砜（atovaquone）治疗。对于重症患者，可联合使用棘白菌素类药物，疗效显著。

免疫缺陷的患者经治疗后，病死率为 5%~40%，如未经治疗，病死率为 100%。多中心临床研究数据显示，现阶段我国人类免疫缺陷病毒感染者合并 PCP 患者的病死率约为 12.7%~19.3%。

七、病例点评

本患儿为早产、小于胎龄儿，出生时有黄疸，生后因新生儿肺炎、肠炎收住 NICU，自 3 月龄开始反复发热已 1 个月 17 天，伴有呼吸道表现，病程后期出现腹泻，曾有广谱抗菌药物及长期激素应用病史，在强有力的抗细菌感染治疗下临床仍反复低热、咳嗽咳痰不明显，出现进行性的呼吸困难、持续低氧血症、肺部 CT 表现为双肺背段弥漫的间实质病变，肺部病变进行性加重但肺部查体无明显啰音，肺泡灌洗液肺孢子菌 PCR 检测阳性，确诊耶氏肺孢子菌肺炎。患儿近 5 月龄不能抬头、翻身，头颅磁共振成像脑萎缩样改变，肝脾大及超声提示脾脏内多发低回声区，根据全血及脑脊液巨细胞病毒 DNA 阳性、血 CMV-IgM 阳性、CMV-IgG 可疑阳性，虽然患儿听力与眼底无异常，不能除外先天性 CMV 感染，进行 CMV 播散病灶的寻找及免疫功能状态评估。结合本患儿胸腺小，体液免疫抗体水平明显偏低，考虑同时存在细胞与体液免疫功能缺陷的联合免疫缺陷病可能，遗憾的是本患儿缺乏细胞免疫表型及免疫缺陷基因确定结果。本例患儿应用复方磺胺甲噁唑联合卡泊芬净治疗后，呼吸困难明显好转，肺部病变吸收好转。该例患儿提示我们，对于存在或怀疑原发免疫缺陷病的患儿，如出现进行性呼吸困难、低氧血症，肺内病变为弥漫的间实质改变，且在强有力抗细菌感染基础上仍进行性加重，需要考虑到耶氏肺孢子菌肺炎可能，及时完善病原学、免疫功能评估及基因检测有利于早期诊断和治疗，PCR 检测有利于提高诊断的灵敏性。对于高危患儿，尽早针对性地进行耶氏肺孢子菌感染的预防可以避免不良结局的发生。

（郭凌云　刘 钢）

参考文献

[1] Maschmeyer G, Helweg-Larsen J, Pagano L, et al. ECIL guidelines for treatment of Pneumocystis jirovecii pneumonia in non-HIV-infected haematology patients. J Antimicrob Chemother, 2016, 71 (9): 2405-2413.

[2] 金润铭, 张艳丽. 儿童血液病卡氏肺囊虫肺炎的临床诊治. 中华实用儿科临床杂志, 2015, 30 (15): 1121-1123.

[3] Alanio A, Hauser P M, Lagrou K, et al. ECIL guidelines for the diagnosis of Pneumocystis jirovecii pneumonia in patients with haematological malignancies and stem cell transplant recipients. J Antimicrob Chemother, 2016, 71 (9): 2386-2396.

[4] 中华医学会感染病学分会艾滋病丙型肝炎学组. 艾滋病合并肺孢子菌肺炎诊疗专家共识 (2024 年版). 中华临床感染病杂志, 2024, 17 (2): 81-92, 98.

第六节　播散性马尔尼菲篮状菌病

一、病例介绍

患儿，男，2 岁，因“反复发热、轻咳 2 月余”入院。入院前 2 月余无明显诱因出现发热，体温最高 39.6℃，偶有轻微咳嗽，无喘息、呼吸困难等。就诊住院 1 周，查血常规：白细胞 10.02×10^9/L，中性粒细胞 10%，淋巴细胞 62.3%，血红蛋白 86g/L，血小板 505×10^9/L；CRP 161mg/L；红细胞沉降率 14mm/h；结核抗体阴性；地中海贫血基因检测正常；胸片提示支气管炎。诊断“支气管炎、溃疡性口炎、中度贫血、粒细胞缺乏症”，予以“哌拉西林舒巴坦”抗感染治疗，体温正常。此后患儿仍间断发热，偶有咳嗽，阵发性，不剧烈，无咳痰、喘息，无眼红、皮疹、关节肿痛，无呕吐、腹泻等。再次就诊住院 13 天，血常规白细胞波动于(5.39~18.09)×10^9/L,中性粒细胞波动于(0.22~0.83)×10^9/L,中性粒细胞2.4%~8.0%,淋巴细胞71.2%~87.3%,血红蛋白83~93g/L,血小板(385~759)×10^9/L;CRP 37.15~135.8mg/L;PCT 3.61ng/ml。免疫球蛋白:免疫球蛋白G 2.66(3.49~11.39)g/L,免疫球蛋白A 1.34(0.13~1.02)g/L,免疫球蛋白M 1.23(0.4~2.29)g/L,免疫球蛋白E <5IU/ml。淋巴细胞比例:CD3(+)T细胞、CD4(+)T细胞、CD8(+)T细胞降低,B细胞正常,NK细胞降低。肺炎支原体抗体1:160。ANA系列,dsDNA,补体C3、C4,抗链球菌溶血素O,类风湿因子,EB病毒核酸未见异常。骨髓常规:形态大致正常,可见异型淋巴细胞。诊断"传染性单核细胞增多症、粒细胞减少、支气管肺炎、化脓性扁桃体炎",先后予以炎琥宁、美罗培南、替考拉宁、阿奇霉素、地塞米松、人免疫球蛋白治疗,体温正常5天出院。此后仍间断发热同前,为求进一步诊治,收住病房。自发热以来,病人精神状态好,食欲好,大小便正常,体重无明显减轻。

既往史:患儿2个月时患"肺炎",6个月时患"细菌感染",1岁时患"疱疹性咽峡炎",1岁8个月时患"口腔溃疡、中性粒细胞缺乏症"。

个人史及家族史:个人史无特殊,生长发育正常,否认家族性遗传病及反复感染史。

入院查体:意识清,反应可,面色稍苍白,无皮疹,卡介苗接种后瘢痕正常;浅表淋巴结未触及肿大;咽充血,双侧扁桃体Ⅰ度肿大,见较多白色分泌物,上唇黏膜及两侧颊黏膜见3处溃疡,最大约0.8cm×0.8cm,表面覆白色分泌物;双肺呼吸音粗,未闻及干、湿啰音;心音有力;腹平软,肝脾不大,肠鸣音正常;四肢活动自如,关节无红肿,神经系统查体阴性。

病例特点

(1)小幼儿,急性起病,病史2月余。

(2)主要表现为反复发热、伴有呼吸道症状。

(3)查体:神志清楚,反应可,面色稍苍白,卡介苗接种后瘢痕正常,咽充血,双侧扁桃体Ⅰ度肿大,见较多白色分泌物,上唇黏膜及两侧颊黏膜见3处溃疡,最大约0.8cm×0.8cm,表面覆白色分泌物,余查体未见明显异常。

(4)辅助检查:血常规白细胞正常至升高,中性粒细胞减低,血红蛋白减低;CRP、PCT升高。淋巴细胞比例:T细胞降低,B细胞正常,NK细胞降低。胸片提示支气管炎。肺炎支原体抗体1:160。ANA、dsDNA、补体C3、C4、抗链球菌溶血素O、类风湿因子、EB病毒核酸、红细胞沉降率、T-SPOT未见异常。骨髓常规:可见异型淋巴细胞;地中海贫血基因检测正常。

二、诊断分析

1. 发热待查　根据患儿为2岁幼儿,病程迁延反复,以反复发热2月余为主要表现,故诊断发热待查,分析病因如下:

(1)感染性疾病:①细菌感染:患儿以发热为主要表现,病程中外院CT异常,故肺炎明确。入院查体见扁桃体肿大,有脓性分泌物,口腔3处溃疡,表面覆盖白色,口腔溃疡伴感染明确。患儿病情迁延反复,多次高热,热高且有畏寒、寒战,并多次查CRP、PCT升高，病程中存在肺炎，以及口腔感染、扁桃体炎，故首先考虑细菌感染。②结核感染：本病是由结核杆菌引起，经呼吸道传播的传染病，有结核接触病史，一般起病较缓，表现为长期低热，盗汗，消瘦，乏力，体重减轻，肺结核可表现为长期咳嗽，反复咯血，抗菌药物治疗无效，PPD（+），但本患儿无结核接触史，既往曾接种卡介苗，胸部 CT 未见明显结核征象，目前依据不足，可入院后行 PPD 试验、TB-SPOT 及胸部影像学以协助诊断。③真菌感染：患儿发热 2 个月，中性粒细胞多次下降，存在口腔溃疡、呼吸道感染，病程中有多次输注抗菌药物，需警惕真菌感染。④病毒感染：各种病毒感染可引起发热，如呼吸道病毒，除发热外，患儿近期有咳嗽、流涕等呼吸道症状，血常规示白细胞不高，分类以淋巴细胞为主，故需注意病毒感染。⑤其他病原感染：如黑热病、组织胞浆菌病、猫抓病、弓形虫病、非结核分枝杆菌病，患儿无黑热病疫区居住及旅游史，无宠物抓伤咬伤史，暂不支持，必要时查相关检查等协助诊断。

（2）非感染性疾病：①结缔组织病。如：a. 系统性红斑狼疮，本病是一种累及多系统，多器官，临床表现复杂，病程迁延反复的自身免疫性疾病，血清中存在多种自身抗体。患儿既往有多次口腔感染病史，有贫血，粒细胞下降，红细胞沉降率升高，但无蝶形红斑、盘状红斑，无日光过敏、雷诺现象表现，外院 ANA 系列、双链 DNA 阴性，C3、C4、红细胞沉降率、RF 等未见异常，入院后予以相关风湿免疫检查协助诊断。b. 幼年型类风湿性关节炎全身型，此病发病高峰 5~10 岁，患儿无皮疹、关节炎、肝脾、淋巴结肿大等，待临床继续观察。②血液系统恶性疾病：白血病、噬血细胞综合征，患儿存在粒细胞减少、贫血，本患儿以发热为主要表现，但无明显淋巴结肿大、肝脾大表现，目前无相关依据，查骨髓穿刺等协助诊断。

2. 先天性免疫缺陷病？ 患儿多次血常规提示中性粒细胞减少，存在反复感染，需高度注意本病，监测血常规变化、完善检查，如免疫球蛋白系列、CD 系列等，完善基因检测协助诊断。

三、辅助检查

（1）血常规：白细胞 7.92×10^9/L，血红蛋白 80g/L，血小板 580×10^9/L，中性粒细胞绝对值 0.32×10^9/L，中性粒细胞百分比 4%，淋巴细胞百分比 72.5%，单核细胞百分比 23.2%；CRP 72mg/L。

（2）PCT：1.31ng/ml。

（3）ESR：34mm/h。

（4）肺炎支原体抗体 1∶160。

（5）PPD、T-SPOT、EB-DNA、HIV、G 试验、GM 试验、ANA、dsDNA、ENA、ANCA、补体、骨髓穿刺：(–)。

（6）Ig 系列正常（输免疫球蛋白后）。

（7）CD 系列：CD3（+）68.1（55~82）%，CD4（+）58（55~57）%，CD8（+）8.5（11~25）%，CD4/CD8 6.8（1~2），B 27.7（11~45）%，NK 0.8（7~40）%。

（8）腹部超声、心脏、冠脉超声：(–)。

（9）胸部增强 CT：两肺散在少许实变，纵隔内及左肺门区多发增大淋巴结影，增强后增大淋巴结呈环状强化（图 3-6-1）。

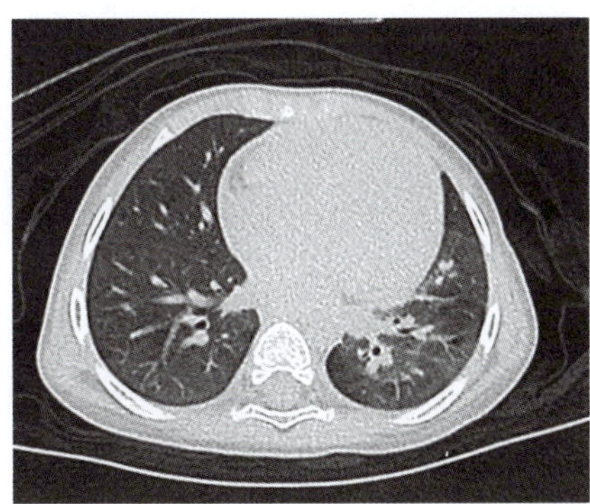
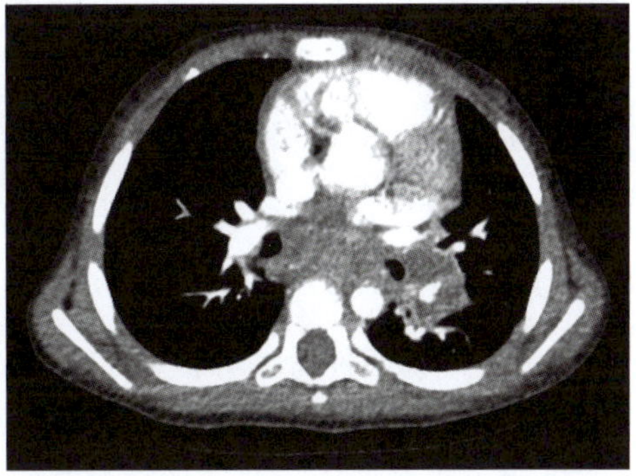

图 3-6-1 胸部 CT
两肺散在少许实变，纵隔内及左肺门区多发增大淋巴结影，增强后增大淋巴结呈环状强化。

（10）支气管镜：会厌上方黏膜溃疡，可见白色坏死物；左上、下开口间脊增宽，见黄白色凸起；左主远端及左下开口狭窄（图 3-6-2）。

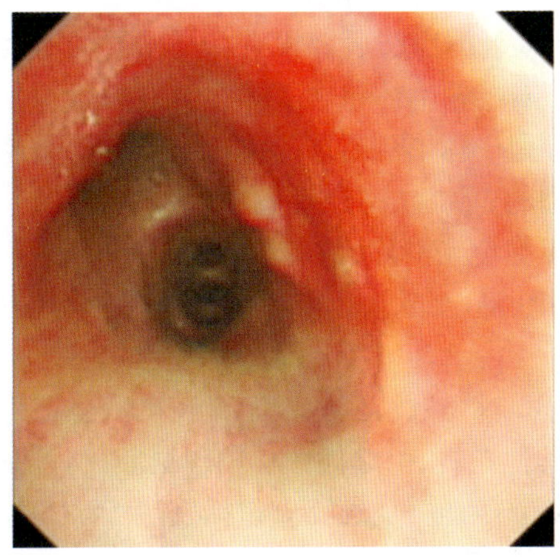
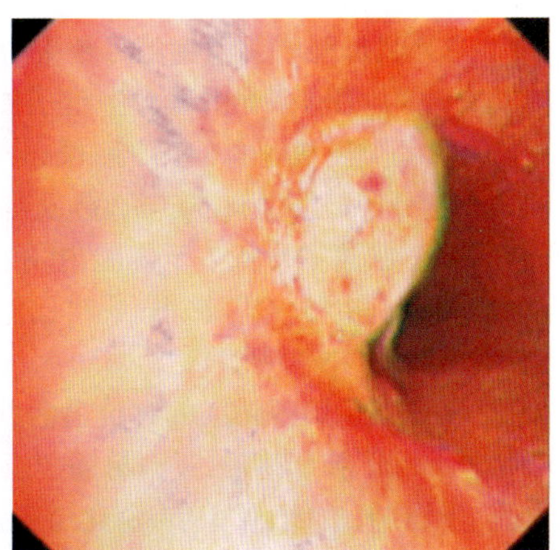

图 3-6-2 纤维支气管镜
气管壁见多发白色结节凸起。

（11）支气管灌洗液及外周血真菌培养：马尔尼菲篮状菌。

（12）全外显子检测：*CD40LG* 基因突变，母亲携带。

四、诊疗经过

入院后予以头孢吡肟、利奈唑胺、阿奇霉素抗感染，重组人粒细胞刺激因子升白细胞，丙种球蛋白支持治疗，效果欠佳。将头孢吡肟升级为美罗培南，同时因胸部 CT 示纵隔及肺门区多发增大淋巴结，不除外肺结核，加用异烟肼、利福平，体温较前略有好转。入院第 12 天行支气管镜，支气管灌洗液培养第 9 天、血培养第 4 天回报马尔尼菲篮状菌，追问病史发病前 6 个月到桂林居住，停美罗培南、利奈唑胺，加伏立康唑治疗，体温明显好转，无咳嗽，好转出院。出院后规律口服伏立康唑，间断低热，未予以特殊处理体温可降至正常。仍有反复口腔溃疡。1 个月复查 PPD、T-SPOT（-），停异烟肼。2019 年 7 月行异基因造血干细胞移植。

五、最终诊断

1. 播散性马尔尼菲篮状菌病(肺、纵隔淋巴结、血液)
2. 高 IgM 综合征

六、讨论

马尔尼菲篮状菌旧称马尔尼菲青霉菌,2011 年根据其生物特性将其更名为马尔尼菲篮状菌。本真菌最早是在 1965 年由学者从越南野生中华竹鼠的肝脏中第一次分离出,自 1973 年出现第 1 例人类自然感染马尔尼菲篮状菌的报道后,全球 10 多个国家及地区相继有病例报道出现。该病有区域性流行,主要位于东南亚及我国南方地区,在泰国、越南、老挝、印度,以及我国广东省、广西壮族自治区、香港、台湾等地均有病例报道。野生银星竹鼠及中华竹鼠被证明是马尔尼菲篮状菌的自然宿主,但马尔尼菲篮状菌的传播途径目前尚不明确,吸入分生孢子可能为主要传播途径。

马尔尼菲篮状菌是 300 多个青霉品种中的唯一的一种双相菌,即在 25℃时为菌丝相,在 37℃时为酵母型。前者在培养基中可形成红色素,后者没有。马尔尼菲篮状菌形态独特,具有透明、细胞壁光滑的分生孢子梗,末端轮生体包含 3~5 个带有分生孢子的梗基(二级分枝),每个梗基生成 3~7 个瓶梗,分生孢子球形到近球形,直径 2~3μm,细胞壁光滑,由瓶梗产生并向基性生长成链状,形成典型的"帚状枝"或毛刷样果实的结构。

马尔尼菲篮状菌主要寄生于细胞内,靠细胞免疫清除,故细胞免疫缺陷者易感,HIV 感染者报道较多。主要侵犯肺、肝、肠淋巴组织、淋巴结、脾、骨髓、肾和扁桃体等,以肺及肝最为严重。

马尔尼菲篮状菌肺部感染的呼吸道症状为非特异性,例如咳嗽、咳痰等,也可出现胸痛、呼吸困难。除了肺部感染,真菌易播散至其他器官,引起播散性马尔尼菲篮状菌病,如累及肝、脾、淋巴结、皮肤、骨关节、消化道等多个器官。全身反应包括发热、乏力、体重下降等。还可出现贫血、肝脾大、淋巴结肿大、腹痛、腹泻、皮疹等。皮疹包括红斑、丘疹、结节、囊肿等,好发于颜面部,其次为四肢、躯干,偶尔可见于外生殖器。合并 AIDS 者出现中央伴有脐状凹陷或坏死的软疣丘疹为最为常见的特征性皮疹。

诊断依据为临床标本培养或镜下找到本真菌,标本包括血液、骨髓、皮疹组织、皮疹分泌物、肺泡灌洗液、痰、尿、便等。其中骨髓及淋巴组织、皮疹组织、血液培养阳性率高。培养时通常需要 4~7 天生长,有时甚至需要几周。目前缺乏血清学的检查。半乳甘露聚糖试验本来主要用于检测曲霉病,但可与马尔尼菲篮状菌发生交叉反应,故马尔尼菲篮状菌感染时也可呈现阳性,但滴度低于曲霉菌患者。

胸部 CT 可表现为斑片状渗出,纤维条索,胸膜渗出,毛玻璃,结节性病变,其次为空洞性病变,粟粒性病变,气管支气管狭窄。合并 HIV 感染的马尔尼菲篮状菌患者由于易同时合并结核、卡氏肺孢菌等其他机会性感染,因此呼吸道症状及影像学表现特异性差。鼻咽喉镜可见咽喉溃疡或肿物。气管镜主要为炎症改变,支气管狭窄,气管壁结节,结节多为多发、白色、黏膜下。

及时、有效地使用抗真菌治疗为降低马尔尼菲篮状菌感染病死率的关键。首选两性霉素 B 及伊曲康唑治疗,其次为伏立康唑,而氟康唑敏感度较低。目前文献报道治疗方案多为两性霉素 B 2 周,随后口服伊曲康唑治疗 10 周。轻度疾病也可口服伊曲康唑诱导治疗 8~12 周。对免疫受损者,诱导治疗后建议维持治疗,直至患者恢复细胞免疫功能。如果患者出现马尔尼菲篮状菌病复发,应重复进行完整的诱导治疗,然后给予维持治疗。本患儿应用伏立康唑治疗,效果良好。

七、病例点评

马尔尼菲篮状菌是一种少见的双相真菌,主要位于东南亚及我国南方地区。本真菌主要寄生于细胞内,靠细胞免疫清除,细胞免疫缺陷者(如 AIDS)好发本病,马尔尼菲蓝状菌亦是高 IgM 综合征患者重要的机会性感染病原体。马尔尼菲篮状菌感染常隐匿发病,易造成播散性感染,肺为最常见的感染部位,其他器官有肝、脾、淋巴结、皮肤、骨关节、消化道等多个器官。临床表现为发热、乏力、体重下降,肺部感染表现非特异性,咳嗽、咳痰、胸痛、呼吸困难,其他表现有口腔溃疡、贫血、肝脾大、淋巴结肿大、皮疹、腹痛、腹泻、骨痛等。本例患儿病史 2 月余,主要表现为生后出现反复发热、呼吸道感染表现,此次病程中抗细菌治疗效果不佳,入院后支气管灌洗液培养、血培养先后回报为马尔尼菲篮状菌,追问病史发病前有南方城市旅居史,结合血常规多次提示中性粒细胞减少,最终经基因检测证实为高 IgM 综合征。马尔尼菲篮状菌培养阳性是本病诊断金标准。及时、有效地使用抗真菌治疗为降低病死率的关键。首选治疗为两性霉素 B 及伊曲康唑,其次为伏立康唑,氟康唑敏感度较低。马尔尼菲青霉为条件致病真菌,在免疫功能缺陷时易于感染致病,因而积极筛查有无免疫功能缺陷,提高免疫功能是预防关键。

(郭凌云　刘　钢)

参考文献

[1] 赵国庆, 冉玉平, 向耘. 中国大陆马尔尼菲青霉病的临床表现及流行病学特征的系统评价. 中国真菌学杂志, 2007, 2 (2): 68-72.

[2] 谢周华, 梁联哨, 李志峰, 等. HIV 抗体阴性马尔尼菲篮状菌病 25 例临床分析. 临床肺科杂志, 2019, 24 (9): 1610-1614.

[3] 韦璐, 许彪, 柯柳, 邹莹. 艾滋病合并马尔尼菲青霉菌肺炎的临床与影像观察. 中国医学影像技术, 2012, 28 (6): 1 127-1 130.

[4] 陈阳霞, 席丽艳. 马尔尼菲青霉病诊断研究进展. 实用皮肤病学杂志, 2014, 7 (1): 31-33.

[5] QIU Y, ZHANG J Q, PAN M L, et al. Determinants of prognosis in Talaromyces marneffei infections with respiratory system lesions. Chin Med J (Engl), 2019, 132 (16): 1909-1918.

[6] MIRIAMS T C L, MIGUEL S H, JUAN L Z, et al. Talaromyces marneffei Infection in a non-HIV Non-Endemic Population. IDCases, 2018, 12: 21-24.

[7] GUO J, LI B K, LI T M, et al. Characteristics and Prognosis of Talaromyces marneffei Infection in Non-HIV-Infected Children in Southern China. Mycopathologia, 2019, 184 (6): 735-745.

[8] RATHAKAM K, ROMANEE C, KHUANCHAI S. Clinical and laboratory characteristics of penicilliosis marneffei among patients with and without HIV infection in Northern Thailand: a retrospective study. BMC Infectious Diseases, 2013, 1 (3): 464.

第七节 中枢神经系统皮炎外瓶霉感染

一、病例介绍

患儿，男，8 岁，病史 2 个月，主因“头晕 2 个月，间断发热 1 个月伴抽搐 2 次”收入病房。患儿于入院前 2 个月运动后出现头晕，休息后可缓解，家长未予以重视。但于 1 个月前，患儿出现间断发热及全身大发作的抽搐。查血常规提示：白细胞 13.79×10^6/L，中性粒细胞 0.65，淋巴细胞 0.20，血红蛋白 110g/L，血小板 65×10^9/L；血生化提示：谷丙转氨酶 83IU/L，谷草转氨酶 105IU/L，胆红素及肾功能正常；C 反应蛋白（CRP）26.69mg/L。在当地给予相应治疗后未见明显好转，后转院治疗，但患儿逐渐出现肢体活动障碍、吞咽困难及言语功能的异常（表现为语音的音调减弱）。行腹部超声检查提示肝脏增大，实质回声粗糙，肝内外胆管扩张伴管壁增厚。头颅 CT 检查提示大脑半球多发结节状，团块状低密度影，周边环形高密度，大小约 3.1cm × 3.7cm，周围脑组织受压，可见水肿带。脑脊液提示糖降低 2.42mmol/L，蛋白升高 1.41g/L，细胞数 15×10^6/L。转来我院后于急诊复查血常规提示白细胞 8.46×10^6/L，中性粒细胞 0.84，淋巴细胞 0.11，血红蛋白 86g/L，血小板 478×10^9/L，CRP<8mg/L。肺部 CT 提示少许间实质浸润，右上肺可疑小结节影。完善头颅磁共振成像检查提示双侧大脑半球多发大小不等占位性病变，周围大片水肿，并大脑镰下疝及颞叶沟回疝，基底脑池受压变形，视交叉受累。为进一步治疗收入病房。

既往史：患儿于 2 年前曾因黄疸在当地检查，检查肝功能提示转氨酶明显升高，腹部超声发现胆管可见占位性病变，行手术治疗，其病理检查提示真菌感染，考虑暗红酵母菌，给予抗真菌治疗约 1 个月后好转停药，继续中医调理，后未再正规检测及复查。在此之前患儿体健。

家族史：无特殊。

个人史：无特殊。

入院查体：T 36.8℃，R 21 次 /min，HR 94 次 /min，BP 120/92mmHg（1mmHg=0.133kPa）。意识不清，压眶有反应，对疼痛刺激有反应，格拉斯哥昏迷评分 6 分。呼吸平稳，无缺氧表现。双侧瞳孔不等大，左侧直径 3mm，对光反射迟钝，右侧 4mm，对光反射消失。颈抵抗阳性，未触及异常肿大的浅表淋巴结，卡介苗接种瘢痕阳性。心肺查体未见明显异常，腹部查体未及包块及肝脾大。四肢肌张力高，双侧巴宾斯基征阳性。

病例特点

(1) 学龄儿童，病史相对较长。

(2) 主要为头晕、间断发热、抽搐及肢体活动障碍等神经系统表现。

(3) 查体：意识不清，双侧瞳孔不等大，对光反射迟钝，颈抵抗阳性，卡介苗接种后瘢痕(+)，肌张力升高，病理征阳性。

(4)辅助检查:血常规为白细胞升高,中性粒细胞为主;CRP 轻度增快;头颅影像提示颅内多发团块状阴影伴有占位效应;肺部 CT 提示右上肺可疑小结节影;脑脊液检查显示细胞数大致正常,糖明显降低,蛋白升高。

二、诊断分析

1. 中枢神经系统感染 学龄儿童,急性起病,病程相对较长,主要表现为间断发热,伴有明确的神经系统症状。查体:存在意识改变,病理征及脑膜刺激征均阳性,结合患儿脑脊液细胞数正常高限,同时有糖降低及蛋白的升高,头颅 CT 提示颅内多发团块状阴影,因此考虑中枢神经系统感染诊断成立。考虑病原:① 真菌感染:患儿为学龄儿童,虽急性起病,但病史相对较长,有明确的中枢神经系统受累的表现,脑脊液提示糖明显降低,蛋白升高,且头颅 CT、肺部 CT 均提示有明显的团块状阴影,且患儿既往曾患有腹部真菌感染的病史,因此,首先考虑为真菌感染的可能。应完善:血及脑脊液的 G 试验、GM 实验、真菌培养,以及头颅影像学(磁共振成像等)检查,此外,患儿年龄大,应注意评估有无免疫缺陷的可能。②细菌感染:患儿有发热、神经系统症状,查体脑膜刺激征阳性,血常规提示白细胞升高,中性粒细胞为主,CRP 增快,脑脊液检查存在糖降低,蛋白升高,应考虑有化脓性脑膜炎的可能。但患儿年龄偏大,非化脓性脑膜炎好发年龄,病程中并未提供有外伤及既往反复感染的病史,查体也未见中线结构异常的体征,且脑脊液细胞数不高,抗感染效果不佳,均不支持。为进一步确诊须行相关检查:血及脑脊液培养、脑脊液涂片、头颅影像、免疫功能、听力等协助诊断。③结核感染:就目前患儿的临床过程及脑脊液改变结合影像学特点,亦应注意结核感染的可能。但患儿接种过卡介苗,也无明确结核接触史,不支持结核菌感染,入院后行结核菌素试验、监测肺部影像检查及 T-SPOT 等检查协助鉴别。

2. 颅内肿瘤 患儿以颅内病变的表现为主,有明确的颅内团块状病变及肺部结节样病灶,且脑脊液检查提示糖降低,蛋白升高,细胞数正常,抗感染效果不佳,均应与颅内肿瘤进行鉴别。应完善脑脊液病理检查,寻找肿瘤细胞,以及进行肿瘤标志物等协助诊断。必要时需考虑进行组织病理活检确定诊断。

三、辅助检查

(1)头颅磁共振成像提示:双侧大脑半球多发大小不等占位性病变,周围大片状水肿,并大脑镰下疝及颞叶钩回疝,基底池受压变形(图 3-7-1)。后监测头颅磁共振成像均提示颅内多发结节样病灶伴周围水肿,有环形强化,并伴有基底脑动脉环及大脑动脉主干受压,视交叉受累。

(2)免疫功能的评价未见体液免疫缺陷的表现,但 IgE 明显升高。

(3)T 淋巴细胞亚群检查未见明显异常。

(4)眼底检查:视乳头色淡,边界欠清。

(5)脑脊液及脑组织的涂片及培养(细菌、厌氧菌、结核)均阴性,隐球菌抗原阴性。

(6)肿瘤标志物:神经元特异性烯醇化酶(neuron specific enolase,NSE)、甲胎蛋白(alpha-fetoprotein,AFP)、癌胚抗原(carcinoembryonic antigen,CEA)均在正常范围。

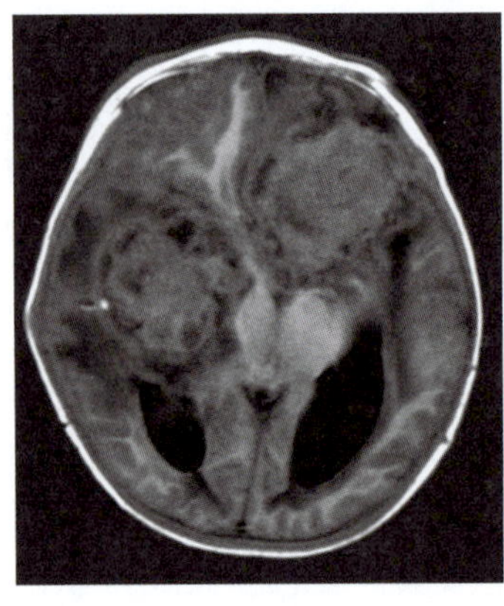
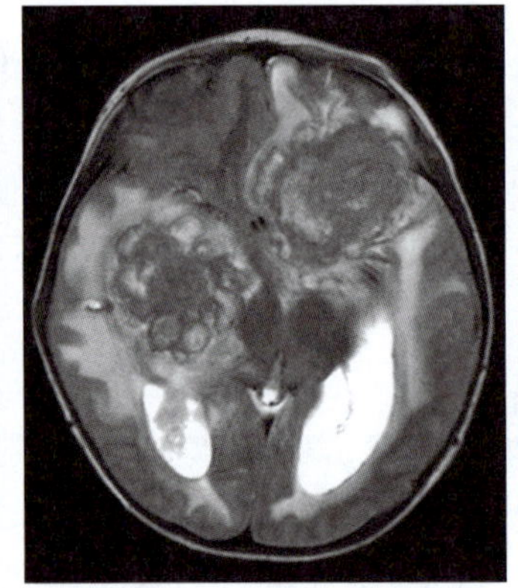
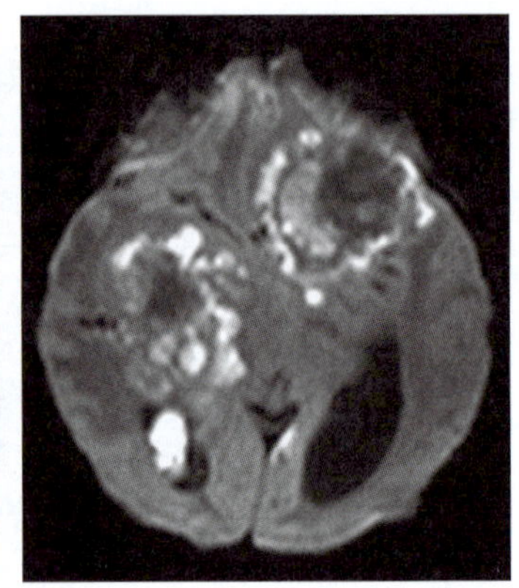

图 3-7-1 头颅磁共振成像

双侧大脑半球多发大小不等占位性病变，周围大片状水肿，并大脑镰下疝及颞叶钩回疝。

(7) G 实验数值明显升高，>1 000pg/ml，GM 实验未见异常。

(8) PPD 试验(-)，T-SPOT(-)。

(9) 脑组织的病理活检：少许脑组织，部分坏死，内可见较多孢子及菌丝。

(10) 脑组织活检培养结果显示为：外瓶霉(图 3-7-2)。

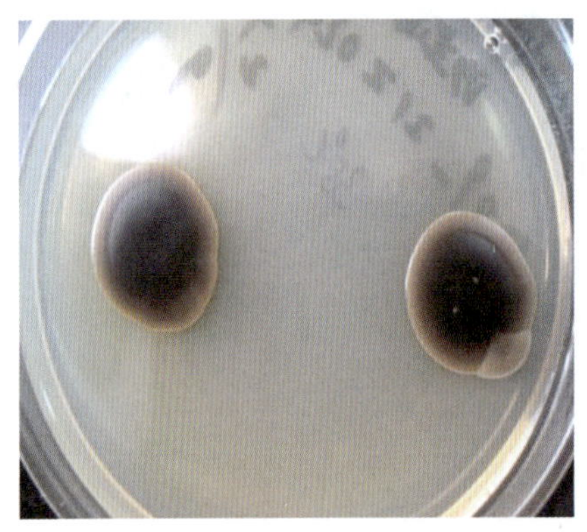
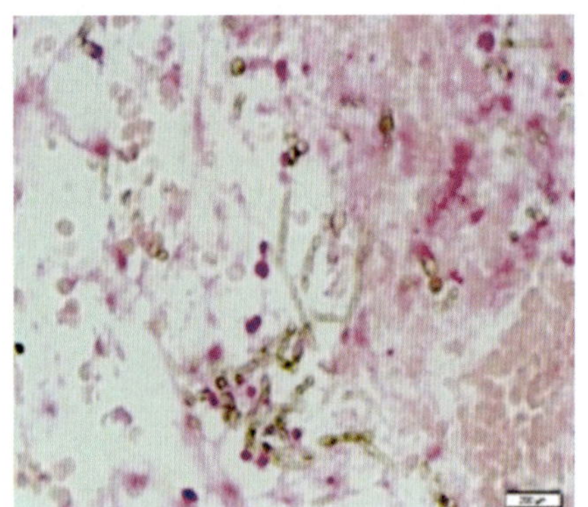

图 3-7-2 外瓶霉菌落及镜下形态

四、诊疗经过

入院后由于首先考虑为真菌感染，且相关化验指标支持，故入院后即给予了两性霉素 B 抗真菌治疗，3 天后加用了伏立康唑，并同时加用了 5- 氟胞嘧啶加强抗真菌的力度，经过前后近 5 个月的治疗患儿意识逐渐转清，未见抽搐。出院前患儿已恢复到意识清、行走自如、言语正常，智力未见明显受损。患儿定期随诊，病情平稳，颅内病灶逐渐回缩。但在 1 年 4 个月后患儿再次反复，最终由于合并脑疝死亡。此次病情反复，再次进行了脑脊液的真菌培养，最终鉴定为皮炎外瓶霉。

五、最终诊断

中枢神经系统感染(皮炎外瓶霉)。

六、讨论

近年来,随着皮质类固醇激素、免疫抑制剂和广谱抗菌药物的普遍应用,AIDS、血液系统恶性肿瘤病人的增多,以及介入疗法、透析治疗及器官移植等新型诊疗技术的发展,真菌感染呈上升趋势,致病菌种逐渐增多,外瓶霉感染屡有报道,并不断有新致病菌种出现。但多为皮肤科报道,引起中枢神经系统感染的病例报道较少。

暗色丝孢霉病是由一大组条件致病性暗色真菌引起的浅表组织及皮肤、角膜、皮下组织甚至系统性感染,其病原菌在寄生组织内主要以暗色分隔菌丝为特征。暗色丝孢霉病的病原真菌种类繁多,包含50余属100余种暗色真菌,而外瓶霉是暗色丝孢霉病的主要致病菌,可致皮下及系统性损害。外瓶霉(*Exophiala*)在分类学上属于有丝分裂真菌(*Mitosporic fungi*)、丝孢纲(*Hyphomycetes*)、丝孢目(*Hyphyomycetales*)、暗色孢科(*Dematiaceae*)、外瓶霉属(*Exophiala*)。该属真菌以环痕产孢为主要产孢方式,由于菌丝和孢子都具有黑色素,菌落外观光滑、湿润,常呈黑色或橄榄绿色,故又被称为黑酵母。其中,皮炎外瓶霉被认为是暗色丝孢霉病最凶险的致病菌。

在欧美等国家,皮炎外瓶霉是囊性纤维化病人呼吸道中常见分离菌及致病菌,还可感染皮肤、皮下等浅表组织。在亚洲,主要是在日本,我国大陆及台湾,报道不但可感染皮肤及皮下组织,还可侵犯中枢神经系统,虽少见,但病情多凶险,致死率高。几乎所有皮炎外瓶霉导致的中枢神经系统受累的病例均来源于亚洲国家,并且可发生于免疫功能正常的人群,国外报道,有一半的患者没有基础疾病。但对于营养状态差,接受化疗,进行过骨髓移植或器官移植,患有免疫缺陷病,如AIDS的患者,则是本病好发的高危因素。因皮炎外瓶霉可导致全身系统性感染,神经系统受累可能经由局部病灶,如皮肤、肺部感染经血行播散所致。本患儿2年前即出现腹腔真菌感染,胆管占位性病变,病理检查提示为暗红色酵母菌,未进行正规的抗真菌治疗,入院期间监测腹部超声始终存在胆道受累,腹腔可见肿大的淋巴结,此次肺部CT可见间实质改变,右上肺可疑小结节病灶,结合患儿逐渐出现中枢神经系统病变,因此考虑可能为同一疾病的连续过程,为血行播散所致。在儿童中常见的引起CNS感染的真菌为隐球菌及念珠菌,而皮炎外瓶霉极为罕见。在我国儿童患病的报道极为少见,既往仅北京大学第一医院报道过1例,且预后不良。在有报道的患者预后中,致死率高达73%。

本病诊断困难,且因病例数少,尚缺乏诊治经验,易误诊,国外报道约10%的患者被误诊为颅内肿瘤。虽然诊断有一定困难,但皮炎外瓶霉所致CNS感染与其他真菌感染导致的CNS病变亦有共同之处。如:临床可有头痛、惊厥、意识障碍、发热、恶心、呕吐及局部神经系统体征等表现,头颅影像可表现为颅内增殖性病变。文献报道,外瓶霉所致的CNS感染的头颅影像表现多种多样,可见颞顶枕叶的团块影;脑实质的多发新鲜梗死灶,累及动脉供血区;多发聚集成堆的脑脓肿,病灶周围可表现为环形强化。与本例患儿的头颅影像改变相似。CSF可出现糖的降低及蛋白的升高,血常规可见嗜酸细胞计数升高,IgE的异常等。此外,鉴于皮炎外瓶霉属于暗色真菌,可见菌丝及孢子,因此G实验可升高。这些表现在本例患儿中均有相应体现。但最终确诊仍有赖于病理结果及培养。故建议如有条件及在病情允许的情况下可进行病理检查及反复多次的培养,以期获得阳性的结果。

针对外瓶霉的治疗，通过微量稀释法和E-test法，多烯类抗真菌药物两性霉素B（amphotericin B，AmB）在体外对皮炎外瓶霉有良好的杀菌作用，两种方法得到的MIC值具有较好的一致性。AmB可以用于治疗皮炎外瓶霉导致的系统性暗色丝孢霉病。氟康唑亦是较早用于系统性抗真菌治疗的药物，但目前其对皮炎外瓶霉的MIC范围明显高于其他药物，且达到该药对剂量依赖性耐药的白假丝酵母菌的MIC水平，说明其抗皮炎外瓶霉作用相对较弱，因此多不选择氟康唑。目前，仍选择联合抗真菌的强化治疗，由于不同药物的作用机制不同，可达到协同的效果，增加疗效，降低单一药物剂量，减轻毒副作用，尤其是AmB与5-氟胞嘧啶具有协同作用。待病情缓解后，逐渐调整治疗方案，但仍建议要足疗程。尽管如此，暗色丝孢霉病的药物治疗效果仍然较差，致死率高，预后差，不容乐观。本例患儿通过诊断与及时正规的治疗，病情逐渐得到有效的控制并逐渐恢复，但最终出现病情反复，死亡，也印证了本病预后不良的特点。在文献报道中，通过微量稀释法和E-test法，测得伏立康唑和AmB对皮炎外瓶霉均有较好的体外杀菌活性，因此我们也采用了在上述两种用药的同时联合伏立康唑的治疗方案，但因可借鉴的病例及治疗相对有限，治疗仍在探索中。虽然本例患儿最终结局不良，但其最初治疗的好转给了我们很大的希望，也希望对今后的类似病例治疗提供一定的借鉴。

七、病例点评

CNS真菌感染在临床相对少见。在儿童中，多以新型隐球菌常见，其临床以渐进性颅高压为主要表现。而且可能仅以不明原因发热为主要表现。多数病例在评估免疫状态时可能并无阳性的发现。白假丝酵母菌导致的CNS感染多见于婴幼儿，而年长儿感染则更需要重视免疫功能的评估，如*CARD-9*基因缺陷是易患白假丝酵母菌感染的高危因素。因此，真菌感染的诊断中，宿主因素的寻找是必备的条件。本例患儿的皮炎外瓶霉属于暗色真菌属，常见的是浅表组织及皮肤、角膜、皮下组织，甚至系统性感染。而CNS感染的病例十分罕见，且治疗效果不佳，预后不良。在临床特点上，无其他真菌感染可能并无特殊性。病原学的诊断是最重要的确诊指标。随着目前诊断技术的发展，如病原宏基因组测序技术的完善，对于病原的诊断提供了更好的支持。必要时的病理检查也是诊断的重要方法。真菌感染的CSF生化特点有时与化脓性脑膜炎相似，如脑脊液的糖可明显下降。但需要注意的是，真菌感染的临床感染中毒症状更轻，病程更迁延，炎症指标可无明显地升高，这些都是可以进行病原鉴别的特点。其他可以导致CSF生化糖下降的病原还可以见于结核，非感染性疾病中颅脑肿瘤也可导致糖指标的下降。可以根据临床特点进行有效的鉴别诊断。在颅脑影像中，可表现为肉芽肿样改变，可累及血管，也可表现为脑脓肿。而脑脓肿与细菌性脑脓肿相比，其脓肿壁的张力可能不高，也是真菌脑脓肿的特点之一。AmB可作为治疗本病原的药物之一，但临床病例极少，仍需不断积累治疗经验。

（胡 冰）

参考文献

[1] 李东明, 李若瑜, 王端礼, 等. 皮炎外瓶霉分子鉴定的初步研究. 临床皮肤科杂志, 2003, 32: 249-251.

[2] 常杏芝, 李建国, 李若瑜, 等. 中枢神经系统暗色丝孢霉病1例及文献复习. 实用儿科临床杂志, 2006, 21: 619-621.
[3] REVANKAR S G, SUTTON D A, RINALDI M G. Primary central nervous system phaeohyphomycosis: a review of 101 cases. Clin Infect Dis, 2004, 38: 206-216.
[4] AL-TAWFIQ J A, BOUKHAMSEEN A. Cerebral phaeohyphomycosis due to Rhinocladiella mackenziei (formerly Ramichloridium mackenziei): case presentation and literature review. J Infect Public Health, 2011, 4: 96-102.
[5] FILIZZOLA M J, MARTINEZ F, RAUF S J. Phaeohyphomycosis of the central nervous system in immunocompetent hosts: report of a case and review of the literature. Int J Infect Dis, 2003, 7: 282-286.
[6] 孙毅, 刘伟, 万喆, 等. 皮炎外瓶霉临床和环境分离株对6种常用抗真菌药物的敏感性测定. 中华皮肤科杂志, 2010, 43: 717-720.
[7] DENNINGD W. Echinocandin antifungal drugs. Lancet, 2003, 362: 1142-1151.
[8] 桑红, 邓德权, 谢其美, 等. 暗色丝孢霉病的治疗进展. 国际皮肤性病学杂志, 2009, 35: 130-132.
[9] LI D M, DEHOOG G S. Cerebral phaeohyphomycosis—a cure at what lengths? . Lancet Infect Dis, 2009, 9: 376-383.
[10] LLORET A, HARTMANN K, PENNISI M G, et al. Rare opportunistic mycoses in cats: phaeohyphomycosis and hyalohyphomycosis ABCD guidelines on prevention and management. J Feline Med Surg, 2013, 15: 628-630.
[11] CHANG X, LI R, YU J, et al. Phaeohyphomycosis of the central nervous system caused by exophiala dermatitidis in a 3-year-old immunocompetent host. J Child Neurolo, 2009, 24: 342-345.
[12] 刘亚欧, 李坤成, 杨小平, 等. 中枢神经系统暗色丝孢霉病一例. 中华放射学杂志, 2007, 41: 442-443.

第八节　烟曲霉感染(婴儿)

一、病例介绍

患儿,女,8个月12天,因咳嗽20余天,加重12天,发热7天入院。患儿于入院前20余天无明显诱因出现咳嗽,病初单声咳嗽,有痰少许,无气喘及烦躁,无呕吐及腹胀。在家给予以口服治疗1周,病情无改善。入院前12天咳嗽加重,呈阵发性,遂至当地医院就诊,予以"阿奇霉素、氨溴索"等治疗7天,仍未好转,并于入院前7天出现发热,体温最高40℃,无寒战及惊厥,退热有效,不久复升。转院至某上级医院,先后予以"头孢替安、头孢曲松、氨溴索、干扰素"等治疗5天,仍有发热、咳嗽,有痰不易咳出,略烦躁,无呕吐,无尿频、尿急及排尿哭闹,无皮疹。为求诊治来我院,急诊收入院。自患病以来,患儿精神欠佳,进食减少,睡眠一般,大便略稀,尿量略减少。

既往史、个人史及家族史:既往体健,无结核等传染病人接触史,预防接种史不详;个人史无特殊;否认家族遗传病史。

入院查体:T 37.7℃,P 180次/min,R 55次/min,WT 7.8kg,BP 89/58mmHg,SPO_2 88%。营养一般,意识清楚,精神反应差,呼吸促。未见皮疹及出血点,皮肤弹性好。前囟平软,结膜无充血，鼻通气良好，咽部黏膜充血。胸廓正常，呼吸节律规整，三凹征阳性，呼吸动度对称，肋间隙正常，双侧语颤对称，叩诊清音，双肺呼吸音粗糙，可闻及散在喘鸣音及湿啰音，未闻及胸膜摩擦音。心律齐，心音有力。腹平坦、柔软，无压痛及反跳痛，未扪及包块，肝脾触诊不配合。四肢肢端暖。

病例特点

(1) 8 个月大女婴，急性起病，病史迁延。

(2) 主要表现为咳嗽，少痰，病程后期出现持续高热，伴有感染中毒症状，抗细菌治疗效果欠佳。

(3) 既往史、个人史及家族史：无特殊。

(4) 查体：发热、心率、呼吸增快，三凹征阳性，精神反应差，双肺呼吸音粗糙，可闻及散在喘鸣音及湿啰音，未闻及胸膜摩擦音。余查体未见明显异常。

(5) 辅助检查：外院胸部 CT 示支气管肺炎。血常规示大致正常。

二、诊断分析

患儿为 8 个月女婴，急性起病，表现为咳嗽、发热，查体可闻及散在喘鸣音及湿啰音，外院胸部 CT 提示支气管肺炎，故诊断肺炎明确。病原分析如下：

(1) 细菌感染：患儿为女婴，急性起病，咳嗽有痰，出现高热，查体双肺存在湿啰音，故首先考虑细菌感染，但外院多种抗细菌治疗效果欠佳，血常规白细胞大致正常，入院后完善血 PCT，痰细菌涂片、培养等检查进一步明确诊断。

(2) 病毒感染：患儿为女婴，急性起病，咳嗽有痰，出现高热，查体双肺可闻及喘鸣音，血常规大致支持，需考虑病毒感染可能，入院后行呼吸道合胞病毒、腺病毒、偏肺病毒、鼻病毒等病毒核酸检测，进一步明确诊断。

(3) 真菌感染：患儿为女婴，急性起病，咳嗽有痰，后期出现高热，查体双肺可闻及湿啰音及喘鸣音，外院多种抗细菌治疗效果欠佳，需注意有无真菌感染可能。但患儿既往无明确基础疾病，无长期使用抗菌药物、住院等情况，查血常规嗜酸细胞正常，目前不支持，入院后可完善血 G 试验、GM 试验，痰真菌涂片、培养等明确。

三、辅助检查

(1) 入院前外院胸部 CT 示肺炎并双肺多发实变、局部肺组织空气潴留，双肺多发段支气管显示不清，局部狭窄(图 3-8-1)。

(2) 血常规示白细胞 $9.81 \times 10^9/L$，中性粒细胞百分比 57.9%，淋巴细胞百分比 37.9%，血小板 $157 \times 10^9/L$。

四、诊疗经过

患儿入院时病情评估病重，入 PICU，给予积极抢救及抗感染等治疗 5 天，患儿咳喘减轻，之后转入呼吸介入科继续治疗，患儿肺部 CT 提示多发实变，且多靠近胸膜，需警惕真菌感染，完善曲霉菌试验组合阴性，行支气管镜检查及肺内治疗，支气管镜检查示支气

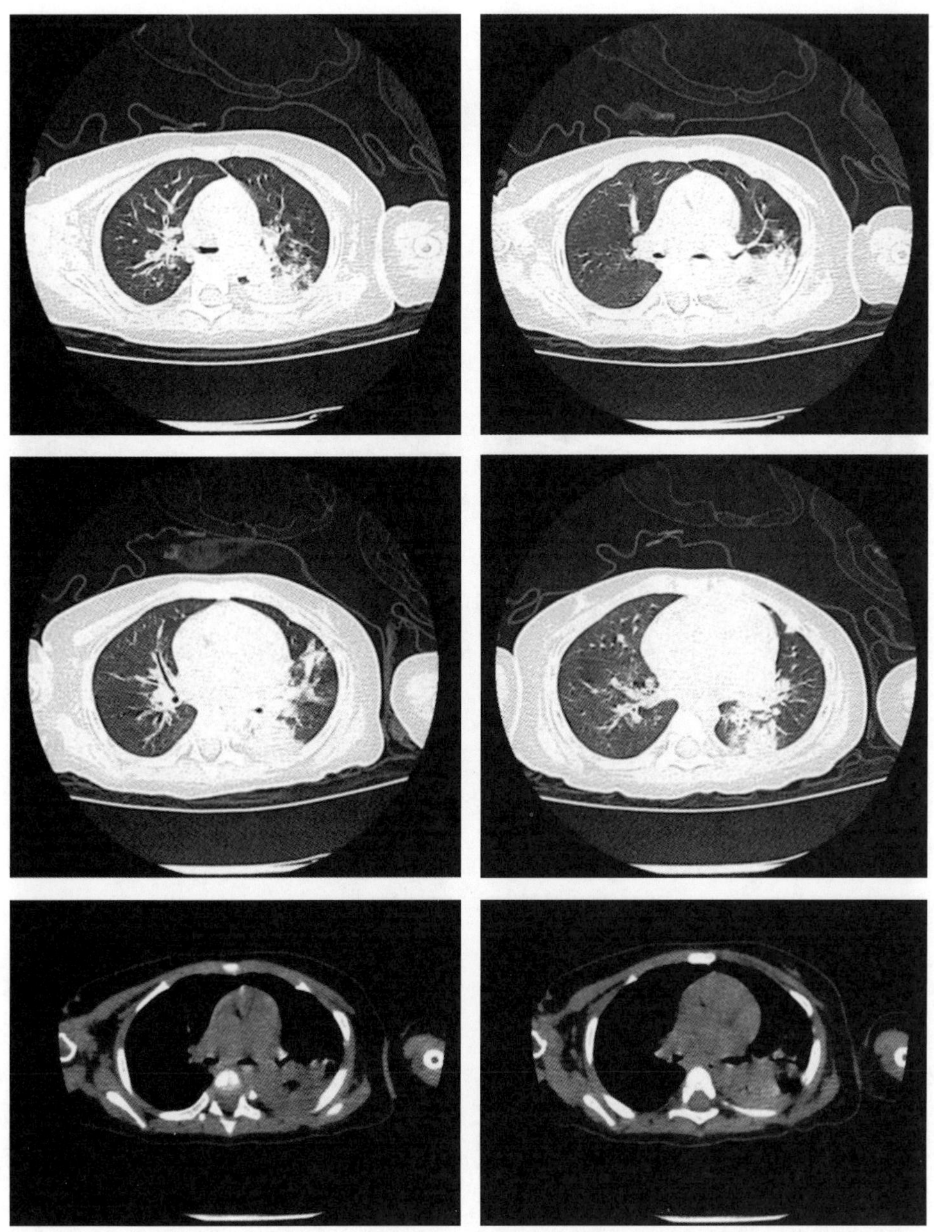

图 3-8-1　胸部 CT

肺炎并双肺多发实变，局部肺组织空气潴留，双肺多发段支气管显示不清，局部狭窄。

管内膜感染。复查胸部 CT（图 3-8-2）影像学所见：双肺内见多发片絮状及片状密度增高模糊影，部分呈软组织密度，其内部分可见支气管充气征，双肺部分支气管壁增厚，管腔变窄，部分段支气管显示不清，部分肺组织密度减低，纵隔影内未见明显肿大淋巴结影。影像学诊断：符合肺炎合并双肺多发实变、局部肺空气潴留 CT 表现。肺泡灌洗液培养示嗜麦芽寡养单胞菌，疑似烟曲霉。病理结果示送检支气管黏膜和腺体血管扩张充血、灶状出血，较多淋巴结细胞和少量中性粒细胞浸润，表面查见较多霉菌，抗酸染色未见阳性杆菌；PAS 染色显示霉菌。入院后给予头孢曲松 80mg/（kg·d）、甲泼尼龙 2mg/（kg·d），伊曲康唑

6~8mg/(kg·d),沙丁胺醇、布地奈德雾化及支气管镜肺内治疗等,患儿病情好转出院,共住院治疗13天,出院后继续给予伊曲康唑及雾化吸入等治疗。

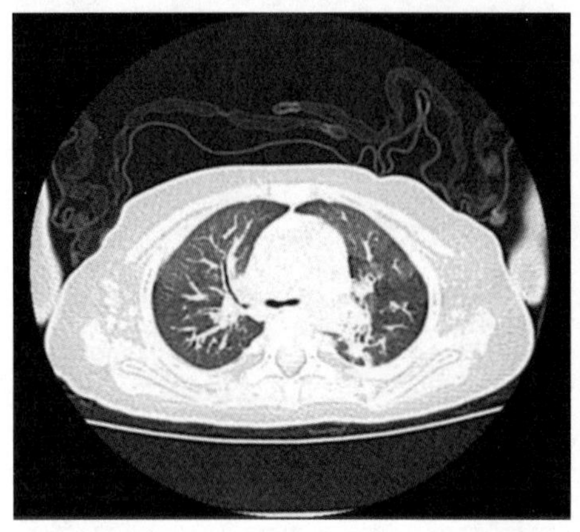
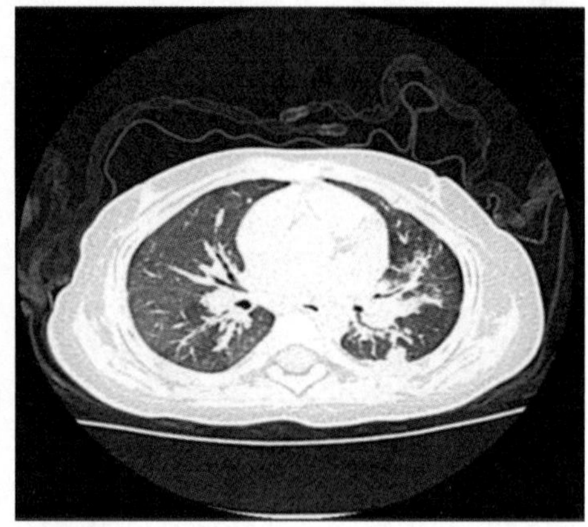

图3-8-2 胸部CT

双肺内见多发片絮状及片状密度增高模糊影,部分呈软组织密度,其内部分可见支气管充气征,双肺部分支气管壁增厚,管腔变窄,部分段支气管显示不清,部分肺组织密度减低,纵隔影内未见明显肿大淋巴结影。

五、最终诊断

1. 重症肺炎
2. 呼吸功能不全
3. 烟曲霉感染

六、讨论

曲霉菌在自然界中广泛存在,可存在于在空气、腐烂植物、潮湿环境、家具及食物中等,包括烟曲霉、黄曲霉、土曲霉等,肺曲霉病多继发于肺结核、支气管扩张、恶性肿瘤化疗者等,原发病少见。曲霉病分为3型:变态反应性支气管肺曲霉病、慢性/腐生性曲霉病、侵袭性肺曲霉病。侵袭性肺曲霉病是指曲霉菌侵入气管、支气管和肺组织引起的感染,不包括寄生和过敏引起的肺部病变。

1. 临床表现 侵袭性肺曲霉病的临床表现包括胸痛、呼吸困难、咯血、干咳、发热等,经过抗菌药物治疗无好转,或好转后又出现新的发热、咳嗽和肺部体征。

2. 实验室检查 半乳甘露聚糖(galactomannan,GM)是第一个用于检测侵袭性曲霉病的抗原。GM试验对中性粒细胞缺乏的宿主的侵袭性曲霉菌感染的敏感性和特异性均较高,有重要的辅助诊断价值,阳性判断标准为连续2次吸光度(A)值>0.8或单次A值>1.5。

3. 影像学表现 肺曲霉球是最常见的曲霉菌感染类型;其他常见的影像学表现有弥漫性结节状浸润影,以胸膜为底的楔形致密影,空洞和胸腔积液等;围绕结节周围存在磨玻璃样的晕轮,形成“晕轮”征;肺实变区域液化、坏死,出现空洞,形成“新月形空气征”;双肺多发或弥漫性结节病灶、团片状阴影。虽然这些影像学征象不是特异的,但在有曲霉菌感染的高危因素的患儿中出现这样的影像学改变，应警惕曲霉菌感染的可能性。

4. 组织病理学　对于高度怀疑肺真菌感染的患者，应行纤维支气管镜肺活检、经皮胸壁穿刺肺活检等取肺组织标本，证实存在真菌是肺部真菌感染诊断的“金标准”。曲霉菌感染的病理组织学可见炎症、坏死、脓肿、肉芽肿等病理改变，但病理改变也无特异性，在其他真菌感染中也可有相似的组织学特征，需进一步培养明确病原。

5. 真菌培养　曲霉菌适于在标准培养基中生长。血培养的价值有限，通过侵入性操作获取标本进行真菌培养也是诊断的“金标准”之一。

6. 治疗及预后　对于确诊患儿的治疗首选药物为伏立康唑，备选两性霉素B（含脂质体）、伊曲康唑、泊沙康唑、卡泊芬净、米卡芬净等，综合价格和疗效等情况。

七、病例点评

近年来，随着广谱抗菌药物及免疫抑制剂使用，器官移植、肿瘤增加及侵入性操作的开展，侵袭性真菌感染的病例数逐年增高。侵袭性肺曲霉病是肺曲霉病中最常见且危害最严重的类型，虽然常发生在免疫抑制的患者中，如血液系统疾病、骨髓移植，但儿童免疫功能相对不完善，即使在机体免疫功能正常的儿童中也有发生，尤其是接触大量真菌孢子超出机体的抵抗能力的儿童和病情危重的患者。该病的早期诊断、合理治疗是改善预后、降低病死率的关键。

（郭凌云　刘　钢）

参考文献

[1] 王立朋, 秦榛, 夏云. 侵袭性曲霉菌感染的诊断方法及临床应用. 中国老年学杂志, 2015,(2): 523-525.

[2] 马丽, 陈杭薇, 李雪辉, 等. 肺曲霉菌病的临床研究进展. 中华医院感染学杂志, 2016, 26 (16): 3835-3837.

[3] 邓力, 印根权. 儿童侵袭性肺曲霉菌病诊治: 如何运用《儿童侵袭性肺部真菌感染诊治指南 (2009版)》. 中华儿科杂志, 2009, 47 (6): 475-477.

[4] 中华医学会儿科学分会,《中华儿科杂志》编辑委员会. 儿童侵袭性肺部真菌感染临床实践专家共识 (2022 版). 中华儿科杂志, 2022, 60 (4): 274-282.

第九节　烟曲霉胸壁软组织感染

一、病例介绍

患儿，男，6岁，主因“间断发热伴右侧胸壁包块2个月”入院。患儿于入院前2个月无明显诱因出现发热，体温最高为38.5℃，热峰1次/d，右侧胸壁出现实性包块，伴有疼痛。无寒战，无头痛、呕吐，无抽搐，未见有咳嗽、流涕、腹痛、腹泻，无食欲减退等症状，不伴盗汗。于我院感染内科住院治疗。入院后查超声示肝右叶前方紧贴膈肌见不均质稍低回声包块；胸背部超声示肝前膈上感染性包块（胸壁为主），累及局部肋间内肌，包块部分液化，液化区内脓液稠厚；胸壁包块病理示软组织急慢性炎，故诊断软组织感染。胸部CT示两肺间实质浸润，右侧为著合并右侧胸腔积液。入院后完善相关检查，予以头孢曲松和利奈唑胺静脉滴注抗感染，复方磺胺甲噁唑口服预防肺孢子菌肺炎。经超声引导下右侧前下胸壁包块穿刺活检及右侧胸腔积液穿刺抽液，胸壁包块做病理检查，示软组织急慢性炎，穿刺液培养阴性。1个月前患儿体温正常，带药出院（利奈唑胺、头孢克肟、复方磺胺甲噁唑）。入院前2周再次发热，37.5~38℃之间，热峰2~3次/d，右侧胸壁包块较前增大，触痛明显，查血常规提示CRP 33mg/L，白细胞 5.27×10^9/L，血红蛋白101g/L，血小板 170×10^9/L，中性粒细胞百分比63.5%，淋巴细胞百分比22.4%，单核细胞百分比11.8%；查肺CT提示肺内间实质病变，较前有好转，右侧少量胸腔积液较前有吸收。右下胸壁局限性增厚，密度偏低，沿肋骨间隙向内延伸，病变与肝脏分界欠清。口服抗感染药物治疗同前。入院前1周患儿热峰最高39℃，热峰2次/d。为进一步治疗再次来我院。

既往史：患儿生后1月余开始反复感染，诊断慢性肉芽肿病，间断出现过肛周脓肿、腹腔感染等，经抗感染治疗好转，未采用预防药物及骨髓移植等。其他除未接种卡介苗外，个人史等无特殊。

入院查体：T 37.2℃，P 122次/min，BP 90/60mmHg，R 24次/min，意识清楚，精神反应可，呼吸平稳，未见鼻翼扇动及三凹征，颌下及颈前可触及数枚肿大淋巴结，最大者约1cm×1cm，质软，边界清，活动度可。右侧胸壁可见大小约8cm×7.5cm包块（图3-9-1），边界清，活动度差，质稍韧，中心区有波动感，皮温不高，无红肿。两肺呼吸音粗，右肺呼吸音略低，未闻及明显干、湿啰音。心腹查体未见异常。四肢肢端暖，CRT<2s，神经系统查体未见异常。

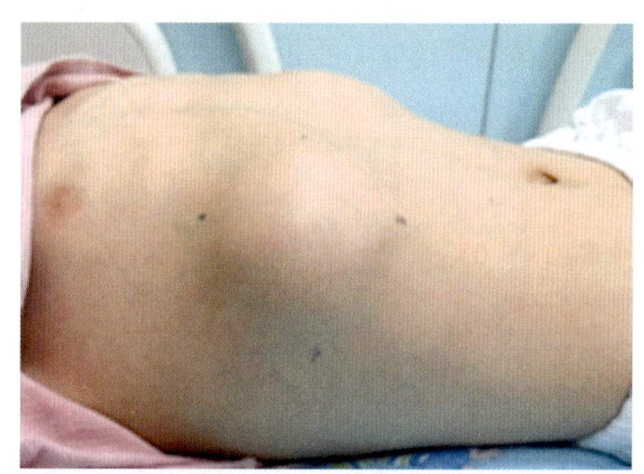

图3-9-1 患儿右侧胸壁包块
范围约5.3cm×7.7cm×5.5cm，累及胸腹壁下、肋间及胸腹壁内软组织。

病例特点

（1）学龄前男童，急性起病，病史2个月，病情迁延。

（2）主要表现为间断发热、胸壁包块伴有疼痛，抗感染治疗后肺部病变有好转，胸壁包块有加重。既往自生后起有反复感染病史，存在慢性肉芽肿病。

（3）查体：右侧胸壁见约8cm×7.5cm包块，边界清，活动度差，质韧，中心区有波动感，皮温不高，无红肿，双肺呼吸音粗，右肺呼吸音略低。

（4）辅助检查：血常规示白细胞正常，中性粒细胞为主，CRP略有升高。肺部CT提示肺内间实质病变，右侧少量胸腔积液。右下胸壁局限性增厚，密度偏低，沿肋骨间隙向内延伸，病变与肝脏分界欠清（图3-9-2）。胸壁软组织超声：肝右叶前方紧贴膈肌见不均质稍低回声包块，累及局部肋间内肌，包块部分液化，液化区内脓液稠厚。

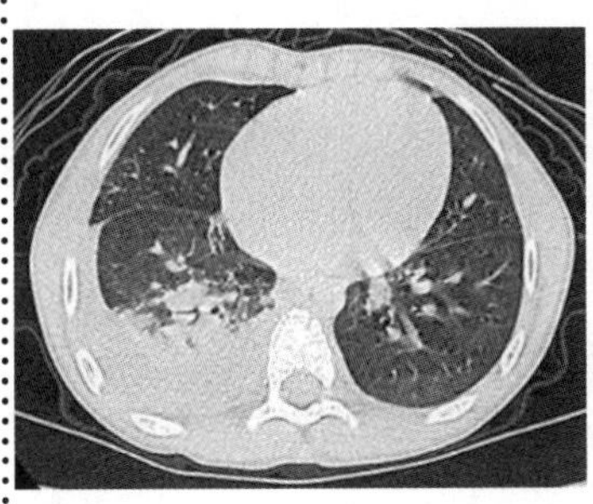
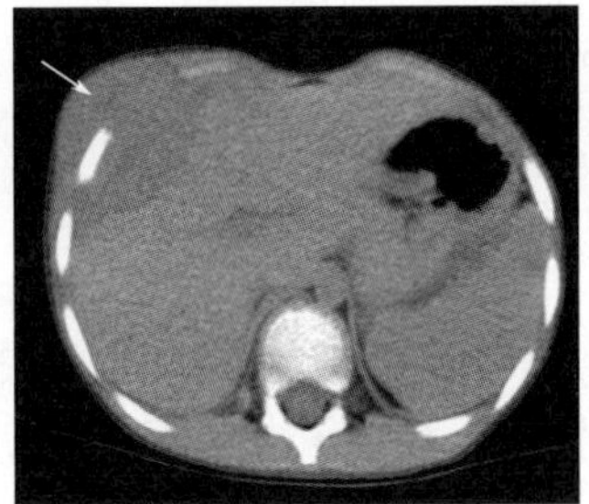
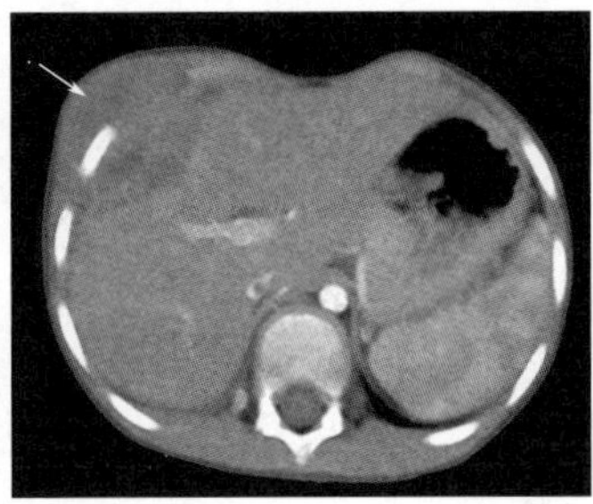

图 3-9-2　肺部 CT

提示肺内间实质病变，右侧少量胸腔积液。右下胸壁局限性增厚（箭头），密度偏低，沿肋骨间隙向内延伸，病变与肝脏分界欠清。

二、诊断分析

1. 肺炎合并右侧胸腔积液　患儿为学龄前男童，急性起病，病程中以发热、胸壁包块伴疼痛为主要表现，查体示双肺呼吸音粗，右肺呼吸音略低，未闻及干、湿啰音；查血常规示白细胞正常或略低，分类以中性粒细胞为主，CRP 33mg/L；胸部 CT 平扫查肺内间实质病变，右侧胸腔积液，故诊断肺炎合并右侧胸腔积液成立。因患儿有慢性肉芽肿病的基础病，分析病因如下：

(1) 细菌感染：根据患儿为学龄前期儿童，以胸壁疼痛、发热、胸壁包块为主要表现，体温最高为 39℃，查体示双肺呼吸音粗，未闻及干、湿啰音；血常规示 CRP 升高，白细胞正常，以中性粒细胞为主，考虑细菌感染可能性大，入院后行血常规、血培养检查协助诊断。

(2) 真菌感染：患儿存在慢性肉芽肿病，本病易合并真菌感染，尤其是曲霉菌的感染，应做真菌 G 试验、GM 实验协助诊断。但目前未用抗真菌药物，肺内病变及胸腔积液较前有好转，为不支持点。患儿无咳嗽咳痰，必要时做支气管灌洗以送检病原学检查协助诊断。

(3) 结核感染：患儿未进行过卡介苗接种，病程长，存在慢性肉芽肿病，易合并结核感染，查体颌下及颈前可及数枚肿大淋巴结，质软，无触痛，故需考虑结核感染，院外肺 CT 示两肺间实质浸润，右侧为著合并右侧胸腔积液，两腋下数枚小淋巴结及钙化灶；腔静脉后淋巴结增大可能性大；右肺门淋巴结增大不除外；入院后行 T-SPOT 检查，必要时做支气管灌洗以送检病原学检查协助诊断。

(4) 寄生虫等特殊病原体感染：均可导致发热，病史迁延，必要时可查厚血涂片、寄生虫抗体筛查等以协助诊断。

需要与以下疾病鉴别：

(1) 结缔组织病：患儿间断发热 2 个月，一般情况较好，无明显感染中毒表现，抗感染治疗效果不佳，故应注意本病，但本患儿无皮疹、关节痛、口腔溃疡、日光过敏等表现，目前诊断依据不足，待入院后需进一步观察，必要时行自身抗体等检查协助诊断。

(2) 恶性疾病：如血液系统恶性疾病、淋巴瘤等，患儿目前无恶病质表现，血常规三系基本正常，目前诊断依据不足，必要时行淋巴结活检等以协助诊断。

2. 右侧胸壁软组织感染 患儿以间断发热伴右侧胸壁包块及疼痛为主要表现，查体：右侧胸壁可见大小约 8cm × 7.5cm 包块，边界清，活动度差，质稍韧，中心区有波动感，皮温不高，无红肿。胸壁软组织超声示肝右叶前方紧贴膈肌见不均质稍低回声包块，累及局部肋间内肌，包块部分液化，液化区内脓液稠厚；前次于我院住院期间胸壁包块病理示软组织急慢性炎，故诊断软组织感染。目前感染病原不明，广谱抗感染治疗情况下病变有加重趋势，入院后应积极评估病灶情况，情况允许时应尽快穿刺送检以明确病原。

3. 慢性肉芽肿病 患儿生后 1 月余开始反复感染，表现为腹股沟脓肿，因反复感染行免疫缺陷病基因检测提示存在 *CYBB* 基因突变，其母亲为该基因杂合子携带者，*CYBB* 是 X 连锁的慢性肉芽肿致病基因，且患儿行活化淋巴细胞功能检查示 PMA 刺激 22.38%，刺激指数 1.51，明显低于正常范围，提示活化淋巴细胞功能减低。结合患儿反复感染史、活化淋巴细胞功能检查及基因检测等结果，诊断慢性肉芽肿病。

三、辅助检查

（1）G 试验、GM 试验阴性。

（2）T-SPOT 阴性。

（3）头颅磁共振成像未见异常。

（4）局部软组织超声：肝前膈上（胸壁）可探混杂回声包块，大小：7.7cm × 4.5cm × 7.2cm，邻近肋间内肌水肿、受累，包块包裹肋骨，部分向内隆起，压迫肝脏。上述包块对应浅筋膜深层，可探及另一稠厚积液区，范围：2.7cm × 0.5cm × 2.1cm。诊断意见：肝前膈上（胸壁）感染灶，液化范围较前增多。

（5）腹部超声：脾实质回声粗糙，部分血窦开放。部分腹部淋巴结肿大，探查时结构尚可分辨。

（6）胸壁穿刺留取脓液送检（复查）：真菌培养为烟曲霉（图 3-9-3），双份脓液分别注射到血细菌培养瓶和真菌培养瓶，均培养出烟曲霉，报阳时间分别为 38 小时和 70 小时；病原微生物高通量基因检测（脓液）：烟曲霉特异性序列 1；余脓液细菌涂片、抗酸染色、找孢子菌丝等均为阴性。

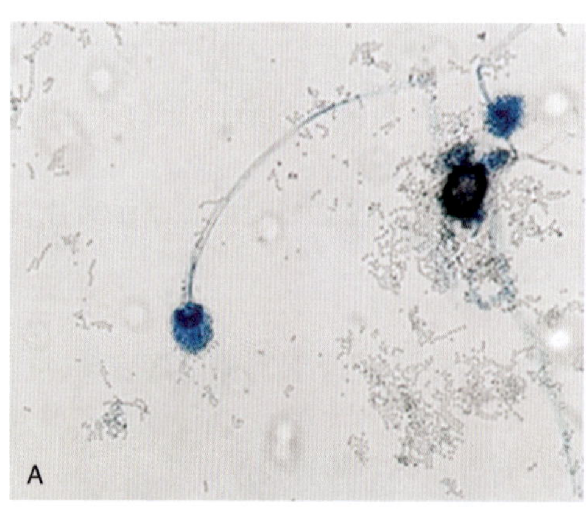

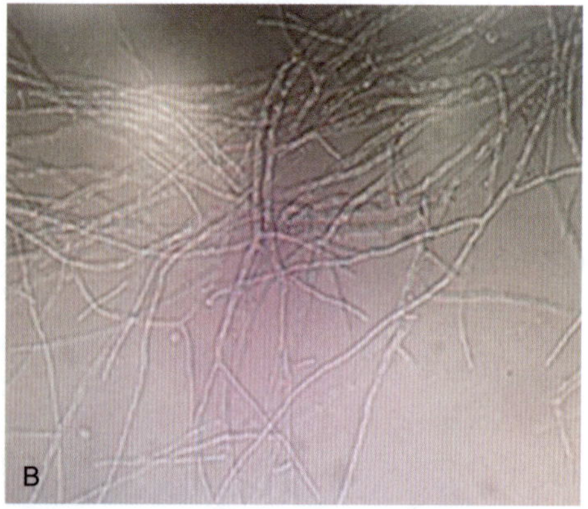

图 3-9-3 真菌培养

A. 烟曲霉的镜下形态（乳酸酚棉蓝染色）；B. 烟曲霉的镜下菌丝形态（呈 45° 角分支）。

四、诊疗经过

入院后予以头孢哌酮舒巴坦钠联合利奈唑胺静脉滴注，复方磺胺甲噁唑口服抗感染，体温控制欠佳。入院第 2 天，患儿行胸壁软组织包块穿刺术，术中抽取暗灰红色脓液 16ml。入院第 6 天，患儿体温正常，胸壁包块较前减小，痛感减轻；胸壁软组织脓液普通真菌培养提示烟曲霉菌，双份脓液细菌培养（血瓶）提示烟曲霉，报阳时间分别为 38 小时及 70 小时；病原微生物高通量基因检测示烟曲霉特异性序列 1。结合患儿病史及临床体征，考虑烟曲霉菌感染，加伏立康唑静脉滴注，热峰逐渐下降。第 12 天和第 15 天分别穿刺引流淡黄色胸腔积液 180ml 和 120ml，送检常规生化提示渗出液，病原学检查均为阴性，体温波动于 37.3~37.5℃，无咳嗽、流涕、喘息等不适。入院第 27 天，体温平稳，一般情况良好，复查胸腔积液超声及胸壁软组织超声检查较前好转，予以带药出院（伏立康唑、阿莫西林克拉维酸钾、利奈唑胺、复方磺胺甲噁唑），门诊随诊。

五、最终诊断

1. 肺炎合并右侧胸腔积液
2. 右侧胸壁软组织感染（烟曲霉）
3. 慢性肉芽肿病

六、讨论

本患儿经过多种病原学方法的检查，并加用针对性抗真菌治疗后患儿病情好转出院，证实了烟曲霉感染引起的胸壁脓肿，临床考虑存在儿童侵袭性曲霉病（invasive aspergillosis，IA）。IA 是免疫功能低下儿童最常见、最严重的感染性并发症之一。儿童 IA 的发病率逐渐增加。烟曲霉是 IA 中最常见的致病菌种，儿童侵袭性曲霉感染最常引起肺部疾病，其次为皮肤感染、鼻窦、中枢神经系统，而烟曲霉导致的胸壁脓肿甚为少见。

曲霉菌（*Aspergillus*）普遍存在于自然界，分布于土壤、垃圾、腐败的食品中，人们经常会接触到其孢子。曲霉中常见的致感染菌为烟曲霉（*A.fumigatus*），其在曲霉菌中致病力最强，其他包括黄曲霉（*A.flavus*）、土曲霉（*A.terreus*）、黑曲霉（*A.niger*）等。烟曲霉在沙氏培养基的菌落质地呈绒毛状或絮状，表面呈深绿色、烟绿色，背面苍白色或淡黄色；显微镜下分生孢子头短柱形，呈深浅不同的绿色。分生孢子梗光滑，带绿色，近顶端膨大形成倒立烧瓶状顶囊，顶囊有单层小梗，布满顶囊表面 4/5，仅上半部产生孢子。所有曲霉菌丝的共同特点为有隔膜菌丝，直径 3~6μm，分支呈锐角 45°，菌丝两侧平行。组织病理中，若发现一个水果样的曲霉头可以确定诊断。在 HE 染色中菌丝不易识别，但在嗜银染色（Gomori staining）中很明显。

儿童侵袭性曲霉病的宿主因素与成人相似。易感人群为严重免疫功能低下儿童，包括血液系统恶性肿瘤（特别是急性髓细胞白血病）接受化疗和造血干细胞移植术后、原发免疫缺陷病儿童，尤其是慢性肉芽肿病（chronic granulomatous disease，CGD）儿童。CGD 因吞噬细胞功能异常导致多种感染，真菌感染约占 20%，其中曲霉是最常见的真菌感染，约占 80%。曲霉，尤其是烟曲霉菌引起的肺炎或败血症是最常见的致死原因。此外，易感因素还包括中性粒细胞缺乏症、接受高剂量激素治疗、其他免疫抑制状态、接受实体器官移植、早产新生儿等。

曲霉菌感染的原发感染最常发生于吸入分生孢子后的肺部或鼻窦，有时可经胃肠道传播、皮肤直接感染或血行播散，引起气管支气管炎、鼻 - 鼻窦炎、脑脓肿、骨髓炎、心内膜炎和胃肠疾病等。胸壁的曲霉菌感染（包括骨髓炎）有 1/3 是由肺部感染直接侵犯导致。

IA 的临床表现因涉及不同系统而不同，肺曲霉菌感染最常见，播散性曲霉病还可累及鼻 - 鼻窦、中枢神经系统感染、皮肤、肝、肾、心、甲状腺、骨骼等，胸壁脓肿少见。发热是最常见的表现，部分患者仅表现为发热。肺部受累可出现咳嗽、呼吸困难、咯血、胸痛症状等。胸壁受累多与潜在的基础疾病有关，如 CGD。在 CGD 患者中，曲霉菌感染可累及胸壁及周围肋骨、胸骨、椎骨引起骨髓炎。临床表现不典型，发热比例低，进展缓慢，因此常不易被发现。

对感染部位体液进行真菌镜检、培养，以及组织标本的病理学检查及培养仍是确诊 IA 的金标准。分子检测技术，如 PCR 技术简便、快捷、高效，有利于早期诊断。病原宏基因组测序技术可能有利于病原诊断，但要结合临床进行结果综合判读。此外，真菌生物标志物如半乳甘露聚糖试验（galactomannan，GM）对 IA 诊断有重要意义。高危儿童血清 GM 试验总体敏感度、特异度分别为 76%、86%，且阳性出现时间早于出现临床症状和影像学表现，利于早期诊断。免疫功能低下人群支气管肺泡灌洗液（bronchoalveolar lavage fluid，BALF）样本的 GM 敏感度和特异度更高，诊断价值高于血清样本。需要注意的是中性粒细胞减少、土曲霉菌等生长缓慢的曲霉菌感染，以及合并 CGD 等情况下 GM 试验敏感度降低。本例患儿存在 CGD，查 GM 试验为阴性。

影像学检查包括超声、CT、MRI 等，不同的方法之间形成优势互补。超声因没有放射性而成为儿童胸壁病变首选检查方式，同时对囊性病变及病变内部血流状况的显示也优于 CT 和 MRI。高分辨率 CT 对肺部 IA 诊断有重要的意义，晕轮征、空气新月征和空洞高度提示肺部曲霉病。儿童（特别是年龄小于 5 岁）常缺乏特异性影像学表现，以结节、团块样损害最常见。此外，CGD 患儿的肺部曲霉感染的影像学特点常不特异，可出现节段性或肺叶实变，类似细菌性感染性肺炎，伴或不伴空洞，可累及单侧或双侧，可见结节改变。CT 扫描也能准确显示骨髓炎的细微骨改变和骨膜或骨膜内反应。MRI 具有优越的软组织对比度，可发现胸壁软组织炎症及程度。脓肿在 MRI 成像上表现为局部出现坏死及液体，单或多房，T_2 为高信号，增强扫描可见脓肿壁强化。MRI 显示软组织脓肿的准确率为 92%。

关于 IA 的诊断，最新的标准可采用 2019 欧洲癌症研究治疗组织（European Organization for Research on Treatment of Cancer，EORTC）和真菌研究组（Mycology Study Group，MSG）对于侵袭性真菌病（invasive fungal disease，IFD）的分级，诊断修订标准分为确诊（proven）、极似（probable）和拟诊（possible），标准如下：

(1) 确诊（proven）标准：霉菌出现以下情况可确诊：①穿刺或活检获取的无菌部位标本组织病理学、细胞病理学，或直接显微镜检见菌丝或黑色酵母样形态，伴有相关组织损伤的证据；②从正常无菌、临床或放射学异常的符合感染性疾病特征的部位（不包括 BALF、鼻旁或乳突窦腔和尿液标本）通过无菌操作获得的标本进行培养，出现透明或着色的霉菌；③血培养出现霉菌；④组织进行 PCR 扩增，并结合 DNA 测序获得真菌序列。注意血清学检测不作为确诊依据。

(2) 极似（probable）标准：极似诊断 IFD 需要具备至少 1 个宿主因素、1 个临床表现和 1 个真菌学证据。①宿主因素包括：中性粒细胞减少（中性粒细胞 $<0.5 \times 10^9$/L，持续 10 天以上，与侵袭性真菌病发病有时间相关）、血液系统恶性疾病、接受同种异体造血干细胞移植、

实体器官移植、使用糖皮质激素（过去 60 天内，以 ≥ 0.3mg/kg 治疗剂量长时间使用 ≥ 3 周，不包括过敏性支气管肺曲霉菌感染患者）或其他 T 细胞免疫抑制剂使用（过去 90 天内，如钙调磷酸酶抑制剂、肿瘤坏死因子 α 阻滞剂、淋巴细胞特异性单克隆抗体、免疫抑制核苷类似物）、使用识别 B 细胞免疫抑制剂治疗（例如布鲁顿酪氨酸激酶抑制剂，如依布替尼）、严重免疫缺陷病（如慢性肉芽肿病、STAT3 缺陷、重症联合免疫缺陷病），以及累及肠道、肺部或肝脏的急性移植物抗宿主病Ⅲ级或Ⅳ级用类固醇一线药物治疗无效。②临床表现包括：肺曲霉菌病感染（CT 上至少出现下列 4 种影像中的 1 种：a. 致密、边界清楚的病变，伴或不伴晕轮征；b. 空气新月征；c. 空洞；d. 楔形、节段性或大叶性实变）、其他肺部霉菌病（和肺曲霉菌感染类似，加反向晕轮征，即反晕征）、支气管炎（支气管镜下见气管支气管溃疡、结节、伪膜、斑块或焦痂）、鼻腔鼻窦疾病（急性局部疼痛包括眼部放射痛、鼻部溃疡伴黑色焦痂、从鼻窦延伸穿过骨屏障，包括进入眼眶）、中枢神经系统感染（至少出现 2 种特征中的 1 种：影像学上的局灶性病变、MRI 或 CT 上的脑膜强化）。③真菌学证据包括：痰液 /BALF/ 支气管毛刷 / 抽吸物培养或镜检霉菌；GM 试验结果满足任何一项：单次血清或血浆 ≥ 1.0，BALF ≥ 1.0，单次血清或血浆 ≥ 0.7 和 BALF ≥ 0.8，脑脊液 ≥ 1.0；PCR 曲霉检测符合下列任何一项：a. 血浆、血清或全血标本 2 次或多次以上连续 PCR 阳性；b.BALF 2 次或多次重复 PCR 阳性；c. 血浆、血清或全血标本至少 1 次 PCR 阳性且 BALF 至少 1 次 PCR 阳性。

（3）拟诊（possible）：符合 1 个宿主因素和 1 个临床特征标准，但没有真菌学证据的病例，则是拟诊 IFD。

侵袭性真菌病确诊定义适用于任何患者，而极似及拟诊标准除地方性真菌病外，仅适用于存在免疫功能低下的患者。

关于 IA 的治疗现有 3 类抗真菌药：多烯类（两性霉素 B、两性霉素 B 脂质体、两性霉素 B 脂质复合体）、三唑类（伏立康唑、泊沙康唑、艾沙康唑、伊曲康唑）及棘白菌素类（卡泊芬净、米卡芬净）。IDSA2016 指南推荐伏立康唑作为侵袭性曲霉病的初始治疗首选，伏立康唑 + 棘白菌素类（如卡泊芬净）联合治疗为重度疾病的初始治疗，尤其在血液系统恶性肿瘤和 / 或严重持续性中性粒细胞减少的患者中。对于无法耐受伏立康唑的患者，可选择两性霉素 B 脂类制剂或艾沙康唑。氟康唑对于烟曲霉呈天然耐药而不能用于治疗曲霉病。棘白菌素类脑脊液浓度低，因此不推荐用于 CNS 曲霉病。系统性抗真菌最短治疗时长为 6~12 周，治疗持续时间取决于感染部位、基础疾病、对治疗反应、是否需要进一步免疫抑制，一般要持续到感染的全部症状及体征缓解，影像学异常已稳定。

伏立康唑的用法及应用注意事项：2~12 岁儿童和 12~14 岁且体重 <50kg 者负荷剂量（适用于第 1 个 24 小时）：9mg/（kg·次），每 12 小时给药；维持剂量：8mg/（kg·次），每 12 小时给药。注意监测血药浓度（谷浓度）维持在 1.0~5.5mg/L（严重感染 2~6mg/L）。伏立康唑最常见的不良反应是视觉损害，其他如皮疹、消化道症状、头痛、外周水肿、肝功能检查异常、呼吸窘迫和腹痛。此外，伏立康唑与 QTc 间期延长有关，有诱发尖端扭转型室性心动过速的风险，在使用伏立康唑治疗前或治疗期间应当监测心电图和血电解质。

除抗真菌治疗外，在某些伴发慢性坏死性疾病的复杂病例中，如胸壁脓肿或骨髓炎，可行手术治疗作为辅助治疗，在定位慢性感染病灶后，对所有涉及的骨、软骨和软组织进行彻底清创。

IA 是免疫抑制患者死亡的重要原因。该人群 IA 发作后的 1 年病死率高达 80%，发生 IA 的造血干细胞移植受者 12 周全因病死率为 58%。而近年来更近期的研究结果长期生存率明显提高，由 1986—2000 年的 12.5% 增加到了 2001—2010 年的 58%。

七、病例点评

慢性肉芽肿病的患儿 X 染色体上的 CYBB 基因或常染色体上的 CYBA、NCF1、NCF2、NCF4 基因突变，引起吞噬细胞的还原型烟酰胺腺嘌呤二核苷磷酸（reduced nicotinamide adenine dinucleotide phosphate，NADPH）氧化酶复合物缺陷，不能有效地产生具有杀菌活性的超氧阴离子及其代谢产物，从而吞噬细胞无法产生“呼吸爆发”，失去杀伤过氧化物酶阳性细菌与真菌的能力。因而金黄色葡萄球菌、曲霉菌、洋葱伯克霍尔德菌、黏质沙雷菌、诺卡菌等病原的杀菌活性明显降低。本患儿存在 *CYBB* 基因突变，间断发热 2 个月之久，存在胸壁软组织及肺部多发病灶，而临床症状与体征相对较少，行胸壁穿刺留取脓液送检，真菌培养证实为烟曲霉，双份脓液细菌培养也报阳，且最早报阳时间为 38 小时，因而确诊为先天性免疫缺陷病基础上合并的侵袭性真菌病。对于存在考虑真菌感染高风险的儿童需在病灶部位脓液与组织，进行病原学检测可以帮助临床尽早确定致病病原，精准治疗。

（朱 亮 刘 钢）

参考文献

[1] PATTERSON T F, GEORGE R T Ⅲ, DAVID W D, et al. Practice Guidelines for the Diagnosis and Management of Aspergillosis: 2016 Update by the Infectious Diseases Society of America. Clin Infect Dis, 2016, 63 (4): e1-e60.

[2] KAWASHIMA A, KUHLMAN J E, FISHMAN E K, et al. Pulmonary Aspergillus chest wall involvement in chronic granulomatous disease: CT and MRI findings. Skeletal Radiology, 1991, 20 (7): 487-493.

[3] THOMAS K E, OWENS C M, VEYS P A, et al. The radiological spectrum of invasive aspergillosis in children: a 10-year review. Pediatric Radiology, 2003, 33 (7): 453-460.

[4] DONNELLY J P, CHEN S C, KAUFFMAN C A, et al. Revision and Update of the Consensus Definitions of Invasive Fungal Disease From the European Organization for Research and Treatment of Cancer and the Mycoses Study Group Education and Research Consortium. Clin Infect Dis, 2020, 71 (6): 1367-1376.

[5] TONG T, SHEN J, XU Y. Serum galactomannan for diagnosing invasive aspergillosis in pediatric patients: A meta-analysis. Microbial Pathogenesis, 2018, 118: 347-356.

[6] LEMPERS V J, MEUWESE E, MAVINKURVE-GROOTHUIS A M, et al. Impact of dose adaptations following voriconazole therapeutic drug monitoring in pediatric patients. Medical Mycology, 2019, 57 (8): 937-943.

[7] SONG E K, JAISHANKAR G B, SALEH H, et al. Chronic granulomatous disease: a review of the infectious and inflammatory complications. Clinical and Molecular Allergy, 2011, 9: 10.

[8] ELAHI M M, MITRA A, SPEARS J, et al. Recalcitrant chest wall aspergillus fumigatus osteomyelitis after coronary artery bypass grafting: successful radical surgical and medical management. annals of thoracic surgery, 2005, 79 (3): 1057-1059.

[9] 吴朔春, 袁新宇, 孙雪峰, 等. 儿童胸壁病变的影像表现与临床分析. 国际医学放射学杂志, 2018, 41 (05): 525-528.

[10] 张晓艳, 赵顺英, 钱素云, 等. 非血液病患儿侵袭性肺曲霉病 21 例的诊断与治疗. 中华儿科杂志, 2009, 47 (10): 730.

第四章

结核性疾病

第一节　全身播散性结核病

一、病例介绍

患儿，男，6个月6天，主因“间断发热19天，腹泻6天”入院。入院前19天，患儿无诱因出现发热，体温最高39.8℃，伴寒战，无咳喘，无皮疹，无吐泻、抽搐等，未予以特殊处理。入院前15天，仍有发热，体温最高39.8℃。当地县医院血常规+CRP：白细胞 $13.02\times10^9/L$，血红蛋白111g/L，血小板 $416\times10^9/L$，中性粒细胞69.6%，CRP 89.41mg/L；胸片未见异常。考虑“细菌感染”，予以“头孢曲松钠、单磷酸阿糖腺苷、氨溴索等”药物静脉滴注3天体温正常。2天后再次发热，体温最高39.8℃，热峰3~4次/d。入院前9天，复查血常规+CRP：白细胞 $17.49\times10^9/L$，血红蛋白109g/L，血小板 $503\times10^9/L$，中性粒细胞81.71%，淋巴细胞13.62%，CRP 107.06mg/L；PCT 0.99μg/L；心脏超声、颈部软组织超声未见异常。予以“头孢哌酮舒巴坦”静脉滴注3天发热较前无明显变化。入院前6天，患儿出现腹泻，5~6次/d，呈蛋花汤样，无眼红、唇红、杨梅舌、手足硬肿等。予以“蒙脱石散、布拉酵母菌散”口服3天后腹泻好转，次数减少。考虑不典型川崎病，予以“免疫球蛋白(总量2g/kg)”静脉滴注2天，“红霉素、头孢曲松”静脉滴注1天，患儿仍有发热，热型同前。入院前2天，患儿仍有间断发热，偶咳，嗓子呼噜，就诊于我院急诊，查血常规+CRP：白细胞 $8.12\times10^9/L$，血红蛋白85g/L，血小板 $330\times10^9/L$，中性粒细胞70.4%，淋巴细胞17.1%，CRP 85mg/L；脑脊液常规：白细胞 $14\times10^6/L$；脑脊液生化：氯化物117.9mmol/L，糖3.72mmol/L，蛋白502mg/L；呼吸道感染病原体IgM抗体检测均阴性；头颅CT平扫未见异常；胸片见少许片絮影。予以“头孢曲松”静脉滴注抗感染。入院前1天，患儿仍有发热，体温最高40℃，腹泻加重，5~6次/d，呕吐3次。今为求进一步诊治，急诊以“发热原因待查”收入院。

既往史：卡介苗接种后瘢痕结痂处反复不愈合，可见脓性分泌物。否认结核病接触史，否认近亲结婚，否认特殊家族史。

个人史：出生史无特殊，生长发育正常。

家族史：无特殊。

入院查体：T 37.1℃，R 32次/min，HR 156次/min，BP 80/50mmHg，WT 7.6kg，身

长 60cm，头围 40.0cm。意识清，精神反应可，营养发育正常，呼吸平稳。毛发分布正常，无皮肤薄、干燥，无皮疹、杨梅舌，无眼红、唇红等。左上臂可见卡介苗接种后瘢痕结痂处未愈合，可见脓性分泌物。全身淋巴结未触及肿大。前囟平软，张力不高。颈无抵抗，双肺呼吸音粗，未闻及明显干、湿啰音，心律齐，心音有力，腹软，肝脾不大，神经系统查体未见异常。四肢末梢暖，无手足硬性水肿，无指 / 趾端脱皮及指 / 趾甲发育不良。

病例特点

(1) 6 个月男婴，急性起病，病程 19 天。

(2) 以间断发热为主要表现，病初发热伴寒战，病程中后期出现腹泻，病程后期偶咳，呼吸音粗。

(3) 既往史：卡介苗接种后瘢痕结痂处反复不愈合，可见脓性分泌物。

(4) 查体：发育正常，无畸形，左上臂可见卡介苗接种后瘢痕结痂处未愈合，可见脓性分泌物。全身淋巴结未触及肿大。心、肺、腹及神经系统查体未见明显异常。

(5) 辅助检查：多次查血常规及 CRP 提示白细胞计数升高，以中性粒细胞为主，CRP 升高，血红蛋白下降，降钙素原轻度升高。胸片提示两肺内带纹理模糊，少许片絮影。

二、诊断分析

1. 发热原因待查　根据患儿为 6 月余小婴儿，病史 19 天，长于 2 周，以发热为主要症状，体温高于 37.3℃，病初无明显伴随症状，病程中后期出现消化道及呼吸道症状，但不能解释整个病程，入院前完善多项检查发热原因仍不明确，故考虑为发热原因待查。分析病因如下：

(1) 感染性疾病：①细菌感染：患儿为 6 月余婴儿，以发热为主要症状，病初无明显伴随症状，入院前多次查血常规白细胞增高，分类以中性粒细胞为主，CRP 升高，PCT 增高，故首先考虑细菌感染引起的血流感染可能，入院后行血培养协助诊断。病原方面，本患儿以中高热为主要症状，病程 19 天，感染中毒症状不明显，卡介苗接种处反复不愈合，需注意结核感染可能。结合患儿起病年龄小，发热时间偏长，卡介苗接种处反复不愈合，需注意有无原发免疫缺陷病及卡介苗播散可能，但本患儿无明显结核中毒症状，胸片未提示结核征象，暂不支持。入院后可完善结核相关检查，如 T-SPOT 及胸部 CT，必要时对胃液找抗酸杆菌协助诊断；行腋下软组织及颈部软组织 B 超了解局部情况；查 Ig 系列、CD 系列评价免疫功能，必要时完善免疫缺陷基因检测协助诊断。②病毒感染：如细小病毒 B19 感染等，本患儿有长期发热伴有贫血，应注意本病可能，但入院前两次查血常规白细胞升高，分类均以中性粒细胞为主，CRP 明显升高，似不支持，可入院后完善病毒筛查查找病毒感染证据。③真菌感染：结合患儿起病年龄小，发热时间偏长，卡介苗接种处反复不愈合，考虑有原发免疫缺陷病可能，应注意混合感染尤其是混合真菌感染情况，入院后完善 G 试验、GM 试验，血真菌培养进一步协助诊断。

(2) 非感染性疾病：①结缔组织疾病：本患儿发热，病程 19 天，以中高热为主，无明显感染中毒表现，多次查血常规白细胞、CRP 显著升高，抗感染治疗效果不理想，故要注意结缔组织疾病可能，但患儿年龄小，无多系统受累相关的临床表现，暂不支持，可入院后查自身抗体、血管超声等进一步协助诊断，注意监测血压。②恶性疾病：患儿发热，病初无任何伴随症状，炎症指标高，伴有贫血，抗感染效果不佳，尚不能除外淋巴瘤等恶性疾病可能，但目前依据不足，入院后可行骨髓穿刺等以协助诊断。

2. 急性腹泻病　根据患儿入院前有腹泻症状，呈蛋花汤样，5~6 次 /d，故诊断为急性腹泻病。

3. 支气管肺炎　根据患儿有发热，偶咳，呼吸音粗表现，胸片提示两肺纹理粗多，两肺内带纹理模糊，少许片絮影，故诊断支气管肺炎。

4. 中度贫血　根据患儿为 6 月余婴儿，查血常规提示血红蛋白 85g/L，故诊断中度贫血。

三、辅助检查

(1) 胃液抗酸染色：阳性。

(2) T-SPOT：阴性。

(3) CSF Gene-Xpert：结核杆菌检测阳性（++），利福平耐药检测（–）。

(4) ESR：33mm/h。

(5) Ig 系列：IgA<0.066 7g/L（0.3~1.4g/L），IgG 14.3g/L（3.0~10.0g/L），IgM 0.186g/L（0.3~1.0g/L），IgE < 5.00IU/ml（≤5IU/ml）。

(6) CD 系列：CD3 30.9%（55%~82%），CD4 9.6%（27%~57%），CD8 13.3%（19%~34%），CD4/CD8 0.7（1.1~2.0），BC 61.7%（9%~29%），NK 0.3%（7%~40%）。

(7) 腹部超声：肝内见多发不均低回声，大者约 1.6cm × 1.2cm，内呈液化趋势，肝周可见少量积液 0.3cm。脾内见多发低回声，大者约 1.0cm × 0.9cm，未见明显肿大系膜淋巴结，考虑肝脾多发感染灶。

(8) 胸部 CT：两肺各叶肺野内可见多处小球形软组织密度影，部分病灶中央可见低密度区。纵隔内未见肿大淋巴结。

(9) 颅脑 MR 平扫 + 增强：双侧大脑半球、侧脑室室管膜下、左侧小脑半球多发结节状异常信号，多发点状、大小不等结节状及环状强化灶。

(10) 上腹部增强 CT：肝、脾内多发大小不等结节状病灶。

(11) 基因检测：杂合 *IL2RG* 基因突变。

四、诊疗经过

入院后予以头孢唑肟静脉滴注抗感染治疗，酪酸梭菌二联活菌散调节肠道菌群，蒙脱石散对症止泻、补液治疗。患儿腹泻逐渐好转，仍有持续高热。入院第一周，停用头孢唑肟，改为美罗培南联合利奈唑胺静脉滴注抗感染，并加用氟康唑静脉滴注预防真菌感染。入院第 9 天，考虑存在全身播散性结核感染后，加用异烟肼、利福平、乙胺丁醇胺抗结核，氟康唑预防真菌感染，每月输丙种球蛋白，口服复方磺胺甲噁唑预防耶氏肺孢子虫感染，禁忌接种活疫苗，进行骨髓移植前准备。

五、最终诊断

1. 全身播散性结核病(脑、肺、肝、脾)
2. X 连锁重症联合免疫缺陷(白介素 2 受体基因突变)
3. 急性腹泻病
4. 中度贫血

六、讨论

重症联合免疫缺陷病(severe combined immunodeficiency,SCID),为多基因遗传疾病,由于淋巴样干细胞先天性分化异常,婴儿生后缺乏 T 细胞和 B 细胞,故使体液免疫和细胞免疫均发生缺陷。SCID 发病率为 1/(50 000 ~100 000),是 T 淋巴细胞和 B 淋巴细胞功能联合缺陷中最严重的类型,可危及生命。可分为 X 连锁遗传型(X-linked severe combined immunodeficiency,X-SCID)、常染色体隐性遗传型和散发型,其中 X-SCID 占 50%~60%。1993 年,Noguchi 等首次报道 X 连锁重症联合免疫缺陷病是由 *IL-2RG* 基因发生突变所致,目前已证实该基因突变是导致 X-SCID 的主要病因。

白细胞介素 -2 受体共同 γ 链(interleukin-2 receptor common gamma chain,IL-2RG,也称为 CD132)基因位于 Xql3.1,全长 4 145 个碱基,具有 8 个外显子,编码全长 369 个氨基酸,它是多种细胞因子受体包括 IL-2(白介素 -2)、IL-4、IL-7、IL-9、IL-15 和 IL-21 受体所共有,故被称为共同 γ 链(common γ chain,γc)。γC 不仅为维持 IL-2R 复合体完整性及 IL-2/IL-2R 复合物内化所需,而且是联系胞膜表面细胞因子结合区域与下游胞内信号转导分子之间的纽带,因此 γC 的完整性对于机体免疫功能而言至关重要。

IL-2RG 基因突变导致的 X-SCID 淋巴细胞表型为 T(–)B(+)NK(–),即 T 细胞 CD3(+)、NK 细胞 CDl6(+)/CD56(+)缺如或显著减少,B 细胞 CD19(+)数量正常或增多,但功能异常,导致免疫球蛋白产生减少和类别转换障碍,同时患儿胸片常提示无胸腺或胸腺较同龄儿童小。

SCID 患儿对所有病原体普遍易感,如常见细菌、分枝杆菌、耶氏肺孢子菌、CMV、EBV、弓形虫及隐孢子虫等。大部分患儿生后 3 个月内就会出现严重的、反复的致死性感染,临床常发生反复肺部感染、口腔念珠菌感染、慢性腹泻、脓毒症、生长发育迟滞等。接种卡介苗可能导致致死性卡介苗感染。在皮肤组织,可表现为严重的脂溢性皮炎,颊黏膜、舌和会阴部可发生慢性深部溃疡。在胃肠道,可表现为巨细胞病毒或其他病原菌引起的慢性肝炎;轮状病毒、贾第鞭毛虫和隐孢子虫感染而导致严重消化不良和恶病质。血液系统方面,可表现为耐维生素 B_{12} 和叶酸的大细胞贫血。2011 年 Carneiro-Sampaio 等提出需注意原发免疫缺陷病(primary immunodeficiency,PID)的婴儿期表现,包括严重及持续的真菌、病毒和细菌感染,减毒活疫苗特别是卡介苗接种后的不良反应,持续糖尿病、其他自身免疫病或炎症性表现,病原学检测阴性的脓毒症样表现,各种严重的皮肤病,持续腹泻,先天性心脏病(特别是圆锥动脉干畸形),脐带脱落延迟(>30 天),PID 家族史或家族中有因感染夭折的患儿,持续低淋巴细胞(<2 500/mm^3)或其他血细胞较少症(中性粒细胞缺乏),白细胞增多但无明显感染征象,低钙血症伴或不伴有惊厥发作,胸片缺乏胸腺影。

SCID 的治疗可分为替代治疗、造血干细胞移植和基因治疗。目前,唯一的根治方法是造血干细胞移植，移植前个体感染状况是影响造血干细胞移植是否成功的关键因素。移植前如已发生感染或接种卡介苗，即使无卡介苗感染症状也会增加移植难度。替代治疗可予以免疫球蛋白、高效价免疫血清球蛋白及血浆输注等替代治疗。基因治疗方面，原理为将正常的目的基因片段整合到患儿干细胞基因组内，被目的基因转化的细胞经过有丝分裂使转化的基因片段在患儿体内复制而持续存在。

预防感染的处理：对疑诊或确诊的 SCID 患儿需进行保护性隔离，避免接种活疫苗，如麻疹病毒疫苗、水痘疫苗、脊髓灰质炎疫苗和 BCG。密切评估患儿感染状态。证实母乳不含巨细胞病毒后，可母乳喂养。输注的血制品需进行辐照、剔除白细胞及检测巨细胞病毒阴性后方可使用。呼吸道合胞病毒流行季节予以帕利珠单抗预防性用药。第 1 次就诊时予以阿昔洛韦口服预防水痘 - 带状疱疹病毒和单纯疱疹病毒感染；1 月龄开始口服 SMZ-TMP 预防耶氏肺孢子菌感染及氟康唑预防真菌感染；已接种卡介苗、无相关临床表现的 SCID 患儿，应立即启动抗结核治疗。

七、病例点评

患儿生后卡介苗接种处有脓性分泌物、迁延不愈达 6 个月之久，间断高热、寒战，伴随症状与体征少，腹部超声及头颅磁共振成像提示广泛性播散性病灶，结合胃液抗酸染色阳性，以及脑脊液结核杆菌检测阳性，支持播散性结核感染，有必要对于分离到的菌株进一步鉴定，本例为 SCID 较为常见的类型。我国 SCID 患儿生后数月内多接受卡介苗接种，部分患儿可发生局部、区域甚至全身卡介苗感染，治疗困难，病死率高。对新生儿进行严重免疫缺陷基因筛查后再次进行卡介苗接种可避免在基因缺陷个体可能出现的播散性感染的发生。

（郭凌云　刘　钢）

参考文献

[1] 王天有，申昆玲，沈颖. 诸福棠实用儿科学. 9 版. 北京：人民卫生出版社，2022.

[2] LEONARD W J, SPOLSKI R. Interleukin-21: a modulator of lymphoid proliferation, apoptosis and differentiation. Nat Rev Immunol, 2005, 5 (9): 688-698.

[3] NOGUCHI M, YI H, ROSENBLATT H M, et al. Interleukin-2 receptor gamma chain mutation results in X-linked severe combined immunodeficiency in humans. Cell, 1993, 73: 147-157.

[4] PICARD C. Primary Immunodeficiency Diseases: an Update on the Classification from the International Union of Immunological Societies Expert Committee for Primary Immunodeficiency 2015. J Clin Immunol, 2015, 35 (8): 696-726.

[5] 孔祥东. *IL2RG* 基因新突变致 X- 连锁重症联合免疫缺陷病二例及产前诊断研究. 中华医学杂志，2014, 94 (16): 1227-1231.

[6] CARNEIRO-SAMPAIO M. A proposal of warning signs for primary immunodeficiencies in the first year of life. Pediatr Allergy Immunol, 2011, 22 (3): 345-346.

[7] 中华医学会儿科学分会免疫学组. 原发性免疫缺陷病抗感染治疗与预防专家共识. 中华儿科杂志，2017, 55 (4): 248-255.

[8] CAVAZZANA-CALVO M. Gene therapy of human severe combined immunodeficiency (SCID)-X1 disease. Science, 2000, 288 (5466): 669-672.

第二节 结核性脑膜炎

一、病例介绍

患儿，男，13岁，主因“间断发热20余天，伴头痛、呕吐3天”入院。患儿于入院前20余天无明显诱因出现发热，体温最高39.3℃，热峰1~2次/d，不伴寒战、抽搐，发热时伴头痛，头痛以额顶部明显，口服退热药后体温可降至正常，热退后头痛消失。无呕吐、抽搐，无咳嗽、腹泻，遂到当地诊所就诊，考虑“感冒”，先后予以病毒唑、林可霉素、柴胡注射液、氨曲南、头孢霉素、炎琥宁治疗10天，患儿仍反复发热，热峰波动在38.0~38.5℃之间，随即至当地上级医院就诊，予以阿奇霉素口服2天效果不佳，后予以利福平、氧氟沙星治疗，期间行布鲁菌属凝集实验、肥达试验、外斐反应、肝功能、肾功能、免疫系列、肿瘤标志物、心腹超声等检查结果均正常。入院前3天，患儿发热加重，体温最高39.3℃，头痛明显，热退头痛不能缓解，伴呕吐，自觉乏力，夜间有盗汗情况，无抽搐、意识障碍，遂到我院就诊。行血常规、CRP、凝血三项检查结果大致正常，脑脊液常规：白细胞数750×10^6/L，单个核细胞数66%，多个核细胞数34%，氯化物113.5mmol/L，糖1.42mmol/L，蛋白1 566mg/L，急诊予以甘露醇、阿昔洛韦，静脉滴注治疗2天，体温控制不满意，以“中枢神经系统感染”收入院。患儿自发病以来，饮食欠佳，体重较前降低2kg。

既往史：生后体健。无明确结核病接触史。已接种卡介苗，其他无特殊。

家族史：无特殊。

个人史：足月剖宫产，出生体重3 600g，否认生后窒息史。

入院查体：T 37.50℃，R 20次/min，HR 98次/min，BP 100/60mmHg。意识清，精神反应稍弱，全身皮肤未见皮疹、出血点及黄染，中线皮肤未见异常窦口。卡介苗接种后瘢痕阳性，全身浅表淋巴结未触及肿大。呼吸平稳，双球结膜无水肿，瞳孔等大等圆，对光反射灵敏。双肺呼吸音粗，未闻及干、湿啰音。心腹查体未见异常。颈抵抗阳性，克尼格征阳性，布鲁辛斯基征阴性，双侧巴宾斯基征阴性，双侧踝阵挛阴性。膝、跟腱反射双侧对称，稍有亢进。四肢肌力、肌张力大致正常，肢端暖，CRT<2秒。

病例特点

(1) 学龄期男童，急性起病，病史20余天。

(2) 以发热、头痛、呕吐为主要表现。

(3) 查体：意识清，精神反应稍弱，卡介苗接种后瘢痕阳性，颈抵抗阳性，克尼格征阳性，病理征阴性，中线结构无异常。心肺腹查体未见异常。

(4) 辅助检查：血常规提示白细胞、CRP正常，布鲁菌属、肥达试验、外斐反应、免疫系列未见异常。脑脊液检查提示细胞数明显升高，以单核细胞为主，糖明显降低，氯化物稍低，蛋白明显升高。

二、诊断分析

1. 中枢神经系统感染　根据患儿为13岁学龄男童，急性起病，以发热、头痛、呕吐为主要临床表现，查体颈抵抗及克尼格征阳性，脑脊液检查提示白细胞计数 $750\times10^6/L$，单核细胞分类66%，糖、氯化物降低，蛋白升高，故诊断中枢神经系统感染，病因方面考虑：

(1)结核性脑膜炎：患儿系青春期男孩，起病急但病史相对较长，临床有反复发热、乏力、盗汗、食欲减退等结核中毒症状，同时颅高压症状相对显著，头痛有进行性加重的特点，血常规炎症指标不高，脑脊液糖明显降低，氯化物稍低、蛋白明显升高，外院予以抗病毒及头孢类抗生素治疗效果不佳，故首先考虑结核性脑膜炎可能。但患儿已接种卡介苗，卡介苗接种后瘢痕阳性，无明确结核病接触史，为不支持点，待行T-SPOT检查，观察PPD试验结果，完善胸部及头颅影像学检查，复查脑脊液完善结核病原学检查协助诊断。

(2)隐球菌脑膜炎：结合本患儿年龄及临床特点，还应注意新型隐球菌性脑膜炎可能性，但患儿无鸽子等禽类接触史为不支持点，待入院后完善隐球菌抗原协助诊断。

(3)病毒性脑炎：此外还需考虑病毒性脑炎可能，但患儿病史相对较长，外院抗病毒治疗无效，且脑脊液糖低明显，氯化物稍低，不符合典型病毒性脑炎脑脊液改变，暂不支持，待完善脑脊液病毒检测协助诊断。

2. 需要与以下疾病鉴别

(1)免疫性脑炎：患儿急性起病，病程较长，临床有反复发热、头痛、呕吐症状，脑脊液细胞数及蛋白明显升高，但反复监测血炎症指标升高不明显，且经验性抗感染治疗无效，故还需警惕免疫性脑炎可能，但患儿脑脊液糖及氯化物均有减低与本病不符，需完善头颅磁共振成像、脑脊液免疫抗体协助诊断。

(2)肿瘤：结合患儿临床特点，长时间抗感染治疗效果不佳，还需注意肿瘤性疾病可能，待完善脑脊液找肿瘤细胞及相关影像学评估协助诊断。

三、辅助检查

(1)复查血常规大致正常，动态红细胞沉降率、降钙素原正常。

(2)胸部CT、心电图及腹部超声未见异常。

(3)Ig、CD系列，以及补体均大致正常。

(4)结核感染T细胞检测：淋巴细胞培养 $+\gamma$ 干扰素测定A 18SFCs/2.5e5 PBMC，淋巴细胞培养 $+\gamma$ 干扰素测定B 33SFCs/2.5e5 PBMC，升高，考虑结核感染。

(5)48小时及72小时PPD结果：红14mm，肿12mm，阳性(++)。

(6)脑脊液抗酸染色：抗酸杆菌阳性(++)。

(7)脑脊液革兰染色、找菌丝孢子阴性，胃液找结核杆菌阴性。

(8)头颅增强磁共振成像：颅底脑池、脑干周围、额颞部相邻脑膜明显增强，考虑感染性病变，结核？真菌？（图4-2-1）。

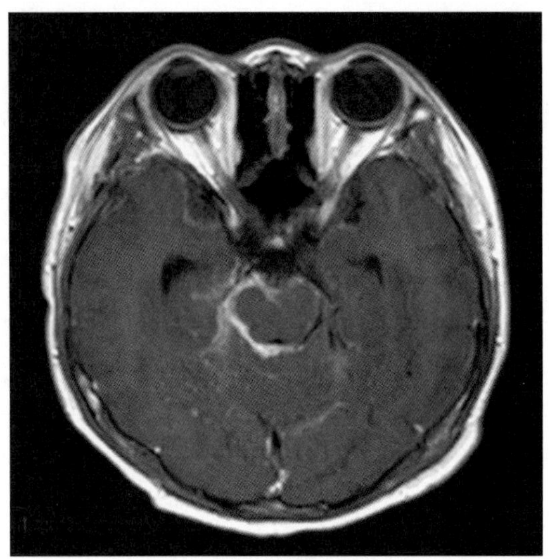

图 4-2-1 头颅增强磁共振成像
颅底脑池、脑干周围明显增强。

四、诊疗经过

入院后予以阿昔洛韦静脉滴注抗病毒，甘露醇静脉滴注降颅压，考虑患儿仍反复发热，伴头痛，加头孢曲松钠静脉滴注抗感染治疗，并增加甘露醇治疗频率。至入院第 5 天查血 T-SPOT 结果回报阳性，48 小时 PPD 试验阳性(++)，考虑存在结核感染。结合头颅 MR 增强扫描结果，临床考虑结核性脑膜炎，加用异烟肼、利福平、吡嗪酰胺、乙胺丁醇口服四联抗结核治疗，并予以甲泼尼龙静脉滴注抗炎，静脉用人免疫球蛋白免疫支持治疗。至入院 10 天，患儿体温恢复正常，头痛缓解。治疗期间定期监测脑脊液提示：脑脊液细胞数波动于 100~320 个 /μL，分类均以单核为主，脑脊液生化糖波动于 2.31~2.79mmol/L，氯化物大致正常，脑脊液蛋白在 944~1 559mg/L 之间。住院 1 个月，患儿体温已正常，头痛缓解已 3 周，治疗效果满意，好转出院。

五、最终诊断

结核性脑膜炎。

六、讨论

结核性脑膜炎(tuberculous meningitis，TBM)是结核杆菌侵入蛛网膜下腔所引起的脑膜炎症改变，病变除累及软脑膜外，蛛网膜、脑实质、脑血管也常受累，是最严重的肺外结核病，也是中枢神经系统常见的致残率与致死率颇高的重症疾病。全球每年新发 TBM 约 10 万例，多见于 5 岁以下儿童。儿童 TBM 临床症状缺乏特异性，病原检出率低，早期诊断困难，病死率高达 50%。在存活患儿中其神经系统后遗症发生率亦高达 53.9%。儿童 TBM 的早期诊断和合理治疗是降低其病死率、改善预后的关键。

TBM 多起病隐匿，慢性病程，也可急性或亚急性起病，症状往往轻重不一，其自然病程发展一般表现为：①结核中毒症状，包括发热、盗汗、食欲减退、全身倦怠无力、精神萎靡不振等。②脑膜刺激症状和颅内压增高：脑膜病变时有头痛、恶心、呕吐症状；当脊髓膜受到刺激并影响到脊神经根，牵拉刺激时引起相应肌群反射性痉挛的一种病理反射，包括颈强直、克尼格征、布鲁辛斯基征阳性。早期即可出现颅内压增高，由于脑膜、脉络丛和室管膜炎性反应，脑脊液（cerebrospinal fluid，CSF）生成增多，蛛网膜颗粒吸收下降，形成交通性脑积水所致。颅内压多为轻、中度增高，通常持续 1~2 周。晚期蛛网膜、脉络丛粘连，呈完全或不完全性梗阻性脑积水，颅内压多明显增高，表现为头痛、喷射性呕吐（晨起为著，可无恶心，常伴头痛）、视乳头水肿、意识障碍（如嗜睡与烦躁交替、躁动、昏睡、意识模糊、谵妄，甚至昏迷等）、呼吸循环障碍（如血压升高、心率增快、心律失常、呼吸节律不整、呼吸暂停等），严重者可出现脑疝。婴儿颅内压增高症状（如呕吐）不显著，而颅缝开裂、前囟隆起、头围增大等代偿表现的体征突出。③脑实质损害：脑实质内结核灶，或由于继发脑血管病变引起脑组织缺血、水肿、脑软化甚至出血，临床表现多种多样，如精神萎靡、淡漠、谵妄或妄想，部分性、全身性癫痫发作，或癫痫持续状态，昏睡或意识模糊。肢体瘫痪如因结核性动脉炎所致，可呈卒中样发病，出现偏瘫、交叉瘫等。④脑神经损害：颅底炎症渗出物的刺激、粘连、压迫，可致脑神经损害，以动眼、外展、面和视神经最易受累，表现视力减退、复视和面神经麻痹等。⑤脊髓障碍症状及体征：为脊神经受刺激和脊髓受压迫症状及体征，如神经根痛、受损平面以下传导束型感觉障碍，伴有运动障碍，以及尿、便障碍。⑥自主神经功能障碍：自主神经中枢受累可出现自主神经功能紊乱表现，如感觉过敏、体温调节障碍、呼吸异常、胃肠紊乱，还可表现为肥胖、尿崩症和脑性失盐综合征等。

TBM 可分为以下 4 期：①前驱期（早期）：持续 1~2 周。表现为非特异性结核病全身中毒症状。年长儿可诉头痛，多较轻微，婴幼儿可表现为食欲差、嗜睡、生长发育迟缓。脑膜刺激征不明显。②脑膜刺激征期（中期）：持续 1~2 周。头痛持续并加重，伴呕吐，多为喷射性呕吐，易激惹，烦躁或嗜睡交替出现，可有癫痫样发作。脑膜刺激征阳性，可出现脑神经损害、脑实质受损、颅内压增高、脊髓受损症状、体征，以及自主神经功能障碍。③昏迷期（晚期）：持续 1~3 周。以上症状加重，意识障碍加深进入昏迷，临床表现反复癫痫样发作、呼吸节律不整、去大脑或去皮质强直，可出现脑疝危象，多因呼吸和循环中枢麻痹而死亡。④迁延期（慢性期）：以上 3 期是 TBM 在无抗结核治疗时自然发展的临床过程，而慢性期是指 TBM 经抗结核治疗后，特别是经不规则治疗后（也可因原发耐药，治疗效果不显著而致），使病情迁延数月之久。此时头痛、呕吐可不显著或间断出现，意识可清楚，CSF 改变也相对轻。但慢性期伴急性恶化时，临床症状及 CSF 改变又可重新加剧。本患儿病初表现为反复发热，后出现头痛、呕吐，就诊我院时精神反应稍弱，脑膜刺激征阳性，无明显意识障碍，故考虑处于中期即脑膜刺激征期。

TBM 的诊断需结合流行病学，以及结核病相关病史、临床表现、CSF 特点、免疫学、细菌学、分子生物学、影像学、病理学特征。

流行病学及结核病相关病史包括：①有可疑结核病密切接触史。②未询问出结核病密切接触史，但来自结核病高发地区的儿童。③临床具有疑似结核病相关症状、体征（咳嗽咳痰、喘息>2 周等），尤其是规范抗感染及平喘治疗效果欠佳。④结核病待排查的特殊人群：a. 免疫功能抑制的儿童，主要包括 HIV 感染、免疫缺陷病、自身免疫性疾病、血液系统疾病、恶性肿瘤、严重营养不良、长期使用糖皮质激素及生物制剂、接受或准备进行器官

(骨髓)移植、接受血液透析等患儿;b. 其他人群:孕前或孕期确诊为结核病的母亲所分娩的新生儿。

TBM 脑脊液特点表现为压力增高 200~360mmH_2O,也可因脑脊液回流通路中的上段梗阻导致腰椎穿刺时压力降低。性状早期多无色透明,中期或晚期可浑浊,呈磨玻璃样,当渗血、出血、蛋白质升高时可呈浅黄或橙黄色。白细胞$(10\sim500)\times10^6$/L,轻中度增高,淋巴细胞比例>0.5,但急性期或恶化期可以中性粒细胞为主。蛋白质含量多达 1~3g/L。糖早期可正常,随病情进展逐渐降低,一般糖<2.2mmol/L 或低于血糖的 50%。氯化物下降。

TBM 的免疫学诊断方法包括:①皮肤试验:包括传统的结核菌素皮肤试验(tuberculin skin test,TST)和重组结核杆菌融合蛋白(recombinant mycobacterium tuberculosis fusion protein,EC)皮肤试验。TST 多采用 5 个单位(5IU)结核菌素纯蛋白衍生物(purified protein derivative,PPD)皮内注射。注射后 48~72h 检查注射部位反应,以皮肤硬结为准。符合下列任一标准,可判定 TST 阳性:a. 已接种卡介苗且未发现免疫功能低下或抑制的儿童,硬结平均直径 ≥ 10mm,或注射局部出现双圈、水疱、坏死、淋巴管炎等强阳性反应;b. 已接种卡介苗但有免疫功能低下或抑制的儿童,以及与活动性肺结核患者有密切接触的 5 岁以下儿童与未接种卡介苗儿童,其硬结平均直径 ≥ 5mm,或注射局部出现双圈、水疱、坏死、淋巴管炎等强阳性反应。EC 皮肤试验适用于 ≥6 月龄婴儿和儿童,通常采用 0.1ml(5IU)重组融合蛋白进行皮内注射,注射后 48~72h 检查注射部位反应。以红晕或硬结大者为准,反应平均直径 ≥ 5mm 为阳性反应。有水疱、坏死、淋巴管炎者为强阳性反应。②γ 干扰素释放试验(interferon-gamma release assays,IGRA):适宜的标本类型是血液标本,在儿童 TBM 临床诊断中,血液标本的 IGRA 检测,其敏感度为 70%~80%。

细菌学和分子生物学诊断方法中 CSF 是 TBM 首选标本类型,其他包括痰液、胃液、粪便、尿液、血液等。常用细菌学(涂片抗酸染色显微镜检查、分枝杆菌培养)和分子生物学方法(核酸扩增实验、高通量测序技术)与肺结核采用诊断方法相同。CSF 中结核分枝杆菌(mycobacterium tuberculosis,MTB)载菌量低,故 CSF 涂片抗酸染色镜检和 MTB 培养的敏感度较低。MTB 培养阳性是确诊 TBM 的金标准,但耗时长、病原检出率低,限制了其在儿童 TBM 早期诊断中的应用。目前有两项研究报道显示,X-pert MTB/RIF 可应用于 TBM 患儿的 CSF 检测,其灵敏度为 26%~50%,特异度为 100%。二代测序(next-generation sequencing,NGS)已经用于结核病的诊断,具有较好临床应用价值,在成人 TBM 中,NGS 的灵敏度为 59%~84%,特异度为 100%。

影像学检查方面,计算机断层扫描(computed tomography,CT)和磁共振成像(magnetic resonance imaging,MRI)是 TBM 常用的影像学检查手段。二者均可显示颅底脑膜强化、脑积水、脑梗死、脑内结核瘤(球),颅底高密度或高信号,颅底脑池变窄或闭塞,脑膜增厚粘连,脑出血,脑实质内多发或单发的结核性脑炎及脓肿等改变。TBM 脑组织病理结果阳性判定需保证组织形态学符合结核病病理基本变化,病理分子生物学鉴定为 MTB。

本患儿临床无明确结核相关流行病学史,为其诊断延误的首要因素,但回顾病史该患儿临床存在结核中毒症状及进行性加重的颅高压症状,脑膜刺激征阳性,且常规抗感染治疗效果不佳，即需高度警惕结核性脑膜炎。该患儿 TBM 免疫学检测、细菌学检测均呈阳性，头颅磁共振成像呈现出 TBM 典型的颅底脑池脑膜强化的特点，故 TBM 诊断明确。

治疗方面主要为四联抗结核药物，常用的四联抗结核药物为异烟肼（isoniazid，INH，H）、利福平（rifampicin，RFP，R）、吡嗪酰胺（pyra-zinamide，PZA，Z）、乙胺丁醇（ethambutol，EMB，E）或链霉素。对于儿童敏感性 TBM 的治疗，目前坦桑尼亚、英国感染协会和 NICE 及 WHO 指南均推荐 2 个月 HRZE 强化和 10 个月 HR 巩固治疗方案，同时予以糖皮质激素辅助治疗。美国胸科协会、美国疾病预防控制中心、美国感染病学会药物敏感结核病治疗指南建议根据临床疗效，巩固期可选择 7~10 个月。耐药 TBM 的治疗参照 WHO 2019 耐药结核治疗指南推荐的耐药结核病治疗原则。由于儿童耐药 TBM 的治疗研究数据有限，目前基本参照成人耐药 TBM 治疗方案。对于异烟肼单耐药 TBM 患儿，采用 REZ 加一种 Flq（莫西沙星或左氧氟沙星）方案，总疗程 12 个月；而利福平单耐药 TBM 患儿，给予 HEZ 加一种 Flq 或注射药物（Ⅰa）方案，总疗程 12 个月。耐多药 TB 指 MTB 至少对异烟肼和利福平同时耐药。针对耐多药 TBM 患儿，WHO 建议参照耐多药 TB 治疗方案。此方案优先选用全部 A 组药物（左氧氟沙星或莫西沙星任意一种，利奈唑胺和贝达喹啉）和全部 B 组药物（环丝氨酸或特立齐酮任意一种，氯法齐明）；如仍未组成 4~5 种有效药物的治疗方案，则从 C 组药物（包括阿米卡星、乙硫异烟胺、丙硫异烟胺、吡嗪酰胺）中选择。治疗总疗程 18~20 个月，同时根据药敏结果及时调整治疗方案。糖皮质激素可抑制炎性反应渗出、减轻中毒症状、有利于脑脊液循环。此病患儿由于脑脊液生成增加，脑水肿、脑积水均可导致颅内压升高，常使用脱水剂来降低颅内压。急性脑积水在其他降低颅内压措施无效或疑有脑疝形成时，可行侧脑室穿刺引流。

儿童 TBM 的预后与其临床分期、耐药特点和 HIV 感染等相关。此外，患儿病死的高危因素还包括意识障碍，神经系统定位体征，脑脊液蛋白、乳酸和葡萄糖水平等。因此，应对所有可疑、可能和确诊患者及早进行抗结核和抗炎治疗。

新生儿及儿童按要求积极实施卡介苗接种，尽管接种卡介苗不能完全防止结核性脑膜炎发生，但接种过卡介苗的结核性脑膜炎患儿在神经系统表现及预后方面都好于未接种卡介苗的患儿。

七、病例点评

结核性脑膜炎是儿童结核中最严重的疾病类型，与婴幼儿结核性脑膜炎多为全身血行播散型结核的一部分不同，年长儿结核性脑膜往往如同本例，中枢神经系统是结核感染的唯一病灶。结核感染后的血行播散过程很隐匿，结核杆菌在中枢神经系统及其附近组织形成结核病灶，当机体内外因改变，结核病灶破裂，排出大量结核菌至蛛网膜下腔而发病。依靠详细询问病史，包括密切接触史、卡介苗接种史，以及周密的临床观察并对本病保持高度警惕性，尽早进行有针对性的结核感染证据的查找可以实现早期诊断。卡介苗接种不能预防结核性脑膜炎的发生，但可以预防重症病例。

（冯文雅　刘 钢）

参考文献

[1] 中华医学会结核病学分会儿童结核病专业委员会, 中国研究型医院学会结核病学专业委员会, 国家呼吸系统疾病临床医学研究中心, 等. 儿童结核性脑膜炎诊断专家共识. 中华实用儿科临床杂志, 2022, 37 (7): 5.

[2] 杨松, 唐神结. 结核病免疫治疗专家共识 (2022 年版). 中华结核和呼吸杂志, 2022 (007): 045.

[3] Chu P, Shi J, Dong F, et al. Bacteremia tuberculosis among HIV-negative children in China. Pediatr Investig, 2022, 6 (3): 197-206.

[4] Du J, Dong S, Jia S, et al. Clinical characteristics and post-discharge follow-up analyses of 10 infants with congenital tuberculosis: A retrospective observational study. Pediatr Investig, 2021, 5 (2): 86-93.

[5] World Health Organization. WHO Consolidated guidelines on drug-resistant tuberculosis treatment. (2019-04-01)[2020-01-20].

[6] Mai N T, ThwaitesG E. Recent advances in the diagnosis and management of tuberculous meningitis. Curr Opin Infect Dis, 2017, 30 (1): 123-128.

[7] Ministry of Health and Social Welfare of The United Republic of Tanzania, National tuberculosis and leprosy program. National guidelines for the management of tuberculosis in children.(2012-10)[2020-01-20].

[8] 中华医学会结核病学分会儿童结核病专业委员会, 中国研究型医院学会结核病学专业委员会, 国家呼吸系统疾病临床医学研究中心, 等. 儿童肺结核诊断专家共识. 中华实用儿科临床杂志, 2022, 37 (7): 7.

[9] 王泽明, 申阿东. 儿童结核性脑膜炎的诊断与治疗. 中华实用儿科临床杂志, 2020, 35 (10): 749-753.

[10] Chiang SS, Graham SM, Schaaf HS, et al. Clinical standards for drug-susceptible TB in children and adolescents. Int J Tuberc Lung Dis. 2023 Aug 1; 27 (8): 584-598.

第三节 结核性淋巴结炎

一、病例介绍

患儿,男,4 个月 24 天,因“间断发热 3 个半月伴皮疹、淋巴结肿大”入院。患儿于入院前 3 个半月无明显诱因出现发热,最高 38.5℃,热峰 2~3 次 /d,3 天后患儿热峰升至 39.6℃,头及后背皮肤出现大片红色斑丘疹,有白色脓点,伴寒战,无抽搐,无咳嗽,无吐泻。于外院住院,诊断“脓疱疹”,予以“头孢菌素类静脉滴注,外用药治疗”,住院后患儿体温正常,治疗 8 天皮疹消退后出院,回家后继予外用药治疗。入院前 61 天(前次出院后 15 天),发现患儿右颈部包块 2cm × 3cm,皮温不高,质硬,无触痛,伴发热 1 次 38.5℃,无寒战,就诊于外院。化验示血常规白细胞 19×10^9/L(未见报告单),右颈部炎性包块,较大的为 14.2mm × 12mm,内部可见液化,炎症指标高,诊断“炎性包块”。先后予以“青霉素、头孢菌素”静脉滴注治疗,住院治疗 8 天后,颈部包块较前减小出院。口服“头孢菌素类”治疗 6 天,复查血常规正常。入院前 61 天(前次出院后 15 天),患儿再次出现发热 1

次 39.3℃，予以退热药口服后体温正常，伴左颈部包块，质硬，无红肿，就诊于外院，完善检查“左侧颌下淋巴结肿大 15.8mm × 11.4mm，EB 病毒五项：EBV-CA-IgG 阳性，EBV-CA-IgM 阴性，EBV-EA-IgM 阴性，EBV-NA-IgG 阳性，巨细胞病毒 IgG 抗体阳性，巨细胞病毒 IgM 抗体阳性，巨细胞病毒核酸定量 1.70×10^3 拷贝 /ml，人巨细胞病毒 PP65 抗原阳性，血常规：白细胞 10.41×10^9/L，中性粒细胞 29%，淋巴细胞 65%”。予以“阿糖腺苷静脉滴注抗病毒治疗 20 天”颈部包块较前减小。入院前 27 天，患儿出现皮疹，先为后背数个小红色丘疹，后遍及前胸、后背、颈部、外阴，为红色斑丘疹，部分融合成片，伴脓点。于当地市中医院就诊，诊断“热痱子、感染”。予以外用药治疗，皮疹较前好转，之后外用药治疗，皮疹反复无明显加重或好转。入院前 20 天，发现患儿腋下包块，伴间断隔天低热，热峰 37.8℃，1~2 次 /d，查红细胞沉降率 59mm/h，白细胞 19.19×10^9/L，中性粒细胞 53%，淋巴细胞 38%，双侧颌下淋巴结肿大，左侧 17.3mm × 9.6mm，右侧 20.1mm × 13.6mm，左侧腋下不规则低回声包块 24mm × 15.7mm，建议上级医院就诊。入院前 16 天患儿体温正常。入院前 6 天，于我院门诊就诊，现为求进一步治疗，门诊以“发热、淋巴结大、皮疹待查”收入院。

既往史：卡介苗接种处溃疡且长期不愈。否认结核等传染病密切接触史。

个人史：足月顺产，出生情况良好，母亲怀孕时查出乙型肝炎，母孕期患水痘未予以药物治疗。

家族史：父亲患系统性红斑狼疮 9 年。非近亲婚配，否认家族性遗传病史。

入院查体：T 36.20℃，R 23 次 /min，HR 128 次 /min，意识清，精神反应可，卡介苗接种后瘢痕阳性，局部见少许白色渗出（图 4-3-1）。颜面、头部、枕后、躯干及四肢可见红色斑丘疹，部分融合成片凸出皮面（图 4-3-2），散在白色脓点，以枕部、前胸后背显著。面色红润，双眼睑无水肿，结膜无充血；口腔黏膜光滑，咽充血，双侧扁桃体Ⅰ度肿大，未见脓性分泌物附着；颈软，双侧颈部、腋下、腹股沟可触及数枚淋巴结，最大位于颈部 1cm × 2cm（图 4-3-2），质硬，活动可；左腋下可触及一包块 3cm × 3cm，质韧质地不均匀，无粘连，无压痛；呼吸平稳，双肺呼吸音粗，未闻及干、湿啰音；心音有力；腹软，肝脾肋下 2cm，质软；四肢肌力、肌张力正常；生理反射存在，病理反射未引出。

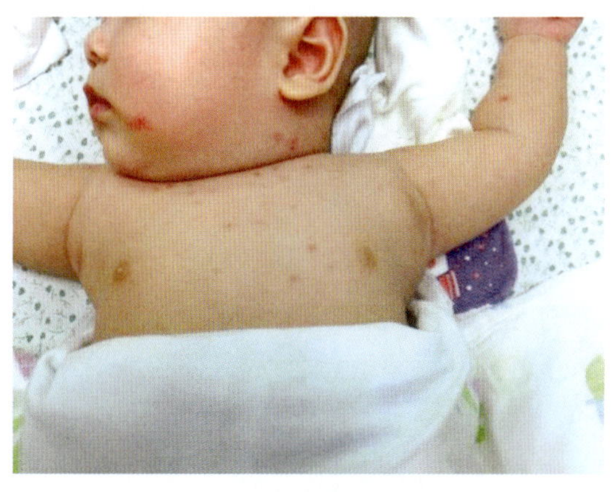

图 4-3-1 皮疹及左腋窝淋巴结肿大

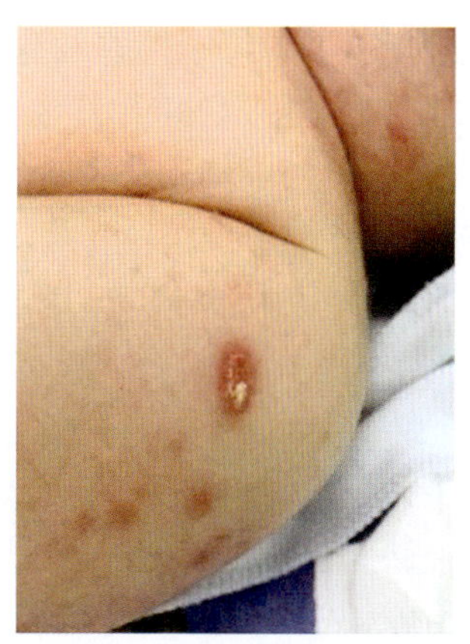

图 4-3-2 皮疹及左侧卡介苗接种后瘢痕渗出

病例特点

(1)4 个月男婴，急性起病，慢性病程，病史 3 个半月。
(2)以间断发热伴皮疹、淋巴结肿大为主要表现。
(3)既往史：卡介苗接种处溃疡且长期不愈。
(4)查体：卡介苗接种后瘢痕阳性，局部见少许白色渗出。颜面、头部、枕后、躯干及四肢可见红色斑丘疹，部分融合成片凸出皮面，散在白色脓点，以枕部、前胸后背显著。双侧颈部、腋下、腹股沟可触及数枚淋巴结，最大位于颈部 1cm×2cm，质硬，活动可。左腋下可触及一包块 3cm×3cm，质韧质地不均匀，无粘连，无压痛。肝脾肋下 2cm，余查体未见明显异常。
(5)辅助检查：血常规提示白细胞轻度升高，淋巴细胞为主，轻度贫血，血小板正常，CRP 稍高。血 CMV-DNA 为 1.70×10^3 拷贝 /ml，CMV-PP65 抗原阳性，CMV-IgG、IgM 均阳性。腹部超声提示肝大，脾大。淋巴结超声提示左侧腋下不规则低回声包块 24mm×15.7mm，不除外卡介苗接种后反应。

二、诊断分析

1. 发热、皮疹、肝脾淋巴结大待查 根据患儿为 4 个月 24 天小婴儿，急性起病，病史长，病程中出现间断发热，最高 39.6℃，无咳嗽、喘息，无流涕、咽痛、腹痛、腹泻、关节红肿热痛等表现，查体示颜面、头部、枕后、前胸、后背、上臂可见红色斑丘疹，部分融合成片凸出皮面，散在白色脓点，以枕部、前胸后背为著。肝脾肋下 2cm，双侧颈部、腋下、腹股沟可触及数枚淋巴结，最大位于颈部 1cm×2cm，质硬，活动可，无触痛。左腋下可触及一包块 3cm×3cm，质韧质地不均匀，无粘连，无压痛，故诊断发热、皮疹肝脾淋巴结大待查，分析病因如下：

(1)感染性疾病：①病毒感染：EBV 感染，EBV 感染可表现为长期发热、咽峡炎、皮疹、淋巴结肿大，以颈部淋巴结肿大最明显；可伴有肝脾大，肝功能异常；外周血可见白细胞增高，淋巴细胞为主，异型淋巴细胞占比大于 10%；查 EBV 抗体提示原发感染，血浆 EBV-DNA 阳性。本患儿有长期发热，颈部淋巴结肿大，应注意本病，但患儿年龄小，入院前查血常规分类均以中性粒细胞为主，不支持，入院后查血常规白细胞分类，EBV 抗体五项及 EBV-DNA 协助诊断，其他如巨细胞病毒感染可有类似表现，患儿外院查巨细胞病毒 IgG 抗体阳性，巨细胞病毒 IgM 抗体阳性，巨细胞病毒核酸定量 1.70×10^3 拷贝 /ml，人巨细胞病毒 PP65 抗原阳性，故考虑存在巨细胞病毒感染。入院后可进一步复查 CMV-IgM 及 DNA 评估协助诊断，并查找有无其他疱疹病毒感染。②细菌感染：患儿为婴儿，以发热为主要症状，查血常规白细胞略高，分类以中性粒细胞为主，故要注意细菌所致化脓性淋巴结炎，常见病原为金黄色葡萄球菌或链球菌，其他如厌氧菌、土拉菌、鼠疫耶尔森菌等。患儿反复感染皮疹，淋巴结、肝、脾大，卡介苗接种后瘢痕愈合缓慢，不除外合并原发性免疫缺陷病可能，需注意一些特殊病原感染，如沙门菌、洋葱伯克霍尔德菌。可入院后行血培养、淋巴结超声，完善肥达试验、外斐反应，必要时行淋巴结穿刺液培养等协助诊断。③结核感染：由结核杆菌引起，结核性淋巴结炎为肺外结核最常见表现之一，经呼吸道传播的传染病，有结核接触病史，一般起病较缓，表现为长期低热，盗汗，消瘦，乏力，体重减轻，肺结核可表现为长期咳嗽，反复咯血，PPD 阳性。本患儿以发热为主要症状，病程 105 天，查体双侧颈部腋下及腹股沟有肿大淋巴结，左腋下可触及一包块 3cm × 3cm，质韧，质地不均匀，无粘连，无压痛，红细胞沉降率快，白细胞稍高，应注意结核感染。患儿反复感染皮疹，淋巴结、肝、脾大，卡介苗接种后瘢痕愈合缓慢，不除外原发性免疫缺陷病可能，可入院后完善 TB-SPOT 及胸部影像学以协助诊断。④其他病原感染：如黑热病、组织胞浆菌病、猫抓病、弓形虫病、非结核分枝杆菌病。患儿无黑热病疫区居住及旅游史，无宠物抓伤咬伤史，暂不支持，可完善利什曼原虫抗体、G 试验、GM 试验协助，TORCH-IgM，抗酸染色等协助诊断。

(2)非感染性疾病：如血液系统恶性疾病、淋巴瘤等恶性疾病，患儿目前无恶病质表现，血常规三系基本正常，目前诊断依据不足，必要时行骨髓分析及淋巴结活检等以协助诊断。

2. 慢性肉芽肿病? 患儿反复发热，有皮肤淋巴结反复感染病史，卡介苗接种后瘢痕愈合缓慢，查体示颜面、头部、枕后、躯干、四肢可见红色斑丘疹，部分融合成片凸出皮面，散在白色脓点，以枕部、前胸后背显著。肝脾肋下 2cm，双侧颈部、腋下、腹股沟可触及数枚淋巴结，最大位于颈部 1cm × 2cm，质硬，活动可，无触痛，左腋下可触及一包块 3cm × 3cm，质韧质地不均匀，无粘连，需考虑本病可能，入院后完善基因检测以协助诊断。

3. 巨细胞病毒感染 患儿外院查巨细胞病毒 IgG 抗体阳性，巨细胞病毒 IgM 抗体阳性，巨细胞病毒核酸定量 1.70×10^3 拷贝 /ml，人巨细胞病毒 PP65 抗原阳性，故考虑存在巨细胞病毒感染，可进一步完善 CMV-IgM 及 DNA 检查以协助诊断。

三、辅助检查

(1)淋巴结活检:(腋下)淋巴结坏死性肉芽肿性炎，符合结核感染。

(2)淋巴结穿刺宏基因组测序结果：结核分枝杆菌复合群，序列数 12 条。

(3)呼吸爆发实验：阳性。

(4)基因测序结果：*CYBB*(XR)：c. 87T > G(NM_000397)，p. Tyr29*，半合子，新发突变，父母基因检测未见明确致病基因。

(5)胸部 CT：左肺上叶及右肺中叶肺野内可见条絮状高密度病灶，以间质改变为主，肺门区未见明显病灶。腔静脉后软组织增厚，双侧腋下可见多个淋巴结影，左侧腋下淋巴结肿大(图 4-3-3)。

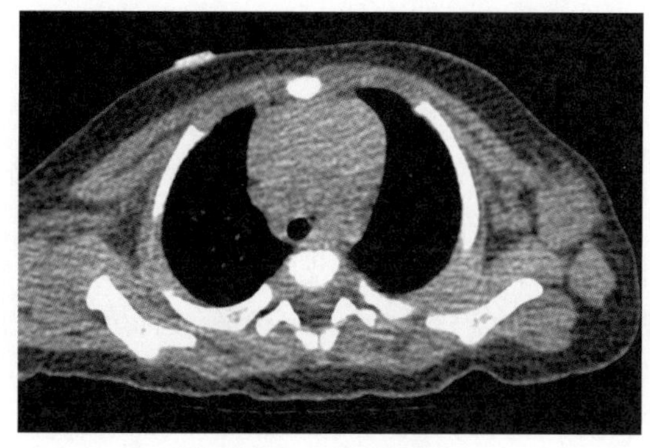

图 4-3-3 胸部 CT
左侧腋下淋巴结肿大。

(6)头颅 CT:双侧基底节区豆状核内可见小结节样钙化灶。

四、诊疗经过

入院后予以利福平口服,头孢曲松、更昔洛韦静脉滴注治疗,并加用保肝、保心药物治疗。入院第 8 天,穿刺淋巴结宏基因组测序结果回报结核分枝杆菌复合群,考虑存在淋巴结结核感染,加用异烟肼口服抗结核治疗。入院第 11 天,患儿呼吸爆发试验阳性,结合患儿临床表现,考虑慢性肉芽肿病,予以伊曲康唑胶囊口服联合复方磺胺甲噁唑预防治疗。入院第 19 天,患儿复查胸部 CT 示肺内病变较前加重,加利奈唑胺抗感染。入院第 25 天,患儿仍反复高热,最高 39℃,予以免疫球蛋白静脉滴注支持治疗。后患儿体温正常,皮疹好转,家长要求出院,拟做骨髓移植准备。

五、最终诊断

1. 慢性肉芽肿病
2. 结核性淋巴结炎
3. 巨细胞病毒感染(围产期感染可能性大)
4. 肺炎
5. 听力损害
6. 肝功损害
7. 心肌损害

六、讨论

结核病是我国重点防治疾病之一。对结核病及时、准确地诊断有助于彻底治愈患者,也有利于消除传染源、控制结核病的流行。结核病的表现多种多样,结核性淋巴结炎是肺外结核最常见的表现之一。全球结核病疫情下降缓慢,根据 WHO 报告,2017 年全球仍有 1 000 万例结核病患者,其中 160 万例患者死亡。发达国家和发展中国家结核性淋巴结炎的流行病学存在差异。在发达国家,大多数结核性淋巴结炎发生在从结核病流行国家来的成年移民者中,其发病高峰年龄已从儿童期转移至 20~40 岁。在发展中国家,高达 43% 的外周淋巴结肿大是由结核病引起。在印度农村,结核性淋巴结炎在不超过 14 岁的儿童中患病率约为 4.4/1 000。在美国,约 20% 的结核病患者有肺外表现,淋巴结炎是 30%~40% 病例的主诉症状。一般来说,卫生条件及防结核工作落后的地区,结核病的发病率更高。相比男性,结核性淋巴结炎更常见于女性。

结核性淋巴结炎通常是由早期原发性结核感染,经血行播散潜伏的结核杆菌再激活所致。同时,严重的初发血行播散结核感染亦可累及淋巴结,导致结核性淋巴结炎。据推测,颈部结核性淋巴结炎是由于结核感染累及扁桃体、腺样体和瓦尔代尔(Waldeyer)环,从而导致颈部淋巴结肿大。咽下结核分枝杆菌或牛分枝杆菌感染的痰液或摄入带菌的牛奶可能导致腹部结核性淋巴结肿大。

临床表现取决于淋巴结肿大的部位和患者的免疫状况。免疫功能健全的成年人中最常见的表现为孤立性慢性无痛性的淋巴结肿大,通常为局部压迫或破坏邻近器官引起临床症状,而全身症状则相对少见。体格检查可及质硬孤立的肿块或多个与周围组织相互粘连的淋巴结，可伴有波动感、排液窦道或结节性红斑。免疫缺陷患者中发热、乏力、盗汗、体重减轻等全身症状更为常见，且播散性结核感染的可能性更大。

颈部淋巴结是最常受累部位，常见表现为单侧淋巴结肿大，可并发局部溃疡、瘘或脓肿形成。纵隔淋巴结受累通常是原发性结核病的并发症。淋巴结肿大可压迫上呼吸道，导致支气管或气管狭窄。这些并发症可能更常见于儿童（其气道中软骨更为柔软），也更常见于 HIV 感染者。纵隔结核性淋巴结肿大可表现为吞咽困难、食管穿孔、声带麻痹（喉返神经受累所致），或类似肺栓塞的肺动脉闭塞。腹腔淋巴结受累主要表现为压迫症状：肝门区淋巴结受累可导致黄疸、门静脉血栓形成和门静脉高压；压迫肾动脉可引起肾血管性高血压。

辅助检查包括：①影像学检查：超声、CT、磁共振成像等检查可发现肿大淋巴结，同时有助于初步判断淋巴结病变性质。值得注意的是，怀疑结核感染的患者应完善胸部影像学检查，一旦发现活动性肺结核，应采取相应的隔离措施，并积极抗结核治疗。②结核病原学检查：如 PPD 试验、γ- 干扰素释放试验、X-pert MTB/RIF 检测及结核分支杆菌培养等检查均有助于协助诊断结核感染。对于结核性淋巴结炎，有条件获得淋巴结组织时，组织标本应送检组织学检查、抗酸染色、培养及 X-pert MTB/RIF 检测。宏基因组测序技术已开始应用于临床病原检测，本例患者即为使用这一技术对患儿淋巴结组织检测出结核分枝杆菌复合群，快速诊断结核性淋巴结炎的病例。③组织学检查：常见的有细针抽吸活检（fine needle aspiration，FNA）或淋巴结切除活检。组织病理学检查发现干酪样肉芽肿高度提示结核病。FNA 是一种相对安全且廉价的操作，适用于初步评估颈部淋巴结肿大，以确定是否存在结核性淋巴结炎。淋巴结切除活检用以进行组织病理学和微生物学评估，具有最高的诊断检出率，在 FNA 无法作出诊断的情况下应使用该方法。

结核性淋巴结炎的诊断有赖于组织病理学检查，以及淋巴结标本的抗酸杆菌涂片、培养，发现结核分支杆菌感染证据可确诊。孤立的淋巴结肿大应注意鉴别恶性肿瘤（如淋巴瘤）、组织细胞性坏死性淋巴结炎和其他感染（如非结核性分枝杆菌、猫抓病、真菌感染、结节病和细菌性淋巴结炎等）。

美国胸科协会、美国疾病预防控制中心和美国感染病学会推荐结核性淋巴结炎的治疗包括使用利福平、异烟肼、乙胺丁醇和吡嗪酰胺（每日 1 次）治疗 2 个月，然后再使用利福平和异烟肼（每日 1 次或每周 3 次）治疗 4 个月。儿童的最佳治疗持续时间尚不明确。经 6 个月治疗后儿童的复发率尚未完全确定，有研究报道 9 个月的治疗方案可能合适。

结核性淋巴结炎对有效治疗的反应特别缓慢，并且治疗期间或停止治疗后淋巴结可能会增大，但这种淋巴结增大是由于机体对垂死的结核分枝杆菌的免疫应答引起的，并不意味着治疗无效。据报道，在接受结核性淋巴结炎治疗的患者中复发率高达 3.5%。少数（7%~11%）患者在疗程结束时仍有可触及的淋巴结。

七、病例点评

患儿反复发热，有皮肤、淋巴结反复感染病史，卡介苗接种后瘢痕愈合缓慢，同时存在双侧颈部、腋下、腹股沟淋巴结肿大与肝脾肿大，呼吸爆发实验阳性，基因测序结果为 CYBB 新发突变，支持慢性肉芽肿病诊断。该患儿左侧腋下淋巴结肿大明显，淋巴结活检为坏死性肉芽肿性炎，淋巴结穿刺宏基因组测序为结核分枝杆菌复合群，结合胸部 CT 左肺上叶及右肺中叶肺野内，可见条絮状高密度病灶，以间质改变为主，同时腔静脉后软组织增厚，以及头颅 CT 提示双侧基底节区豆状核内可见小结节样钙化灶等播散性病灶提示，不除外淋巴结病变为卡介苗接种后播散相关。

（郭凌云 刘 钢）

参考文献

[1] 刘海燕, 李曦, 邓彬, 等. 132 例藏族儿童结核病临床分析. 四川医学, 2019, 40 (3): 227-230.

[2] PERLMAN D C, D'AMICO R, SALOMON N. Mycobacterial Infections of the Head and Neck. Curr Infect Dis Rep, 2001, 3: 233.

[3] 全国第五次结核病流行病学抽样调查技术指导组, 全国第五次结核病流行病学抽样调查办公室. 2010 年全国第五次结核病流行病学抽样调查报告. 中国防痨杂志, 2012, 34 (8): 485-508.

[4] FONTANILLA J M, BARNES A, VON REYN C F. Current diagnosis and management of peripheral tuberculous lymphadenitis. Clin Infect Dis, 2011, 53: 555.

[5] NAHID P, DORMAN S E, ALIPANAH N, et al. Official American Thoracic Society/Centers for Disease Control and Prevention/Infectious Diseases Society of America Clinical Practice Guidelines: Treatment of Drug-Susceptible Tuberculosis. Clin Infect Dis, 2016, 63: e147.

第五章

寄 生 虫 病

第一节 黑 热 病

一、病例介绍

患儿，女，1 岁 8 个月，山西人，因“发热 22 天”入院。入院前 22 天，患儿无诱因出现发热，体温最高 40.2℃，无其他伴随表现，于当地就诊，查血常规 CRP 升高，予以头孢甲肟静脉滴注 3 天，仍有发热。入院前 19 天，查血常规提示 CRP 45mg/L，白细胞 4.6×10^9/L，血红蛋白 104g/L，血小板 71×10^9/L，中性粒细胞百分比 28%，淋巴细胞百分比 59%。予以利巴韦林、头孢孟多静脉滴注 5 天，体温无好转，地塞米松静脉滴注 3 天，血小板较前升高(具体不详)。入院前 13 天，查血常规：CRP 24.8mg/L，白细胞 6.5×10^9/L，血红蛋白 109g/L，血小板 141×10^9/L，中性粒细胞百分比 27.3%，淋巴细胞百分比 60.6%，未见幼稚细胞。骨髓细胞学检查未见异常。腰椎穿刺正常。查血 G 试验、GM 试验，细小病毒 B19 IgG、IgM，肥达试验，外斐反应阴性。抗 ENA 抗体、抗 dsDNA 抗体、PSA、AFP、CEA 均阴性。EB 病毒抗体、T-SPOT、RF 及 ASO 正常。血培养阴性。血电解质、凝血功能、ESR、PCT 正常。腹部 B 超：肝大，脾大，实质回声欠均匀。肺 CT 未见异常。予以丙种球蛋白 5g，拉氧头孢静脉滴注治疗 4 天，体温仍有波动。入院前 6 天，出现颜面部、颈部及前胸部皮疹，热退后皮疹消退，无色素沉着，后未再出疹，当日于当地中医院，予以中药治疗 4 天，体温仍无好转。入院前 1 天，就诊于我院门诊，查血常规 CRP 64mg/L，白细胞 4.03×10^9/L，血红蛋白 90g/L，血小板 82×10^9/L，中性粒细胞百分比 36%，淋巴细胞百分比 57.1%；腹部超声肝肋下 1.1cm，脾大，脾血窦开放，余腹部实质脏器未见异常。今为进一步诊治，门诊拟“发热待查”收入病房。

既往史：山西省阳泉市人，入院前 4 个月，患儿因“呕吐、腹泻”就诊于当地医院，诊断“轮状病毒肠炎”，住院治疗 1 周病情平稳后出院。余无特殊。否认传染病密切接触史。

个人史、家族史：无特殊。

入院查体：T 36.5℃，P 123 次 /min，R 25 次 /min，BP 80/50mmHg，意识清，精神反应可，面色苍黄，全身皮肤黏膜无黄染、皮疹、出血点，浅表淋巴结未触及肿大。眼睑水肿，双侧瞳孔等大等圆，对光反射灵敏；口唇红润，口腔黏膜光滑，咽部充血；呼吸平稳，双肺呼吸音粗，未闻及干、湿啰音；心音有力，心律齐，各瓣膜听诊区未闻及杂音；腹软，无包块及肌紧张，肝肋下 1cm，质软边锐，脾肋下可触及，质韧边钝，第Ⅰ线 3cm，第Ⅱ3.5cm，第Ⅲ线 –2cm；神经系统查体未见明显异常。

病例特点

（1）患儿为 1 岁幼儿，急性起病，亚急性病程。

（2）以发热为主要表现，病程后期出现一过性皮疹。

（3）查体：T 36.5℃，P 123 次 /min，R 25 次 /min，BP 80/50mmHg，意识清，精神反应可，面色苍黄，全身皮肤黏膜无黄染、皮疹、出血点，浅表淋巴结未触及肿大。眼睑水肿，心肺查体未见异常。腹软，无包块及肌紧张，肝肋下 1cm，质软边锐，脾肋下可触及，质韧边钝，第Ⅰ线 3cm，第Ⅱ线 3.5cm，第Ⅲ线 –2cm，神经系统查体未见明显异常。

（4）既往史家族史：山西省阳泉市人，入院前 4 个月，患儿因“呕吐、腹泻”就诊于当地医院，诊断“轮状病毒肠炎”，住院治疗 1 周病情平稳后出院，否认传染病密切接触史及家族性遗传病史。

（5）辅助检查：血常规提示白细胞正常或稍降低，血红蛋白、血小板减低，CRP 升高。

二、诊断分析

发热、二系低、肝脾大原因待查：根据患儿为 1 岁幼儿，起病急，病史 22 天，反复高热，每天热峰 2~4 次，最高 40.2℃，入院查体面色苍黄，肝肋下 1cm，质软边锐，脾肋下可触及，质韧边钝，第Ⅰ线 3cm，第Ⅱ线 3.5cm，第Ⅲ线 –2cm，血常规提示血红蛋白降低，血小板降低，腹部 B 超提示肝肋下 1.1cm，脾肋下 2.9cm，考虑为发热、二系低、肝脾大原因待查，分析病因如下：

（1）感染性疾病：① EB 病毒感染：患儿为 1 岁小幼儿，以发热、二系低、肝脾大为主要症状，病程多次查血常规提示血红蛋白及血小板两系减低，故需考虑 EB 病毒感染可能，患儿起病隐匿，病史较长，尤其需考虑慢性活动性 EB 病毒感染可能，。患儿无咽峡炎、淋巴结肿大等典型传染性单核细胞增多症症状，入院后查 EB 病毒 DNA、EB 病毒五项，必要时行肝穿刺、淋巴结活检等进一步协助诊断。②其他病毒感染：如细小病毒 B19、CMV 病毒等感染亦可引起发热、血细胞减低、肝脾肿大，但患儿外院 CMV、细小病毒 B19 IgM 阴性，不支持，入院后复查 TORCH、细小病毒 B19、人疱疹病毒 DNA 检查进一步除外。③细菌感染：患儿以长期高热、肝脾大为主要症状，血常规提示 CRP 升高，故需考虑细菌感染可能，但患儿感染中毒症状不明显，入院后行血培养、复查血常规进一步协助诊断。④结核感染：患儿以发热、肝脾大为主要表现，需考虑结核感染可能，但患儿无盗汗、乏力等结核中毒症状，无密切结核接触史，卡介苗接种后瘢痕阳性，为不支持点，待入院后完善 T-SPOT、PPD 试验进一步协助诊断。⑤其他病原体感染：如利什曼原虫等少见病原体感染亦可导致发热、肝脾大、血细胞下降，且患儿为山西人，来自我国黑热病高发地区，故需考虑利什曼原虫感染可能，待入院后完善利什曼原虫抗体进一步协助诊断。

(2)非感染性病因:①血液系统恶性病:如白血病等也可导致肝脾大、血细胞减低,亦可表现为间断发热,故需考虑本病可能,但患儿外院骨髓穿刺未见异型淋巴细胞,余大致正常,待入院后行骨髓穿刺后进一步协助诊断。②肿瘤:如神经母细胞瘤、肾母细胞瘤等也可导致发热、肝脾大、血细胞减低,故需考虑本病可能,但患儿外院影像学检查未见占位性病变,外院查骨髓穿刺未见肿瘤细胞,待入院后完善肿瘤标志物进一步协助诊断。③自身免疫性疾病:患儿有发热、血细胞减低、肝脾大,既往有一过性皮疹,故需考虑自身免疫性疾病,但患儿无关节肿胀、无口腔溃疡、无光敏感、无多形红斑等症状,为不支持点,待入院后完善自身抗体进一步协助诊断。

三、辅助检查

(1)外周血宏基因二代测序(metagenomic next-generation sequencing,mNGS):婴儿利什曼原虫,序列数 649 条,覆盖度 1.23%。

(2)骨髓 mNGS:婴儿利什曼原虫,序列数 1 997 条,覆盖度 0.479 3%。

(3)杜氏利什曼原虫 IgG 抗体:阳性。

(4)骨髓涂片:可见无鞭毛体。

四、诊疗经过

入院后予以厄他培南静脉滴注抗感染,阿昔洛韦静脉滴注抗病毒。入院第 2 天,血生化提示心肌损害,予以磷酸肌酸钠静脉滴注营养心肌治疗。入院第 3 天,患儿持续高热,血细胞二系低,肝脾大,予以丙种球蛋白静脉滴注调节免疫治疗 3 天。入院第 6 天,黑热病诊断明确,予以葡萄糖酸锑钠静脉滴注抗寄生虫治疗 6 天,输注悬浮红细胞 0.5IU 纠正贫血。停厄他培南改头孢曲松静脉滴注抗感染治疗。用药后第 3 天,患儿体温完全正常。入院第 13 天,患儿体温正常,无特殊不适,一般情况可,复查血常规 CRP 降至正常,血红蛋白升高,血小板升高,予以出院。

五、最终诊断

1. 黑热病
2. 肝功损害
3. 心肌损害
4. 轻度贫血

六、讨论

黑热病,又称内脏利什曼病(visceral leishmaniasis,VL),是由杜氏利什曼原虫(*Leishmania spp.*)引起,经白蛉叮咬传播的慢性地方性传染病,全球约有 305 万人发病或具有感染的危险,约(6~7)万人死亡,据估计每年有(1.5~2)万新发病例。是仅次于疟疾的第二大全球致死性寄生虫病。黑热病是《中华人民共和国传染病防治法》规定的丙类传染病,曾流行于我国长江以北的广大农村,涉及 16 个省(自治区、直辖市),是曾在我国产生最严重影响的五大寄生虫病之一,从 1950 年起,各流行省市及地区都先后建立了防治黑热病的专业机构,经积极防治,取得重大成就,早在 1958—1960 年间就达到了基本消灭黑热病的要求，但近年来我国黑热病疫情有所回升。其中新疆、甘肃和四川三省的新发病例数占全国新发病例数的 90% 以上。四川省以九寨沟县、黑水县、茂县及汶川县黑热病疫情明显。新疆的喀什地区、阿克苏地区为高发地区。其中，喀什地区黑热病病例占新疆总病例数的 90% 以上。根据传染源的特点，黑热病在流行病学上可大致分为 3 种不同的类型，即人源型、犬源型和野生动物源型。我国幅员辽阔，黑热病的流行范围又广，根据流行区的地势、地貌又可分为平原、山丘和荒漠 3 种不同的疫区。四川地区流行区类型属犬源型或称山丘型，主要传染源为病犬。人源型黑热病多见于平原，分布在山东、江苏、陕西关中和新疆喀什等地，主要是人的疾病，犬类感染少，病人为主要传染源，常出现大的流行。患者为成人和青少年，婴儿感染少。中华白蛉是我国最主要的传播媒介，当感染的白蛉叮咬人后，前鞭毛体随白蛉唾液进入皮下组织，被巨噬细胞吞噬，脱去鞭毛变成圆形的无鞭毛体（又称利杜体），大量无鞭毛体寄生的巨噬细胞破裂后，逸出的无鞭毛体又侵入其他巨噬细胞，重复上述增殖过程。受染巨噬细胞随血液播散全身，特别是在肝、脾、淋巴结等单核巨噬细胞系统内生长繁殖，从而引起一系列病变，包括肝、脾及淋巴结肿大，贫血，骨髓增生，血清球蛋白增高和继发感染等。潜伏期 10 天至数年不等，平均病程 3~5 个月，多为隐匿性或亚急性起病，在数周至数年内缓慢进展。

儿童黑热病的典型临床表现为长期间断发热，消瘦、贫血、白细胞减少、肝脾大等。张丽萍等报道四川省 166 例黑热病病例临床分析显示患者病程长短不一，病程最短者为 7 天，最长者为 2 年。主要临床表现为长期不规则发热占 100%，进行性肝脾大占 98%，以白细胞为主的全血细胞减少及血浆球蛋白增高分别为 83.33% 和 93.18%。发热是黑热病早期重要和显著的特点，所有黑热病患儿早期均有发热表现，且部分患儿发热表现出复发与缓解交替的特点，抗感染治疗无效。可能与无鞭毛体在巨噬细胞内反复繁殖、破坏与释放肿瘤坏死因子（tumor necrosis factor，TNF）等多种致炎因子有关。苏桂华等报道的新疆 228 例儿童黑热病病例中亦是全部病例出现不规则发热，有 97.1% 的患儿出现咳嗽表现，94.8% 的患儿出现脾大的表现，87.9% 的患儿出现贫血表现，仅 36.2% 的患儿出现肝大表现。血常规可表现为两系或三系显著降低，出现严重肝功能损害，心肌酶升高，出现支气管肺炎表现。病史较长者可出现肝硬化。值得关注的是黑热病可侵犯除脑组织以外的所有组织，最主要以脾、肝、骨髓最为明显。黑热病患儿脾大的程度多严重于并且早于肝大。细胞增生是其最基本的原因，因脾功能亢进，血细胞遭到破坏及细胞毒性变态反应致免疫性溶血，导致了全血细胞减少，血小板显著降低，使病人呈轻中度贫血，重者需输血纠正。此外，需要警惕的是黑热病可能会继发出现噬血细胞综合征（HLH），国内已有 2 例报告。肖东琼等报道 1 例 1 岁 8 个月男性幼儿出现发热、肝脾大、血常规三系降低、甘油三酯增高及血清铁蛋白增高，临床诊断为黑热病继发噬血细胞综合征，予以锑剂及免疫球蛋白输注治疗，未予以化疗后患儿病情好转出院。范方毅等报道 1 例 24 岁男性患者以“发热 12 天，意识淡漠 4 天”入院，诊断为噬血细胞综合征，后经反复骨髓穿刺找到大量无鞭毛体，行黑热病 rk39 抗体检测阳性，结合其流行病学史，最终确诊为黑热病。按 HLH-2004 方案化疗（地塞米松 10mg，环孢素 3mg/kg 24h 持续输入），并予以葡萄糖酸锑治疗病情稳定。

黑热病临床上容易与疟疾、斑疹伤寒、血吸虫病、血行播散型肺结核病、传染性单核细胞增多症、布鲁菌病、组织胞浆菌病，以及各种血液系统疾病等混淆。通过骨髓穿刺检查镜下见无鞭毛体和酶联免疫吸附分析(enzyme-linked immunosorbent assay, ELISA)检测 rk39 抗体阳性可明确诊断,直接找到病原体是诊断黑热病的金指标。血液标本中一般较少查见无鞭毛体,通常反复行骨髓穿刺检查阳性率可达 80% 以上,其中 ELISA 检测利什曼原虫抗原的阳性率可达 95%。儿童中 rk39 抗体检测的灵敏度为 82.4%,低于成人,特异度为 100%。亦有淋巴结活检发现利什曼原虫报道。PCR 方法比起传统的诊断技术,敏感性和特异性都高,尤其是在低原虫负荷的情况下,可以帮助诊断 VL。有报道骨髓利什曼原虫 PCR 阳性率 100%,外周血 PCR 阳性率 83%。但临床中能进行 rk39 及 PCR 检测的机构有限,骨髓涂片查找无鞭毛体阳性率不高,可能需反复穿刺。随着测序技术的快速发展,宏基因组测序技术(mNGS)已开始应用于临床病原检测,本例患者即为使用这一技术对患儿外周血及骨髓标本进行检测,快速诊断黑热病的范例。

根据流行病学史、临床表现、实验室检查等综合分析,作出黑热病的诊断。流行病学史为有白蛉叮咬史或于白蛉活动季节(5~9 月),在流行区居住或停留。分为以下 3 种诊断类型:①疑似病例:具备流行病学史及上述临床表现者。②临床诊断病例:疑似病例,rK39 抗体阳性。③确诊病例:疑似或临床诊断病例,具有以下任意一项者:①涂片见利杜体;②培养到利什曼原虫;③利什曼原虫核酸阳性。

对于初治的黑热病患者,可选用斯锑黑克(五价葡萄糖酸锑钠)六日疗法:儿童总量 200~240mg 锑 /kg,平分 6 次,每日肌内或静脉注射 1 次,6 天为一疗程。斯锑黑克 3 周疗法:儿童总量 200mg 锑 /kg,平分 6 次,每周肌内或静脉注射 2 次,3 周完毕一疗程。此法适用于体质差或病情较重的患者。意大利、印度、苏丹、东非等国家或地区也已使用两性霉素 B 治疗黑热病。美国和欧洲国家已把两性霉素 B 作为治疗黑热病的一线用药。近年来,已有国内学者使用国产两性霉素 B 治疗黑热病,取得较好的疗效,但病例数仍较少,需要进一步观察。

七、病例点评

回顾该患儿诊治经过,1 岁幼儿,山西省阳泉市人,急性起病,病程迁延。病初即高热,病程后期出现一过性皮疹,此外无其他明显伴随表现,肝脾同时肿大,血常规提示以血红蛋白、血小板减低为主,白细胞正常或稍降低,CRP 中等程度升高,故考虑利什曼原虫感染可能,入院后行血、骨髓 mNGS、杜氏利什曼原虫 IgG 抗体及骨髓涂片均提示为婴儿利什曼原虫,诊断明确,予以葡萄糖酸锑钠静脉滴注抗寄生虫治疗后 3 天体温即恢复正常,肝脾肿大、血常规逐渐好转。与其他黑热病病例不同之处在于此病例不是以白细胞为主的全血细胞减少,而是以血红蛋白、血小板减低为主,病程中白细胞正常或仅轻度降低,给临床医师诊断带来难度。此外,病原诊断是黑热病明确诊断的关键。近年来,血和或骨髓标本进行 mNGS 检测可帮助临床医师尽早进行病原诊断。诊断明确后选用葡萄糖酸锑钠或两性霉素 B。尽早进行针对性抗寄生虫治疗是避免疾病传播与不良结局的关键。

(郭凌云 刘 钢)

参考文献

[1] PANDEY K, YANAGI T, PANDEY B D. et al. Characterization of Leishmania isolates from Nepalese Patients with visceral leishmaniasis. Parasitol Res, 2007, 100 (6): 1361-1362.

[2] DESJEUX P. The increase in risk factors for leishmaniasis worldwide. Trans R Soc Trop Med Hyg, 2001, 95 (3): 239-243.

[3] GARCÍA A L, PARRADO R, ROJAS E, et al. Leishmaniases in Bolivia: comprehensive review and current status. Am J Trop Med Hyg, 2009, 80 (5): 704-711.

[4] ZHANG F N, LI G R, LEI Y, et a1. Analysis on leishmaniasis in Sichuan Province from 1984 to 2005. Patho Biol, 2007, 2 (1): 79-80.

[5] ALBORZI A, RASOULI M, NADEMI Z, et al. Evaluation of rK39 strip test for the diagnosis of visceral leishmaniasis i n infants. East Mediterr Health J, 2006, 12 (3/4): 294-299.

[6] BLÁZQUEZ-GAMERO D, DOMÍNGUEZ-PINILLA N, Chicharro C, et al. Madrid Leishmaniasis Study Group. Hemophagocytic lymphohistiocytosis in children with visceral leishmaniasis. Pediatr Infect Dis J, 2015, 34 (6): 667-669.

[7] 中华人民共和国卫生部. 黑热病诊断标准及处理原则. 中华人民共和国卫生部, 2006.

[8] SUNDAR S, SINGH A, AGARWAL D, et al. Safety and efficacy of high-dose infusions of a preformed amphotericin B fat emulsion for treatment of Indian visceral leishmaniasis. Am J Trop Med Hyg, 2009, 80 (5): 700-703.

[9] SUNDAR S, AGRAWAL G, RAI M, et al. Treatment of Indian visceral leishmaniasis with single or daily infusions of low dose liposomal amphotericin B: randomised trial, 2001, 323 (7310): 419-422.

[10] SUNDAR S, JHA T K, THAKUR C P, et al. Single-dose liposomal amphotericin B in the treatment of visceral leishmaniasis in India: a multicenter study, 2003, 37 (6): 800-804.

[11] SUNDAR S, JHA T K, THAKUR C P, et al. Low-dose liposomal amphotericin B in refractory Indian visceral leishmaniasis: a multicenter study, 2002, 66 (2): 143-146.

[12] SALIH N A, VAN GRIENSVEN J, CHAPPUIS F, et al. Liposomal amphotericin B for complicated visceral leishmaniasis (kala-azar) in eastern Sudan: how effective is treatment for this neglected disease ?. Trop Med Int Health, 2014, 19 (2): 146-152.

[13] BURZA S, SINHA P K, MAHAJAN R, et al. Five-Year Field Results and Long-Term Effectiveness of 20 mg/kg Liposomal Amphotericin B (Ambisome) forVisceral Leishmaniasis in Bihar, India. PLoS Negl Trop Dis, 2014, 8 (1): e2603.

[14] DI MASI F, URSINI T, IANNECE M D, et al. Five-year retrospective Italian multicenter study of visceral leishmaniasis treatment. Antimicrob Agents Chemother, 2014, 58 (1): 414-418.

[15] KHALIL E A, WELDEGEBREAL T, YOUNIS B M, et al. Safety and Efficacy of Single Dose versus Multiple Doses of AmBisome for Treatment of Visceral Leishmaniasis in Eastern Africa: A Randomised Trial. PLoS Negl Trop Dis, 2014, 8 (1): e2613.

[16] ROSENTHAL E, DELAUNAY P, JEANDEL P Y, et al. Liposomal amphotericin B as treatment for visceral leishmaniasis in Europe, 2009. Med Mal Infect, 2009, 39: 741-744.

[17] 国家卫生健康委员会. 国家卫生健康委关于印发鼠疫等传染病诊疗方案 (2023 年版) 的通知.(2023-12-28)[2023-12-14].

[18] 毕红霞, 刘焱斌.《黑热病诊疗方案 (2023 年版)》解读. 中国抗生素杂志, 2024, 49 (07): 729-736.

[19] HENTER JI, HORNE A, ARICO M, et al. HLH-2004: diagnostic and therapeutic guidelines for hemophagocytic lymphohistiocytosis. Pediatr Blood Cancer, 2007, 48 (2): 124-131.

第二节 黑热病相关的噬血细胞综合征

一、病例介绍

患儿，男，2岁2个月，因“发热20天”入院。20天前无诱因出现发热，体温最高39.5~39.6℃，每日热峰2次，不伴其他表现。予以口服利巴韦林、头孢类抗生素（具体不详），口服3天无明显好转，热峰增加，改用阿奇霉素、阿莫西林（剂量不详）口服治疗，无明显好转。15天前就诊于当地医院，查血常规示淋巴细胞百分比增高，予以静脉滴注头孢类抗生素、利巴韦林治疗2天，体温无好转。13天前就诊于山西省某医院，查血常规：白细胞 7.35×10^9/L，中性粒细胞19.7%，淋巴细胞72.2%，血红蛋白96g/L，血小板 119×10^9/L，C反应蛋白24mg/L。生化：AST 54IU/L，ALT 23IU/L，甘油三酯2.03mmol/L。红细胞沉降率33mm/h。PCT 0.16ng/ml。血培养阴性。EBV抗体四项：EBV-VCA-IgG阳性，EBV-NA-IgG弱阳性，余阴性。EB-DNA、TORCH-IgM均为阴性。腹部B超：脾大，腹腔积液。骨髓穿刺未见肿瘤细胞、吞噬细胞。血片：可见异型淋巴细胞。予以头孢唑肟、红霉素抗感染治疗4天，更昔洛韦静脉滴注抗病毒1天，间断予以地塞米松退热治疗，体温无明显好转。6天前就诊于我院，查血常规：白细胞 11.23×10^9/L，中性粒细胞20.9%，淋巴细胞73.9%，血红蛋白97g/L，血小板 157×10^9/L，C反应蛋白37mg/L。血生化：ALT 41.5IU/L，AST 85.8IU/L。腹部B超：肝肋下2.6cm，脾大。予以头孢曲松钠他唑巴坦静脉滴注，伐昔洛韦口服抗病毒治疗，患儿体温无好转。

个人史、既往史、家族史：无特殊。

入院查体：T 37.1℃，HR 130次/min，R 29次/min，BP 80/55mmHg，意识清，精神反应尚可，全身皮肤无黄染，未见皮疹、出血点，双侧耳后可触及数个大小不等淋巴结，最大约黄豆大小，质软，无触痛，活动度可，与周围组织无粘连。咽无充血，双侧扁桃体无肿大；双肺呼吸音稍粗，未闻及明显干、湿啰音；心音有力，心律齐，心脏未闻及杂音；腹膨隆，触诊软，肝肋下2cm，脾肋下3cm；神经系统查体未见明显异常，双下肢无水肿，末梢暖，CRT 2s。

病例特点

(1) 幼儿男童，急性起病，亚急性病程，病史20天。

(2) 以发热为主要表现，无其他伴随症状。

(3) 查体：意识清，未见皮疹及出血点，双侧耳后可触及数个大小不等淋巴结，最大约黄豆大小，质软；腹膨隆，肝肋下2cm，脾肋下3cm；心肺、神经系统查体未见明显异常。

(4) 辅助检查：血常规提示白细胞正常至轻度升高，以中性粒细胞为主，轻度贫血，CRP轻度升高。血生化提示转氨酶升高。腹部B超提示肝脾大。骨髓涂片提示增生明显活跃，未见寄生虫，未见噬血现象。

二、诊断分析

据患儿为1岁幼儿，反复发热20天，不伴咳嗽、流涕、腹泻，无皮疹，无关节肿痛、变形等表现，故诊断发热原因待查。首先考虑感染性因素：

（1）病毒感染：据患儿反复发热，查体可触及双侧耳后数个增大淋巴结，院外多次查血常规示血细胞稍高，以淋巴细胞为主，炎症指标轻度增高，应注意病毒感染可能，且发热时间较长，院外抗感染治疗效果不佳，应注意EB病毒感染可能，待入院后完善EB四项、EB-DNA等协助诊断。

（2）结核杆菌感染：据患儿反复发热，但以高热为主，无盗汗，无结核病人接触史，生后已接种卡介苗，卡介苗接种后瘢痕清晰，考虑结核杆菌感染不大。入院后完善结核菌素试验协助诊断。

（3）细菌感染：据患儿反复发热，以高热为主，故要注意本病，但本患儿炎症指标升高不显著，一般情况好，无明显感染中毒表现，故不支持，待入院后完善血常规、血培养等检查协助诊断。患儿肝脾轻度增大，需注意特殊病原体如伤寒杆菌、布鲁菌属等感染，但本患儿无表情淡漠，无相对缓脉，嗜酸粒细胞不低，均与伤寒特点不符，待入院后完善相关检查协助诊断，如虎红平板凝集试验、血涂片检查。另外，仍需注意非感染性疾病，如血液系统疾病、结缔组织病、恶性肿瘤等可能，但外院骨髓穿刺大致正常，待入院后完善自身抗体等检查协助诊断，必要时复查骨髓穿刺。

三、辅助检查

（1）血常规：白细胞 $4.32\times10^9/L$，中性粒细胞35.4%，血红蛋白77g/L，血小板 $147\times10^9/L$，CRP 49mg/L。

（2）凝血五项：PT 13.9s，INR 1.21，FIB 1.17g/L，APTT 42.3s，D-D二聚体2.924mg/L，AT-Ⅲ 76%。

（3）血杜氏利什曼原虫rk39免疫层析试纸条法阳性。

（4）NK细胞活性：14.8%。

（5）sCD25：>4 972U/ml。

（6）血清铁蛋白：14 870ng/ml。

（7）骨髓穿刺：骨髓增生活跃。红系统增生尚可，以中、晚幼红为主，粒红比值正常，部分成熟红细胞轻度中空，偶见变形红细胞。可见吞噬性网状细胞占1.0%。

（8）血涂片：镜下贫血相，余细胞形态尚好，未见血液内寄生虫（粒细胞比例略少，血小板总数略少）。

（9）腹部超声：肝肋下2.6cm，剑下2.7cm，肝实质回声均匀。脾肋下2.3cm，厚2.4cm，实质回声均匀。未见肿大淋巴结。

（10）腹部CT：肝脾增大，肝脏密度略低，肠系膜根部多发淋巴结显著。

（11）胸部CT：两肺纹理多、毛糙；肺内未见实变；左侧后胸壁胸膜稍增厚。

四、诊疗经过

入院后与拉氧头孢、更昔洛韦静脉滴注，间断输注血浆、红细胞治疗，查白细胞及血红蛋白降低、转氨酶升高、纤维蛋白原、铁蛋白明显升高，NK 细胞活性降低，sCD25 明显升高，骨髓细胞学见吞噬性网状细胞，噬血细胞综合征。入院后详细追问病史，患儿来自山西阳泉市，当地有黑热病病人。入院第 6 天，外周血杜氏利什曼原虫 rk39 免疫层析试纸条法阳性，结合患儿流行病学史、临床表现及实验室检查，诊断为黑热病并发噬血细胞综合征，予以葡萄糖酸锑钠总量 150~200mg/kg，每天 1 次肌内注射治疗 6 天，未予以噬血细胞综合征化疗。使用锑剂第 4 天，患儿体温正常。使用锑剂第 11 天，血常规、肝功恢复正常，第 12 天，凝血功能恢复正常。入院第 17 天，患儿好转出院。出院后患儿未再发热，监测血常规、肝功能及凝血功能正常，随访 2 年病情平稳。

五、最终诊断

1. 黑热病
2. 噬血细胞综合征
3. 肝功损害

六、讨论

以往报道，黑热病相关的噬血细胞综合征（VL-associated hemophagocytic lymphohistiocytosis，VL-HLH）少见，易误诊。

既往文献多认为 VL-HLH 是 VL 的一个少见的并发症，但多为儿童病例。Rajagopala 总结全球报道的 50 例 VL-HLH 病例，其中 84% 是儿童病例。Maria Scalzone 等分析全球报道的 45 例 VL-HLH 儿童病例，起病年龄平均为 2 岁，最小患儿 4 个半月。我国的儿童报道年龄范围 3 岁 6 个月 ~7 岁 4 个月，87.0% 小于 2 岁。近年来全球报告的 VL-HLH 的比例有明显升高趋势，尤其是在西班牙和地中海东部区域，此地区 HLH 相关的感染多为 VL。巴西的一项研究数据也显示 HLH 并非 VL 的罕见并发症，收集 2 年黑热病儿童病例 127 例，其中 35 例（27.6%）并发 HLH。

本文中患儿发病季节为 8 月，来自山西泉阳，追问病史发现山西泉阳当地有黑热病病人。可见对于地区性传染病，流行病学史采集很重要。因此提高临床医生对黑热病的认识，注意发病季节及询问地区疾病史很重要。

利什曼原虫已被证实是引起 HLH 的最常见的原虫感染。VL 的临床表现涉及系统多，与 HLH 有重叠，这易延误 VL-HLH 诊断。但是，与没有并发症的黑热病相比，有一些特点是 VL-HLH 所特有的。发热患儿的消耗性的低纤维蛋白原血症是一个特异性的指标，在无并发症的黑热病中不常见。高球蛋白血症在其他类型的 HLH 中不常见，可能提示黑热病。我们的病例在病程中均存在高球蛋白血症情况。非特异性检查，CRP 及谷丙转氨酶升高。另外，在病程初期，病原学诊断困难，也是误诊原因之一。文献总结 VL-HLH 病例，首次骨髓培养或骨髓涂片找无鞭毛体阳性率均不超过 50%，个别病例甚至在第 5 次骨髓穿刺检查时才找到无鞭毛体，推测可能与无鞭毛体在骨髓中呈灶性分布或骨髓穿刺取材误差等因素有关；亦可能与黑热病感染时间短，处于间歇期，黑热病原虫少，骨髓中不易找到有关；同时也可能与检验医师缺乏诊断经验有关，因黑热病患者骨髓中无鞭毛体主要在巨噬细胞中生长、繁殖，若阅片者对无鞭毛体在骨髓中形态特点缺乏认识或阅片不仔细，可误将吞噬无鞭毛体的吞噬细胞认为是血小板，或误认为是噬血细胞，诊断为噬血细胞综合征。

特别值得注意的是如病人临床有 HLH 表现,化疗后仍病情反复或不缓解,需警惕有无黑热病的可能,应仔细询问相应流行病学史,反复进行黑热病的病原筛查。郭霞等报道 2 例 VL-HLH 经 HLH 诱导化疗后体温及其他指标基本恢复,但血红蛋白持续低,最终确诊 VL。

一旦明确诊断为 VL-HLH,应尽早进行特异性的抗原虫治疗(如葡萄糖酸锑),保障正规足量和足疗程,一般仅需治疗 VL 而无需 HLH 化疗。西方国家多使用两性霉素 B 或两性霉素 B 脂质体治疗,有效率大于 90%。如果 VL-HLH 复发或是对治疗无反应的患者应注意不要遗漏潜在的遗传异常情况。曾有报道,一个黑热病诱发噬血细胞综合征的患儿后来被发现有 UNC13D 的突变,最后死于复发的 HLH。VL-HLH 的存活率为 86%~100%。死亡原因大多是感染或发生致命性的出血。本组 2 例患儿经锑剂治疗后均取得满意疗效,随访病情稳定无复发。

七、病例点评

该患儿为幼儿男童,急性起病,病程迁延。病初以发热为主要表现,无其他明显伴随症状,查体发现颈部淋巴结肿大,首先出现脾脏肿大后逐渐出现肝脏肿大。血常规病初白血病正常至轻度升高,以中性粒细胞为主,轻度贫血,CRP 轻度升高,虽无明确感染病灶,首先考虑细菌感染,不除外合并病毒感染,予抗细菌联合抗病毒治疗,曾短时间使用激素治疗,但治疗反应不佳,仍持续发热,入院后监测血常规白细胞及血红蛋白进行性下降,转氨酶升高、纤维蛋白原、铁蛋白明显升高,NK 细胞活性降低,sCD25 明显升高,骨髓细胞学见吞噬性网状细胞,噬血细胞综合征诊断明确。入院后详细追问病史,患儿来自山西阳泉市,当地有黑热病病人,故高度怀疑黑热病,行外周血杜氏利什曼原虫 rk39 抗体检测阳性,结合患儿流行病学史、临床表现及实验室检查,最终明确诊断为黑热病并发噬血细胞综合征。予以葡萄糖酸锑钠治疗后病情很快好转。噬血细胞综合征是儿童黑热病的一种相对少见并且严重的表现。对于以噬血细胞综合征为首发表现的婴幼儿,需注意寻找可能的继发性病因,对于有发热伴有肝脾肿大,出现血细胞减低的患儿需高度警惕有无黑热病的可能性,应积极询问有无相关疫区流行病学接触史,可复查骨髓涂片,完善免疫学检查等病原体检测,以利于尽早明确诊断。葡萄糖酸锑钠对于儿童黑热病相关性噬血细胞综合征治疗有效。

(郭凌云　刘　钢)

参考文献

[1] DAHER E F, LIMA L L, VIEIRA A P, et al. Hemophagocytic Syndrome in Children With Visceral Leishmaniasis. Pediatr Infect Dis J, 2015, 34 (12): 1311-1314.

[2] BLÁZQUEZ-GAMERO D, DOMÍNGUEZ-PINILLA N, CHICHARRO C, et al. Madrid Leishmaniasis Study Group. Hemophagocyticlymphohistiocytosis in children with visceral leishmaniasis. Pediatr Infect Dis J, 2015, 34 (6): 667-669.

[3] 罗新辉, 阿曼古力, 张斌, 等. 伴噬血细胞综合征表现的婴幼儿利什曼原虫感染 16 例临床分析. 中国实用儿科杂志, 2010, 25 (11): 871-873.

[4] 易冬玲. 黑热病并噬血细胞综合征 1 例报告. 中国实用儿科杂志, 2017, 32 (08): 639-640.
[5] 徐冬娥, 宋菊贞, 钟庆平, 等. 杜氏利什曼原虫感染致噬血细胞综合征 1 例. 临床血液学杂志, 2001 (03): 143.
[6] 雷光文, 衡爱萍, 朱玲, 等. 利什曼原虫相关性噬血细胞综合征 1 例. 西北国防医学杂志, 2001 (04): 365.
[7] 范方毅, 苏毅, 王译, 等. 以噬血细胞综合征为首发表现的黑热病 1 例. 第三军医大学学报, 2012, 34 (13): 1335-1339.
[8] 伏媛, 魏小芳, 赵英玲, 等. 黑热病继发噬血细胞综合征 1 例并文献复习. 临床血液学杂志, 2015, 28 (03): 434-435.
[9] 武永强, 孟君霞, 张晓南, 等. 黑热病引起噬血细胞综合征 1 例并文献复习. 临床血液学杂志, 2017, 30 (01): 71-72.
[10] SCALZONE M, RUGGIERO A, MASTRANGELO S, et al. Hemophagocyticlymphohistiocytosis and visceral leishmaniasis in children: case report and systematic review of literature. J Infect Dev Ctries, 2016, 10 (1): 103-108.
[11] 李兰娟, 任红. 传染病学. 9 版. 北京: 人民卫生出版社, 2018.
[12] 郑灿军, 薛垂召, 伍卫平. 我国 2005—2015 年黑热病报告病例流行特征分析. 中华流行病学杂志, 2017, 38 (4): 431-434.
[13] BODE S F, BOGDAN C, BEUTEL K, et al. Hemophagocyticlymphohistiocytosis in imported pediatric visceral leishmaniasis in a nonendemic area. J Pediatr, 2014, 165 (1): 147-153.
[14] MATHUR P 1, SAMANTARAY J C, SAMANTA P. Fatal haemophagocytic syndrome and hepatitis associated with visceral leishmaniasis. Indian J Med Microbiol, 2007, 25 (4): 416-418.
[15] RAJAGOPALA S, DUTTA U, CHANDRA K S, et al. Visceral leishmaniasis associated hemophagocytic lymphohistiocytosis—case report and systematic review. J Infect, 2008, 56 (5): 381-388.
[16] 郭霞, 陈娜, 王天有, 等. 儿童内脏利什曼病相关性噬血细胞性淋巴组织细胞增生症四例临床分析. 中华儿科杂志, 2011, 49 (7): 550-553.
[17] CLAVIJO A, SALVADOR T, MORAL L, et al. Hemophagocytic Lymphohistiocytosis in Children With Visceral Leishmaniasis. Pediatr Infect Dis J, 2016, 35 (6): 713-714.
[18] 国家卫生健康委员会. 国家卫生健康委关于印发鼠疫等传染病诊疗方案 (2023 年版) 的通知.(2023-12-28)[2023-12-14].

第三节 巴贝虫病

一、病例介绍

患儿,女,10 岁,以“间断发热 26 天”入院。入院前,间断发热 26 天,以 39℃以上中高热为主,热峰最多约 5 小时 1 次,多为夜间发热,伴咽痛、关节疼痛(双侧腕、膝关节及脚踝为主),无皮疹,无日光过敏、口腔溃疡,无腹痛、腹泻等不适,血常规未见明显异常,红细胞沉降率、CRP 有轻度升高,先后予以 β- 内酰胺类抗生素、阿奇霉素类抗生素治疗效果不佳,入院后仍反复发热 1 月余,初始体温 38.3℃,体温最高 40.3℃,热峰每天 2~3 次,口服退热药后体温可降至正常,发热时伴寒战,出汗较多,发热时偶诉关节疼痛。

个人史及传染病接触史：既往体健。河北张家口人，病前3个月海南旅游20余天，病前3天到北京野生动物园游玩。

入院查体：WT 40kg，R 26/min，HR 114/min，双上肢血压100/60mmHg，双下肢血压120/70mmHg。意识清，精神反应稍弱，呼吸平稳，轻度贫血貌，营养中等。咽稍红，双侧扁桃体不大。双肺呼吸音稍粗，未闻及干、湿啰音。心音有力，心律齐，未闻及杂音。腹软，左下腹压之不适，无反跳痛及肌紧张，肝脾肋下未及，肠鸣音4次/min。关节活动自如，无红肿热痛，双下肢无水肿。四肢肌力、肌张力正常，神经系统查体未见明显异常。

病例特点

(1) 学龄儿童，春季发病，急性起病。

(2) 主要表现高热、关节疼痛，β-内酰胺类抗生素、阿奇霉素类抗生素治疗效果不佳。

(3) 查体：精神反应稍弱，轻度贫血貌。

(4) 辅助检查：CRP 47~76mg/L，红细胞沉降率39~44mm/h。

二、诊断分析

发热待查：根据患儿为10岁女孩，急性起病，病史26天，以间断发热为主要表现，曾住外院3周余，完善相关检查未明确发热原因，故诊断发热待查，考虑病因如下：

1. 感染性疾病　学龄儿童，急性起病，病程短，主要表现为高热，伴有关节疼痛，首先考虑感染性疾病。结合患儿无明显感染中毒症状，CRP和红细胞沉降率升高。考虑以下：

(1) 细菌感染：患儿高热，CRP和红细胞沉降率升高，需考虑细菌感染可能，但本患儿无明显感染中毒表现，肝脾不大，故暂不支持，入院后复查血常规+CRP、红细胞沉降率，完善血培养协助诊断。

(2) 病毒感染：如CMV及EBV等病毒感染，可表现长期发热。本患儿病史长，曾应用抗生素治疗，效果欠佳，外院多次查血常规提示白细胞计数不高，以淋巴细胞为主，单核细胞升高，应注意病毒感染。但患儿入院查体无浅表淋巴结、肝脾大等，我院门诊查EB病毒四项及EB-DNA均未见明显异常，目前无相关依据，入院后完善TORCH-IgM及IgG、肠道病毒抗体等协助诊断。

(3) 其他感染性疾病：如寄生虫感染，疟原虫、巴贝虫、血吸虫等均以红细胞为靶细胞，患儿轻度贫血貌，同时有发热、关节疼痛，红细胞沉降率高，需考虑以上病原感染可能。入院后监测嗜酸粒细胞计数，行血涂片协助诊断。另外，患儿间断发热近1个月，曾应用抗生素治疗，效果欠佳，需注意结核感染可能。但本患儿入院查体卡介苗接种后瘢痕阳性，否认结核接触史，且无明显消瘦、盗汗等结核中毒表现，院外胸片无结核征象，门诊做PPD试验阴性，故暂不支持，入院后完善TB-SPOT检查协助诊断。

2. 非感染性疾病　考虑如下：

(1) 系统性红斑狼疮：本病是一种累及多系统，多器官，临床表现复杂，病程迁延反复的自身免疫性疾病，血清学特点是存在多种自身抗体。本患儿为10岁女孩，急性起病，病史近1个月，病程中有伴随发热的关节疼痛，需注意自身免疫性疾病可能。但患儿无蝶形红斑、盘状红斑，无日光过敏、口腔溃疡、雷诺现象等表现，且于外院查自身抗体阴性，暂不支持，入院后继观病情变化，必要时复查自身抗体协助诊断。

(2) 风湿热：本病为结缔组织病，好发于 5~15 岁儿童，以关节炎、心脏炎、环形红斑、皮下结节、舞蹈症为主要表现，伴有不同程度的发热及游走性关节痛，CRP 和 ESR 增高。本患儿以间断发热为主要表现，病程中有关节痛，CRP 及红细胞沉降率升高，故需注意本病可能，但患儿无心脏炎、环形红斑、皮下结节及舞蹈症表现，故不支持。

(3) 其他：如血液系统恶性疾病、淋巴瘤等。患儿病史长，一般情况好，目前无恶病质表现，血常规未见相应表现，门诊完善骨髓穿刺未见明显异常，故不支持。

三、辅助检查

(1) 血常规：白细胞 $3.93 \times 10^9/L$，中性粒细胞 59.2%，淋巴细胞 31.6%，血红蛋白 105g/L，血小板 $222 \times 10^9/L$，CRP 147mg/L。

(2) 红细胞沉降率：46mm/h。

(3) 铁蛋白 675.4ng/ml。

(4) 细小病毒 B19 抗体：IgG 阳性，IgM 阴性。

(5) 细小病毒 B19 核酸检测阴性。

(6) 自身抗体 ANAs、ds-DNA 阴性。

(7) 头颅 MR、肺 CT，以及腹部、盆腔、泌尿系、肾上腺、颈部 B 超未见异常。

(8) 血涂片：可见巴贝虫滋养体（图 5-3-1）。

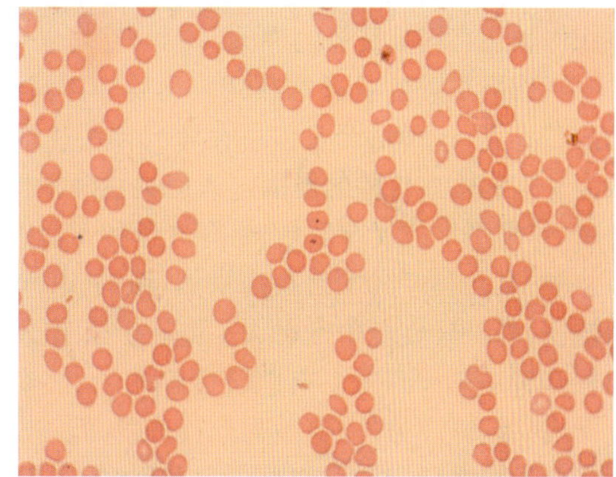

图 5-3-1 血涂片：可见巴贝虫滋养体

四、诊疗经过

病因明确后立即调整治疗方案，多西环素 + 克林霉素 + 阿奇霉素，治疗 1 周后体温 39~40℃，热峰 3~4 次 /d，厚血涂片仍偶见巴贝虫。换用蒿甲醚治疗无效，要求转院，患儿转至外院后予以磷酸氯喹治疗 2 周，体温正常。

五、最终诊断

巴贝虫病。

六、讨论

巴贝虫病（babesiasis）是一种蜱媒原虫寄生于哺乳动物红细胞内引起的人畜共患寄生虫病。这种寄生虫首次在显微镜下被发现是在 1888 年，发现者 Victor Babes 是为了调查发热牲畜血红蛋白尿的原因。在其 5 年后，Smith 和 Kilbourne 第一次证实蜱是其传播的媒介。1957 年，前南斯拉夫报道了首例确诊的人巴贝虫病，其是欧洲一个脾切除的病人，之后报道的大多数病例来自于美国东北部和中西部，不过这些病人没有脾切除也没有免疫缺陷。亚洲、非洲、澳大利亚、南美洲也有病例报道。我国巴贝虫病的报道十分罕见，1982 年李金福等在云南省耿马县发现了我国首例人巴贝虫病。

目前发现感染动物的巴贝虫超过 100 种，其中只有一部分对人类是致病的，其中大

多数是由 *B. microti* 引起，在欧洲流行的是 *B. divergens*，此外，还有在美国西部流行的 *B. duncani*（过去称为 WA1-type 寄生虫），在美国中西部流行的 *B. divergens* 样虫体（MO1），在欧洲和中国流行的 *B. venatorum*（EU1），以及在朝鲜流行的 KO1。

巴贝虫属隶属于顶器复合门（apicomplexa），孢子虫纲（sporozoasida），梨形虫亚纲（piroplasmia），梨形虫目（piroplasmorida），巴贝科（babesiidae）。根据虫体大小可分为两类：大型虫体和小型虫体。大型虫长 2.5~5.0μm，超过红细胞半径，小型虫体长 1.0~2.5μm，小于红细胞半径。典型虫体为梨形，寄生于宿主红细胞内。环形、圆形、卵圆形、杆形、点状、阿米巴形等虫体亦常见。巴贝斯虫的宿主动物为哺乳动物，主要传播途径是经蜱虫叮咬传播，也可以输血传播和经胎盘传播。当具有感染性的孢子随蜱的唾液侵入哺乳动物体内后，在红细胞中以二分裂或出芽方式进行裂殖生殖，产生裂殖子，红细胞破裂后释放出的裂殖子再侵入新的红细胞，如此反复分裂最后形成配子体。这也解释了该病例患儿有轻度贫血的现象。

人巴贝虫病症状通常在蜱咬伤后 2~4 周出现。人巴贝虫病临床表现轻重不一，存在无症状感染，这种情况虫体可在体内存留长达 27 个月，这种慢性低程度的寄生虫血症被认为是疾病输血传播的原因。人巴贝虫病根据病情轻重，可分为轻、中和重等 3 型。轻型患者，体温正常或仅有低热，略有疲惫和不适感、轻微头痛，以及食欲缺乏等；中型患者，起病急骤，高热（39~40℃），头痛剧烈，肌痛，甚至周身关节疼痛，有精神抑郁或烦躁不安，意识恍惚，脾脏轻度至中度肿大；重症患者，出现溶血性贫血，并发展迅速，伴黄疸、蛋白尿、血尿和肾功能障碍等。有脾脏摘除的患者，临床表现常较严重，而因输血引起的感染者，通常发病缓慢。另外，隐性感染较普遍，但一般感染者不会出现再次感染。严重的巴贝虫病主要发生在免疫低下的人群：包括年龄大于 50 岁；恶性肿瘤；HIV 感染；药物引起的免疫抑制。该患儿无明确的蜱咬伤史，有可疑流行病学接触史，中高热，有膝关节疼痛，免疫功能无明显异常，无其他巴贝虫病的易患因素。

巴贝虫病的诊断技术主要包括病原诊断技术、免疫学诊断技术和分子生物学诊断技术三大部分。病原诊断技术包括血液涂片显微镜检查、动物接种分离，免疫学诊断技术包括间接免疫荧光抗体试验（indirect immunofluorescent antibody test，IFAT）、ELISA、免疫层析试验、多路微球试验、免疫印迹法、免疫组织化学法等，分子生物学诊断技术包括普通 PCR、巢式 PCR、实时定量 PCR、反向线性杂交技术。常规的巴贝虫诊断方法有光学显微镜法、血清法等，但这些方法存在费时、灵敏度不高、特异度不强等缺点。以核酸扩增技术为基础的分子生物学技术，不仅为巴贝虫病的临床诊断提供了快速、高效的检测方法，而且通过对不同虫种间基因型的分析比较，给巴贝虫的流行病学和种群生物学等方面的研究提供了重要的参考依据。目前，间接免疫荧光抗体试验是评价巴贝虫感染最可行的检测方法，因为虫体很快被免疫系统清除，但血清中存留了感染的痕迹。并且，ELISA 和免疫印迹法在相同的研究中没有检测到阳性结果。患儿实验室检查血涂片均可见巴贝虫滋养体，此也为患儿此次就诊诊断的主要依据。

许多实验室指标不特异，如白细胞、淋巴细胞比例，非典型淋巴细胞，血小板减少，血清转氨酶升高，乳酸脱氢酶升高，另外铁蛋白升高（大于正常值的 2 倍）也是巴贝虫病的一个非特异指标。该患儿符合此特征。

巴贝虫病的诊断通常通过血涂片，但是通过显微镜很难区分恶性疟原虫和巴贝虫，并且巴贝虫病用氯喹无效，容易被认为是耐药的疟疾。巴贝虫和恶性疟的合并感染在云南省被报道。病原形态相似及临床症状相似容易忽略巴贝虫和疟疾合并感染。对 136 例巴贝虫患者根据临床及血清学进行分析，23% 合并疏螺旋体感染。两个独立的研究证明，通过血清学和 PCR 方式检测，莱姆病人中 10% 合并了巴贝虫感染。

关于巴贝虫病治疗的报道不一，可以选择青蒿琥酯、乙胺嘧啶、奎宁、氯喹和克林霉素。国外推荐治疗 *B. divergens* 的方案是：原虫血症低于 1% 时，可静脉注射克林霉素（clindamycin）600mg，每天 3~4 次，连续 10 天；重症感染时还需大量换血（血容量的 2~3 倍）。治疗 *B. microti* 则推荐联合使用奎宁（650mg，3 次 /d）及口服克林霉素（1 200mg，2 次 /d），共 7 天。重症患者也需换血。HIV 感染者患巴贝虫病时则需要加用其他药物，如多西环素（200mg/d）和阿奇霉素（2 000mg/d），需长期用药。

本患儿治疗中抗生素使用后效果不佳，诊断明确后予以针对性治疗，之后病情好转。由此可见，巴贝虫病的早期诊断是目前存在的一个重要问题，由于病人早期无特异性的症状、体征，常规实验室检查无特异性提示，该病可能容易被忽略。所以，详细地询问病史，如果病人存在可疑的流行病学接触史或存在巴贝虫病的易患因素，建议针对性行相关实验室检查。同时，因为巴贝虫的靶细胞为红细胞，可能部分病人存在贫血，这可能会对临床诊治起到一定的提示作用。

七、病例点评

巴贝虫病是由巴贝虫感染所致，主要通过蜱媒传播。偶尔可通过输血、器官移植及先天性传播。儿童中多有明确的流行病学史，这对于疾病的诊断具有重要的作用。巴贝虫不能离开动物宿主而独立生存于自然界，其寄生处是蜱或易感动物体的红细胞内。具有宿主因素的患儿是高危人群，如免疫缺陷病，脾切除患儿等。因对原虫感染性疾病不了解，很容易导致误诊或漏诊。因此也导致了寄生虫感染成为儿童不明原因发热的病因之一。在儿童不明原因发热中，虽然随着时间的推移，由于感染性疾病检测手段不断提升，抗菌药物的不断研发上市，感染性疾病的比例在逐渐下降，但仍占据首位。在感染性疾病中，特殊病原的感染已经逐步占据优势，其中就包括寄生虫等少见病原的感染。因此在儿童不明原因发热的诊断中，除常见的病原外，寄生虫感染始终不能被忽略。而其中血涂片的检查是最具经济且有效、直接的辅助诊断方法。若患儿具有明确流行病学史，或存在无法解释的贫血，应注意鉴别是否存在寄生虫感染的可能。及时进行血涂片寻找特殊病原是帮助早期诊断的有效手段。预防巴贝虫或蜱虫传播疾病的重要的方法是做好个人的防护。尽量避免在流行季节到蜱虫泛滥的地区（如春末、夏初及初秋的季节）。若无法避免时可进行衣物防护，减少暴露的风险。衣物上可喷涂苄氯菊酯。

（刘冰 胡冰）

参考文献

［1］EDOUARD G V, MARIA A D, CHOUKRI B M, et al. Babesiosis. Infect Dis Clin N Am, 2015, 29: 357-370.

［2］NABIHA H S, PETER J K, WU Y Y. Apheresis for babesiosis: therapeutic parasite reduction or removal

of harmful toxins or both ? . Journal of Clinical Apheresis, 2015: 1-5.
[3] 黄涛华, 高子厚, 杜春红. 巴贝虫病宿主动物和媒介流行病学研究进展. 中国热带医学, 2015, 15 (9): 1151-1154
[4] WIOLETTA R B, HANNA S M, ELŻBIETA G. Human babesiosis. PRZEGL EPIDEMIOL, 2015, 69: 489-494.
[5] JOSEPH C, ROSS F, ROBERT M S. Transfusion-transmitted babesiosis during total hip arthroplasty. Case Report, 2015, 38 (9): 852-855.
[6] 张加, 陈家旭. 田鼠巴贝虫病的诊断技术研究进展. 中国人兽共患病学报, 2013, 29 (7): 6.

第四节 广州管圆线虫中枢神经系统感染

一、病例介绍

患儿,7 岁,以“头痛 25 天,发热 6 天”入院。入院前 25 天患儿无明显诱因出现头痛,伴呕吐,当地医院就诊,查脑脊液:白细胞 22×10^6/L,乳酸 23.3mg/dl,氯化物 126.8mmol/L,糖 2.45mmo/L。予以头孢曲松、阿昔洛韦及阿糖腺苷抗感染,甘露醇降颅压,地塞米松抗炎后好转。但复查腰椎穿刺提示脑脊液白细胞 651×10^6/L,多核细胞 22.7%,单核细胞 77.3%;糖 2.91mmol/L,蛋白 0.45g/L;颅脑 MRI 平扫 + 增强未见明显异常;肺 CT 未见明显异常。入院前 6 天,出现发热,热峰 39.5℃,热峰 1~2 次 /d,偶有头痛,发热时明显,血常规 +CRP:白细胞 15×10^9/L,中性粒细胞 59.3%,淋巴细胞 21.1%,嗜酸性粒细胞 11.3%,血红蛋白 137g/L,血小板 138×10^9/L,CRP 9mg/L,予以阿糖腺苷、拉氧头孢抗感染,甘露醇降颅压等对症支持治疗,患儿体温仍不稳定,偶诉头痛,收入病房。发病以来,精神饮食一般,大小便未见明显异常。

既往史:既往体健。居住地为云南西双版纳地区,靠近我国边界,发病前曾有进食蛇、蟹、鱼虾、蛙、螺等情况。否认其他传染病接触史。

个人史及家族史:无特殊。

入院查体:WT 17.5kg,T 38.5℃,R 26 次 /min,HR 117 次 /min,BP 90/60mmHg,意识清,精神可,呼吸平稳,全身皮肤未见皮疹、出血点,卡介苗接种后瘢痕阳性。浅表淋巴结未触及肿大。口腔黏膜光滑,咽稍充血。颈稍抵抗,双肺呼吸音粗,未闻及干、湿啰音。心音有力,心律齐。腹软,无压痛,肝脾肋下未触及,肠鸣音正常存在。克尼格征、布鲁辛斯基征阴性,双侧布鲁辛斯基征阴性。

病例特点

(1) 7 岁学龄期女童,急性起病,病史 25 天。
(2) 主要表现发热、头痛。
(3) 查体:颈稍抵抗。
(4) 辅助检查:外周血嗜酸性粒细胞升高。脑脊液白细胞 651×10^6/L,多核细胞 22.7%,单核细胞 77.3%;糖 2.91mmol/L,蛋白 0.45g/L。颅脑 MRI 平扫 + 增强未见明显异常。肺 CT 未见明显异常。

二、诊断分析

患儿为学龄期儿童，急性起病，目前病史 25 天，临床以头痛、发热为主要临床表现，查体颈稍抵抗，腰椎穿刺提示脑脊液白细胞增高，故诊断中枢神经系统感染，病原分析如下：

（1）病毒性脑炎：急性起病，全身中毒症状较轻，脑脊液外观多属清亮，白细胞轻度升高，以淋巴细胞为主，糖含量正常，蛋白质轻度升高或正常。患儿有头痛、发热病史，查体有颈抵抗，感染中毒症状不明显，应考虑病毒性脑炎的可能性，但患儿目前病史已有 25 天，脑脊液仍未恢复正常，且临床仍有发热，为不支持点，待进一步观察病情变化及完善检查以明确。

（2）细菌性脑膜炎：多见于 5 岁以下儿童，尤其是 1 岁以内婴儿，大年龄儿童常有基础因素，常急性起病，病史短，临床感染中毒症状重，脑脊液检查外观浑浊，压力增高；白细胞总数明显增多，达（500~1 000）$\times 10^6$/L 以上，分类以中性粒细胞为主；糖含量显著降低，蛋白质显著增高，多 >1g/L；脑脊液细菌培养和涂片可找到致病菌。本患儿脑脊液细胞数有达到 651×10^6/L，需注意化脓性脑膜炎可能，但患儿已 7 岁，非化脓性脑膜炎好发年龄，既往体健，亦无颅脑外伤、无脑脊液漏等基础因素，临床感染中毒症状不明显，且头疼先于发热出现，外周血 CRP 等炎症指标不高，查脑脊液糖、蛋白和氯化物正常，故细菌性脑炎的诊断依据不足，入院后完善病原学检查，监测抗感染效果协助诊断。

（3）结核性脑膜炎：多数呈亚急性起病，神经系统症状进行性加重，约 1~4 周出现昏迷，部分有结核接触史和其他部位结核灶；脑脊液外观呈毛玻璃样，细胞数多 <500×10^6/L，以淋巴细胞为主，糖含量减低，蛋白质增高，伴氯化物下降，抗酸染色找分枝杆菌和结核杆菌培养可确诊。本患儿起病急，无结核接触史，肺部 CT 无结核征象，外院 PPD 试验阴性，脑脊液生化无明显糖低蛋白高表现，为不支持点，入院后进一步完善 T-SPOT 等检查协助诊断。

（4）新型隐球菌性脑炎：常呈亚急性或慢性起病，以进行性颅内压增高为主要表现，眼底常见视乳头水肿；脑脊液改变与结核性脑膜炎相似，墨汁染色可找见新型隐球菌，细菌培养及乳胶凝集试验可呈阳性。本患起病初期头疼明显，目前病史已有 25 天，监测脑脊液指标仍有异常，临床常规抗感染效果欠佳，故需注意本病可能，入院后完善隐球菌抗原、脑脊液墨汁染色等协助诊断。

三、辅助检查

（1）血常规 +CRP：白细胞 15×10^9/L，中性粒细胞 59.3%，淋巴细胞 21.1%，嗜酸性粒细胞 11.3%，血红蛋白 137g/L，血小板 138×10^9/L，CRP 9mg/L。

（2）脑脊液常规：无色透明，潘氏试验（弱阳），白细胞数 220×10^6/L，多核细胞 49%，单核细胞 51%。

（3）脑脊液生化：氯化物 120.5mmol/L，糖 1.91mmol/L，蛋白 599mg/L。

（4）脑脊液及血培养阴性。

（5）脑脊液涂片未检出相关病原体。

（6）脑脊液病理：脑脊液嗜酸性粒细胞比例增高。

（7）头颅增强磁共振成像：双额皮层及扣带回散在点状、小结节状强化，符合脑炎改变，双侧侧脑室饱满，左侧稍著，幕上脑沟略显著，鼻中隔右偏。

（8）脑脊液广州管圆线虫 IgG 抗体阳性。

四、诊疗经过

病因明确后立即调整治疗方案，阿苯达唑联合甲泼尼龙片口服，用药 10 天体温降至正常，无头痛、呕吐、视物不清等，复查血常规、CRP、红细胞沉降率正常，脑脊液较前好转，阿苯达唑停药，激素减量，出院并定期复诊，无任何临床症状及体征。

五、最终诊断

中枢神经系统感染（广州管圆线虫）。

六、讨论

广州管圆线虫属圆线虫目，后圆线虫科，管圆线虫属。20 世纪 70 年代，该虫主要分布于全球南纬、北纬 23° 范围内的热带地区，但目前在太平洋、印度洋的许多岛屿及沿岸国家，甚至纬度较高的地区也发现有广州管圆线虫的自然疫源地。该虫第Ⅲ期幼虫侵入人体可引起广州管圆线虫病。我国自 1984 年在广东首次报告确诊病例以来，各省及台湾地区不断有该病暴发事件发生。2006 年仅北京市发生的病例数就多达 160 例。目前该病不但是我国新发的人兽共患病，也是我国重要的食源性寄生虫病。

鼠类是广州管圆线虫的适宜终宿主，成虫寄生于终宿主鼠类的肺动脉内。褐云玛瑙螺、福寿螺等软体动物是其适宜中间宿主，在自然界中，广州管圆线虫通过“鼠 - 螺 - 鼠”完成生活史。人可以通过生食含有广州管圆线虫第Ⅲ期幼虫的螺或鱼虾等而感染。人类是其非适宜宿主，经口进入人体。因此，广州管圆线虫病是通过中间宿主或转续宿主传播而流行的自然疫源性疾病。

广州管圆线虫幼虫主要侵犯神经系统，引起嗜酸性粒细胞增高性脑膜炎、脑膜脑炎、神经根炎等。广州管圆线虫幼虫多寄生于脑部，其中脑室最少。幼虫偶可侵犯眼部，常引起视物模糊，有时会引起视神经炎等。广州管圆线虫病以儿童多见，且儿童患者多以嗜酸性脑膜炎及脑膜脑炎为特征，病情一般较重，常见嗜睡、发热、肌肉抽搐、四肢无力、四肢软瘫、昏迷等，而成人发病较少，且病情较轻，主要表现为头痛、呕吐、颈僵直。这种年龄分布的差异性原因还不清楚。在成人形成一过性脑膜炎，预后较好，而在儿科患者中可引起严重其他致命的疾病。

相对脑膜炎型广州管圆线虫病，脑炎型广州管圆线虫病病情较重，预后较差，临床诊断该型广州管圆线虫病的主要指标是年龄、头痛时间、发热>38℃等。广州管圆线虫病患者血中嗜酸性粒细胞明显增多是此病的主要特点之一，一般在 0.08~0.37 之间，白细胞总数一般无异常。脑脊液表现为外观浑浊或乳白，白细胞增高达到 500~2 000 个 /ml，嗜酸性粒细胞占 20%~70%。脑脊液中检出幼虫的可能性较低，眼是唯一可以看到并取出虫体的部位，对诊断很有意义。免疫学检查对诊断有一定的价值，ELISA 在各种免疫学检查方法中效果最好。免疫 PCR 是诊断该病感染的有潜力的诊断技术。免疫印迹技术分析广州管圆线虫病的 IgG 抗体反应可用于鉴别人类广州管圆线虫病、颚口线虫病和囊尾蚴病的病原体。广州管圆线虫病的影像表现是多样化的，主要包括囊性病灶、强化肉芽组织（有或没有皮下移行窦道）、嗜酸性脑膜脑炎、脊髓病变，呈弥漫或散在分布，强化灶周围可见小范围的低信号水肿区。本例患儿长期居住在西双版纳热带地区，有螺类食物进食病史，临床表现为发热、头疼，常规抗感染治疗效果欠佳，外周血及脑脊液中嗜酸性粒细胞增多，头颅磁共振成像提示脑炎改变，结合脑脊液广州管圆线虫 IgG 阳性，故中枢神经系统感染（广州管圆线虫）诊断明确。

阿苯达唑和激素联合治疗是有效治疗人类广州管圆线虫病的方法。本病的预后多良好，病死率较低（<0.5%）。本例患儿经阿苯达唑联合激素治疗后临床症状很快好转出院。

七、病例点评

在我国，广州管圆线虫病暴发及散发均有报道，但本病常为散发，容易误诊、漏诊。临床医生应当提高对此病的认识。诊疗过程中需详细询问病史，认真采集流行病学史。本病临床无特征性表现，仅有发热、颅内压增高、脑膜刺激征等表现，需依靠流行病学，以及血、脑脊液中嗜酸性粒细胞增高提示诊断。本病血清抗体阳性率低，脑脊液及外周血均难以检出寄生虫。对于外周血嗜酸性粒细胞明显升高的中枢神经系统感染患者，需要动态随访脑脊液及血清寄生虫抗体检查。

（刘 冰 刘 钢）

参考文献

[1] WANG Q P, WU Z D, WEI J, et al. Human Angiostrongylus cantonensis: an update. European Journal of Clinical Microbiology & Infectious Diseases, 2012, 31 (4): 389-395.

[2] LV S, ZHOU X N, ANDREWS J R. Eosinophilic Meningitis Caused by Angiostrongylus cantonensis. ACS Chemical Neuroscience, 2017, 8 (9): 1815-1816.

[3] SAWANYAWISUTH K, CHINDAPRASIRT J, SENTHONG V, et al. Clinical Manifestations of Eosinophilic Meningitis Due to Infection with Angiostrongylus cantonensis in Children. Korean Journal of Parasitology, 2013, 51 (6): 735-738.

[4] BARRATT J, CHAN D, SANDARADURA I, et al. Angiostrongylus cantonensis: a review of its distribution, molecular biology and clinical significance as a human pathogen. Parasitology, 2016, 143 (09): 1087-1118.

第五节 肺包虫病

一、病例介绍

患儿，女，4 岁，主因“反复咳嗽、发现胸腔占位 2 月余”入院。患儿 2 月余前因反复咳嗽，干咳，无咳痰，不伴发热，至当地医院就诊，行胸部 X 线检查示胸腔内占位性病变，进一步行胸部 CT 检查示两侧胸腔占位性病变，为进一步诊治来我院就诊，门诊行 CT 检查示：右肺中叶及左肺下叶多发囊性病变，囊壁轻度强化。以“双侧胸腔占位”收入院进一步诊治。患儿近 1 年来易患呼吸道感染，每月 1 次，精神、反应可，无呼吸困难等不适。

患儿生活于河北省农村，家中养犬，发病前无外地旅行史和居住史。

既往史、个人史及家族史：无特殊。

入院查体：意识清楚，精神反应可，发育正常，营养良好，步态稳，卡介苗接种后瘢痕阳性，双瞳孔等大等圆，对光反射灵敏。全身未见皮疹，浅表淋巴结不大；两侧胸廓对称，双侧呼吸动度基本一致，两肺叩诊清音，两肺呼吸音清晰，未闻及明显干、湿啰音，未闻及胸膜摩擦音。心、腹部查体未见异常，布鲁辛斯基征、克尼格征、巴宾斯基征阴性。

病例特点

(1) 学龄前儿童，起病隐匿，病史 2 月余。

(2) 主要表现为反复咳嗽，发现胸腔占位。

(3) 查体：意识清，精神反应可，两侧胸廓对称，双侧呼吸动度基本一致，两肺叩诊清音，两肺呼吸音清晰，未闻及明显干、湿啰音，未闻及胸膜摩擦音。

(4) 胸部 CT 增强 + 重建：右肺中叶及左肺下叶多发囊性病变，囊壁轻度强化，考虑肺囊肿合并感染可能；左下肺胸膜局限性增厚；胸部大血管未见明显异常。

(5) 胸部超声：双侧胸腔囊性肿物（右侧位于前中部，左侧位于后下部），囊液透声可，二者均紧贴胸壁下（图 5-5-1）。

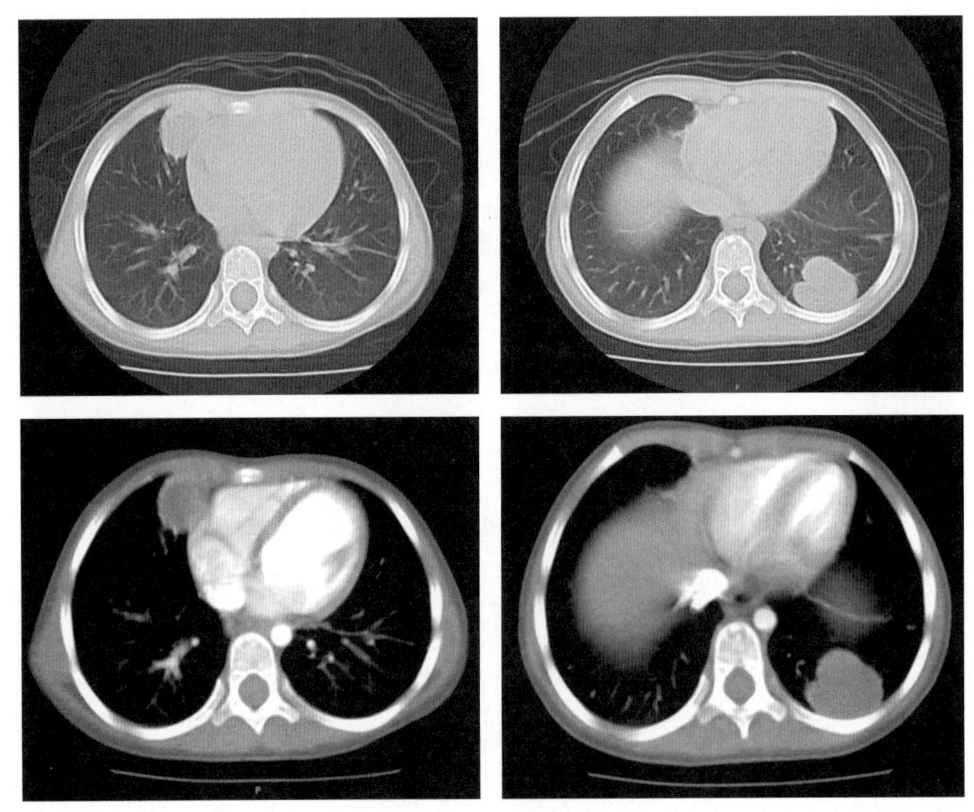

图 5-5-1 胸部增强 CT
右肺中叶及左肺下叶多发囊性病变，囊壁轻度强化。

二、诊断分析

根据患儿学龄前儿童，起病隐匿，病史 2 月余，反复呼吸道感染病史，胸部 CT 提示右肺中叶及左肺下叶多发囊性病变，囊壁轻度强化，故诊断胸腔占位病变待查。需要与以下疾病鉴别：

1. 肺脓肿　X 线片上与感染的肺囊肿很相似。肺囊肿壁较薄，边界较清晰。肺脓肿壁较厚，周围肺组织有炎性浸润或纤维性变，经抗生素治疗可逐渐缩小。患儿无明显发热，病史较长，不支持本病，需完善局部病理学进一步协助诊断。

2. 肺大疱　发生于葡萄球菌肺炎或其他肺炎后，肺内形成囊性病变。肺大疱的囊腔时大时小，而肺囊肿则很少变化。感染控制后肺大疱常自行消失。本患儿为学龄前儿童，此次起病前无明确肺炎病史，需监测病变情况协助诊断。

3. 其他肺内球形病灶　如肺转移瘤、肺结核球、错构瘤、血管瘤、动静脉瘘等均应与液囊肿相鉴别，可经影像检查，如 CT、血管造影等鉴别，有时需通过手术后病理学检查确诊。

三、辅助检查

1. 血常规　白细胞 13.47×10^9/L，血红蛋白 131g/L，血小板 546×10^9/L，中性粒细胞百分比 47.4%。嗜酸细胞百分比 16.8%。CRP <8mg/L。

2. 肺病理　(左侧肺下叶) 肺棘球蚴病。送检肺组织内可见大片状出血、坏死、纤维化，大量急慢性炎细胞浸润及多核巨细胞反应。另送检囊壁内可见原头(蚴)节。特异性染色：甲苯胺蓝染色(–)，革兰染色(–)，PAS(+)，六胺银染色(+)。

四、诊疗经过

入院后行术前检查未提示存在手术禁忌，在全麻下行“左下肺楔形切除术”，术程顺利，术后予以抗炎、止血、对症治疗。术后第 4 天拔除胸引流管，患儿呼吸平稳，伤口愈合好，复查胸片未见明显异常，术后病理检查示(左侧肺下叶)肺棘球蚴病。送检肺组织内可见大片状出血、坏死、纤维化，大量急慢性炎细胞浸润及多核巨细胞反应。另送囊壁内可见原头(蚴)节。特异性染色：甲苯胺蓝染色(–)，革兰染色(–)，PAS(+)，六胺银染色(+)。患儿术后恢复好，伤口愈合好，口服阿苯达唑剂量为 15mg/(kg·d)，分 2 次口服，疗程 1 个月，定期胸外科门诊复诊。

五、最终诊断

肺包虫病。

六、讨论

包虫病又称棘球蚴病，是由棘球绦虫的幼虫寄生于人体引起的人兽共患寄生虫病。在我国主要有细粒棘球绦虫的幼虫引起囊型包虫病和多房棘球绦虫的幼虫引起泡型包虫病。

包虫病(棘球蚴病)呈全球性分布。在我国以囊型包虫病为主，主要流行于西北的牧区和半农半牧区，家犬是主要的传染源和终宿主(棘球绦病)。作为终宿主的家犬的排出成熟节片及大量虫卵时，污染草地、水源、家居环境或附着在其皮毛上，食草动物和人因食入虫卵而被感染。我国是世界上包虫病高发的国家之一，其中以新疆维吾尔自治区、西藏自治区、宁夏回族自治区、甘肃省、青海省、内蒙古自治区、四川省等最严重。泡型包虫病又被称为“虫癌”，是高度致死的疾病，分布范围稍小，多见于青海省、西藏自治区、甘肃省、四川省、新疆维吾尔自治区、宁夏回族自治区的部分地区。本患儿生活于河北省农村，发病前无外地旅行史和居住史，家中养犬，考虑家犬是本病人的传染源。

早期可无任何表现，多在体检时发现。主要的临床表现为棘球蚴囊占位所致压迫、刺激或破裂引起的一系列症状。囊型包虫病可发生在全身多个脏器，以肝、肺多见。泡型包虫病原发病灶几乎都位于肝脏。肺囊型包虫病可出现胸部隐痛、胀痛或刺激性咳嗽，巨大囊型包虫病可引起压迫性肺不张，重者胸闷气促，甚至呼吸困难。合并感染时可出现肺脓肿症状、发热、胸痛、咳嗽咯脓痰，伴有支气管瘘者，脓痰中带有囊碎屑，重者咯血。合并破裂者若穿入支气管，则引起剧烈咳嗽，咯出大量水样囊液，其内带有内囊碎片，重者窒息死亡。个别病人偶尔咳出全部棘球蚴囊内容物，外囊塌陷闭合，而获痊愈。但大多难以完全咳出，囊腔继发感染，周围肺实质发生慢性炎症，宜手术治疗。若穿入胸膜腔，发生液（脓）气胸，随后继发多发性胸膜囊型包虫病。对于肺囊型包虫病 X 线影像特征表现：直径小于 2cm 棘球蚴囊为密度较低、边缘粗糙、模糊不清的球形阴影。较大的棘球蚴囊轮廓清晰，边缘整齐，界限锐利，密度均匀，圆形、卵圆形或有切迹，呈分叶状、单发或多发的孤立的囊性阴影。由于棘球蚴囊的挤压可出现气管、心脏的移位。肺下叶的棘球蚴囊可出现随呼吸而变形的特征（包虫呼吸征）。本患者为肺包虫病，有反复咳嗽的表现，为干咳，胸部 CT 提示右肺中叶及左肺下叶多发囊性病变，符合肺囊型包虫病的临床表现。

人体包虫病免疫学诊断方法有间接血凝集试验（indirect hemagglutination test，IHA）、酶联免疫吸附试验（ELISA）、PVC 薄膜快速 ELISA 等。其中，以 ELISA 法最为常用且较敏感。现有的包虫病免疫学试验方法在敏感性和特异性上存在很大的差异。试验结果受许多因素的影响：抗原的性质和质量；检测用的试验系统；棘球蚴囊的数量、部位和活力；不同地理虫株差异；个体免疫应答反应的差异等。血清学检测结果并非阳性时，可能需要经皮穿刺或活检证实存在原头蚴、头钩或棘球蚴囊膜才能确诊，本患儿也是通过手术活检病理确诊。

小儿肺包虫病的手术目的主要是切除囊肿，以免囊肿破裂感染及播种，同时最大限度保留正常肺脏组织，从而尽可能不影响到儿童的身体发育。所以即使在肺包虫囊肿破裂感染的情况下，大多数专家仍然不主张对小儿肺包虫病患者行肺叶切除术，而主要行尽量保留正常肺组织的术式。小儿肺包虫病的手术方式是根据囊肿部位、大小、数量是否并发感染，以及是否有胸膜粘连决定的，目前手术方法主要有开胸完整内囊摘除、内囊穿刺摘除术、肺部分切除术或全肺切除术及胸腔镜下肺包虫摘除术。小儿肺包虫的治疗也不断在发展，有一些新的术式也不断被报道。20 世纪 80 年代初，阿苯达唑及甲苯达唑被证实对包虫病的治疗有效，从而为包虫病的治疗增添了新的治疗方法。目前被证实对包虫病的治疗有效的药物主要有苯并咪唑类和吡喹酮类药物。单一的手术治疗或药物治疗都不能够明显降低小儿肺包虫病的复发率，所以目前小儿肺包虫的治疗是以手术治疗为主，药物治疗为辅的联合治疗方式。但是目前仍然没有一种手术方式适用于所有类型的小儿肺包虫病患者，手术方式的选择需要根据实际情况而定。

七、病例点评

肺包虫病,又称肺囊尾蚴病,为囊尾蚴寄生在人体引起的一种人畜共患病。全球范围内分布广泛,具有明显的地域性。因此流行病学的了解对于疾病的掌握至关重要。这种疾病的传播途径主要是通过接触被污染的水源、食物等感染源引起感染。肺包虫病早期症状较轻,可能仅表现为咳嗽、咳痰、胸痛等,若不认识本病,容易被忽视。严重者可导致呼吸衰竭,甚至危及生命。肺包虫病对患者的危害不仅仅是生理上的,还包括心理和社会层面。患者可能会因为长期的疾病折磨而产生焦虑、抑郁等心理问题。因此,肺包虫病不仅是一种疾病,更是一种社会问题。预防肺包虫病的关键是控制传染源和切断传播途径。世界卫生组织(WHO)已将肺包虫病列为全球十大公共卫生挑战之一。我国也高度重视肺包虫病的防治工作,将其纳入国家重大传染病防治规划。加强对家畜的管理,定期进行体检和驱虫,减少囊尾蚴的感染率。改善周围环境,避免饮用被污染的水源。加强健康宣教,提高防范意识,养成良好的生活习惯。

(刘 冰 胡 冰)

参考文献

[1] 中华人民共和国卫生部. 包虫病诊断标准. 热带病与寄生虫学, 2018, 016 (001): 56-61.

[2] 阿布拉江·卡米力, 伊地力斯·阿吾提, 艾力牙尔·迪里下提. 小儿肺包虫病的治疗现状及进展. 世界最新医学信息文摘, 2020, 20 (6): 25-26.

第六节 并殖吸虫病

一、病例介绍

患儿,男,7 岁,主因“间断头痛伴恶心、呕吐 5 月余”入院。患儿在入院前 5 月余无明显诱因出现头痛,前额胀痛为主,继之出现 5~6 次 /d 非喷射性的呕吐,呕吐物为胃内容物,无发热、无腹痛腹泻、无抽搐及意识障碍。上述症状持续出现 2 天,患者旋即就诊于河北 A 医院,给予头孢类抗生素及炎喜平等进行治疗,上述症状逐渐好转。出院后两周患者再次出现上述症状,并伴有意识欠清,答非所问,患者于河北 B 医院就诊行头颅 CT 检查提示脑出血。患者转诊至 C 医院,行头颅磁共振成像检查见左顶枕叶侧脑室多发异常信号,灶内可见出血,并有灶周水肿;增强扫描见左顶枕叶侧脑室周围病变,可见多发大小不等环形或不规则强化;腰椎穿刺见颅内压增高,脑脊液常规见无色透明,潘氏试验(Penn's test)弱阳性。脑脊液白细胞:112×10^6/L($0\sim8 \times 10^6$/L),多核细胞占 40%,单核细胞占 60%;脑脊液生化回报:蛋白 631mg/dl(15~45mg/dl),氯化物 128.6mmol/L(120~132mmol/L),糖 4.28mmol/L(2.24~3.92mmol/L),脑脊液涂片见成片嗜酸性粒细胞,散在淋巴细胞,少量吞噬细胞及个别中性粒细胞,另见散在核大,核仁明显异型细胞。于外院行甘露醇降颅压治疗，病因尚不清楚，患者为进一步诊治来就诊。

患者自发病以来，精神及食欲弱，大小便正常，体重未见明显增加，体力尚可。

既往史：患儿为四川乐山人，起病前 2 月余曾有于四川乐山当地食用烧烤溪蟹史。

个人史及家族史：无特殊。

入院查体：T 36.6℃，P 94 次 /min，R 22 次 /min，BP 90/60mmHg，WT 22kg。意识清，双侧瞳孔等大等圆，对光反射好，颈硬，有抵抗。布鲁辛斯基征阳性、克尼格征可疑阳性、巴宾斯基征阴性。全身皮肤黏膜无黄染，巩膜无黄染，未见出血点；浅表淋巴结未触及肿大；双肺呼吸音粗糙，未闻及干、湿啰音及胸膜摩擦音；心率 94 次 /min，心律齐，无杂音；腹软，全腹无压痛，无反跳痛，肝脾肋下未及，移动性浊音阴性，肠鸣音 4 次 /min。双下肢无可凹性水肿。

病例特点：

(1) 幼年患儿，慢性起病，病程 5 个月。

(2) 主要临床特征为颅内高压症状伴有颅内出血。

(3) 查体见意识清，精神反应可，脑膜刺激征阳性。

(4) 脑脊液检查：细胞数明显升高，以嗜酸性粒细胞为主，蛋白明显升高，糖轻度升高；头颅 MR 见左顶枕叶侧脑室多发异常信号，灶内可见出血。

二、诊断分析

幼年患儿，慢性起病，病程相对较长，主要临床特征为颅内高压症状伴有颅内出血。主要阳性体征是颈硬，有抵抗。布鲁辛斯基征阳性、克尼格征可疑阳性。腰椎穿刺见颅内压明显升高，脑脊液以嗜酸性粒细胞明显升高为主，伴有蛋白明显升高，糖轻度升高；头颅影像学见左顶枕叶侧脑室多发异常信号，灶内可见出血。首先考虑嗜酸性粒细胞性脑膜脑炎伴出血。但患儿院外治疗效果不佳，病情反复，应考虑：①是否是感染性因素造成上述脑膜脑炎，特别是寄生虫、结核菌等感染引起；②有否合并自身免疫性或肿瘤性病变，包括嗜酸性韦格纳肉芽肿、结节病、系统性红斑狼疮及淋巴瘤。应完善相关免疫指标检查，评估患儿有无基础疾病，积极完善病原学及影像学检查协助诊断。

需要鉴别的疾病：

(1) 结核感染：就目前患儿的临床过程及脑脊液改变以及影像学特点，亦应注意结核感染的可能。但患儿接种过卡介苗，也无明确结核接触史，暂不支持结核菌感染。入院后行脑脊液抗酸染色复查，并完善结核菌素试验、监测肺部影像检查及 T-SPOT 等检查协助鉴别。

(2) 系统性疾病累及颅内感染：患儿为学龄前儿童，慢性起病，病史相对较长，有明确的中枢神经系统受累的表现，脑脊液提示蛋白及糖升高，因此应注意系统性疾病累及颅内感染的可能。应完善：自身免疫疾病检查、肿瘤指标等。

三、辅助检查

(1) 血常规：WBC 7.2×10^9/L，嗜酸性粒细胞 0.75×10^9/L，嗜酸性粒细胞百分比

10.4%,GR 57.6%,RBC 4.11×10^{12}/L,HB 120g/L,PLT 296×10^{9}/L。

(2)血液细胞学:NB 1%,NS 57%,嗜酸性粒细胞百分比 11%,淋巴细胞百分比 29%,单核细胞百分比 2%。

(3)血生化全项大致正常。

(4)红细胞沉降率 22mm/h;CRP 31mg/dl。

(5)TORCH-IgM、肺炎支原体抗体等均阴性。

(6)肿瘤指标全套阴性,ANA、ENA 及 ANCA 等免疫功能均正常范围。

(7)心电图及腹部超声未见异常。

(8)脑电图未见明显异常。

(9)PPD 试验阴性,T-SPOT 阴性。

(10)脑脊液涂片抗酸染色找结核菌阴性,未找到革兰阴性双球菌,未找到新型隐球菌,未见细菌。

(11)头颅磁共振成像:两侧大脑半球左右对称,中线结构居中,左侧顶枕叶侧脑室三角区周围可见多发类圆形及斑片状异常信号,在 T_1WI 上呈稍低信号,部分病灶可见等信号环,在 T_2WI 及 FLAIR 上呈稍高信号,在 DWI 上呈稍高信号,部分病灶在 T_2WI、FLAIR 及 DWI 上可见低信号环,病变周围可见片状水肿带。增强扫描部分病灶呈环状强化,部分病灶呈斑片状强化,左侧脑膜可见条状异常强化信号。脑室系统正常,小脑及脑干内未见异常。双侧上颌窦、蝶窦、筛窦黏膜增厚。考虑:①左侧顶枕叶及左侧脑膜多发异常强化灶,结合病史考虑寄生虫感染;②鼻旁窦炎(图 5-6-1)。

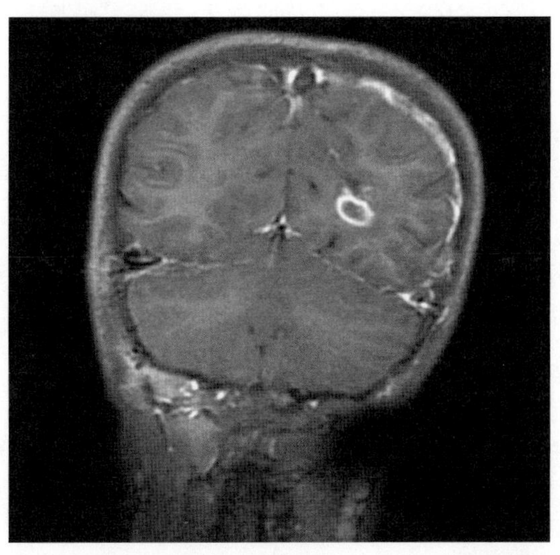

图 5-6-1 患儿头颅磁共振影像图(T_1 Flair 冠状增强扫描)
左侧顶枕叶及左侧脑膜多发异常强化灶。

(12)胸部 CT:胸廓两侧对称,双肺支气管血管束模糊,双肺见散在斑片状、絮状及条索状高密度影,边缘模糊,双侧叶间胸膜见条片状密度增高影。主气管、双肺支气管及其分支管腔通畅。双侧肺门及纵隔内可见多发增大淋巴结,较大者短径约 1.7cm。心脏形态、大小如常。双侧胸膜局部肥厚,双侧胸腔见积液影。胸廓骨质及软组织结构无明显异常。考虑：①双侧胸腔及叶间胸膜积液，双肺多发斑片影，炎症可能大；②双侧胸膜局部肥厚（图 5-6-2）。

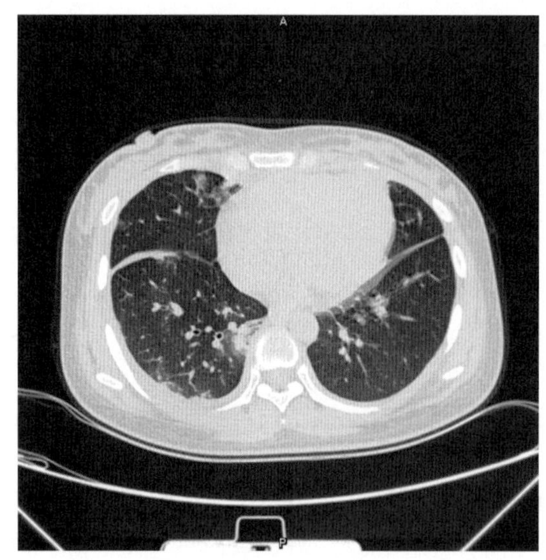

图 5-6-2 患儿胸部 CT 薄层扫描

双侧胸腔及叶间胸膜积液，双肺多发斑片影，炎症可能性大。

（13）寄生虫抗体：血并殖吸虫抗体阳性。血及脑脊液囊虫抗体、曼氏裂头蚴抗体、肝包虫抗体、肝吸虫抗体、广州管圆线虫抗体及血吸虫抗体为阴性。

四、诊疗经过

患儿在起病前 2 月余曾食用烧烤溪蟹，入院检查血常规、血液细胞学嗜酸性粒细胞升高，并殖吸虫抗体阳性，其余寄生虫抗体阴性，头颅磁共振成像见左侧顶枕叶侧脑室三角区周围可见多发类圆形及斑片状异常信号，病变周围可见片状水肿带。增强扫描部分病灶呈环状强化，部分病灶呈斑片状强化，左侧脑膜可见条状异常强化信号，胸部 CT 见双侧胸腔及叶间胸膜积液，双肺多发斑片影及双侧胸膜局部肥厚，综合考虑诊断为脑型并殖吸虫病、并殖吸虫性脑膜脑炎及肺型并殖吸虫病。

患儿入院后给予甘露醇降颅压、静脉滴注地塞米松缓解颅内炎症症状，使用止血药物并加用吡喹酮进行抗虫治疗。监测患者血常规及血液细胞学指标，患者头痛、恶心、呕吐等颅内压增高症状逐渐缓解，患者治疗两疗程后颅内病变及肺内病变减小，治疗效果满意，好转出院。

五、最终诊断

1. 脑型并殖吸虫病
2. 并殖吸虫性脑膜脑炎
3. 肺型并殖吸虫病

六、讨论

并殖吸虫，亦称肺吸虫，是可通过生食或半生食溪蟹或蝲蛄而引起的一种重要的食源性寄生虫病。在我国，除内蒙古自治区、宁夏回族自治区、新疆维吾尔自治区、青海省及西藏自治区以外的 23 个省、自治区、直辖市都存在并殖吸虫感染病例的报道，累计报告已经超过 500 万例，目前每年仍有 6.8 万新发病例。国内主要有 2 种并殖吸虫可引起并殖吸虫病，卫氏并殖吸虫感染人体后主要寄生在肺脏，可以引起咳嗽、胸痛、胸腔积液及胸膜炎等临床表现，还可异位寄生在脑、肝脏、皮下等器官，引起相应部位的病变与功能障碍；斯氏狸殖吸虫（又称四川并殖吸虫）感染人体后主要引起幼虫移行症。以并殖吸虫在颅内寄生引起的并殖吸虫性脑膜脑炎危害最为严重，且临床诊断十分困难。

有报道表明，脑型并殖吸虫病临床常见并殖吸虫导致颅内占位引起的症状，同时并殖吸虫性脑膜脑炎常见的症状包括癫痫、失语、偏瘫、头痛、颅内出血等。这些表现均非并殖吸虫性脑膜脑炎的特征性症状。现研究认为不同临床症状的出现与并殖吸虫移行至颅内寄生的不同部位、虫体发育的阶段，以及虫体分泌虫种蛋白量的多少有密切关系。目前，并殖吸虫移行至颅内的病理生理学机制仍未完全阐明，主要的移行方式为并殖吸虫成虫或童虫循纵隔而上，由包绕颈动脉及颈静脉的血管鞘上升，经破裂孔进入颅内，寄生部位以枕叶、颞叶及顶叶较为多见，额叶较为少见。

嗜酸性粒细胞增多是临床考虑寄生虫病的重要线索之一。并殖吸虫性脑膜脑炎患者外周血及脑脊液中的嗜酸性粒细胞出现升高，但升高幅度并不一致，这与既往相关研究中发现的并殖吸虫病患者中 65% 的病例出现嗜酸性粒细胞的明显升高的结果相一致。

寄生虫抗体检查是诊断寄生虫病的重要手段。有研究发现并殖吸虫感染患者除并殖吸虫抗体呈阳性反应外，还可能存在与包括曼氏裂头蚴抗体、囊虫抗体、日本血吸虫抗体、广州管圆线虫抗体或旋毛虫抗体等交叉阳性反应的情况，此外亦有并殖吸虫感染者并殖吸虫抗体呈现阴性反应。由于血清学抗体检查与感染虫体数量、感染时间、患者的免疫应答能力、寄生虫抗体交叉反应等多种因素有关。因此，在诊断寄生虫病的过程中，针对患者病情资料需要综合分析判断，避免仅依赖于寄生虫相关抗体检查结果而造成误判。

脑脊液检查是明确颅内占位性病变的重要方法。研究发现以头痛或颅内出血为表现的患者颅内压力较高，可能与并殖吸虫在颅内寄生造成的占位影响更为明显有关；而癫痫患者脑脊液中的白细胞、总蛋白及 IgG 含量相对较高，可能是因并殖吸虫在颅内寄生分泌大量的虫体蛋白造成脑组织炎症反应相对剧烈，引起异常放电，造成上述 3 项指标均明显上升。

影像学研究表明，并殖吸虫在颅内寄生的形态描述较为多样，主要有葡萄串样、管道样、绳结样等特点。但对文献及本文的患者信息进行总结发现，多发环状病灶伴有周边水肿带是并殖吸虫性脑膜脑炎病影像学的共同特征，可能与并殖吸虫具有主动贯穿游走的特性有关。磁共振是显示寄生虫感染颅内病灶十分敏感的影像学手段。在使用磁共振扫描中发现，颅内病灶在 T_1WI 及 T_2WI 中呈高信号，其中在 T_2WI 或 T_1FLAIR 条件下对病灶显示更为清晰。

组织病理学研究表明，并殖吸虫在颅内感染后形成炎性肉芽肿性病变，病灶大约可以分为 3 层：①最内层可见并殖吸虫虫卵、凝固性坏死或夏科 - 莱登结晶；②中间层主要是胶原纤维包绕形成结缔组织；③最外层是大量淋巴细胞、浆细胞及嗜酸性粒细胞的炎症浸润，提示病理学检查也是诊断并殖吸虫性脑膜脑炎的重要方法。

与手术作为脑裂头蚴病的首选治疗方法不同，吡喹酮是治疗脑型并殖吸虫病的首选方法。在使用吡喹酮治疗过程中，须密切监测患者的临床症状和体征，给予脱水、营养神经、抑制癫痫、止血、抑制炎症反应等相关药物综合性治疗，并在每个疗程结束后复查头颅影像学，以明确病灶体积变化及周围水肿增减情况。

七、病例点评

并殖吸虫病是一种重要的食源性人兽共患寄生虫病，主要通过食用生的或未煮熟的蟹类或蝲蛄而感染。临床表现分为胸肺型和肺外型两大类。脑型并殖吸虫病是并殖吸虫病最常见的肺外疾病，在有症状的并殖吸虫感染者中，该病的发生率低于 1%，常见于年轻患者，90% 的患者诊断时不到 30 岁。虽然病原学检查，包括痰或粪便中发现并殖吸虫虫卵，或者皮下包块、组织活检及体液发现虫体或虫卵是确诊依据，但实际操作中很难获得。因此，追溯流行病学史，完善外周血和脑脊液的嗜酸性粒细胞及其他常规检测，采取寄生虫抗体及细胞体液应答等免疫学指标进行初步筛查，结合特异性影像学检查结果和组织病理学资料，以提高本病的诊治水平，减少误诊和漏诊。同时加强宣教，如通过避免在地方性流行地区生食蟹类和蝲蛄，可预防并殖吸虫感染。采取严格的卫生措施减少粪便污染水源从而预防该病传播。

（王磊 邹洋）

参考文献

[1] 中华人民共和国卫生部. 并殖吸虫病的诊断标准 (WS 380-2012), 2012.

[2] 郭利琴, 毛静, 刘鑫华, 等. 肺吸虫病的流行病学和临床诊治新进展. 中华传染病杂志, 2023, 41 (12): 811-814.

[3] Kai Liu, Yuan-Chao Sun, Rui-Tai Pan, et al. Infection and biogeographical characteristics of Paragonimus westermani and P. skrjabini in humans and animal hosts in China: A systematic review and meta-analysis. PLoS Negl Trop Dis, 2024, 5, 18 (8): e0012366.

[4] Blair D. Paragonimiasis. Adv Exp Med Biol, 2024, 1454: 203-238.

第六章

支原体及螺旋体病

第一节　肺炎支原体脑炎

一、病例介绍

患儿，男，7 岁，主因“发热 15 天，头痛、呕吐 2 天，近 1 天内抽搐 3 次”入院。入院前 15 天患儿无诱因出现发热，热峰 38℃，2~3 次 /d，伴咳嗽，咳痰，不伴皮疹、头痛、恶心、呕吐、腹泻等，当地诊所考虑“疱疹性咽峡炎”，服用头孢类药物治疗，发热、咳嗽减轻。入院前 10 天至入院前 8 天患儿体温正常，无明显咳嗽、咳痰，无其他不适。入院前 7 天患儿再次发热，热峰 38.5℃，1~2 次 /d，不伴咳嗽、头痛、呕吐等不适，服用头孢类药物，发热无明显好转。入院前 2 天患儿仍有发热，伴头痛，呕吐 2 次，为胃内容物，伴乏力、嗜睡，偶有咳嗽，无皮疹、腹泻等；血常规示白细胞 19.4×10^9/L，以中性粒细胞为主；胸片提示肺炎；头 CT 未见明显异常，予以头孢曲松静脉滴注，发热无好转。入院前 1 天患儿抽搐 3 次，表现为双眼斜视，牙关紧闭，呼之不应，四肢僵直抖动，第 1 次持续约 4 分钟自行缓解，余 2 次持续约 1 分钟，就诊于我院门诊，予以地西泮、苯巴比妥镇静后缓解，抽搐时体温正常。完善腰椎穿刺脑脊液常规示白细胞 67×10^6/L，多个核细胞 85%，单核细胞 15%；脑脊液生化示糖 4.6mmol/L，蛋白 175mg/L，氯化物 125mmol/L，乳酸 1.38mmol/L，乳酸脱氢酶 13IU/L。予“以头孢曲松、阿昔洛韦”静脉滴注 1 次，体温正常，无明显咳嗽、咳痰，无其他不适。急诊以“中枢神经系统感染？”收入科室。

既往史：生后体健。否认传染病接触史。已接种卡介苗，其他无特殊。

家族史：无特殊。

个人史：母孕期体健，足月剖宫产，出生体重 3 800g，否认生后窒息史。

入院查体：生命体征平稳，嗜睡状态，全身皮肤无皮疹、出血点。双瞳孔等大，对光反射稍迟钝，双肺呼吸音粗，未闻及干、湿啰音。心律齐，未闻及病理性杂音。腹软，无包块，无肌紧张，肝脾肋下未触及。四肢运动、肌力查体不配合，肌张力正常，颈抵抗（+），克尼格征（+），布鲁辛斯基征（+），双侧巴宾斯基征（–），膝腱反射、跟腱反射正常，四肢末梢暖，CRT 2s。

病例特点

(1) 7岁学龄期男童,急性起病,病史15天。

(2) 以发热、呕吐、头痛、抽搐、意识障碍为主要表现,予以头孢类抗生素及阿昔洛韦治疗效果不佳。

(3) 查体:嗜睡状态,对光反射稍迟钝,可简单对答,双肺呼吸音粗,脑膜刺激征阳性,余无特殊。

(4) 既往史、家族史、个人史:无特殊。

(5) 辅助检查:血常规示白细胞升高,以中性粒细胞为主;脑脊液检查示白细胞数 67×10^6/L,以多核细胞为主,糖、蛋白正常;头颅CT示左侧基底节区可疑斑片状稍低密度影;胸部CT示肺炎。

二、诊断分析

1. 中枢神经系统感染? 患儿为7岁学龄期男孩,急性起病,以发热、呕吐、头痛、抽搐、意识障碍为主要表现。血常规示白细胞升高,以中性粒细胞为主;脑脊液常规:白细胞数 67×10^6/L,以多核细胞为主。头颅CT示左侧基底节区可疑斑片状稍低密度影,故考虑中枢神经系统感染可能。病原学分析:

(1) 化脓性脑膜炎:患儿为7岁男孩,起病急,以发热、呕吐、头痛、抽搐为主要表现。血常规示白细胞升高,以中性粒细胞为主;脑脊液常规:白细胞数 67×10^6/L,以多核细胞为主。考虑化脓性脑膜炎可能,但患儿为7岁儿童,非化脓性脑膜炎好发年龄,既往无反复感染、无脑脊液漏等基础疾病,不支持,入院后密观患儿病情变化,完善相关病原学检查协助诊断。

(2) 病毒性脑炎:起病稍缓于化脓性脑膜炎,全身中毒症状较轻,脑脊液外观多属清亮,白细胞轻度升高,以淋巴细胞为主,糖含量正常,蛋白质轻度升高或正常;本患儿CRP正常,脑脊液白细胞轻度升高,应考虑病毒性脑炎可能。入院后继续关注病情,必要时完善肠道病毒、疱疹病毒核酸协助诊断。

(3) 支原体脑炎:本病临床可表现为发热、嗜睡等症状,病初有上呼吸道感染诱因,脑脊液细胞数轻度升高,分类以单核细胞为主,支原体检测阳性。本患儿目前考虑中枢神经系统感染可能,合并呼吸道感染症状,胸片提示右下肺斑片状高密度影,需考虑支原体脑炎可能,入院后完善咽拭子及脑脊液支原体核酸、血清支原体抗体检查协助诊断。

(4) 结核性脑膜炎:该病多数呈亚急性起病,2周左右出现脑膜刺激征。患儿需注意结核性脑膜炎。但患儿出生已接种卡介苗,脑脊液外观不呈毛玻璃样,胸片未见结核感染征象。暂不支持结核性脑膜炎。入院后密观患儿病情变化,复查脑脊液常规、生化。行肺部CT,完善T-SPOT化验协助诊断。

2. 肺炎 根据患儿为7岁男孩,急性起病,病程中以发热为主要表现,伴咳嗽,胸片提示右下肺斑片状高密度影,故诊断肺炎,完善呼吸道病原学检查,必要时完善肺部CT协助诊断。

三、辅助检查

（1）咽拭子肺炎支原体核酸阳性。

（2）血清支原体抗体 1∶320。

（3）降钙素原 0.13ng/ml。

（4）12 项细胞因子检测：白介素 -1β 14.32pg/ml，稍高，余正常。

（5）颅脑 MR：双侧尾状核、豆状核对称性异常信号伴大脑半球皮层肿胀，符合支原体脑炎（图 6-1-1）。

（6）视频脑电图：背景慢，持续性弥漫性慢波。

（7）MRA：左侧胚胎型大脑后动脉。

（8）MRV：左侧优势。

（9）血培养、脑脊液病原学检查（细菌、真菌、抗酸染色、墨汁染色、支原体、mNGS）、肠道病毒核酸检测、T-SPOT 均阴性。

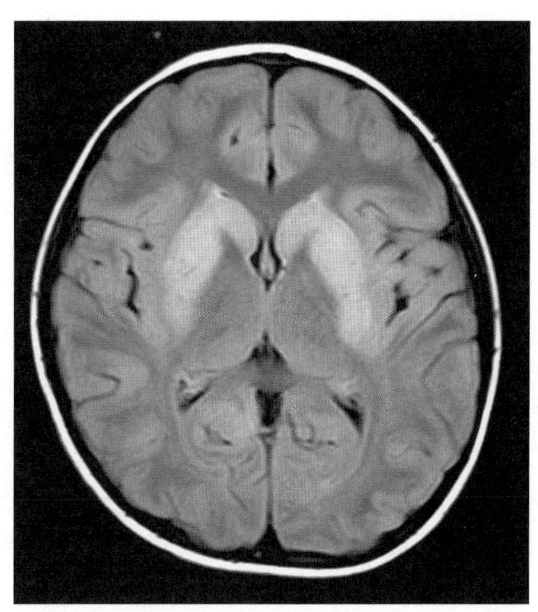

图 6-1-1 头颅磁共振成像

双侧尾状核、豆状核对称性异常信号伴大脑半球皮层肿胀，符合支原体脑炎。

四、诊疗经过

入院后予以头孢曲松联合万古霉素静脉滴注抗感染，甘露醇降颅压，左乙拉西坦口服预防抽搐发作。入院当天查肺炎支原体核酸阳性，血清肺炎支原体抗体滴度 1∶320，考虑支原体脑炎；予以阿奇霉素静脉滴注抗感染，甲泼尼龙琥珀酸钠 2mg/（kg·d）静脉滴注抗炎，丙种球蛋白 2g/kg 调节免疫，停头孢曲松、万古霉素静脉滴注。入院第 3 天，患儿意识状态较前无明显好转，仍有抽搐发作，予以大剂量甲泼尼龙 10mg/（kg·d）冲击治疗 2 天。入院第 4 天完善胸部 CT 提示右上肺及右下肺背侧胸膜下少许肺炎。入院第 5 天，患儿完善头颅 MR 示弥漫性脑水肿，皮层增厚，双侧基底节对称性高信号。复查腰椎穿刺提示脑脊液白细胞数较前下降，予以大剂量甲泼尼龙 30mg/(kg·d) 冲击治疗 3 天，继予 15mg/(kg·d) 冲击治疗 3 天，后续予 2mg/(kg·d) 治疗，将阿奇霉素换为莫西沙星静脉滴注抗感染，加用氯硝西泮预防抽搐发作。入院第 11 天，患儿仍意识不清，间断四肢肌张力升高，予以多巴丝肼改善肌张力障碍。入院第 13 天，患儿精神反应好转，将甘露醇减量。入院第 14 天，停用甘露醇，患儿莫西沙星已应用 10 天，复查血常规及胸片好转，停用。入院第 17 天，患儿能简单对答，肌张力较前改善，脑电图未见痫样放电，将甲泼尼龙琥珀酸钠改为醋酸泼尼松 1.5mg/(kg·d) 口服，多巴丝肼及氯硝西泮减量。入院第 21 天，患儿症状好转，未见抽搐发作，复查头颅 MR 示双侧尾状核、豆状核对称性异常信号，肿胀较前减轻、信号强度较前减低，双侧苍白球 T_1WI 信号较前增高，脑萎缩改变，SWI 未见异常改变。入院第 23 天，患儿精神反应稍慢，余无不适，停用氯硝西泮。治疗效果满意。

五、最终诊断

1. 肺炎支原体脑炎
2. 肺炎支原体肺炎

六、讨论

目前肺炎支原体(*Mycoplasma pneumoniae*, MP)已成为儿童最常见引起呼吸道感染的病原体之一，除可引起严重的呼吸道症状外，临床可出现皮肤、脑、肾、肌肉骨骼、消化系统甚至血液系统等受累的肺外表现。MP 感染累及中枢神经系统约占 MP 感染患儿的 0.1%。MP 感染引发的中枢神经系统损害包括脑炎、小脑共济失调、坏死性脑病、急性播散性脑脊髓炎等，其中以肺炎支原体脑炎(*Mycoplasma pneumoniae* encephalitis, MPE)最为多见，严重威胁着患儿的生命健康。MPE 多为春秋季发病，发病人群主要为儿童，最常见于 5~19 岁学龄儿童和青少年，近年来婴幼儿发病趋势有所增加。

MP 是一种没有细胞壁的专性寄生病原体，呈高度多形性，是能通过滤菌器并在无生命培养基中独立生长繁殖的最小的原核细胞型微生物，其大小介于细菌和病毒之间。MP 主要在宿主上皮细胞表面生活(胞外寄生菌)，也具有进入宿主细胞并在宿主细胞内繁殖的能力，黏膜可能是 MP 向外播散的起始部位。

MP 主要通过呼吸道传播。MPE 的发病机制包括侵袭和炎症因子介导的直接损伤和宿主免疫应答引起的间接损伤。目前认为 MPE 发病时间和 MP 的致病机制紧密相关。按神经系统出现症状的时间将 MPE 分为两类：早发型脑炎(发热后 7 天内出现神经系统症状)和迟发型脑炎(发热 7 天以后出现神经系统症状)。早发性脑炎可能与 MP 侵袭和炎症因子介导的直接损伤有关，而迟发性脑炎可能与宿主免疫应答引起的间接损伤有关。

MPE 中 80% 左右的患儿有呼吸道感染症状存在，呼吸道症状出现在神经系统症状前 3~30 天(多在 10 天左右)，20% 无呼吸道症状而直接以神经系统症状为首发症状，且神经系统症状表现多样，病情轻重不一，临床表现包括嗜睡、意识障碍、抽搐、脑膜刺激征、精神状态改变、性格异常、行为异常、癫痫发作、瘫痪、共济失调等。发热是神经系统症状以外最常见的表现，发生于 70% 以上的患者，胃肠道症状和上呼吸道感染症状约占 45%，还有约 14% 的患者可出现皮疹。MPE 患者 CSF 检查表现与病毒性脑炎相似，无特征性改变。影像学表现多样，脑水肿、软脑膜增强、弥散性信号增强、占位性病变等。MRI 主要表现为病变部位的 T_1WI 呈等或稍低信号，T_2WI 及 FLAIR 呈高信号，信号均匀，增强后无明显强化，病变多位于双侧基底节区，还可表现为双侧纹状体坏死、胼胝体压部可逆性病变，以及脑血管病表现。脑电图检查可见弥漫性 δ 节律、局灶大脑慢波、单侧大脑慢波、局灶性棘慢波发放等。

目前主要推荐的 MPE 诊断标准分为两个层次，即脑炎诊断，以及 MP 与脑炎相关程度的判断。脑炎被定义为脑病（持续 ≥24h 意识障碍，包括昏睡、极度烦躁，或性格、行为明显改变）附加下列两项或以上表现：发热（体温 ≥38℃）、癫痫发作、局灶性神经异常、脑脊液细胞数增多（白细胞 $>5\times10^6$/L）、与脑炎相符的脑电图改变或影像学检查结果异常。在满足脑炎的诊断条件后，根据 MP 作为脑炎病因的证据力度再进行分类：①临床诊断 MPE 以下两项任选一项：如脑脊液（CSF）培养和 / 或聚合酶链反应（PCR）呈阳性，可伴或不伴血清学检测阳性；如仅有咽拭子培养和 / 或 PCR 阳性，同时需伴有血清学检测阳性。②拟诊 MPE：在无其他病原感染的确凿证据下，血清学检测阳性，咽拭子和 CSF 的培养及 PCR 阴性；或是血清学检测阴性，但咽拭子培养或 PCR 阳性。③未确定 MPE：虽血清学检测阳性，但咽拭子和 CSF 培养及 PCR 均阴性，且还具有至少一种其他病原感染的确凿证据。

对于儿童 MPE 的治疗，根据发病机制的不同，治疗方法也存在差异。发病机制为直接损伤侵袭的患儿，推荐应用环丙沙星、多西环素、阿奇霉素或氯霉素抗支原体治疗。而发病机制为宿主免疫应答引起的间接损伤的患儿，推荐在抗支原体治疗基础上加用皮质类固醇和 / 或 IVIG 和 / 或血浆置换进行联合免疫调节疗法。糖皮质激素推荐使用甲基泼尼松龙，较少选用地塞米松。常规剂量 1~2mg/(kg·d)，疗程 3~7 天，对减轻症状、缩短病程有效。大剂量激素冲击治疗仅限于个别危重或常规剂量无效患儿，多合并使用 IVIG 和抗菌药物，其独立疗效并无随机对照试验研究，甲基泼尼松龙 20~30mg/(kg·d) 静脉滴注冲击治疗，2 周内减停，如符合急性播散性脑脊髓炎（acute disseminated encephalomyelitis，ADEM）诊断，可考虑静滴 3 天，之后口服甲基泼尼松龙或泼尼松，根据临床改善程度每 3~5 天减量 1/3，总疗程不超过 4 周。针对免疫介导机制，IVIG 可明显缓解症状，改善预后，但缺乏对照研究。建议 IVIG 冲击治疗剂量为 2g/kg，分 2~4 天使用。

MPE 的预后较差，有研究报告约 18%~64% 的患者远期有神经系统后遗症，包括癫痫、智力障碍、肢体运动障碍等，在感染急性期发生抽搐的病例继发癫痫比例更高。病死率及严重伤害率比其他类型脑炎（如化脓性脑炎、病毒性脑炎、结核性脑炎等）高出 7 倍。有回顾性研究指出支原体脑炎的病死率及严重伤害率仅次于单纯疱疹病毒脑炎。MPE 临床表现形式多样，病情严重，预后差，应引起儿科临床医师的高度重视，提高对这一类疾病的早期诊断和治疗水平，改善预后。

七、病例点评

本例患儿即是一例典型的肺炎支原体脑炎患儿，学龄期儿童，病程早期出现发热伴有呼吸道症状，病程后期出现神经系统表现，后查腰椎穿刺脑脊液异常，头颅影像学提示双侧基底节区出现对称性高信号，结合肺炎支原体病原检测阳性结果，故诊断明确，最终经过积极抗肺炎支原体及免疫调节治疗好转。

肺炎支原体是儿童呼吸道感染的重要病原体之一，脑炎是儿童肺炎支原体感染后少见并发症。肺炎支原体脑炎的发病机制包括直接损伤和宿主免疫应答引起的间接损伤。MP感染引发的中枢神经系统损害类型多样，包括脑炎、小脑共济失调、坏死性脑病、急性播散性脑脊髓炎等；其中肺炎支原体脑炎的临床表现与其他中枢神经系统感染表现类似，包括脑膜受累的症状和体征、发热、恶心、呕吐、头痛、乏力、意识障碍和惊厥等。值得临床医生注意的是部分肺炎支原体脑炎患者无呼吸道症状而直接以神经系统症状为首发症状，且神经系统症状表现多样，病情轻重不一。这给临床诊断带来一定困难。因此当学龄期儿童出现中枢神经系统感染时，即便无明确呼吸道表现，也应考虑肺炎支原体脑炎可能，尽早进行病原学诊治。肺炎支原体脑炎的诊断需基于肺炎支原体感染的明确证据，除血清学检测外，还包括培养或分子诊断方法提示肺炎支原体阳性，且排除其他病原感染。此外，需尽早行头颅影像学，尤其是颅脑磁共振了解病灶受累情况。当疑似肺炎支原体脑炎时需给予抗菌药物，如阿奇霉素治疗。糖皮质激素、丙种球蛋白对于支原体脑炎可能有效。肺炎支原体脑炎的临床预后差，因此临床医生应提高对该病的认识，做到早期识别、诊断，进行精准的治疗以期提高预后。

（张永湛　刘　钢）

参考文献

[1] HU J, YE Y, CHEN X, et al. Insight into the pathogenic mechanism of mycoplasma pneumoniae. Curr Microbiol, 2022, 80 (1): 14.

[2] BITNUN A, FORD-JONES E L, PETRIC M, et al. Acute childhood encephalitis and Mycoplasma pneumoniae. Clin Infect Dis, 2001, 32 (12): 1674-1684.

[3] DAXBOECK F, BLACKY A, SEIDL R, et al. Diagnosis, treatment, and prognosis of Mycoplasma pneumoniae childhood encephalitis: systematic review of 58 cases. J Child Neurol, 2004, 19 (11): 865-71.

[4] 中华医学会儿科学分会神经学组. 儿童中枢神经系统感染治疗疗程与腰椎穿刺检查系列建议之四——支原体脑炎治疗疗程与腰椎穿刺检查建议. 中国实用儿科杂志, 2020, 35 (1): 9-12.

[5] 孙雨, 王华. 儿童肺炎支原体脑炎的诊断和治疗进展. 医学综述, 2015, 21 (9): 1633-1635.

[6] 杨加尉. 儿童肺炎支原体脑炎研究进展. 国际儿科学杂志, 2015, 42 (1): 87-89, 93.

[7] 王莉, 宋春兰. 儿童支原体脑炎联合治疗效果观察. 中国实用神经疾病杂志, 2010, 13 (9): 18-20.

[8] 李默晗, 陶晓娟, 杨双凤, 等. 儿童肺炎支原体脑炎 MRI 征象分析. 中华放射学杂志, 2023, 57 (9): 1006-1009.

第二节　梅毒螺旋体感染

一、病例介绍

患儿，女，2个月。以“发热伴哭闹8天”入院。患儿于入院前8天着凉后出现发热，体温最高38℃，无咳嗽，无呕吐、抽搐，大便为黄绿稀便，每天2~4次，自行口服小儿氨酚黄那敏颗粒，服药后下颌出现红色丘疹。入院前6天皮疹消退，但患儿仍有发热，38℃左右，出现腹胀、双下肢及外阴水肿。就诊于当地医院，查血常规白细胞 $17.8 \times 10^9/L$，淋巴细胞44.7%，血红蛋白55g/L，血小板46×10^9/L，予以头孢吡肟、氢化可的松、白蛋白、免疫球蛋白、酚磺乙胺、维生素C治疗1天。入院前1天患儿就诊于我院，查血常规白细胞28×10^9/L，血红蛋白53g/L，血小板51×10^9/L，中性粒细胞54%，淋巴细胞41%，CRP>160mg/L；生化钠131.8mmol/L，白蛋白18g/L，肌酐169μmol/L，谷丙转氨酶71IU/L；胸腹平片示肺实质浸润，心影增大，肠淤张，下腹部可见中小气液平；头颅CT示双额顶叶可见斑片状低密度区。考虑败血症可能性大，予以头孢曲松抗感染、补液治疗，并输注红细胞。入院当日复查常规白细胞43.9×10^9/L，血红蛋白56g/L，血小板40×10^9/L，CRP>160mg/L，网织红细胞3.0%。脑脊液常规血性，白细胞62×10^6/L，单核细胞48，蛋白1.233g/L，糖及氯化物正常。考虑存在中枢神经系统感染，不除外噬血细胞综合征，予以头孢哌酮舒巴坦、免疫球蛋白治疗，为进一步诊治门诊以"发热待查：败血症、中枢神经系统感染？"收入院。

患儿自发病以来，精神反应欠佳，食欲可，睡眠可，大便略稀，2~4次/d，小便量可。

既往史：生后体健。否认传染病接触史。已接种卡介苗，其他无特殊。

家族史：无特殊。

个人史：早产，孕周及早产原因不详，产程顺利，出生2.4kg，新生儿期体健，足月自测体重3kg。母乳喂养至今。能追物、听声，可自发微笑，抬头欠佳。

入院查体：T 37.8℃，BP 80/50mmHg，R 40次/min，HR 125次/min，意识清楚，精神反应稍弱，呼吸略促，无三凹征；贫血貌，全身皮肤可见鳞屑样脱皮，未见出血点，卡介苗接种后瘢痕阴性，浅表淋巴结未及，颈无抵抗，前囟约3.0cm×3.0cm，张力略高，矢状缝裂开，约0.3mm；双侧瞳孔等大等圆，对光反射存在；口唇欠红润，咽充血；双肺呼吸音粗，可闻及少量痰鸣音及干啰音；心律齐，心音有力，心尖部可闻及Ⅲ/6级收缩期杂音，无震颤；腹膨隆，软，肝肋下约6.0cm，脾肋下约4.0cm，质韧，边锐，肠鸣音4次/min；四肢肌力、肌张力正常，双下肢略肿，非凹陷性，左下肢明显；外阴水肿；膝腱反射可引出，双巴宾斯基征阳性，布鲁辛斯基征、克尼格征阴性。

病例特点

(1) 2个月婴儿，急性起病。

(2) 主要表现发热伴哭闹，一过性皮疹，继而出现腹胀、双下肢及外阴水肿，抗感染治疗无效。

(3) 查体：意识清楚，精神反应稍弱，呼吸略促；贫血貌，全身皮肤可见鳞屑样脱皮，前囟约3.0cm×3.0cm，张力略高，矢状缝裂开，约0.3mm；双肺呼吸音粗，可闻及少量痰鸣音及干啰音；心律齐，心音有力，心尖部可闻及Ⅲ/6级收缩期杂音，无震颤；腹膨隆，软，肝肋下约6.0cm，脾肋下约4.0cm，质韧，边锐；双下肢略肿，非凹陷性，左下肢明显；外阴水肿；膝腱反射可引出，双巴宾斯基征阳性，布鲁辛斯基征、克尼格征阴性。

(4) 辅助检查：患儿血白细胞及CRP明显升高；血红蛋白、血小板、血白蛋白明显减低；心肌酶、凝血功能异常；胸腹片示肺实质浸润，肺血偏多，心影增大，肠淤张，下腹部可见中小气液平，肝影明显。头颅CT示双额顶叶可见斑片状低密度区。

二、诊断分析

1. 发热、肝脾大原因待查 根据患儿为2月余小婴儿，病史8天，以发热为主要症状，查体发现肝脾明显大，故考虑为发热、肝脾大原因待查。分析病因如下：

（1）感染性疾病：小婴儿，起病急，病史短，临床以发热伴烦躁为主要表现，多次查血常规白细胞、CRP明显升高，故首先考虑感染性疾病。考虑：①败血症：小婴儿，起病急，病史短，临床以发热伴烦躁为主要表现，多次查血常规白细胞、CRP明显升高，以中性粒细胞为主，血红蛋白及血小板两系低下；生化示白蛋白明显减低；肺片示肺部存在斑片状阴影；查体肝脾明显大，双下肢水肿，均符合重症感染表现，故考虑败血症可能性大，入院后行血培养检查。②化脓性脑膜炎：患儿为小婴儿，起病急，病史短，临床以发热伴烦躁为主要表现，入院查体前囟张力较高，矢状缝裂开，多次查血常规白细胞、CRP明显升高；脑脊液常规示白细胞及蛋白升高；头颅CT示双额顶叶可见斑片状低密度区，需考虑化脓性脑膜炎，脑脊液白细胞数及蛋白升高幅度不高可能系已使用头孢曲松抗生素有关，不典型化脓性脑膜炎可能，动态监测脑脊液常规、生化。③宫内感染：患儿为早产儿，孕周不详，生后2个月至今仍有皮肤脱皮表现，入院时患儿血红蛋白、血小板、血白蛋白明显减低，心肌酶异常，凝血功能异常，肝脾大明显，可能存在宫内感染，患儿血白细胞及CRP明显升高，不除外合并细菌感染可能。筛查TORCH抗体、梅毒抗体等检查协助诊断。

（2）非感染性疾病：①血液系统疾病（白血病或淋巴瘤）：患儿为小婴儿，查体肝脾明显大，多次查血常规白细胞明显升高，血小板及血红蛋白明显下降，即使患儿起病急，病史短，仍需要除外白血病或淋巴瘤，入院后行骨髓穿刺细胞学检查；②结缔组织疾病：患儿为小婴儿，以发热伴哭闹为主要表现，病程中一过性皮疹，多次查血常规白细胞明显升高，血小板及血红蛋白明显下降，需注意结缔组织疾病，但患儿年龄小，起病急，病史短，目前不支持，入院后必要时查自身抗体除外。

三、辅助检查

（1）血常规：白细胞 $19.68 \times 10^9/L$，淋巴细胞38.2%，中性粒细胞53.2%，血红蛋白78g/L，血小板 $55 \times 10^9/L$。

（2）CRP 70.2mg/L。

（3）凝血功能：FIB 1.23g/L，APTT 69.5s，D-D二聚体4.21μg/ml，余正常。

（4）TORCH系列：HSV-IgM、Rub-IgM阳性，CMV-IgM、TOX-IgM阴性。

（5）梅毒抗体检测：梅毒反应滴度1∶256阳性，梅毒血清抗体阳性。

（6）乙肝五项、人类免疫缺陷病毒抗体、丙肝抗体测定阴性。

四、诊疗经过

患儿入院后予以头孢曲松联合青霉素抗感染、丙种球蛋白调节免疫功能，白蛋白纠正低蛋白血症，继续予以甲泼尼龙抑制炎症反应，输注红细胞纠正贫血。病因诊断明确后于入院第3天出院，转入传染病专科医院继续诊治。

五、最终诊断

先天性梅毒。

六、讨论

梅毒是由梅毒螺旋体造成的慢性全身性传染病，通常经性传播。先天性梅毒是梅毒螺旋体经胎盘感染了胎儿，使婴儿出生后一定时间出现皮肤黏膜及内脏受损的临床表现。

我国 1949 年后梅毒被基本消灭，但近十几年，梅毒重新出现，先天性梅毒的病例数有明显增多的趋势，应引起儿科临床医师的高度重视。我国 1999 年下半年，梅毒的病例数减少了 0.26%，但先天性梅毒的病例数却较上一年度增加了 30.36%。

先天性梅毒的早期表现在出生后 2 年内出现，往往在 2~10 周龄时出现。此时患儿有传染性。最早出现的症状通常是鼻炎，其后很快出现其他黏膜皮肤的损害，也表现骨软骨炎和骨炎。患儿常出现肝脾大、淋巴结肿大、水肿、贫血、黄疸、血小板减少，以及白细胞增多。贫血通常是低增生性的。可出现明显脑膜炎体征（前囟凸起和角弓反张）在早期可表现为肾病综合征，为免疫复合物引起的肾小球肾炎。梅毒典型的病理改变为动、静脉周围炎及内膜炎，血管内皮和成纤维细胞增生增厚，可致血管阻塞。

实验室检查是确诊梅毒感染的重要手段，血清学检查是筛查及诊断的主要方法。最常见的是快速血浆反应素试验（rapid plasma regain test，RPR test）和性病研究实验室试验（venereal disease research laboratory test，VDRL test）。本例患儿能在较短的时间内确定诊断，有赖于及时的实验室检查。

结合母亲的病史和实验室检查资料，新生儿、婴儿或儿童出现的典型症状、体征及特异性实验室检查结果，不难做出先天性梅毒的诊断。但是，因为多年来先天性梅毒十分少见，所以临床上对先天性梅毒警惕性低，缺乏感性认识，极易发生误诊。因此当新生儿、婴儿出现黄疸、水肿、肝脾大、贫血、有核红细胞增多，以及血小板减少、皮疹、鼻炎、口唇或肛门部病变，均应想到先天性梅毒的可能，应及早进行进一步的检查。在对新生儿及婴儿进行鉴别诊断时，应当注意与以下病症鉴别：败血症、充血性心力衰竭、先天性风疹综合征、弓形虫病、播散性单纯疱疹病毒感染、巨细胞病毒感染和新生儿溶血性疾病。溶血病阳性库姆斯试验和血型不相容等可与本病鉴别。对上述病毒感染，用相应的特异性实验室检查也可做到鉴别。

对婴儿病例，青霉素是唯一的治疗选择。在治疗结束后 3、6、12 个月时应进行定量 VDRL 或 RPR 试验随访检查，或重复检查直至这些试验结果变为阴性。对于脑脊液 VDRL 试验阳性的婴儿，每 6 个月应重复进行脑脊液检查。随着治疗，血清抗体滴度会下降，并且通常至 12 个月时转为阴性。重症新生儿先天性梅毒如得不到诊断，可以致命。但如对小婴儿用青霉素治疗，可完全恢复健康。一般在 1 年内可出现血清学的逆转。脑膜血管梅毒患儿可出现永久性神经系统后遗症。

先天性梅毒是一种可预防的疾病，及时、正规治疗孕妇梅毒，是降低先天性梅毒发生率的最有效措施。因此要积极做好产前检查，及时治疗孕期梅毒。防治性乱、推行安全性行为、取缔卖淫和嫖娼，以及对梅毒病例及时发现、及时彻底治疗等，都是防止发生先天性梅毒的重要方面。

七、病例点评

通过本病例的诊治过程我们认识到，目前先天性梅毒的病例数有增多的趋势，应引起儿科临床医师的高度重视，提高对这一类疾病的认知水平，当患儿出现黄疸、水肿、肝脾大、贫血、血小板减少、皮疹等非特异性表现时，均应想到先天性梅毒的可能，应及早进行进一步的检查。要重视询问患儿及家长的流行病学史，对病因不明的患者，必须详细、严谨地询问病史，诊断过程中要认真观察病情，及早做出正确判断。

（郭凌云 刘 钢）

参考文献

［1］KORENROMP E L, ROWLEY J, ALONSO M, et al. Global burden of maternal and congenital syphilis and associated adverse birth outcomes-Estimates for 2016 and progress since 2012. PLoS One, 2019, 14: e0211720.
［2］WORKOWSKI K A, BACHMANN L H, CHAN P A, et al. Sexually transmitted infections treatment guidelines, 2021. MMWR Recomm Rep, 2021, 70: 1.
［3］COOPER J M, SÁNCHEZ P J. Congenital syphilis. Semin Perinatol, 2018, 42: 176.
［4］CHAKRABORTY R, LUCK S. Syphilis is on the increase: the implications for child health. Arch Dis Child, 2008, 93: 105.
［5］LAGO E G. Current Perspectives on prevention of mother-to-child transmission of syphilis. Cureus, 2016, 8: e525.

第七章

发热待查疾病

第一节　以不明原因发热起病的朗格汉斯细胞组织细胞增生症

一、病例介绍

患儿，女，1岁4个月，主因“间断发热2个月，发现肝脾大1个月”入院。入院前2个月，患儿无明显诱因出现发热，体温38.5℃左右，无明显伴随症状，予头孢类抗生素治疗1周后病情无明显好转，仍有发热，热峰2次/d。查血常规：WBC 5.1×10^9/L，N 36.1%，HGB 77g/L，PLT 159×10^9/L，CRP 61.8mg/L。后间断给予抗生素治疗，但体温仍有反复，并出现颜面及双足肿胀。至当地医院住院治疗时查体可见贫血貌，双侧颈部可触及肿大淋巴结，双眼睑及颜面部稍水肿，腹部膨隆，肝肋下4cm，脾肋下4cm，双足水肿。住院期间查血常规：WBC 5.1×10^9/L，RBC 2.6×10^{12}/L，HGB 64g/L，PLT 58×10^9/L。予以头孢曲松他唑巴坦、阿奇霉素、单磷酸阿糖腺苷抗感染治疗，以及丙种球蛋白、甲泼尼龙抗炎治疗，患儿发热好转，但脾脏进行性增大。为求进一步诊治来我院。腹部超声：肝肋下2cm，肝实质回声稍强，脾大，实质回声粗糙；脾实质内一模糊低回声区（0.5cm × 0.6cm），不除外感染灶。复查血常规：WBC 7.14×10^9/L，N 58.2%，HGB 106g/L，PLT 112×10^9/L，CRP 33mg/L。于门诊静脉滴注厄他培南治疗。就诊期间患儿无发热时，家长自行将泼尼松减量，入院前4天停用，入院前3天，患儿再次出现发热，后门诊以“发热肝脾大”收住院。

既往史：生后体健。否认传染病接触史。

家族史：无特殊。

个人史：母孕期体健，足月剖宫产，出生体重3 300g，否认生后窒息史。

入院查体：T 37℃，P 134次/min，R 26次/min，BP 80/50mmHg。意识清，精神反应可，贫血貌，未见皮疹、出血点；双肺呼吸音粗，未闻及明显干、湿啰音；心音有力，心律齐；腹膨隆，触软，无压痛及反跳痛，肝肋下约3cm，质软边锐，脾肋下约7cm，质中，边钝。

病例特点

(1) 小幼儿,急性起病,病史 2 个月。
(2) 主要表现反复发热伴肝脾大,且以脾大为主,病中伴有贫血及血小板下降,抗感染效果不佳。否认疫区居住时,否认特殊饮食史及牛羊、宠物接触史,否认蜱虫叮咬。
(3) 查体:意识清,精神反应可,贫血貌,肝肋下约 3cm,质软边锐,脾肋下约 7cm,质中,边钝,浅表淋巴结未及异常肿大。
(4) 辅助检查:血常规示白细胞大致正常,但分类多以中性粒细胞为主,伴有贫血及血小板下降,CRP 轻度升高。腹部超声:目前肝肋下 2cm,肝实质回声稍强,脾肿大,实质回声粗糙;脾实质内一模糊低回声区 (0.5cm × 0.6cm),不除外感染灶。

二、诊断分析

发热、肝脾大原因待查:患儿为小幼儿,急性起病,病程 2 个月,主要表现为发热,伴有肝脾肿大。因此本诊断成立,分析原因:

(1) 感染性疾病:①细菌感染:患儿为小幼儿,急性起病,病史相对较长,主要以发热伴有肝脾大为主要表现,且腹部超声提示脾脏可见低回声区,考虑感染性疾病,且患儿多次查血常规白细胞分类多以中性粒细胞为主,CRP 增快,因此首先考虑细菌感染的可能性大。在病原菌具体分析中,应注意有无革兰阴性杆菌及胞内病原菌感染的可能。可观察治疗效果并完善血细菌及厌氧菌培养及病原学相关抗原抗体等检查及腹部影像学检查协助诊断(腹部增强 CT 或 MRI)。②其他:本患儿病史相对较长,抗生素治疗过程中体温控制不满意,且血常规白细胞始终无明显升高,查体可见肝脾大,血小板下降不除外脾大所致的脾亢引起,因此应注意病毒、真菌等感染因素的可能。应进行相关检查协助鉴别。

(2) 非感染性疾病:患儿年龄小,反复发热伴有肝脾大,且病程中出现贫血、血小板下降,以及在 2 个月的治疗中抗感染效果并不理想,查体也可发现脾脏显著增大,且患儿感染中毒症状并不明显,用感染很难完全解释,因此临床上仍应重视血液系统疾病的可能。需完善:骨髓穿刺、监测血液指标、必要时可考虑组织活检(如骨髓活检等)。

三、辅助检查

(1) 血常规:WBC 5.1 × 10^9/L,N 36.1%,HGB 77g/L,PLT 159 × 10^9/L,CRP 61.8mg/L。

(2) 骨髓细胞学检查:增生明显活跃,粒、红比例倒置,巨核系增生旺盛伴产板不良,未见异常大细胞,外周血异型淋巴细胞比值升高。

(3) EBV 抗体四项:NA-IgG 阳性,VCA-IgG 阳性,余正常;EBV-DNA 阴性。

(4) PPD 阴性,T-SPOT 阴性,隐球菌抗原阴性。

(5) 腹部超声:目前肝肋下 2cm,肝实质回声稍强,脾肿大,实质回声粗糙;脾实质内有一模糊低回声区 (0.5cm × 0.6cm),不除外感染灶,余腹部脏器未见异常,部分系膜淋巴结增大。

(6) 血清 G 试验、GM 试验:均为阴性。

(7) 多次血细菌及厌氧菌培养均阴性。

(8) 布鲁菌属抗体、莱姆抗体、利什曼原虫抗体、肥达试验、外斐反应均阴性，自身抗体阴性。

(9) 骨髓穿刺检查：未提示明确血液系统疾病的改变。

四、诊疗经过

入院后因患儿有发热、肝脾大，炎症指标升高，且脾脏存在低密度灶，给予积极抗感染，选择头孢哌酮钠舒巴坦钠 + 甲硝唑的联合治疗。但入院后 1 周，因仍有发热，将抗生素调整为厄他培南。4 天后患儿仍反复发热，因不除外肠球菌感染，在厄他培南的基础上加用万古霉素。入院第 18 天，体温始终控制不满意，复查超声：仍提示脾脏低密度灶，首先考虑感染。因此，临床上将万古霉素换用利奈唑胺并继续联合厄他培南的治疗方案，期间给予丙种球蛋白支持治疗。但临床治疗上效果不明显，患儿仍有反复发热，脾脏有增大的趋势，炎症指标白细胞不高，中性粒细胞比例略高，CRP 轻度升高。因考虑不除外血液系统疾病，复查骨髓穿刺亦未见特殊提示。因患儿以脾大为主，临床上考虑不除外朗格汉斯细胞组织细胞增生症（Langerhans cell histiocytosis，LCH）的可能，完善颅骨及四肢长骨摄片，未见骨质破坏；肺部 CT 未见明显异常；临床上无多饮、多尿表现，未能明确诊断。但患儿在住院期间，查体时发现耳后可见一红色皮疹，略高于皮面，临床考虑 LCH 的可能，并进一步行皮肤活检病理检查最终确诊。

五、最终诊断

朗格汉斯细胞组织细胞增生症。

六、讨论

1868 年，Paul Langerhans 最早发现了上皮树突状细胞（epidermal dendritic cell），现在以他的名字命名为郎格汉斯细胞（Langerhans cell），由于对这类细胞已有了深入的认识并对它们进行了分类，故用“朗格汉斯细胞组织细胞增生症（Langerhans cell histiocytosis，LCH）”代替原来的“组织细胞增生症 X（histiocytosis X）”。目前认为 LCH 是一种以 $CD1a^{+}/CD207^{+}$ 未成熟树突状细胞异常增生，导致该细胞浸润组织器官和引起功能障碍为特征的克隆性、肿瘤性增殖性疾病；其发生主要涉及促分裂素原活化蛋白激酶信号通路的异常激活。临床表现具有多样性，可表现为单一的骨质破坏，也可表现为多脏器受累，可有自限趋势，但也可恶化导致死亡。本病病因及发病机制尚不完全清楚，多认为是一种与免疫异常有关的反应性增殖性病变，少数研究认为本病与病毒感染有一定关系，比如 EBV 及 CMV 等。

LCH 可发生于不同的各年龄段，但仍以婴幼儿时期发病最为多见。临床症状与受累器官的部位及数量相关，差别较大。总体来讲，年龄越小出现系统损害的比例越大，而随着年龄的增长，病灶更容易局限。但在机体易受累的组织器官中仍以骨骼最易受到侵犯，并且以扁平骨受累多见。主要见于：颅骨、四肢长骨、脊椎骨而表现骨质虫蚀样改变、病理性骨折等。当累及眶骨后可表现为突眼。神经系统受累约占 15%，垂体最易受到侵犯，从而临床可表现为多饮、多尿等尿崩症的症状。而另一种较为常见的临床表现为皮疹，约半数的病人皮损可出现在病程的早期。常见于躯干、耳后、头部等，为红色斑丘疹，出血性，可有渗出样改变，棘手感，可反复出现，皮损结痂后可留有色素沉着。LCH 累及皮肤时，临床表现常不典型，可表现为各种各样的皮疹，特别是婴幼儿，常被误认为脂溢性皮炎和难治性尿布皮炎，在临床上需要多观察。其他表现还可见到如多发生于婴幼儿的肺部损害，肺部影像可表现为间实质改变及囊泡状损害。当组织细胞浸润肝脾后可导致肝脾的肿大。严重者可发展为噬血细胞综合征。本例患儿为小婴幼儿，为 LCH 的好发年龄，有肝脾的肿大，血常规的异常（贫血、血小板降低等），抗感染治疗效果不佳，虽然在诊治过程中未发现有骨质的破坏，亦未出现中枢神经系统受累的表现，肺部 CT 检查也大致正常，但患儿后期出现耳后红色斑丘疹，出血性，及时完善了病理活检，最终确诊为 LCH。也符合了本病临床表现的多样性，需要我们医生有意识地去进行相应的检查，并注意观察患儿的体征的变化，以利于我们更早诊断，并采取及时的治疗改善患儿的预后。

由于本病临床表现具有多样性的特点，因此在临床上常常被误诊，那么我们在什么时候需要考虑患儿存在 LCH 的可能呢？以下给大家一些提示，当患儿出现下列表现时，应考虑可能存在 LCH 的可能。

1. 发热、肝脾大、抗感染治疗效果不佳。
2. 皮疹（侵犯真皮层，皮疹消退后可出现色素沉着，有的可表现为瘀斑）。
3. 肺部病变（肺间质病变、囊性变、肺大疱）。
4. 骨质破坏（尤其是颅骨、长骨）。
5. 尿崩（部分伴有骨质破坏）。
6. 外耳异常分泌物（抗感染治疗仍有反复，且多为双侧，有的可有肉芽）。
7. 口腔科可能表现为早出牙或早脱落。
8. 眼科检查为凸眼。
9. 颅内占位的也可见到，但相对少见。
10. 肝脾大，反复脓血便的。
11. 有嗜血的表现。
12. 以肝脾大为主的多见于小婴儿，且多伴有皮疹。

当然，本病的确诊除临床表现及影像学外，仍有赖于组织活检的病理检查，尤其是免疫组化 CD1a 和 / 或 CD207 阳性是诊断的“金标准”。在电镜中找到具有伯贝克（Birbeck）颗粒的组织细胞与 CD207 意义相同。此外，*BRAF V600E* 突变有助于 LCH 的诊断。

目前，本病的诊治是依据 2009 年国际组织细胞协会制定 LCH 的最新诊疗指南。

通过对本病例的学习，我们了解了 LCH 的特点，而我们最初是通过不明原因发热的诊断思路进行分析的。在儿童发热待查中，实际上仍是以感染性疾病占主要地位，但血液系统疾病也有很大的比例。尤其是在疾病的早期很难完全将两者区分开来，因此要求我们在诊断及鉴别诊断时全面考虑，细致观察，当无法完全用感染性疾病解释患儿病情时应考虑非感染性疾病的可能，及时发现蛛丝马迹，并进行针对性的检查以利于疾病的早期诊断。

七、病例点评

朗格汉斯细胞组织细胞增生症（LCH）是儿童常见的血液系统疾病之一。最常累及的是皮肤、骨骼、内脏(肝、脾、肺及中枢神经系统),以及其他一些器官。发病年龄多见于小年龄儿,尤其以 1~3 岁幼儿常见。在临床表现中,若为典型的肺部改变、扁平骨受累、典型的皮损会更容易诊断。但部分患儿可能临床症状并不典型,可仅仅表现为不明原因发热或肝脾的肿大,这对于疾病的早期诊断提出了巨大的挑战。在儿童不明原因发热中,血液系统疾病占据第三位,而其中白血病、LCH 及淋巴瘤是前三位的疾病。高于皮面的出血性点状的皮疹、肺部囊性病变、抗感染治疗效果不佳的发热伴肝脾大的病例,临床上应注意 LCH 的鉴别。适时的病理活检有助于早期的诊断。若患儿有多饮、多尿的特点,伴有长期的发热,则需要注意可能是 LCH 累及中枢神经系统的原因,并应进一步完善颅骨平片及四肢长骨摄片,因为 LCH 更容易累及四肢长骨及扁平骨。在病例介绍中,有一些线索可帮助我们评估患儿可能存在 LCH 的可能,会对大家诊断此类疾病有很大的帮助。

(胡 冰　刘 钢)

参考文献

[1] 儿童重要血液性疾病精准诊疗体系的建立及应用项目组. 儿童非高危朗格汉斯细胞组织细胞增生症治疗实践指南 [J]. 中华转移性肿瘤杂志, 2024, 7 (5): 415-421.

[2] 中华医学会病理学分会儿科病理学组, 福棠儿童医学发展研究中心病理专业委员会, 中国抗癌协会小儿肿瘤专业委员会病理学组. 朗格汉斯细胞组织细胞增生症病理诊断专家共识 [J]. 中华病理学杂志, 2022, 51 (8): 696-700.

[3] 中华人民共和国国家卫生健康委员会. 儿童朗格罕细胞组织细胞增生症诊疗规范 (2021 年版). 中华人民共和国国家卫生健康委员会, 2021.

[4] 王天有, 申昆玲, 沈颖. 诸福棠实用儿科学. 9 版. 北京: 人民卫生出版社, 2022.

[5] HU B, CHEN T M, LIU S P, et al. Fever of unknown origin (FUO) in children: a single-centre experience from Beijing, China [J]. BMJ open, 2022, 12 (3): e 049840.

[6] 胡冰, 刘钢. 儿童不明原因发热的诊断思路. 北京医学, 2012, 34 (3): 206-207.

第二节　以髂腰肌占位性病变为表现的大细胞间变淋巴瘤

一、病例介绍

患儿,女,9 岁,主因“左下腹间断疼痛 2 个月,发热伴左下肢活动不利 3 周”入院。患儿于入院前 2 个月无明显诱因出现左下腹疼痛,无呕吐及腹泻,家长未予以重视,仅在腹痛加重时在当地诊所进行药物肌内注射,但具体药物不详,腹痛呈间断发作。而在入院前 3 周患儿腹痛加重,且在行走时明显,并伴有左下肢行走不利。此时患儿出现发热,以午后明显,最高 39℃。伴有全身乏力、食欲减退,以及排尿时腹痛加重。无寒战、头痛、呕吐、腹泻、咳嗽、皮疹、关节肿痛等表现。到当地医院就诊,查血常规:白细胞 7.9×10^9/L,中性粒细胞 65.9%,淋巴细胞 19.4%;血红蛋白 108g/L,血小板 298×10^9/L,CRP 81.6mg/L;

尿常规未见异常；红细胞沉降率 67mm/h；血生化大致正常。给予头孢塞肟、利福平、异烟肼治疗，因体温、腹痛、左下肢活动不利未见好转转来我院，复查血常规提示：白细胞 16.05×10^9/L，中性粒细胞 70.7%，淋巴细胞 22.1%；血红蛋白 109g/L，血小板 443×10^9/L，CRP 111mg/L。腹部超声提示左下腹腔内不均匀回声，范围 5.8cm×3.4cm×5.7cm，周围软组织肿胀粘连，局部条片状积液，考虑炎症，并激发左肾盂及输尿管积水。左侧腹股沟软组织肿胀，局部淋巴结肿大，结构尚清晰，膀胱壁增厚。以“发热、腹腔病变原因待查”收入院。患儿自发病以来意识清，精神反应可，无体重进行性下降，食欲减退。

既往史、家族史、个人史：无特殊。

入院查体：T 38.8℃，HR 86 次 /min，BP 96/60mmHg，意识清楚，精神反应可，发育正常，营养良好；左侧腹股沟处可触及直径约 1.5cm 淋巴结，质软，无触痛，卡介苗接种后瘢痕阳性；双瞳孔等大等圆，对光反射灵敏。全身未见皮疹，双肺呼吸音粗，无啰音；心音有力，心律齐，无杂音；腹平坦，左下腹压痛，左侧腰大肌有压痛，局部无红肿，无反跳痛及肌紧张；四肢关节活动自如，关节无红肿；布鲁辛斯基征、克尼格征、巴宾斯基征阴性。

病例特点

(1) 学龄女童，急性起病，病史 2 个月。

(2) 主要表现为间断腹痛，后期逐渐出现发热、腹痛加重并伴有左下肢活动受限，以及排尿后症状加重。

(3) 查体：意识清，精神反应可；腹平坦，左下腹压痛，左侧腰大肌有压痛，局部无红肿，无反跳痛及肌紧张；左侧腹股沟处可触及直径约 1.5cm 淋巴结，质软，无触痛，余查体未见明显异常。

(4) 辅助检查：血常规示白细胞明显升高，以中性粒细胞为主；红细胞沉降率、CRP 明显增快。腹部超声提示：左下腹腔内不均匀回声，范围 5.8cm×3.4cm×5.7cm，周围软组织肿胀粘连，局部条片状积液，考虑炎症，并激发左肾盂及输尿管积水。左侧腹股沟软组织肿胀，局部淋巴结肿大，结构尚清晰，膀胱壁增厚。

二、诊断分析

发热、腹部病变原因待查：患儿为学龄儿童，急性起病，病程相对较长，主要表现为腹痛，后期出现发热，伴有左下肢活动障碍，结合患儿临床表现提示可能存在腹部病变，且进一步的腹部超声提示腹腔内左下腹可见范围约 5.8cm×3.4cm×5.7cm 的包块，周围软组织肿胀粘连，局部条片状积液。患儿腹痛及左下肢活动障碍考虑与腹腔病变相关，故目前考虑发热、腹部病变原因待查。分析原因如下：

(1) 感染性疾病：①细菌感染：患儿为学龄儿童，急性起病，以反复发热伴有局部病灶为主要表现，多次查血常规提示白细胞升高，以中性粒细胞为主，CRP 及红细胞沉降率均明显升高，结合患儿腹部超声的影像学检查提示存在腹部包块，并伴有周围组织粘连，以及局部的条片状积液，考虑为炎症。就目前情况首先考虑细菌感染的可能性大，尤其注意深部脓肿。患儿病史相对较长，也符合深部脓肿的特点。应完善检查：血培养（必要时需反复多次进行检查）、局部影像学（增强 CT 或磁共振成像等），监测包块变化，如有液化加重可酌情进行穿刺检查。②结核感染：就目前患儿的临床过程相对较长，有反复的发热及腹部肿块，且肿块部位表面皮温不高，无表面皮肤发红，应注意结核感染所致的冷脓肿的可能。但患儿接种过卡介苗，也无明确结核接触史，卡介苗接种后瘢痕阳性，暂不支持结核菌感染，入院后完善结核菌素试验、监测肺部影像检查及T-SPOT等检查协助鉴别。③真菌感染：患儿以腹腔占位性包块伴发热为主要表现，临床亦应考虑有无真菌感染的可能，如：新型隐球菌等可累及腹腔脏器，出现炎性包块，但患儿血常规未提示有嗜酸细胞比例升高，既往无反复感染病史及长期应用抗生素病史，否认禽类接触史，目前诊断依据不足。应完善：血G试验、GM实验，隐球菌抗原检查协助诊断。

(2)非感染性疾病：患儿有反复发热及腹腔的包块，多次检查血常规炎症指标升高，感染中毒症状不明显，腹部超声提示左下腹明显的占位性包块，临床应考虑肿瘤性疾病的存在。如起源于早期交感神经细胞和肾上腺髓质的恶性肿瘤——神经母细胞瘤，以及临床上常见的淋巴瘤。此类疾病均需要病理检查及基因检测进行确诊，入院后应观察抗感染的治疗效果，完善肿瘤标志物的检查，并在条件允许下积极进行骨髓穿刺及组织活检明确诊断。

三、辅助检查

(1)血生化全项大致正常。

(2)红细胞沉降率120mm/h；CRP 111mg/dl。

(3)AFP、hCG、尿VMA均未见异常。

(4)血常规白细胞：(8.54~37.36) × 10^9/L，始终以中性粒细胞为主。

(5)Ig、CD系列及补体均大致正常。

(6)PPD阴性，T-SPOT阴性，隐球菌抗原、G试验及GM实验阴性。

(7)肺CT未见明显异常。

(8)入院后腹部及盆腔的B超提示左侧髂腰肌内部低回声包块，左侧髂腰肌、腰大肌、闭孔肌等软组织肿胀，左肾盂积水，感染及肿瘤需鉴别。

(9)髂腰肌CT：左侧盆腔内骶骨前方髂腰肌内侧可见形态不规则增厚软组织密度影，考虑为感染性病变(图7-2-1)。

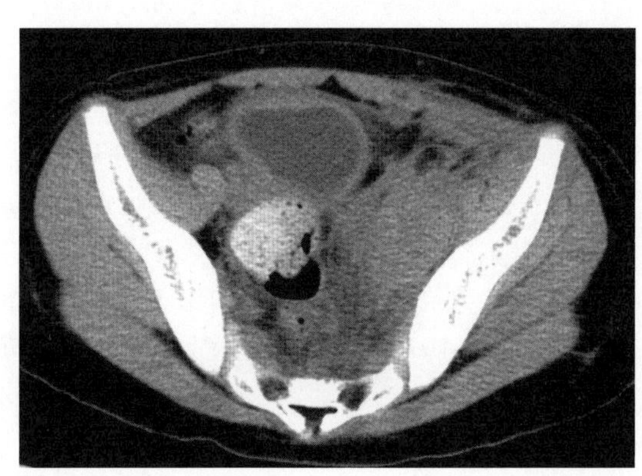

图7-2-1 盆腔CT

左侧盆腔内骶骨前方髂腰肌内侧可见形态不规则增厚软组织密度影。

(10)腰骶部磁共振成像平扫 + 增强：左侧腰大肌、髂腰肌、闭孔内外肌等盆腔及盆腔软组织弥漫肿胀、强化，伴左侧髂腰肌处不规则类梭形混杂信号包块不均匀强化(图 7-2-2)。

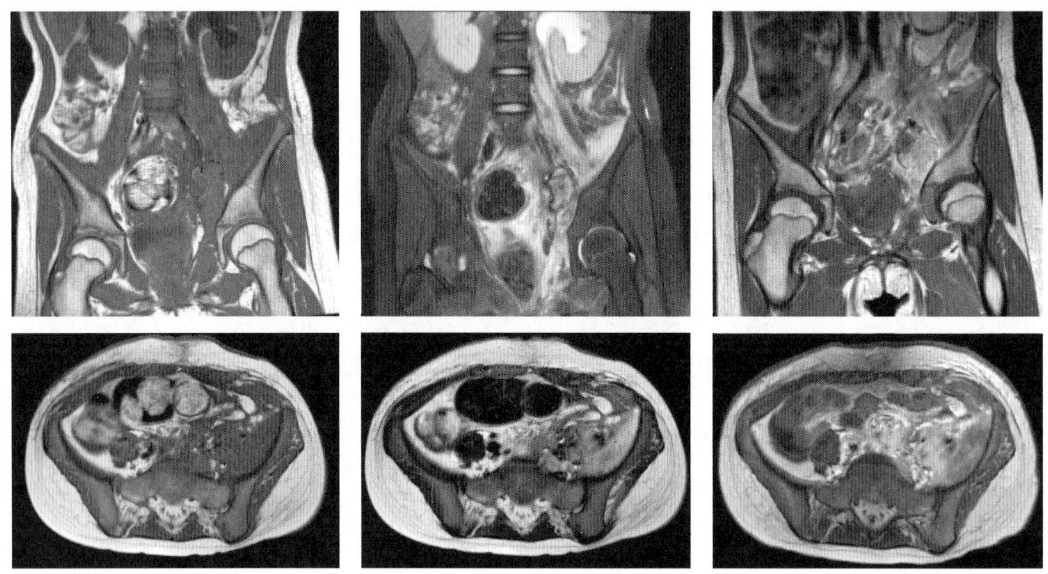

图 7-2-2 腰骶部磁共振成像(平扫 + 增强)
左侧腰大肌、髂腰肌、闭孔内外肌等盆腔及盆腔软组织弥漫肿胀、强化，伴左侧髂腰肌处不规则类梭形混杂信号包块不均匀强化。

四、诊疗经过

患儿入院后首先考虑腹腔病变为感染所致，而且病史相对较长，腹部影像提示腹腔占位性包块并伴有条片状积液，不除外深部脓肿，因此选用了头孢哌酮舒巴坦钠联合甲硝唑及万古霉素的抗感染方案。但经过近 2 周的抗感染治疗后体温始终控制得不满意，原有腹痛及左下肢活动障碍未见好转，监测腹部影像原有的病灶包块并无缩小的趋势，且在此期间完善了相关感染病原学检查均未见异常提示，而同时炎症指标仍居高不下，且有进行性上升。为明确诊断，于入院后 2 周时，经多方会诊进行了第一次的腹腔包块的病理活检。手术探查见肿瘤位于左下腹部腹膜后髂腰肌内，位置较深，瘤体范围大小约 7.0cm × 4.8cm × 8.7cm，边界不清，与周围组织呈粘连状，质地脆韧，包裹左侧输尿管及左侧髂血管。病理结果经多家医院病理科会诊，考虑嗜酸细胞性肌炎，未见肿瘤细胞。最终考虑不除外炎性肌纤维母细胞瘤。因原有抗感染治疗未见明显效果，故降级抗生素至阿莫西林舒巴坦并加用了激素治疗。治疗初期体温很快得到控制，炎症指标下降，随着治疗的进行，患儿体温有所好转，但复查腹腔增强 CT 原有病变较前有所增大，且累及肾血管及周围软组织。为能最终确诊，在住院治疗近 3 个月时(第 1 次活检后的 2 个月)进行了第 2 次手术病理活检并行病灶切除术，而此次病例活检病理回报结果为：左髂窝非霍奇金淋巴瘤，间变性淋巴瘤激酶(anaplastic lymphoma kinase，ALK)阳性间变性大细胞淋巴瘤，肿瘤细胞形态为普通型。送检组织见大量的异形细胞，瘤细胞核空泡状，有明显的嗜碱性核仁及核周嗜酸性区域。肿瘤细胞弥漫浸润周围脂肪组织；免疫组化：EMA（+），CD30（+），ALK（膜浆 +）Ki-67 80%（+）。

五、最终诊断

1. 左髂窝非霍奇金淋巴瘤
2. ALK（+）间变性大细胞淋巴瘤

六、讨论

本例患儿实际上是一个依据不明原因发热待查的诊断思路最终确诊的病例。而不明原因发热（fever of unknown origin，FUO）是指发热时间持续 3 周，体温多次 >38.3℃，经过至少 1 周的完整的病史询问、体格检查和常规实验室检查后仍不能确诊者。不同病原体所致的感染性疾病在儿童不明原因发热中占有较高的比例，比例超过半数。而在未经过一般诊断过程的发热患者中，感染性疾病比例则更高。绝大多数感染性疾病的患儿均可出现发热。因此，熟练掌握不同病原体感染的发病机制、临床特点及所需要的有针对性的实验室检查是明确诊断的关键。由于本例患儿病史相对较长，且存在明确的腹腔病变，因此我们首先考虑为常见的感染性疾病，尤其是细菌感染的可能。在不明原因发热的病例中，如果常见的感染病灶无法明确时，需要注意存在深部脓肿的可能，如：腹腔、中枢神经系统的脓肿，关节腔的脓肿等。本患儿结合腹部影像就需要考虑可能存在腹腔脏器脓肿，如髂腰肌脓肿。而患儿在应用广谱抗菌药物后体温及病灶变化并不明显，且病史相对较长，提示抗感染效果不佳，这时就需要我们考虑感染是否能够解释患儿的病情。如果不能完全解释，那么就要考虑到非感染性疾病中的结缔组织病及血液病的可能。我们应及时完善相关的检查协助诊断。白血病、淋巴瘤等血液系统疾病，以及恶性淋巴瘤导致患儿长期发热的比例并不在少数。在常规非无创检查后仍未能明确诊断时就需要进一步检查，如组织病理的活检等。本例患儿就是经过 2 次的病理活检，最终确诊为左髂窝非霍奇金淋巴瘤，ALK（+）间变性大细胞淋巴瘤，之后在血液科化疗随诊，病情平稳。

ALK 阳性的间变性大细胞淋巴瘤（anaplastic large cell lymphoma，ALCL）是一种 T 细胞淋巴瘤，肿瘤细胞常有丰富的胞质，为多形性，常有马蹄形细胞核。发病比例占到儿童淋巴瘤的 10%~20%，男女比例约 1.5∶1。儿童 ALCL 通常表现为侵袭性强和结外侵犯，且以 ALK 阳性为主。ALK 阳性 ALCL 最常见的核型异常是 t（2；5）（p23；q35）易位。而 ALCL 复杂的组织学表现易导致误诊。目前常见的亚型包括：普通型、淋巴组织细胞型、小细胞型、霍奇金样型及混合型。临床表现中，75% 的患儿有全身症状，常表现发热，最常累及淋巴结（浅表、腹腔、纵隔淋巴结），而 60% 患儿可有结外受累表现，最常为骨及软组织和皮肤受累。中枢神经系统受累少见。大部分患儿在诊断时已处于疾病晚期（Ⅲ~Ⅳ期），因此尽早的诊断对于患儿的预后有着重要的意义。目前 ALCL 的诊断仍有赖于组织病理学及免疫分型，ALK（+）ALCL 组织病理形态多样。"hallmark" 肿瘤细胞普遍存在于各种类型 ALCL 中，其特点为细胞体积大，胞质丰富，胞膜和高尔基体高表达 CD30，细胞质和细胞核表达 ALK 蛋白，ALCL 的免疫表型特征为 CD30（Ki-1）阳性，并常表达成熟活化的 T 细胞表型（HIA-DR，CD25），60% ALCL 患者表达 1 个或 1 个以上 T 细胞相关的抗原（CD3、CD43、CD45RO），60%~70% 的患者表达细胞毒性颗粒和上皮膜抗原（epithelial membrane antigen, EMA)。在临床中，目前针对 ALK 阳性的间变性大细胞淋巴瘤的治疗尚处于研究探索阶段，但化疗反应好，相对于 ALK 阴性的间变性大细胞淋巴瘤预后好。

本例患儿给予我们的提示是，虽然感染性疾病仍占儿童不明原因发热的首位，但在疾病的早期，部分血液系统疾病及风湿免疫性疾病很难与感染性疾病完全分开，需要我们大家有一个清晰的思路及知识的储备。尤其在如大间变淋巴瘤等疾病的表现中，常与感染性疾病的临床表现类似，常会误诊，那我们该如何考虑呢？如果患儿长期发热，感染中毒症状不重，热退后精神反应较好，未发现感染病灶，抗感染治疗效果不佳或病情进行性加重，并伴有明显的血液系统受累的表现，血生化提示 LDH 显著升高，肝脾及淋巴结肿大并且质地异常，无法完全用感染及其他疾病解释的时候，就需要考虑到存在此类疾病的可能。我们要做的就是在对症处理的同时进行相关的检查，如：反复多部位的骨髓穿刺、影像学的检查，包括核素扫描，以及进一步的骨髓、病变组织、淋巴结的活检和相关基因的检测。这也是在不明原因发热待查中需要做的一项有创操作。掌握疾病，同时也要有诊断疾病的清晰思路，这样才能正确做出自己的判断，帮助患儿及时诊断，尽早开始治疗。

七、病例点评

本例患儿是一个典型的儿童不明原因发热(FUO)。经过曲折的诊治过程，最终通过反复的组织病理检查确诊。在儿童不明原因发热的诊断中，常用的经典定义是：体温>38.3℃，持续 3 周，住院 3 天或门诊就诊 3 次仍未明确诊断者。而目前儿童不明原因发热的定义是参照《诸福棠实用儿科学》(第 9 版)，体温>37.5℃，持续时间>2 周且病因不明者，则考虑儿童不明原因发热。在病因分类中，感染性疾病仍占据首位，其中深部脓肿是主要的病因之一。由于儿童的年龄及自我表述的特点，可能无法客观叙述疾病的特点，常会导致医生无法准确做出判断。因此就需要我们掌握最基本的物理诊断的技能。必要的辅助检查有助于我们更好地诊断。在临床工作中，炎症指标的升高并不一定都是感染所致，还有可能是免疫及血液系统疾病所致。因此在抗感染治疗效果不理想，或感染中毒症状不重时，应随时鉴别非感染性疾病。其中风湿免疫性疾病中的幼年型特发性关节炎(juvenile idiopathic arthritis, JIA)、淋巴瘤(间变性大细胞淋巴瘤)，以及血管炎(如多发性大动脉炎)，常因炎症指标的明显升高而被认为是严重的感染性疾病，从而导致抗菌药物的不合理应用。在儿童 FUO 的诊断过程中，感染性疾病务必找到感染的病灶，以及尽可能寻找病原，而无法用感染解释时，一定要考虑到肿瘤及免疫相关疾病的可能。必要的有创检查(病理活检)及影像评估(如 PET-CT)的应用，对于儿童 FUO 的诊断有着重要的优势，应合理地选择应用。

(胡 冰)

参考文献

[1] HU B, CHEN T M, LIU S P, et al. Fever of unknown origin (FUO) in children: a single-centre experience from Beijing, China. BMJ open, 2022, 12 (3): e 049840.

[2] 胡冰, 刘钢. 儿童不明原因发热的诊断思路. 北京医学, 2012, 34 (3): 206-207.

[3] PETERSDORF R G, BEESON P B. Fever of unexplained origin: report on 100 cases. Medicine, 1961, 40: 1-30.

[4] 李丹, 米粲, 李圆圆. 儿童 ALK 阳性的淋巴组织细胞型间变性大细胞淋巴瘤临床病理分析. 第三军医大学学报, 2009, 31 (7): 619-622.
[5] 王天有, 申昆玲, 沈颖. 诸福棠实用儿科学. 9 版. 北京: 人民卫生出版社, 2022.

第三节 亚急性坏死性淋巴结炎

一、病例介绍

患儿,男,12 岁,主因“发现颈部包块 1 月余,皮疹、发热 1 个月,转氨酶升高 14 天”入院。入院前 1 月余,患儿无明显诱因出现双侧颈部淋巴结肿大、疼痛,伴乏力,食欲欠佳,无发热、皮疹、咳嗽、吐泻、关节肿痛等不适。就诊于当地诊所,考虑颈部淋巴结炎,予以消炎药(具体不详)口服治疗 4 天,患儿症状无好转。继续就诊于当地诊所,予以静脉滴注甲硝唑、头孢曲松钠(具体剂量不详)治疗 9 天,患儿淋巴结疼痛好转,仍有淋巴结肿大。入院前 1 个月,输液治疗约第 6 天,患儿出现全身红色皮疹,无明显痒感。家长述输液期间共发热 2 次,1 次体温 37.5℃,未予以特殊处理,1 次体温未测量,自行予以尼美舒利口服治疗(具体不详)。患儿输液治疗停止后,皮疹可逐渐消退,家长述患儿发热时可再次出现皮疹。入院前 14 天,患儿体检发现转氨酶升高,ALT 121IU/L; AST 143.9IU/L,伴皮肤黄染,仍有间断发热、皮疹、颈部淋巴结肿大,诉乏力,食欲欠佳,无咳嗽、呕吐、腹泻、皮肤出血点、关节肿痛等。予以葡醛内酯片口服保肝治疗,症状无缓解。患儿 14 天内共发热 3 次,体温最高 38.5℃,每天 1 次热峰,家长自行口服尼美舒利治疗(具体剂量不详),患儿体温可降至正常,仍伴皮肤黄染、皮疹、淋巴结肿大、乏力,食欲欠佳,无咳嗽、呕吐、腹泻、皮肤出血点、关节肿痛等,家长未予以特殊处理。入院前 1 天,患儿仍有发热,体温 38.5℃,其余症状无缓解,就诊于当地儿童医院,予以布洛芬口服退热。复查肝功能: ALT 1 421.7IU/L; AST 968.2IU/L,EB 抗体提示既往感染,血氨正常,乙肝、丙肝抗体阴性,建议上级医院就诊。患儿于我院急诊就诊,查血常规: CRP<8mg/L,白细胞 5×10^9/L,血红蛋白 128g/L,血小板 67×10^9/L,中性粒细胞百分比 65%,淋巴细胞百分比 24.6%。血生化: 碱性磷酸酶 401IU/L,谷草转氨酶 972.9IU/L,谷丙转氨酶 1 080IU/L,γ- 谷氨酰转移酶 134.2IU/L,总胆红素 56.06μmol/L,直接胆红素 36.35μmol/L,间接胆红素 19.71μmol/L,血清总胆汁酸 193.3μmol/L,甘胆酸 86.81mg/L。凝血三项: 凝血酶原时间 15s,国际标准化比值 1.32,血浆纤维蛋白原定量 1.89g/L,活化部分凝血活酶时间 45s。急腹症超声: 胰腺不肿,目前未见阑尾炎、肠套叠、肠梗阻征象。予以还原型谷胱甘肽静脉滴注保肝治疗,为进一步诊治,急诊以“发热、淋巴结肿大”收入科室。

既往史: 生后体健。否认传染病接触史。其他无特殊。

家族史: 无特殊。

个人史: 母孕期体健,足月顺产,否认生后窒息史。

入院查体: T 38.8 ℃,R 23 次 /min,HR 90 次 /min,BP 100/52mmHg,意识清,精神反应可,颜面皮肤轻度黄染,全身散在红色斑丘疹,不高于皮面,压之褪色,无明显痒感,无皮下出血点。卡介苗接种后瘢痕阳性。双侧颈部及颌下可触及数枚肿大淋巴结，大者直径约1cm×2cm，质软，活动度可，有触痛。巩膜轻度黄染，咽充血，双侧扁桃体Ⅱ度肿大；双肺呼吸音粗，未闻及干、湿啰音；心音有力，心律齐，各瓣膜听诊区未闻及病理性杂音；腹平软，肝脾肋下未触及肿大，未触及包块，无压痛、反跳痛，肠鸣音正常。四肢末梢暖，CRT<2s。

病例特点

(1) 学龄期男孩，急性起病，病史1月余。

(2) 主要表现为发热、发现颈部包块。

(3) 查体：神志清楚，精神反应可，颜面皮肤轻度黄染，全身散在红色斑丘疹，不高于皮面，压之褪色，无明显痒感，无皮下出血点。卡介苗接种后瘢痕阳性。双侧颈部及颌下可触及数枚肿大淋巴结，大者直径约1cm×2cm，质软，活动度可，有触痛。巩膜轻度黄染，咽充血，双侧扁桃体Ⅱ度肿大；双肺呼吸音粗，未闻及干、湿啰音；心音有力，心律齐，各瓣膜听诊区未闻及病理性杂音；腹平软，肝脾肋下未触及肿大，未触及包块，无压痛、反跳痛，肠鸣音正常。四肢末梢暖，CRT<2s。

(4) 辅助检查：血常规提示白细胞正常，以中性粒细胞为主，CRP正常。肝功能升高。

二、诊断分析

亚急性坏死性淋巴结炎：本病是一种原因不明的良性疾病，常发生于年长儿，以发热、淋巴结肿大为主，伴压痛，可伴皮疹、白细胞减少（$<4\times10^9/L$）为主要特征，抗感染治疗无效，激素有效。本患儿为学龄期女童，急性起病，病史1月余，以发热为主要表现，查体颈部有肿大淋巴结伴触痛，院外血常规检查显示白细胞正常，抗感染效果不佳，故需注意亚急性坏死性淋巴结炎可能。入院后监测体温及血常规，监测炎症指标，行淋巴结活检以协助诊治。需与以下疾病鉴别：

(1) 病毒感染：如EBV感染，EBV感染可表现为发热、咽峡炎、皮疹、淋巴结肿大，以颈部淋巴结肿大最明显，可伴有肝脾大，肝功能异常，外周血可见白细胞增高，以淋巴细胞为主，异型淋巴细胞大于10%，查EBV抗体提示感染，血浆EBV-DNA阳性。本患儿有发热，颈部淋巴结肿大，应注意本病，但患儿血常规白细胞不高，未见异型淋巴细胞，院外EBV抗体提示既往感染，不支持。

(2) 结核感染：本病是由结核分枝杆菌引起，结核性淋巴结炎为肺外结核病最常见表现之一，经呼吸道传播的传染病，有结核接触病史；一般起病较缓，表现为长期低热，盗汗，消瘦，乏力，体重减轻，肺结核可表现为长期咳嗽，反复咯血，PPD(+)。本患儿以发热、淋巴结肿痛为主要症状，应注意结核感染，但本患儿无明显消瘦，乏力等结核中毒症状，无结核接触史，查体卡介苗接种后瘢痕阳性，不支持。需完善PPD、T-SPOT协助诊断。

(3) 淋巴瘤：患儿为学龄期男童，病史1月余，发热，查体颈部淋巴结肿大，肝功能升高，需警惕淋巴瘤，完善骨髓穿刺、淋巴结活检以协助诊治。

三、辅助检查

(1) 血常规提示白细胞有减少趋势。

(2)红细胞沉降率：正常。

(3)降钙素原：0.56ng/ml。

(4)LDH：616IU/L。

(5)病原学(EB 病毒、单纯疱疹病毒、肠道病毒、肝炎病毒、结核等)均阴性。

(6)抗核抗体：阴性。

(7)抗双链 DNA：阴性。

(8)ENA 抗体谱：阴性。

(9)血纤维蛋白原(fibrinogen，FIB)降低，甘油三酯升高，铁蛋白升高，sCD25 升高。

(10)细胞因子检测：γ 干扰素 32.18pg/ml，肿瘤坏死因子 0pg/ml，白介素 10 104.15pg/ml，白介素 -6 101.12pg/ml，白介素 -4 0.41pg/ml，白介素 -2 0.15pg/ml。

(11)骨髓涂片：未见异常。

(12)颈部淋巴结超声：双侧颈部可见多发肿大淋巴结，部分融合，大者均位于颌下，左侧 3.6cm × 1.0cm(融合)，右侧 2.3cm × 0.7cm，髓质增厚，皮髓质分界清晰，可见高回声淋巴门结构，未见液化及钙化，血供信号增多，周围软组织不肿。双侧腮腺内可见多发稍大淋巴结，左侧大者约 1.0cm × 0.5cm，右侧大者约 1.0cm × 0.4cm，皮髓质分界清，血供信号增多。

(12)颈部淋巴结活检病理：组织细胞性坏死性淋巴结炎。

四、诊疗经过

入院后予以还原型谷胱甘肽静脉滴注保肝，患儿仍有间断发热，热峰较前升高，予以丙种球蛋白 400mg/(kg·d)静脉滴注调节免疫支持治疗。在院期间复查血常规提示两系低，转氨酶较前明显升高，纤维蛋白原低，铁蛋白明显升高。结合患儿有肝脾大表现，噬血细胞综合征不除外，予以甲泼尼龙 2mg/(kg·d)静脉滴注抑制炎症反应。后复查肝功能提示谷草转氨酶、谷丙转氨酶明显升高，胆红素进行性增高。结合风湿免疫科会诊意见，考虑合并噬血细胞综合征，加用环孢素静脉滴注，甲泼尼龙调整为 10mg/(kg·d)静脉滴注。后逐渐对甲泼尼龙减量，患儿体温正常，复查炎症指标正常，噬血指标较前好转，一般情况可，好转出院。

五、最终诊断

1. 亚急性坏死性淋巴结炎
2. 噬血细胞综合征

六、讨论

儿童亚急性坏死性淋巴结炎的临床表现多样且无特异性，2014 年 Guillaume Dumas 等对亚洲多地区亚急性坏死性淋巴结炎进行系统性研究，90% 颈部淋巴结肿大、14.8% 肝脾大、67% 发热、32.9% 出现皮疹、34.1% 出现关节痛、63.8% 白细胞减少、56.4%CRP 增高、45.2% 存在抗核抗体、18% 存在抗双链 DNA 抗体。亚急性坏死性淋巴结炎病初首发症状存在差异、缺乏特异性，因此在疾病早期容易误诊或延误诊疗，既往研究中，亚急性坏死性淋巴结炎患者的实验室检查可正常，红细胞沉降率和 CRP 可轻度升高，20%~58% 白细胞减少，2%~5% 患者白细胞增多。

目前临床上依靠组织病理学诊断亚急性坏死性淋巴结炎，但淋巴结穿刺活检穿刺取材局限，无法准确反映整个淋巴结的病理改变且亚急性坏死性淋巴结炎组织学形态复杂，易造成反复多次穿刺。既往研究认为亚急性坏死性淋巴结炎的发病是机体针对某些病原体产生的过度活跃的免疫反应，EBV、细小病毒 B19、副流感病毒、副黏病毒、风疹病毒、HIV、乙肝病毒等病毒被提出可能与亚急性坏死性淋巴结炎有关，但是目前并未发现确切的病原学联系。

亚急性坏死性淋巴结炎是一类良性自限性疾病，不需要使用抗菌药物治疗。亚急性坏死性淋巴结炎轻症患者可在 1~4 个月内自行消退，有严重或持续症状的患者应给予糖皮质激素治疗或免疫球蛋白治疗。患儿预后较好，但部分患儿在疾病得到明显改善后，可在几年甚至几个月内出现亚急性坏死性淋巴结炎复发。

七、病例点评

亚急性坏死性淋巴结炎又称“组织细胞性坏死性淋巴结炎”或“菊池病”，是一种少见的、具有良性过程且具有自限趋势的一类疾病。是在 1972 年由日本学者 Kikuchi 和 Fujimoto 首次报道，因此又称为菊池病（Kikuchi Fujimoto disease）。在亚洲的儿童及年轻人中更为多见。临床常具有典型的三联征，包括：发热、非化脓性的淋巴结肿痛、血常规白细胞下降。临床上具有典型三联征的患儿与最终进行病理确诊结果具有较高的一致性。因此，在临床上若患儿存在上述症状，则需要考虑存在本病的可能。适时的淋巴结病理检查有助于最终的确诊。但若对本病不了解，会导致诊断的延迟，以及抗菌药物不合理应用。也是导致儿童不明原因发热中很重要的一类疾病。本病的发病机制有免疫因素，以及可能的感染因素。而其中感染因素中需要关注人类疱疹病毒、细小病毒 B19、风疹病毒等。有研究显示在病理切片病原检查中，并未发现确切的病原，因此也反映出本病可能仍以免疫因素为主。但在诊治过程中仍建议进行可能的病原检查。本病具有自限的过程，但少数病人可能会很严重的并发症，最常见的是神经系统受累（如无菌性脑膜炎、脊髓炎等）及血液系统受累。因此，在诊治过程中需要监测相关的临床症状及指标。亚急性坏死性淋巴结炎通常不需要抗菌药物治疗，但一些具有抗炎效果的抗菌药物临床可能有效，如米诺环素、阿奇霉素等。丙种球蛋白会有作用。激素仍是针对性的治疗药物，要结合患儿的临床过程合理应用。此外，亚急性坏死性淋巴结炎与系统性红斑狼疮有一定相关性，在随诊期间需要定期监测自身抗体的变化。

（刘 冰　胡 冰）

参考文献

[1] AUN J A, HUBBARD M J. Kikuchi-Fujimoto disease heralding systemic lupus erythematosus. The Journal of the American Osteopathic Association, 2020, 120 (12): 934-939.

[2] SELVANATHAN S N, SUHUMARAN S, SAHU V K, et al. Kikuchi-Fujimoto disease in children. Journal of paediatrics and child health, 2020, 56 (3): 389-393.

[3] BERNARDO M, LANÇA A, QUADROS C, et al. Kikuchi-Fujimoto disease—a case report of a paediatric patient. ARP rheumatology, 2022, 1 (1): 87-92.

第八章

其他疾病

第一节　X连锁淋巴细胞异常增生症

一、病例介绍

患儿，男，2岁11个月。以“间断发热30天，皮疹26天，加重2天”入院。入院前30天患儿无明显诱因发热，体温38.5℃左右，无明显伴随症状，入院前27天患儿双手背出现粟粒大小散在红色皮疹，无痒痛，当地按“风疹”治疗3天，仍有发热，皮疹蔓延至面颈四肢，躯干处未见皮疹。入院前15天于当地医院按“①皮疹待查：过敏性紫癜？②上呼吸道感染？”住院治疗3天，曾予以地塞米松、复方甘草酸苷、头孢硫脒、苯巴比妥和赖氨匹林等治疗，病情无好转，入院前10天来我院门诊，皮肤病理活检考虑毛发红糠疹；予以蒲地蓝、氯雷他定、五维牛磺酸口服。入院前2天患儿全身皮疹加重，弥漫性红色皮疹伴痒。

既往史：无特殊，家长拒绝提供相关家族史。

入院查体：T 36.7℃，精神可，全身弥漫潮红，密集对称分布鲜红色1~3mm大小斑丘疹，部分融合成片，双手掌、足底白色小片状脱屑明显，双小腿胫侧可见潮红密集角化性丘疹，表面有细小黏着性脱屑。颜面肿胀，上颚密集针尖大小出血点；双侧扁桃体不大；颈部、双侧腋下、双侧腹股沟可触及多枚肿大淋巴结，大者直径约1.5cm，质韧，活动度可。心肺无阳性体征，肝肋下3cm，质软，脾肋下未及。

病例特点

(1) 幼儿，急性起病。

(2) 主要表现反复发热、皮疹，头孢类抗生素治疗无效。

(3) 查体：精神反应尚好，全身红色斑丘疹，部分融合成片，双手掌、足底脱屑，双小腿胫侧可见潮红密集角化性丘疹，表面有细小黏着性脱屑。颈部、双侧腋下、双侧腹股沟可触及多枚肿大淋巴结，肝脏轻度肿大。

(4) 辅助检查：血常规提示白细胞升高，以淋巴细胞为主，异常淋巴细胞10%。血生化提示转氨酶轻度升高。EBV-CA-IgM(+)，全血EBV-DNA 2.97×10^8 拷贝 /ml。腹部彩超提示肝肋下2.6cm，脾不大，脾血窦开放。骨髓细胞学可见分类不明细胞占2%，可见吞噬血细胞的网状细胞。

二、诊断分析

发热皮疹待查：患儿为男性幼儿，急性起病，皮疹反复，近期加重；皮疹表现为弥漫潮红，密集对称分布鲜红色斑丘疹，大于体表面积的90%，伴有双手掌、足底脱屑，呈猩红热样皮疹，诊断考虑发热皮疹待查，分析病因如下：

(1)药物超敏反应综合征：本病系药物引发机体免疫反应，常伴有体内疱疹病毒等病毒激活。皮疹常表现为周身广泛红色斑丘疹，融合趋势明显。药物超敏反应综合征除皮肤损害还可导致心肌、肝脏、肾脏、胰腺等功能损伤，治疗困难、周期长、疗效慢，部分病人因多系统受累而死亡。本患儿间断发热1个月、皮疹26天，加重2天，全身浅表淋巴结均肿大，肝大，全身皮肤弥漫潮红，密集对称分布鲜红色1~3mm斑丘疹，双手掌、足底脱屑明显，黏膜未见损害。入院前患儿因发热有复方氨林巴比妥、苯巴比妥、赖氨匹林退热治疗及头孢类抗生素抗感染治疗；既往有使用尼美舒利退热；血生化提示肝功受损、心肌受损；血药浓度检查苯巴比妥、卡马西平均升高；血常规曾有嗜酸细胞比例升高，认为药物超敏反应综合征可能性大。但患儿目前血常规嗜酸细胞正常，且疱疹病毒等检查结果尚未回报，待进一步观察病情及相关检查结果回报以明确。

(2)病毒感染：该患儿起病急，先有发热，后起皮疹，且偶有咳嗽。查体有颜面肿胀，上颚可见密集出血点，双侧扁桃体不大，浅表淋巴结均肿大，质韧，活动度可，双肺呼吸音粗，未闻及啰音。患儿外院及我院门诊血常规均示淋巴细胞比例增多，考虑病毒感染可能，尤其EB病毒常与药物超敏反应综合征相关。予以查多项呼吸道病毒、呼吸道感染病原体IgM测定，以及人类疱疹病毒检测、EB病毒检测明确感染源。不能除外药物超敏反应综合征合并病毒感染可能。传染性单核细胞增多症是由EB病毒感染引起，可出现浅表淋巴结肿大、发热、鲜红色麻疹样皮疹、肝脾大，部分病人病情危重，病程长，偶伴血小板减少性紫癜。本患儿有发热、皮疹，伴颜面肿胀、肝脏增大，需注意本病可能，待入院完善检查协助诊断。

(3)败血症：患儿间断发热，热型不规则，有呼吸道症状，有皮疹，败血症可表现为红皮病，也可有猩红热样发疹及皮疹表现，故败血症不能完全除外，但患儿病史血常规白细胞不高、CPR轻度升高，此与败血症不符，待血培养等检查进一步明确。

(4)毛发红糠疹：该患儿皮疹起于双手背，为红色斑丘疹，好转后又脱屑，患儿双小腿胫侧仍可见潮红密集角化性丘疹，表面有脱屑，门诊病理考虑毛发红糠疹。根据病史、临床表现认为毛发红糠疹可能性不大，待进一步观察患儿病情及相关检查结果回报。

(5)结缔组织病：患儿间断发热，热型不规则，皮疹反复，入院后观察临床症状，完善ENA谱等检查，排除结缔组织病可能。

(6)肿瘤：多种内脏恶性肿瘤可引起红皮病，皮疹可骤然发生，呈深紫红色，有剧烈瘙痒，可同时出现恶病质状态，该患儿皮疹特点为弥漫潮红密集对称分布斑丘疹，皮疹瘙痒不明显，皮疹颜色为鲜红色，肿瘤可能性较小，入院后完善影像学查找肿瘤病灶，并完善甲胎蛋白、癌胚抗原等检查协诊。

三、辅助检查

(1)Ig系列：大致正常。

(2) CD 系列：CD4 28.8%，CD8 48.4%，CD4/CD8 0.5，NK 细胞 6.1%。

(3) 经免疫缺陷基因检测，该患儿为纯合 *SH2D1A* 基因突变，移码突变。患儿父母拒绝行基因检测。

四、诊疗经过

患儿入院后予以阿昔洛韦积极抗病毒，保肝，丙种球蛋白、血浆调节免疫，营养支持，激素抑制炎症反应等治疗，住院 3 周后病情好转出院。

五、最终诊断

1. X 连锁淋巴组织增殖性疾病
2. EB 病毒相关噬血细胞综合征

六、讨论

X 连锁淋巴组织增殖性疾病（X-linked lymphoproliferative disease，XLP）是一种罕见的免疫缺陷性疾病，发病率仅为 1∶100 万男性。其临床表现复杂多样，总的特征是男性发病，女性为携带者，发病年龄小（平均为 6 岁），致死率高。分为 XLP-1（SAP 缺陷）和 XLP-2（XIAP 缺陷）。本病例患儿为 XLP-1，XLP-1 因 SH2D1A 基因缺陷导致编码蛋白 SAP 缺乏，SAP 蛋白缺乏使 T/B 淋巴细胞正常相互作用改变，使细胞毒性 T 淋巴细胞（cytotoxic T lymphocyte，CTL）、EBV 感染的 B 细胞、巨噬细胞对 EBV 反应的调节失控，骨髓、肝、脾、淋巴结、胃肠道、肺等多脏器受到异常增殖淋巴细胞浸润。临床表现多样，而以以下三种表现最为常见：①暴发性或致死性传染性单核细胞增多症（fulminant or fetal infectious mononucleosis，FIM）；②异常丙种球蛋白血症；③淋巴瘤。

FIM 是 XLP 最常见的临床表型，可见于 50% 以上的 XLP 病例，同时也是 XLP 最凶险的表现形式，平均发病年龄为 2.5 岁。FIM 典型临床表现为发热、淋巴结肿大、肝脾大，以及实质脏器损害。其中肝脏、骨髓为最易受累器官，患者可出现暴发性肝炎、肝坏死及骨髓功能衰竭。大约 89% 的患儿出现肝功能衰竭，81% 的病人出现贫血，93% 的病人出现血小板功能障碍，常伴有中枢神经系统症状如抽搐、意识障碍等。其中肝衰竭是导致患者死亡的主要原因。90% 以上的 FIM 可发展为继发性噬血细胞性淋巴组织细胞增生症（hemophagocytic lymphohistiocytosis，HLH），即骨髓或外周淋巴组织病理检查可见噬血细胞。FIM/HLH 是 XLP 最严重、预后最差的临床表型，患者多在起病后短期内死亡，发病后平均生存时间为 32 天。

我们曾总结了 4 例 XLP 患儿的临床特点、基因突变及其家系特点，本患儿为其中唯一一例好转出院的患儿。这 4 例患儿均为男孩，发病年龄均小于 3 岁，伴有淋巴结肿大、咽峡炎、肝脾大、皮疹等典型传染性单核细胞增多症症状；EBV-DNA 拷贝数明显升高 $\geqslant 10^8$ 拷贝 /L；流式细胞分析示 CD4 比例异常降低、CD8 比例异常升高，两者比值倒置，提示患儿机体可能存在 CTL 异常增殖，骨髓、肝、脾、淋巴结、胃肠道、肺等多脏器功能受累。患儿入院后均予以积极抗病毒，保肝，丙种球蛋白、血浆调节免疫，营养支持，激素抑制炎症反应等治疗，但病情依旧进展迅速，均很快出现 HLH，3 例患儿最终死亡。发病后的生存时间仅为 20 天左右，与文献报道基本一致。

遗传学连锁分析显示 XLP 的致病基因位于 X 染色体长臂(Xq25),命名为 *SH2D1A*,SH2D1A 基因突变类型占所有 XLP 患者的 83%~97%,基因序列含有 40 000 碱基对,编码 SAP 蛋白。SAP 为含有 128 个氨基酸的胞质蛋白,在 T 细胞及 NK 细胞内表达,而 B 细胞中无表达,通过与 SLAM、2B4、Ly-9、CD84 等细胞表面受体结合而在机体免疫过程中发挥作用。SAP 缺陷可导致 iNKT 细胞形成障碍,iNKT 细胞数量在 SAP 缺陷相关患者中明显下降或缺失。近来,Cannons 等发现 SAP 在 T、B 细胞相互作用维持合适的生发中心形成中发挥重要作用。Nagy 等发现 SAP 参与了 T 细胞再激活诱导的细胞凋亡。当 *SH2D1A* 发生突变时,SAP 缺乏,使 T/B 细胞间正常的相互作用改变,活化信号过度放大,导致 EBV 感染后机体没有能力控制 B 淋巴细胞的增生。淋巴细胞增殖失控并广泛浸润各种器官,致多脏器功能障碍,这是 XLP 合并 FIM 的可能发病机制之一。Parolini 等也通过对严重或慢性 EBV 感染,以及其他 EBV 相关性疾病进行研究证实,*SH2D1A* 突变仅在有 FIM 或 XLP 家族史的病人中出现。但并非所有患者都可检测到该基因突变,80%~97% 的家族性 XLP 患者存在 *SH2D1A* 突变。明确基因突变是 XLP 的确诊依据。

我们曾总结的 4 例 XLP 患儿临床表现均表现为 FIM/HLH,2 例有明确家族史。4 例患儿经 6 类免疫缺陷基因 DNA 序列测定分析,均证实存在 *SH2D1A* 突变,其中 3 例患儿母亲亦存在与患儿相同的基因突变。本研究中 3 例患儿死亡,本患儿症状相对较轻,经治疗临床情况好转出院,但此后遗憾失访。该患儿治疗后临床情况好转可能与突变基因位点不同有关;另外,这例患儿早期即使用大剂量激素冲击治疗,抑制炎症因子风暴,是否与此相关尚有待于进一步研究。同时我们研究发现,这些患儿基因突变位点各不相同。

总之,由于 *SH2D1A* 突变 XLP 致死率高,目前缺乏有效治疗手段,异体造血干细胞移植或骨髓移植是唯一能治愈 XLP 的方法,故对于临床上怀疑 XLP 表现的男性患儿尽早行免疫缺陷基因突变分析检查,早期诊断,最大限度地为患儿移植提供机会,并指导患病家族生育。

七、病例点评

通过本病例的诊治过程我们认识到,临床医生要拓宽知识面,加强对 XLP 的警惕性,提高对这一类疾病的认知水平,更重要的是要有诊断本病的意识:对于 5 岁以下男性患儿,诊断为重症传染性单核细胞增多症,尤为合并噬血细胞增多症时,要想到本病可能性;重视患儿既往史、不良家族史等,在诊断过程中要认真观察病情,勤于思考,不要先入为主,对临床症状、体征要科学、客观地加以分析,做出正确判断。

(胡惠丽　刘 钢)

参考文献

[1] MARSH R A, MADDEN L, KITCHEN B J, et al. XIAP deficiency: a unique primary immunodeficiency best classified as X-linked familial hemophagocytic lymphohistiocytosis and not as X-linked lymphoproliferative disease. Blood, 2010, 116: 1079.

[2] FILIPOVICH A H, ZHANG K, SNOW A L, et al. X-linked lymphoproliferative syndromes: brothers or distant cousins？ Blood, 2010, 116: 3398.
[3] BOOTH C, RIVAT C, ALONSO-FERRERO M, et al. Lentiviral-vector-mediated gene therapy for X-linked lymphoproliferative disease restores humoral and cellular functions. Lancet, 2013, 381: S25.
[4] PANCHAL N, HOUGHTON B, DIEZ B, et al. Transfer of gene-corrected T cells corrects humoral and cytotoxic defects in patients with X-linked lymphoproliferative disease. J Allergy Clin Immunol, 2018, 142: 235.
[5] WILLIAMS M, AFIFY Z. Epstein-Barr virus-associated hemophagocytic lymphohistiocytosis in X-linked lymphoproliferative disease. Blood, 2022, 139 (18): 2847.

第二节 从再发细菌性脑膜炎病例发现原发抗体缺陷

一、病例介绍

患儿，男，13 岁 7 个月，以“发热 4 天，加重伴意识不清 1 天”入院。4 天前出现发热，体温 39℃左右，每天 2~3 次体温高峰，伴有轻微咳嗽，无喘息，无皮疹，无关节疼痛，无尿频、尿急，无腹痛、腹泻。在家中口服“阿奇霉素、百服宁”等效果欠佳，发热无缓解。1 天前体温升高达 41℃，自诉头痛，渐出现嗜睡、间断烦躁不安、意识不清，伴呕吐 3~4 次，呈喷射性，呕吐物为胃内容物，无抽搐。为进一步治疗而来我院，急诊查血常规：白细胞 26.36×10^9/L，中性粒细胞 96.2%，淋巴细胞 1.7%，血红蛋白 145g/L，血小板 265×10^9/L，CRP125mg/L。头颅 CT：枕大池轻度增大，脑实质未见异常。查腰椎穿刺提示脑脊液常规：潘氏试验（Penn’s test）强阳性，白细胞 $1\,050 \times 10^6$/L，多核细胞 90%。脑脊液生化：蛋白 4 401mg/L，糖 0.22mmol/L，氯化物 120mmol/L。以“中枢神经系统感染”收住院。自发病来，精神欠佳，食欲差，大小便正常。

既往史：6 岁及 7 岁时患“细菌性脑膜炎”，于当地住院治疗，痊愈出院。近 6~7 年来常患呼吸道感染，反复查血常规白细胞升高，曾应用“球蛋白”及多种抗菌药物治疗。否认结核、肝炎等传染病接触史。

家族史：否认家族成员中有反复感染或夭折病史，否认其他家族遗传病史。

个人史：该患儿有两个姐姐，分别为 17 岁、23 岁，均体健，本患儿为第三胎第三产。按计划进行免疫接种。

入院查体：WT 37kg，身长 156cm，体型偏瘦，R 35 次 /min，HR 140 次 /min，BP 112/65mmHg。浅昏迷状态，呼吸促，节律尚规整，双瞳孔等大等圆，对光反射存在，扁桃体无。颈抵抗（+），卡介苗接种后瘢痕阳性，双肺呼吸音粗，未闻及干、湿啰音；心音有力，心律齐，腹部软，肝脾肋下未触及。脊柱中线结构无异常，四肢肌张力增高。腹壁反射减弱，提睾反射正常引出。双侧膝腱反射未引出，跟腱反射正常引出，踝阵挛阴性。双侧巴宾斯基征阳性，克尼格征阳性。

病例特点

(1) 13 岁儿童，急性起病，病史短。
(2) 主要表现发热、呕吐、意识障碍。
(3) 查体：浅昏迷状态，呼吸促，卡介苗接种后瘢痕阳性，颈抵抗阳性，四肢肌张力增高。腹壁反射减弱，双侧膝腱反射未引出，双侧巴宾斯基征阳性，克尼格征阳性。
(4) 既往史：6 岁及 7 岁时曾患“细菌性脑膜炎”，近 6~7 年来常患呼吸道感染，反复查血常规白细胞升高。
(5) 辅助检查：血常规白细胞总数升高，以中性粒细胞为主，CRP 显著升高。头颅 CT 未见明显异常。脑脊液细胞数显著增高，以多核细胞为主，生化糖显著降低，蛋白显著增高，氯化物正常。

二、诊断分析

1. 再发性细菌性脑膜炎　患儿为 13 岁儿童，急性起病，病史短，主要表现为发热、呕吐、昏迷，查体浅昏迷，脑膜刺激征及病理征阳性，查血常规白细胞显著增高，中性粒细胞比例显著升高，CRP 显著升高，脑脊液细胞数显著增高，以多核细胞为主，生化糖显著降低，蛋白显著增高，氯化物正常，首先考虑细菌性脑膜炎，入院后完善血培养、脑脊液培养明确诊断。但患儿既往史中有 2 次“细菌性脑膜炎”病史，考虑存在再发性细菌性脑膜炎可能，但患儿为 13 岁儿童，非细菌性脑膜炎好发年龄，应注意查找引起反复细菌性脑膜炎的原因，分析原因如下：

(1) 先天性脑脊液漏：本病是由于先天发育的异常导致脑脊液与外界相通，导致细菌易通过此通道进入脑脊液引起再发性细菌性脑膜炎，本患儿应注意本因素，但患儿既往无脑脊液、耳漏、鼻漏等情况，查体脊柱中线无异常，无皮毛窦、脊膜膨出、脊柱裂等，目前不支持，必要时完善影像学检查找有无畸形。

(2) 头颅外伤或头颅手术后：头颅外伤或头颅手术后易可引起脑脊液与外界相通，可引起再发性细菌性脑膜炎，入院后反复追问病史，既往无头颅外伤及手术病史，不支持。

(3) 先天免疫缺陷病：先天免疫缺陷病，如抗体缺陷、补体缺陷、吞噬细胞功能缺陷，可引起反复细菌感染，患儿近 6~7 年来易患呼吸道感染，应注意此类疾病，入院后完善 Ig 系列、CD 系列、补体检查等协助诊断。

鉴别诊断：

(1) 结核性脑膜炎：患儿为 13 岁儿童，表现为发热、呕吐、意识障碍，查腰椎穿刺提示脑脊液生化糖明显降低，蛋白显著升高，应注意结核性脑膜炎，但患儿起病急，病史短，无结核接触史，卡介苗接种后瘢痕阳性，脑脊液细胞数显著增高，脑脊液生化氯化物不低，不支持，入院后完善 PPD、胸部影像学检查协助诊断。

(2) 良性复发性无菌性脑膜炎：曾称莫拉雷（Mollaret）脑膜炎，特点为持续 2~5 天的发热和 3 次以上假性脑膜炎发作，发作时可表现发热、头痛、呕吐甚至意识障碍，然后自行缓解，复发间隔时间数周至数年不等，本患儿应注意，入院后完善血培养及脑脊液培养除外其他疾病，必要时在脑脊液中找大单核细胞协助诊断。

三、辅助检查

(1)脑脊液培养提示肺炎链球菌。药敏:青霉素(R),头孢曲松(I),头孢吡肟(I),万古霉素(S),利奈唑胺(S),利福平(S)。

(2)血培养阴性。

(3)PPD 检查阴性。

(4)肺 CT 示无异常。

(5)IG 系列:IgA 0.39g/L(0.77~2.19)、IgG 1.64g/L(6.67~14.64)、IgM 0.12g/L(0.49~2.61)。

(6)CD 系列回报:CD3(+)96.3(55~82)%、CD4(+)64.4(55~57)%、CD8(+)27.9(11~25)%、CD4/CD8 2.3(1~2)、BC 0.2(11~45)%、NK 5.8(7~40)%。

(7)免疫缺陷基因检测提示 *BTK* 基因发现 c. 1921C>T 突变,此突变使其编码蛋白质的第 641 位氨基酸残基由精氨酸变为半胱氨酸,为错义突变,此突变来自母亲。

四、诊疗经过

入院后给予头孢曲松及万古霉素联合抗感染,完善 CD 系列回报 B 细胞明显降低,IG 系列各项均明显降低,给予丙种球蛋白补充治疗。治疗 2 周,体温正常,复查两次脑脊液常规生化正常、培养阴性出院。免疫缺陷基因检测结果 *Btk* 基因突变,确诊为 X 连锁无丙种球蛋白血症,嘱出院后定期丙种球蛋白输入补充治疗。

五、最终诊断

1. 再发性细菌性脑膜炎
2. X 连锁无丙种球蛋白血症

六、讨论

儿童细菌性脑膜炎以婴幼儿多见,2 岁以内发病者约占本病的 75%,高峰年龄为 6~12 个月。学龄期及青春期儿童发生再发性细菌性脑膜炎,尤其是反复发生细菌性脑膜炎,往往存在基础的易感因素。Kline MW 等报道的 47 例儿童反复细菌性脑膜炎,先天性脑脊液漏 26 例(55%),免疫缺陷 10 例(21%),外伤或外科手术导致的脑脊液漏 8 例(17%);首都医科大学附属北京儿童医院 2006—2019 年收治的 43 例再发性细菌性脑膜炎,基础易感因素包括:内耳畸形 15 例(34.9%),头颅外伤 9 例(20.9%),皮毛窦 5 例(11.6%),先天性颅底脑膜膨出 5 例(11.6%),先天性颅底缺损 3 例(7%),抗体缺陷 3 例(7%)。故先天免疫缺陷是引起儿童再发性细菌性脑膜炎的重要原因之一。

抗体缺陷是引起儿童再发细菌性脑膜炎的较常见的原因。B 细胞合成的抗体具有杀死与补体蛋白结合的病原、调节吞噬细胞吞噬病原及中和病原体产生的毒素的作用。B 细胞疾病引起的抗体缺陷增加了荚膜细菌感染易感性,因为这些病原具有抗吞噬细胞吞噬的能力,需要抗体来清除。无丙种球蛋白血症是由于 B 细胞缺失伴免疫球蛋白的继发性缺失或严重减少,以及特异性抗体总体缺失。任何与前 B 细胞及 B 细胞受体相关的结构或信号分子的编码基因缺陷,均可导致无丙种球蛋白血症。有多种缺陷可以影响 B 细胞的发育或功能,包括 X 连锁无丙种球蛋白血症和常染色体隐性方式遗传的无丙种球蛋白血症。

X 连锁无丙种球蛋白血症是最常见的抗体缺陷病，X 连锁隐性遗传，多为男性发病。这种缺陷是由于染色体 Xq22 上的编码酪氨酸激酶的 *Btk* 基因突变引起，这个酶在前 B 细胞受体及 B 细胞抗原受体的信号转导中发挥作用。本病累及男性，是以外周血 B 细胞的缺乏、严重低丙种球蛋白血症及淋巴组织缺失为特征。X 连锁无丙种球蛋白的病人常在 6~12 个月出现症状，因为此时母体胎传蛋白逐渐消失。一些病人也可在 3~5 岁出现症状，病人易出现肺炎链球菌、流感嗜血杆菌 b 型、金黄色葡萄球菌、假单胞菌等以抗体作为重要调节素的病原体感染。患儿最常见的临床表现为反复的呼吸道感染、中耳炎等，除此还可以出现腹泻、营养不良、中枢神经系统感染、血细胞减少、自身免疫性疾病等。X 连锁无丙种球蛋白血症对贾第虫及肠道病毒的易感性亦增加，导致慢性肠道病毒脑膜炎和疫苗相关脊髓灰质炎（如果应用口服减毒的脊髓灰质炎病毒活疫苗）。文献报道引起儿童再发性细菌性脑膜炎的前两位病原是肺炎链球菌、流感嗜血杆菌，这亦与肺炎链球菌、流感嗜血杆菌是人类呼吸道常见的定植菌有关。

本例患儿 13 岁 7 个月，为青春期儿童，不是细菌性脑膜炎的好发年龄，既往有 2 次细菌性脑膜炎病史，本次临床表现及实验室检查亦支持细菌性脑膜炎，故考虑为再发性细菌性脑膜炎。针对这样的病人，应该从先天性脑脊液漏、外伤或外科手术导致的脑脊液漏、免疫缺陷病等 3 方面查找易患因素。首先应仔细询问病史，如既往有无其他反复感染病史、脑脊液耳鼻漏病史、头颅外伤及相关手术病史。值得注意的是头颅外伤的病人并不一定在外伤当时出现细菌性脑膜炎，可能在外伤后一段时间出现细菌性脑膜炎，此类情况应仔细询问；另外头颅外伤后引起的脑脊液漏，不一定是典型的脑脊液鼻漏、耳漏，可能是颅底骨折引起的脑脊液漏，需要影像学检查查找颅骨缺损部位。另外在体格检查时仔细查看头颅、中线结构有无异常，如无皮毛窦、脊膜膨出、脊柱裂等，必要时行影像学检查协助诊断。对于既往有其他部位反复感染的病人，应仔细询问家族史有无反复感染的家庭成员，尤其对怀疑有 X 连锁的免疫缺陷疾病，应仔细询问母系家族中的男丁有无类似情况。本患儿既往有反复感染史，提示我们注意本患儿有免疫缺陷的可能，本患儿无哥哥、弟弟，有一个舅舅体健，家族史中尚无相关提示。进一步需要完善实验室检查，如淋巴细胞亚群、抗体水平及补体，必要时行 IgG 亚类检查协助诊断。患儿 B 细胞比例显著降低，Ig 系列各项均下降，提示存在 B 细胞缺乏引起的抗体缺陷，经基因诊断明确为 X 连锁无丙种球蛋白血症。

免疫球蛋白替代疗法是治疗 X 连锁无丙种球蛋白血症的标准疗法，分为静脉和皮下注射。皮下注射免疫球蛋白大陆尚未开始使用，静脉注射免疫球蛋白（IVIG）常用给药剂量是 400~600mg/kg，每 3~4 周静注 1 次，然后根据患儿对治疗的反应和监测免疫球蛋白水平调整剂量，治疗的目标是使血清 IgG 谷浓度维持在 5~8g/L 以上。早期开始规律 IVIG 治疗的患儿，其肺炎、细菌性脑膜炎及胃肠道感染的发生率明显降低。基于这些原因，许多研究中心在婴儿期（生后 6 个月）就开始 IVIG 治疗。此类患儿对确诊和疑似的感染需进行积极的抗菌药物治疗，慢性呼吸道感染者需长期使用抗菌药物。一般治疗包括预防感染、接种灭活疫苗、适当地运动锻炼肺功能。

通过本病例的诊治过程我们认识到，临床医生对于大年龄组儿童再发性细菌性脑膜炎，应积极查找易感因素，应注意先天免疫缺陷病的可能，必须详细、严谨地询问病史，应仔细地进行体格检查，结合实验室检查尽早做出正确诊断。

七、病例点评

当患儿出现一次或多次细菌性脑膜炎、骨髓炎、肺炎、败血症等严重细菌感染疾病时，需重视合并抗体或补体缺陷等原发免疫缺陷病的可能，通过家族史、抗体水平初步筛查、流式细胞免疫分型及进一步基因检测确定诊断。X 连锁无丙种球蛋白血症可以通过定期丙种球蛋白替代治疗避免感染，基因治疗与骨髓移植可以根治疾病。

（陈天明　刘 钢）

参考文献

[1] CHEN T M, CHEN H Y, HU B, et al. Characteristics of Pediatric Recurrent Bacterial Meningitis in Beijing Children's Hospital, 2006—2019. J Pediatric Infect Dis Soc, 2021, 10 (5): 635-640.

[2] PICARD C, ALHERZ W, BOUSFIHA A, et al. Primary immunodeficiency disease: an update on the classification from the International Union of Immunological Societies Expert Committee for Primary Immunodeficiency. J Clin Immunol, 2015, 35 (15): 696-703.

[3] CONLEY M E, MATHIAS D, TREADAWAY J, et al. Mutations in Btk inpatients with presumed X-linked agammaglobulinemia. Am J Hum Genet, 1998, 62 (35): 1034-1041.

第三节　高 IgE 综合征

一、病例介绍

患儿，男，13 岁 7 个月，以“发热、头痛 5 个月”入院。入院前 5 月余患儿无明显诱因出现发热，体温最高 38.5°C，以午后多见，伴明显畏寒，无头痛、呕吐，无皮疹，给予青霉素、头孢呋辛等药物静脉滴注抗感染治疗，患儿体温仍有发热。入院前 5 个月患儿出现后枕部疼痛，呈阵发性，伴有非喷射性呕吐，与进食无明显相关，较为剧烈，查腰椎穿刺脑脊液提示糖 0.6mmol/L，蛋白 2 611mg/L，氯化物 119mmol/L，头颅磁共振提示右侧脑室旁斑点影，考虑诊断结核性脑膜炎，给予抗结核（异烟肼、利福平、乙胺丁醇、吡嗪酰胺、地塞米松）治疗，疗效不佳。入院前 4 个月，患儿体温仍有发热，且仍有头痛表现，加用氟康唑静脉滴注抗真菌治疗，用药数天后患儿体温降至正常，复查腰椎穿刺脑脊液蛋白较前明显下降，用药约半个月停用。停用氟康唑后患儿再次出现发热、头痛，且进行性加重，再次给予加用氟康唑后患儿体温可降至正常，但仍有明显头痛，行头颅 CT 检查可见脑室扩大。入院前 1 个月左右患儿腰椎穿刺脑脊液培养提示白假丝酵母菌、溶血性葡萄球菌生长，加用两性霉素 B 静脉滴注抗真菌、万古霉素静脉滴注抗感染治疗，患儿仍有发热、头痛。近 10 天来出现夜间遗尿，于我院急诊就诊，复查腰椎穿刺提示脑脊液压力偏低，无色透明，潘氏试验阳性，白细胞计数 120×10^6/L，多核细胞 48%，未见红细胞，氯化物 117mmol/L，糖

0.57mmol/L，蛋白 702mg/L，逐渐由面部出现淡红色斑丘疹，痒感明显，躯干及四肢亦有少量分布。急诊以“中枢神经系统感染”收入院。

既往史：日龄 7 天左右，患儿头面部出现斑丘疹（家长述当时皮疹表现类似于目前患儿皮疹表现），考虑诊断为湿疹，但治疗疗效欠佳。否认反复呼吸道、消化道等部位感染病史。患儿自生后 7 天至今有反复皮肤斑丘疹表现，淡红色，面颈部显著，伴明显痒感（与患儿目前皮疹表现类似），多种治疗均疗效欠佳。既往有反复带状疱疹病史，可自愈。

个人史：生长发育同正常同龄儿童。现上小学 5 年级，成绩差。

家族史：否认家族遗传病史。

入院查体：生命体征平稳，精神反应差，发育正常，库欣综合征面容，全身皮肤可见散在分布的淡红色斑丘疹，以面颈部显著，痒感明显，可见患儿全身散在抓痕，腹部、股部可见皮肤紫纹，未见出血点及黄染，未见卡介苗接种后瘢痕，浅表淋巴结未及肿大。心、肺大致正常。腹全腹均有压痛，疼痛定位不明确，无反跳痛，肝脾未触及。神经系统查体：意识清，可对答，但反应迟钝。颈强直，布鲁辛斯基征、克尼格征阳性，双侧瞳孔等大等圆，直径约 4.5mm，对光反射迟钝，双侧眼裂大小一致，双侧巴宾斯基征阳性，踝阵挛阴性。膝、跟腱反射双侧正常对称，四肢肌张力正常，肌力Ⅳ级，共济失调检查不能配合。

病例特点

(1) 青春期男童，起病急，病史长。

(2) 以发热为首发表现，逐渐出现头痛、呕吐、反应迟钝、尿失禁。

(3) 查体：精神反应差，全身皮肤可见散在淡红色斑丘疹，以面颈部显著，卡介苗接种后瘢痕阴性。全腹均有压痛，肝脾未触及。神经系统：反应迟钝，颈强直，布鲁辛斯基征、克尼格征阳性，双侧巴宾斯基征阳性。

(4) 既往史：患儿自生后 7 天至今有反复皮肤斑丘疹表现，诊断“湿疹”，多种治疗均疗效欠佳。

(5) 辅助检查：嗜酸细胞比例 5.9%~31.1%。Ig 系列：IgE>3 000IU/ml。脑脊液真菌培养：白假丝酵母菌。

二、诊断分析

1. 中枢神经系统感染　根据患儿为 13 岁男童，亚急性至慢性病程，以发热、头痛为主要表现，伴呕吐、反应迟钝、尿失禁。查体颈强直，布鲁辛斯基征及克尼格征阳性，双侧巴宾斯基征阳性；双侧瞳孔等大等圆，直径约 4.5mm，对光反射迟钝。反复查腰椎穿刺脑脊液检查均提示脑脊液白细胞计数轻度增高，蛋白含量增高，糖含量明显降低；头颅 CT 提示脑室扩张，故中枢神经系统感染诊断明确，病原体主要考虑结核杆菌、真菌及慢病毒感染可能：

(1) 真菌感染：①白假丝酵母菌：假丝酵母菌可通过血行播散、手术或外伤部位致颅内感染，可致脑膜、脑实质受累，部分患儿可见颅内血管炎症病变。本患儿曾于外院脑脊液培养白假丝酵母菌生长，且给予氟康唑抗真菌治疗有效。入院后查血 G 试验阴性，但脑脊液 G 试验>1 000pg/ml，故应首先考虑本病可能，已予以多次留取脑脊液、血真菌培养，注意结果,并继观治疗疗效。关于患儿皮疹,除反复湿疹外,尚需注意假丝酵母菌感染所致皮肤假丝酵母菌病可能,可行皮肤活检(但患儿目前新发皮疹仅见于面部,可咨询皮肤科是否可行皮肤活检),并予以抗真菌药物治疗,暂慎用激素局部应用。②隐球菌:根据患儿为 13 岁男童,慢性病程并逐渐加重进展,颅内压显著高于正常,应警惕隐球菌感染可能,但本患儿于外院治疗 5 月余,反复多次查脑脊液涂片、培养均未见墨汁染色阳性及隐球菌生长,为不支持点,入院后复查脑脊液墨汁染色仍为阴性,已送检血及脑脊液真菌培养、新型隐球菌抗原检测等协助诊断。

(2)结核感染:根据患儿为 13 岁青春期男童,未接种卡介苗,病程患儿脑脊液氯化物低于正常,糖低蛋白含量增高,细胞数轻度增高,应考虑结核性脑膜炎可能,但外院已给予四联抗结核治疗,但患儿颅内病变仍逐渐进展,但如为耐药结核杆菌感染,现患儿病史已 5 月余,可能多已出现昏迷、颅神经功能障碍等典型结核性脑膜炎改变,且患儿无明确结核接触史,无明确肺部、腹腔结核等脑外结核病灶,入院后查 PPD 试验、血 T-SPOT 检查均为阴性,为不支持点,可继观患儿病情变化,完善脑脊液 T-SPOT 检查,待结果回报进一步协助诊断。

(3)慢病毒感染:如单纯疱疹病毒、EB 病毒等,但多以脑实质受累为主要表现,但本患儿颅内病变以脑室扩张、脑膜病变为主,故暂不支持,已完善相关实验室检查协助诊断。

2. 高 IgE 综合征　如上述,患儿目前中枢神经系统感染考虑中枢神经系统假丝酵母菌病可能性大,但该菌属条件致病菌,故应注意患儿是否合并存在免疫功能缺陷基础疾病可能。患儿自生后即有反复湿疹表现,入院后查血 IgE>3 000IU/ml,故应警惕高免疫球蛋白 E 综合征可能,但患儿既往无反复脓疱疹、金黄色葡萄球菌感染病史,否认反复肺炎、肺脓肿病史,无脊柱侧弯、典型特殊面容、关节松弛等表现,诊断依据欠充足,必要时可完善相关基因检测协助诊断。

三、辅助检查

(1)血常规:白细胞计数 $4.27 \times 10^9/L$,中性粒细胞 42.5%,血小板 $199 \times 10^9/L$,血红蛋白 129g/L,嗜酸性粒细胞 5.9%,降钙素原 0.25ng/ml。

(2)Ig 系列:IgA 0.561g/L ↓(0.7~2.3g/L),IgG 8.0g/L(3.0~10.0g/L),IgM 0.215g/L(0.4~1.5g/L),IgE>3 000.0IU/L(≤87IU/L)。

(3)CD 系列:CD3 62.6(55~82)%,CD4 34.6(55~57)%,CD8 25.1(11~25)%,CD4/CD8 1.3(1~2),BC 13.3(11~45)%,NK 15.9(7~40)%。

(4)血 G 试验、GM 试验:阴性。

(5)脑脊液 G 试验:>1 000pg/ml ↑↑。

(6)脑脊液 GM 试验(+)。

(7)脑脊液真菌培养(2 次腰椎穿刺 +3 次 Omaya 囊穿刺):假丝酵母菌。

(8)皮肤分泌物细菌培养(疱液拭子):金黄色葡萄球菌。

(9)头颅 MRI:诸脑室扩张,中脑水管增粗,第三脑室前下部漏斗隐窝扩张,向下疝入鞍上池。双侧脑室白质内见对称性斑片状长 T_1、长 T_2 信号,FLAIR 序列呈高信号。双侧大脑半球脑组织受压,脑沟浅平。考虑诊断:交通性脑积水伴室旁水肿。

(10)*STAT3* 基因检测:杂合错义变异,新生突变。

四、诊疗经过

病因明确后，给予两性霉素 B+ 氟康唑 +5- 氟胞嘧啶三联抗真菌治疗，因顽固性颅高压行 Omaya 囊、间断穿刺放液治疗，患儿头痛逐渐缓解，精神反应亦较前改善。本患儿住院期间自左侧背部脊柱旁至胸骨前正中线，均可见红色斑丘疹，并可见簇状分布的水疱，疱液起初无色清亮，后转为淡黄色脓性，皮疹沿肋间神经分布，伴有痛觉过敏，2 次疱液培养菌提示金黄色葡萄球菌感染，诊断带状疱疹继发金黄色葡萄球菌感染，入院第 34 天带药出院。

五、最终诊断

1. 中枢神经系统白假丝酵母菌病
2. 带状疱疹合并金黄色葡萄球菌感染
3. 高 IgE 综合征

六、讨论

本患儿病程迁延，临床虽有反复发热但感染中毒症状不重，且血炎症指标无明显升高，该临床表现与真菌感染特点相符。此外患儿脑脊液细胞数仅轻至中度升高，但脑脊液糖明显降低，外院广谱抗生素、抗结核治疗效果均不佳，加用氟康唑后体温曾一度恢复正常，故临床上需要高度怀疑真菌性颅内感染可能，结合外院脑脊液培养白假丝酵母菌生长，脑脊液 G 试验>1 000pg/ml，故中枢神经系统白假丝酵母菌病诊断明确。考虑到白假丝酵母菌属于机会治疗菌，通常不会引起疾病，但在免疫缺陷病、免疫受损或免疫抑制个体，如 HIV 患者、移植患者、化疗患者等，可引起严重假丝酵母菌病。该患儿已 13 岁，虽既往无基础疾病，且无应用免疫抑制剂等导致免疫低下的治疗，完善 HIV 检测为阴性，但结合其自生后 7 天至今有反复皮肤湿疹，且多次查嗜酸细胞明显升高，本次病程中皮疹考虑合并金黄色葡萄球菌感染，因此需高度警惕原发免疫缺陷病，尤其是高 IgE 综合征的可能性，需对该患者进行更为全面的免疫评估，本患儿入院后进一步查血 IgE 明显升高，基因检测提示 *STAT3* 杂合错义变异，系新生突变，故高 IgE 综合征诊断明确。

高 IgE 综合征（hyper-lgE syndrome，HIES），又称 Job 综合征，由 Davis 等于 1966 年首先报道。HIES 是一种罕见而复杂的原发性免疫缺陷病，主要临床表现为顽固湿疹样皮疹，反复细菌感染引起的皮肤及肺部脓肿，并伴有血清 IgE 水平显著升高。本病发病率低于 1/10 万，常于婴幼儿时期发病，无性别和种族差异。

根据遗传方式的不同，HIES 分为 2 类：常染色体显性遗传 HIES（autosomal dominant inheritance-HIES，AD-HIES）和常染色体隐性遗传 HIES（autosomal recessive inheritance-HIES，AR-HIES）。目前国内外报道的病例以 AD-HIES 居多，占 60%~70%。早期研究认为，HIES 发病机制可能为：① IgE 增强因子的作用增加；②抑制性 T 淋巴细胞功能缺陷；③ Th1/Th2 细胞因子失衡，HIES 患者的 Thl 相关细胞因子（IL-12、IFN-γ 及 TGF-B 等）表达不足，而 Th2 相关的细胞因子（IL-4、IL-10、IL-13 等）表达增加，从而促进 IgE 的产生；④血清中存在抑制中性粒细胞趋化功能的某些物质及中性粒细胞本身功能障碍，导致中性粒细胞趋化功能降低。

目前研究认为,AD-HIES 多为信号转导与转录活化因子 3(signal transducers and activators of transcription,STAT3)基因突变所致。STAT3 是一种转录因子,可被多种细胞因子和生长因子激活,包括 IL-6、IL-10、IL-22、IL-23 及巨噬细胞集落刺激因子。AD-HIES 中 STAT3 突变干扰以上细胞因子激活的信号转导途径,从而导致免疫反应的改变。

AD-HIES 患者的临床表现复杂多样,但均有以下 4 个共性:①出生时或生后不久即开始出现顽固性湿疹样皮炎;②血清 IgE 水平显著升高;③外周血嗜酸性粒细胞增高;④反复发作的皮肤或肺脓肿。本患儿基本具备以上 4 个表现,但没有反复发作的肺脓肿,通过基因检测存在 *STAT3* 突变,确诊为 AD-HIES。本患儿既往有带状疱疹病毒病史,住院期间自左侧背部脊柱旁至胸骨前正中线均可见红色斑丘疹,并可见簇状分布的水疱,疱液起初无色清亮,后转为淡黄色脓性,皮疹沿肋间神经分布,伴有痛觉过敏,2 次疱液细菌培养提示金黄色葡萄球菌感染,诊断带状疱疹继发金黄色葡萄球菌感染,水痘带状疱疹病毒及假丝酵母菌均为条件致病病原体,好发于免疫抑制人群,高免疫球蛋白 E 综合征的抑制性 T 淋巴细胞功能缺陷、Th1/Th2 细胞因子失衡、HIES 患者的 Thl 相关细胞因子(IL-12、干扰素 γ 及转化生长因子 -β 等)表达不足、Th2 相关的细胞因子(IL-4、IL-10、IL-13 等)表达增加,以及血清中存在抑制中性粒细胞趋化功能的某些物质、中性粒细胞本身功能障碍导致中性粒细胞趋化功能降低等免疫功能低下状态,使该类患儿对水痘带状疱疹病毒、假丝酵母菌易感性增加。

HIES 的感染主要在皮肤和肺。皮肤脓肿因无通常所见的红、肿、痛,因而又称之为“冷脓肿”。主要致病菌为金黄色葡萄球菌,也可为肺炎链球菌、流感嗜血杆菌、假单胞菌、真菌等。反复肺部感染可导致肺组织破坏而形成肺膨出、肺囊肿和支气管扩张等病症。肺实质的损害导致患者易患慢性和机会感染,包括曲霉菌属、铜绿假单胞菌、肺孢子菌及非典型分枝杆菌感染等。曲霉菌属与铜绿假单胞菌反复感染是 HIES 患者死亡的主要病因,故应引起足够重视。患儿一般无其他过敏表现,如过敏性鼻炎、荨麻疹、哮喘。AD-HIES 患者还可有免疫系统外的表现:特殊面容(前额突出、宽鼻梁、面部不对称、眼窝深陷及双侧外眦眼距增宽)、易骨折(微小创伤即可引起)、脊柱侧弯、关节过伸、乳牙脱落延迟及血小板增高等。AR-HIES 患者可与 AD-HIES 患者有相似的表现,如严重的特应性皮炎样皮疹,特应性皮炎样皮疹通常为首发表现,几乎所有 HIES 患者在婴幼儿时期均可发生;反复细菌感染,如肺炎链球菌、流感嗜血杆菌等;血嗜酸性粒细胞计数及血清 IgE 增高。患者通常伴有严重的过敏性疾病,如哮喘,以及对食物和环境过敏原过敏等。由于 AR-HIES 可合并联合免疫缺陷,因此患者可反复发生顽固的病毒感染,并可能早期并发恶性肿瘤。严重慢性皮肤病毒性感染是 AR-HIES 的显著特征,累及约 90% AR-HIES 患者。除本患儿住院期间出现皮肤带状疱疹继发金黄色葡萄球菌感染,较常见的其他病毒感染还有为单纯疱疹病毒(herpes simplex virus,HSV)、人乳头瘤病毒(human papillomavirus,HPV)、巨细胞病毒(cytomegalovirus,CMV)等。此外,约半数的患者发生皮肤黏膜假丝酵母菌感染;少数患者因感染或血管病变发生严重的中枢神经系统病变,如偏瘫、缺血性梗死等。此型 HIES 仅累及免疫系统,而不出现骨骼、牙齿及结缔组织病变。

两种类型 HIES 患者预后不同,AD-HIES 患者预后相对较好,通常经过保守治疗后可存活至中老年;而 AR-HIES 患者病死率相对较高,患者病情不断进展导致严重感染及中枢神经系统并发症,或在儿童晚期或成年时死于并发的恶性肿瘤。目前对本病的治疗方法尚存在争议。文献报道有多种治疗方法可用于此种免疫缺陷疾病，如预防和控制感染、静脉注射丙种球蛋白、血浆置换、干扰素γ、西咪替丁、环孢素及异基因造血干细胞移植等。

AD-HIES 患者并发感染是其主要死因，因此治疗的关键是控制皮肤及肺部感染。应用针对金黄色葡萄球菌感染有效的抗生素，可使皮肤脓肿、肺部感染及皮肤湿疹样表现得到明显改善。此外，控制肺部感染可减少病菌对肺组织的破坏，进而减少肺部机会性感染。目前有文献报道，预防性使用抗微生物药物，包括针对真菌感染的抗真菌药物可使 AD-HIES 患者受益，但目前尚无相关的病例对照研究来评估长期应用抗微生物药物预防感染是否影响预后。静脉输注丙种球蛋白起到调节免疫和抗炎的作用，对部分患者有较好疗效，可改善湿疹和感染症状，但目前尚无相关的病例对照研究。有文献报道，使用环孢素可使患者血清 IgE 水平下降，中性粒细胞趋化功能改善，进而改善临床症状，对难治患者短期治疗有效，但环孢素目前仍为非一线治疗药物。口服西咪替丁和维生素 C 也可改善患者症状。此外，沐浴中使用防腐剂或漂白液稀释剂，抑或在添加漂白粉的游泳池中游泳可有效减少金黄色葡萄球菌定植。由于 AD-HIES 患者应用有效抗菌药物治疗后感染通常可以得到很好的控制，一般不建议行异基因造血干细胞移植，仅在伴发血液系统恶性肿瘤时采用。由于目前研究对血清高 IgE 在 AD-HIES 发病中发挥的作用不明确，抗 IgE 单克隆抗体奥玛珠单抗也用于此病的治疗，但其疗效尚不确定。非免疫系统的表现如颅骨骨折或动脉瘤可给予保守治疗，但对预后的影响尚不清楚。

多数 AR-HIES 患者伴有抗体缺陷，静脉应用免疫球蛋白治疗可有效减少肺部感染。在添加漂白粉的游泳池中游泳也适用于 AR-HIES 患者。但若 AR-HIES 患者伴发皮肤病毒感染应予以抗病毒治疗。针对反复发生 HSV 感染患者可给予预防性伐昔洛韦治疗。目前，对于有 *DOCK8* 基因突变的 AR-HIES 患者行异基因造血干细胞移植可取得较确定的疗效，目前已有 5 例行异基因造血干细胞移植获得成功的报道。

通过本病例的诊治过程我们认识到，临床医生要拓宽知识面，加强对原发性免疫缺陷病的警惕，提高对这一类疾病的认知水平，更重要的是要有诊断该类疾病的意识。

七、病例点评

本患儿病史长，按照美国国立卫生研究院 HIES 诊断评分系统（NIH-HIES）：血清总 IgE>3 000IU/ml（10 分），血嗜酸性粒细胞计数最高>800/μl（6 分），严重、反复的湿疹表现（4 分），仍有乳牙尚未脱落（ >3 颗，4 分），轻微特殊面容（2 分），存在新生儿期皮疹（4 分），全身性念珠菌感染（4 分），皮肤金黄色葡萄球菌感染（4 分），轻度高腭弓（2 分），总分达 40 分，临床诊断为 HIES。AD-HIES 诊断依据：①疑似 HIES，依据 NIH-HIES 诊断评分系统得分>30 分，IgE>1 000IU/ml 并发反复肺炎，新生儿期即开始的湿疹、病理性骨折、特征性面容、血小板增高等临床表现；②初步诊断为 HIES，上述表现加上 Th17 细胞数量减少或缺如，或有明确 HIES 家族史；③确诊为 HIES，上述两种表现加上 *STAT3* 基因显性负性杂合突变（某些信号转导蛋白突变后不仅自身无功能，还能抑制或阻断同一细胞内的野生型信号转导蛋白的作用，被称为显性负性杂合突变）。

（胡惠丽　刘　钢）

参考文献

［1］MINEGISHI Y, KARASUYAMA H. Defects in Jak-STAT-mediated cytokinesignals cause hyper-IgE syndrome: lessons from aprimary immunode-ficiency. Int Immunol, 2009, 21 (2): 105-112.

［2］ESPOSITO L, POLETTI L, MASPERO C, et al. Hyper-IgE syndrome: dentalimplications. Oral Surg Oral Med Oral Pathol Oral Radiol, 2012, 114 (2): 147-153.

［3］WOELLNER C, GERTZ E M, SCHAFFER A A, et al. MutationsinSTAT3 and diagnostic guidelines for hyper-IgE syndrome. J Allergy Clin lmmunol, 2010, 125 (2): 424-432.

［4］杨芝, 杨军, 赵晓东. 高 IgE 综合征研究进展. 中国实用儿科杂志, 2018, 33 (01): 72-75

［5］殷勇, 张静. 高免疫球蛋白 E 综合征. 中华实用儿科临床杂志, 2018,(4): 277-280.

第四节　坏疽性脓皮病

一、病例介绍

患儿,男,12 岁 6 个月,主因“咽痛 11 天,发热 10 天”入院。入院前 11 天,患儿无明显诱因出现咽痛,就诊于当地医院,查体发现左侧扁桃体红肿,表面无脓性分泌物,考虑“扁桃体炎”,予以中药口服对症。入院前 10 天患儿仍咽痛,伴发热,最高 39℃,5~6 小时发热 1 次。入院前 7 天出现右侧颌下红肿,边界不清,咽痛明显,张口困难,C 反应蛋白波动于 54~124mg/L,白细胞 3.96~6.47 × 10^9/L,血红蛋白 115~137g/L,血小板(456~703) × 10^9/L,中性粒细胞 8.3%~34%,淋巴细胞 30%~36%;动态红细胞沉降率 54mm/h;抗链球菌溶血素 O 248IU/ml,先后予以阿奇霉素、头孢类抗生素治疗 7 天,以“发热扁桃体肿大待查”收入院。

既往史:入院前 2 年右下肢下腿处出现一包块,伴红肿热痛,表面出水疱,破溃,后愈合,具体治疗不详。入院前 1 年主因“多发皮下包块 12 天伴发热”于我院住院,包块位于颜面部,右下肢小腿外侧,臀部及左下肢,诊断“皮下软组织感染、左面部蜂窝组织炎、败血症、感染性休克(失代偿期)、中性粒细胞缺乏”,予以万古霉素、美罗培南及甲硝唑静脉滴注抗感染,住院治疗 27 天病情平稳出院。出院后定期复查心电图、心脏彩超、尿常规,未见异常,长效青霉素 1 次 / 月,1 次 /d,肌内注射共 6 个月。

家族史:无特殊。

个人史:母孕期体健,足月自然分娩,出生体重 3 500g,否认生后窒息史。生长发育同正常同龄儿。

入院查体:T 37.3℃,HR 112 次 /min,R 25 次 /min,BP 90/60mmHg,精神反应可,意识清楚,急性面容。右侧小腿可见 3cm × 4cm 陈旧瘢痕(图 8-4-1),皮肤凹陷,呈现筛孔状瘢痕,无破溃;周身未见皮疹及出血点,右侧颌下可触及肿大一枚 3cm × 3cm 肿大淋巴结,表面无红肿,质地韧,与周围组织边界不清,活动度差,无皮温升高,触痛明显,余浅表淋巴结未及肿大。张口困难,视线范围内口腔黏膜光滑,咽部充血、水肿,咽后壁可见大量黄白色脓点，扁桃体Ⅱ～Ⅲ度肿大，表面可见大量黄白色脓性分泌物。双肺呼吸音粗，未闻及干、湿啰音，心音有力，心率 112 次 /min，各瓣膜听诊区未闻及杂音，腹部软，无压痛，肝脾肋下未触及，肠鸣音正常。神经系统查体未见异常。

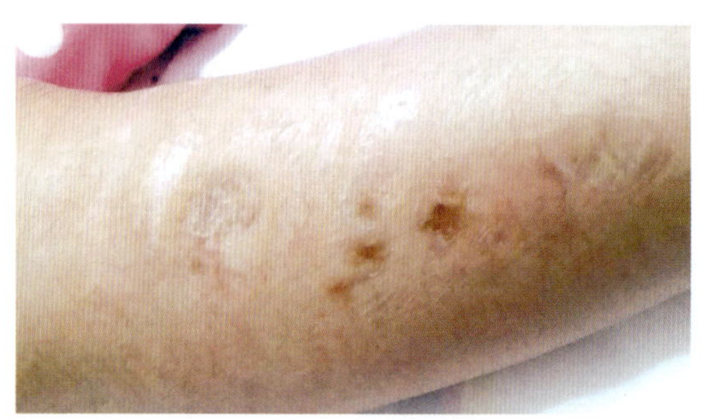

图 8-4-1 右侧小腿可见 3cm×4cm 陈旧瘢痕，皮肤凹陷，呈现筛孔状瘢痕

病例特点

(1) 学龄期男童，急性起病，病程短。

(2) 主要表现高热、颌面部软组织肿胀伴张口受限伴显著咽痛，发热时伴有轻微畏寒，感染中毒症状不重，轻微乏力，抗感染治疗后病情有反复。既往有重症感染病史。

(3) 查体：生命体征平稳，急性面容，右侧小腿可见 3cm×4cm 陈旧瘢痕（图 8-4-1），表面无破溃；周身未见皮疹及出血点，右侧颌下可触及肿大一枚 3cm×3cm 肿大淋巴结，表面无红肿，质地韧，与周围组织边界不清，活动度差，无皮温升高，触痛明显，余浅表淋巴结未及肿大。张口困难，视线范围内口腔黏膜光滑，咽部充血、水肿，咽后壁可见大量黄白色脓点，扁桃体Ⅱ～Ⅲ度肿大，表面可见大量黄白色脓性分泌物。余查体未见异常。

(4) 辅助检查：血常规提示白细胞总数正常稍减低，分类以淋巴细胞为主，单核细胞比例升高，C 反应蛋白、红细胞沉降率明显升高，抗链球菌溶血素 O 升高。

二、诊断分析

根据患儿为学龄期男孩，以发热为主要表现，弛张热为主，最高 39.5℃，伴有咽痛、颌面肿痛，查体扁桃体Ⅱ～Ⅲ度肿大，故诊断为发热、扁桃体肿大原因待查。分析病因如下：

(1) 感染性疾病：①化脓性扁桃体炎合并咽后壁脓肿？患儿以发热为主要表现，查体可见张口受限，咽后壁及扁桃体可见大量黄白色脓性分泌物，CRP 明显升高，故首先考虑细菌感染致化脓性扁桃体炎合并咽后壁脓肿可能，患儿抗链球菌溶血素 O 轻度升高，尤其应注意侵袭性 A 族链球菌感染可能，待门诊颈部磁共振成像检查结果回报协助诊断，完善咽拭子培养、血培养、监测抗链球菌溶血素 O 滴度协助诊断。患儿为年长儿，1 年前因严重软组织感染、败血症合并中性粒细胞缺乏于我院住院治疗。本次再次出现咽部感染，且存在中性粒细胞减少，需高度注意免疫缺陷病可能，待完善 CD 系列、Ig 系列、补体等检查协助诊断。② EB 病毒感染？本患儿有发热，颈部淋巴结肿大，扁桃体表面可见脓性分泌物，结合患儿血常规示白细胞以淋巴细胞为主，需考虑本病可能，但 CRP 显著升高为不支持点。待完善 EBV-DNA 检查，动态复查 EBV 四项协助诊断。

(2) 非感染性疾病：①恶性肿瘤性疾病：患儿为学龄期男孩，临床上以发热、淋巴结、扁桃体肿大为主要表现，需注意恶性肿瘤性疾病，如淋巴瘤、实体瘤等可能。但患儿病史尚短，待抗感染治疗后观察疗效，必要时完善淋巴结活检、骨髓穿刺等检查协助诊断。②自身免疫性疾病：本患儿为学龄期男孩，以反复发热为主要表现，C 反应蛋白明显升高，需注意本类病可能，但患儿无皮疹、光过敏、溃疡等表现，待入院后完善自身抗体等检查协助诊断。

三、辅助检查

1. 一般检查

(1) 血常规：白细胞 (2.25~15.79) × 10^9/L，中性粒细胞绝对值 (0.24~7.05) × 10^9/L，中性粒细胞百分比 3.9%~44.7%，淋巴细胞百分比 28.5%~74.9%，单核细胞百分比 16.8%~35%，血红蛋白 75~103g/L，血小板 (284~888) × 10^9/L；

(2) CRP：0~107mg/L。

(3) ESR：64~120mm/h。

(4) PCT：0.19~2.44ng/ml。

(5) 凝血功能：PT 13~25.7s，INR 1.14~2.24，FIB 2.31~4.33g/L，APTT 34.4~55.7s，D-D 二聚体 0.368~1.12mg/L。

2. 病原学检查

(1) 多次血细菌培养、厌氧菌培养、真菌培养阴性，骨髓培养阴性。

(2) 抗链球菌溶血素 O：233IU/L，后复查 4 次，分别为 161IU/L、110IU/L、173IU/L、193IU/L；1 次骨髓培养阴性。

(3) 疱疹病毒、呼吸道病毒抗体及核酸阴性。

(4) 淋巴细胞培养 + 干扰素 γ 测定阴性。

(5) G 试验、GM 试验及血隐球菌抗原阴性。

3. 免疫功能评估

(1) CD 系列：CD3 82.5%，CD4 31.2%，CD8 45.7%，CD4/CD8 0.7，BC 10.3%，NK 2.2%。

(2) 补体系列：CH50 120.0/ml，C3 0.91g/L，C4 0.10 (男：0.14~0.44) g/L。

(3) Ig 系列：IgA 4.31 (0.7~2.3) g/L，IgG 17.1 (7~14) g/L，IgM 2.52 (0.4~1.5) g/L，IgE 6.81 (<87) IU/ml。

(4) IgG 亚类示 IgG 亚类 3：124mg/L，稍低，余正常。

(5) Th1Th2：干扰素 γ 2.78 (0~2.10) pg/ml，肿瘤坏死因子 9.03 (1.3~8.55) pg/ml，白介素 -10 4.09 (1.05~4.55) pg/ml，白介素 -4 2.05 (1.10~3.65) pg/ml，白介素 -2 0 (0~19.70) pg/ml。

4. 自身免疫系列　抗核抗体、抗双链 DNA 抗体、抗心磷脂抗体、抗中性粒细胞胞质抗体阴性。

5. 肿瘤标志物　癌胚抗原、甲胎蛋白、神经元特异性烯醇化酶阴性。

6. 组织病理　(右上肢) 送检皮肤及皮下组织，表皮局灶破溃，表皮层内可见灶状中性粒细胞浸润，棘细胞层不规则增厚，上皮脚部分下延，真皮浅层及乳头高度水肿，真皮全层及皮下脂肪组织内血管及附属器周大量淋巴细胞、中性粒细胞及浆细胞、组织细胞浸润，可见片状坏死。免疫组化除外淋巴瘤(图 8-4-2)。

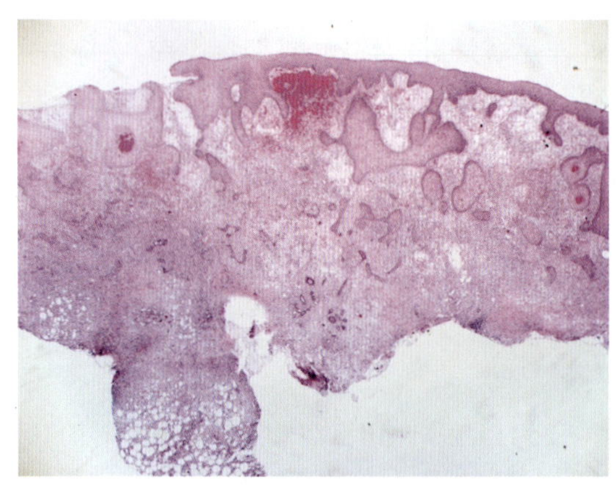

图 8-4-2 右前臂组织病理

表皮局灶破溃，表皮层内可见灶状中性粒细胞浸润，棘细胞层不规则增厚，上皮脚部分下延，真皮浅层及乳头高度水肿，真皮全层及皮下脂肪组织内血管及附属器周大量淋巴细胞、中性粒细胞及浆细胞、组织细胞浸润。

7. 影像学检查

(1)颈部磁共振成像：双侧腭扁桃体肥大、强化，口咽部、咽旁广泛异常信号，右侧下颌下腺及右面部部分肌肉受累，均有强化，与右侧扁桃体分界不清，双侧颈部、颌下淋巴结增多强化。

(2)胸部 CT：右肺中叶少量肺炎，右肺上叶尖段胸膜下可见数个薄壁小气腔影。

(3)腹部 B 超：肝肋下 2.1cm，双肾实质弥漫性增强，粗糙，胆囊形态未见明显异常，余腹部实质脏器未见异常，未见肿大的淋巴结。1 个月后复查肝脏大小恢复正常，双肾实质回声等肝，余未见明显异常。

(4)心脏彩超：心内结构未见异常，左右冠状动脉内径正常。

四、诊疗经过

第 1 周患儿持续发热，热峰 3~4 次，最高体温 39.8℃。颌面部进行性肿胀，张口困难明显，舌体肿胀，咽后壁大量分泌物，伴有畏寒、寒战等感染中毒症状。结合磁共振成像表现，考虑细菌感染可能性大，先后予以头孢曲松静脉滴注 2 天、厄他培南静脉滴注 2 天，后升级为美罗培南 + 利奈唑胺联合抗感染。第 2 周经上述治疗患儿仍有反复高热，每天热峰 3~4 次，最高体温可达 40℃，下颌出现水疱样改变(图 8-4-3)，不除外耐药金黄色葡萄球菌、阴性杆菌混合感染，加用利福平口服加大抗球菌力度。皮肤专业会诊局部治疗，扁桃体化脓性改变及颌面部软组织肿胀逐渐好转。第 3~4 周患儿仍有反复发热，峰值 38.5~39.5℃，右上肢出现 1 枚红色皮疹，很快局部红肿并进行性扩大，进而出现水疱样改变。水疱壁薄，初为清亮疱液，后变浑浊，水疱破溃后局部可见坏死病灶，有浑浊液体渗出，疼痛明显(图 8-4-4)，B 超提示皮下脂肪层及肌层炎症改变。多次局部换药病变进行性加重(图 8-4-5)。渗出液培养回报铜绿假单胞菌、肺炎克雷伯菌生长，继续美罗培南静脉滴注，停利奈唑胺换万古霉素，加用氟康唑静脉滴注。患儿右侧前臂病变持续加重，请烧伤整形科行局部清创术并行组织活检送病理（图 8-4-6），后换用环丙沙星 + 头孢吡肟 + 阿莫西林舒巴坦 + 甲硝唑 + 氟康唑，静脉滴注联合抗感染治疗。第 5 周患儿仍有反复发热，且其他部位逐渐出现相同病灶（图 8-4-7、图 8-4-8），多次请皮肤科、外科等会诊。再次总结病例特点：①抗生素治疗无效；②皮疹剧烈疼痛；③针刺反应阳性；④可见凹陷性筛孔状瘢痕；⑤以中性粒细胞为主的混合性炎症细胞浸润，最终经皮肤疑难病会诊，诊断为“坏疽性脓皮病”，合并感染。

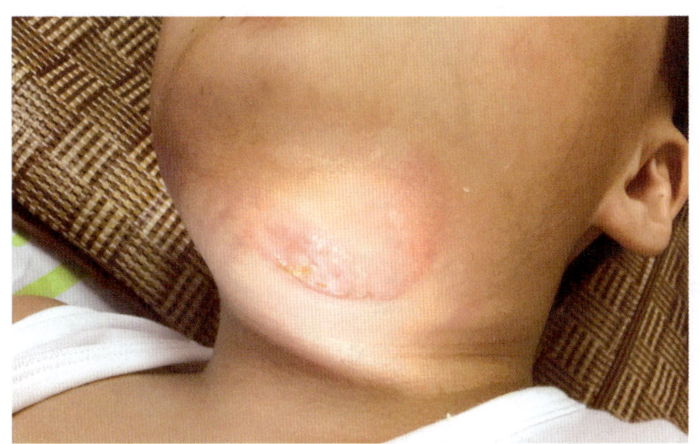

图 8-4-3 患儿下颌水疱样皮疹，疱壁薄，疱液清亮

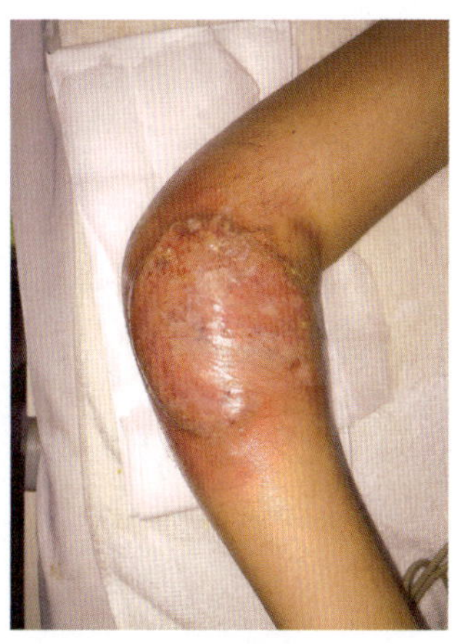

图 8-4-4 右前臂近端肿胀，皮肤表面形成大疱状改变，疱壁薄，疱液有脓性改变，边缘向周围潜行性进展

病因明确后调整治疗方案，予以口服强的松 2mg/（kg·d）（实际予以 60mg/d）1 天后患儿体温降至正常。间断血浆调节免疫治疗。口服碳酸钙补钙，口服麦滋林保护胃肠黏膜。给予皮损换药治疗。降级为头孢曲松静脉滴注抗感染。予以重组人粒细胞刺激因子升白细胞治疗。隔日换药治疗。入院第 7 周患儿皮损疼痛较前减轻，溃疡面较前略缩小（图 8-4-9），加柳氮磺胺吡啶 0.25g，每天 3 次，口服联合激素治疗，复查相关指标较前好转，出院门诊随诊。

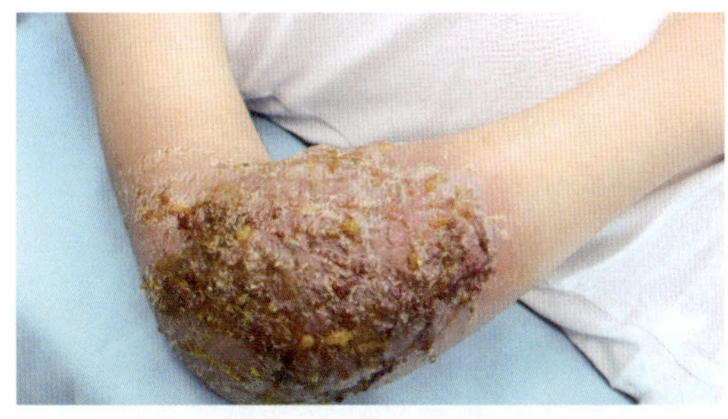

图 8-4-5 水疱破溃后扩展、破裂融合形成大的糜烂，有浑浊液体渗出结痂，溃疡边缘皮肤红肿

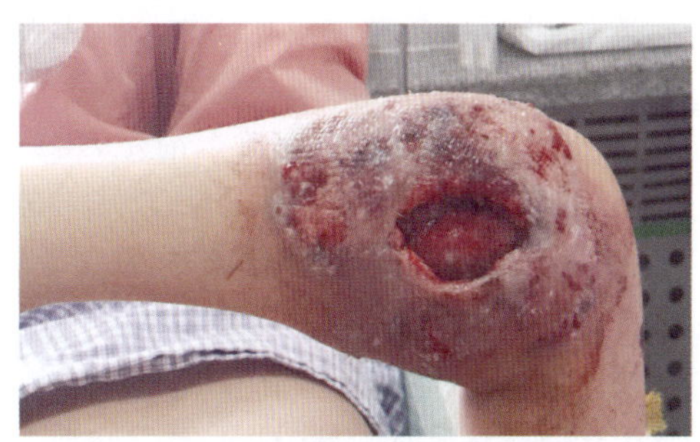

图 8-4-6 溃疡深达皮下脂肪层，周围皮肤呈蓝色或紫红色，向周围破坏性进展（潜行性），受累组织的不规则扩大呈现匐行形外观

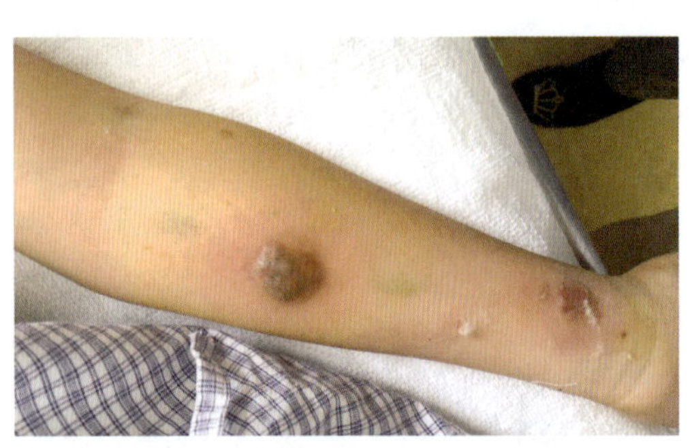

图 8-4-7 左前臂炎性丘疹，周围皮肤发红

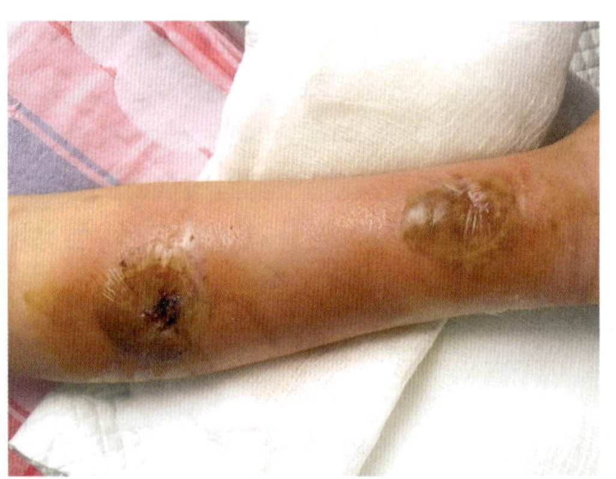

图 8-4-8 炎性病变形成水疱，单个破裂结痂，周围皮肤软组织红肿，界限不清

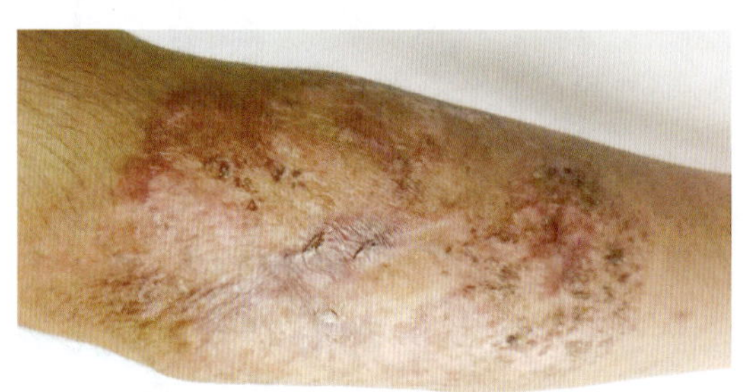

图 8-4-9 治疗后病变愈合，皮肤略凹陷，局部有色素沉着

五、最终诊断

1. 坏疽性脓皮病继发皮肤软组织感染
2. 化脓性扁桃体炎继发颌面部软组织感染

六、讨论

坏疽性脓皮病（pyoderma gangrenosum，PG）由 Brunsting 等于 1930 年首次报道，是一种皮肤溃疡性疾病。本病少见，发病率为 1/100 000，可以发生于任何年龄，主要为 40~50 岁成人，儿童发病仅占 3%~4%。约有 50% PG 患者同时患有其他系统性疾病，主要包括炎性肠病、关节炎和血液系统恶性肿瘤等。

PG 的具体发病机制尚不清楚，可无诱因，也可为药物诱发或发生于皮肤创伤后，如穿刺、手术等，被认为是免疫性皮病。皮肤损害可累及全身各个部位，儿童病例多累及下肢（80%）、头部（26.1%）、臀部（15%），2 岁以下儿童可累及肛周或生殖道。成人病例亦有眼部、肺、肠道黏膜、脾脏发生损害病例报道。临床主要表现为皮肤复发性破坏性溃疡，伴有局部疼痛，可有不同程度的体温升高。典型的皮损初起为无菌性丘疹、脓疱、水疱或结节，很快发展成疖肿样损害，中心发生坏死，且坏死灶迅速增大，形成坏死性和黏液脓性溃疡，伴有弧形或不规则形，淡紫色，呈潜行性破坏的溃疡边缘，仔细观察此边缘有 1~2cm 的红晕，表示此处皮肤已受累，但尚未出现坏死。PG 溃疡的另一特点为在皮损早期和进展期疼痛和触痛十分明显，与皮损的大小不成正比。较陈旧和消退期的PG皮损愈合后形成薄的筛状瘢痕，且多伴色素异常。可分为溃疡型PG、大疱型PG、脓疱型PG、增殖型PG。PG病理无特异性改变，取坏死性溃疡边缘的皮损可见以中性粒细胞为主的混合性炎症细胞浸润，也可有真皮或脂膜内血管的坏死。行病理检查的目的为除外其他引起皮肤溃疡性疾病的原因，如血管炎、淋巴瘤等。

1. 需与PG鉴别的疾病 ①原发性皮肤感染：如细菌、真菌、病毒等引起皮肤疱疹性病变；②血管炎：坏死性肉芽肿性血管炎、结节性多动脉炎、白细胞碎裂性血管炎、大动脉炎；③恶性疾病的皮肤受累：T细胞淋巴瘤、皮肤白血病、朗格汉斯细胞组织细胞增生症等；④药物诱发性和外因性溃疡；⑤其他炎症性疾病：皮肤克罗恩（Crohn）病、类脂质渐进性坏死。

2. PG的诊断标准

(1) 主要标准（必须同时满足）：①迅速进展的疼痛性、坏死松解性的皮肤溃疡，具有不规则、紫红色、潜行性扩展的边缘（每天扩展1~2cm或1个月内扩大50%）；②已排除皮肤溃疡的其他病因（通常需要进行皮肤活检和实验室检查）。

(2) 次要标准（必须具备2项）：①病史中有同形反应或临床发现筛状瘢痕；②与PG有关的系统性疾病（炎性肠病、关节炎、丙种球蛋白病或恶性疾病）；③组织病理发现（无菌性皮肤中性粒细胞增多 ± 混合型炎症 ± 淋巴细胞性血管炎）；④疗效（全身性糖皮质激素治疗显著）。

在本例患儿的临床诊疗过程中，根据患儿急性起病，病史短，入院初存在颌面部感染，表现为扁桃体化脓性改变，下颌和上颈部肿胀，舌面溃疡性病变及舌体肿胀，感染中毒症状重，炎症指标显著升高，结合患儿既往1年前有严重软组织感染，抗感染治疗近1个月好转出院，故此次发热、面颈部肿胀原因首先考虑为严重细菌感染所致。病原学方面：患儿为口咽部感染，既往抗链球菌溶血素O明显升高，门诊予以长效青霉素肌内注射6个月后复查抗链球菌溶血素O仍高，咽拭子革兰染色可见革兰阳性球菌，故首先考虑为A族β溶血性链球菌感染，金黄色葡萄球菌感染及其他链球菌感染不能除外。在头孢曲松抗治疗效果不佳的情况下，需注意耐药菌感染可能。因患儿存在血尿，未选用万古霉素，选择加用利奈唑胺静脉滴注抗感染治疗。患儿口腔感染病灶，混合厌氧菌感染亦不能除外，故升级抗生素为美罗培南。经上述治疗2周余患儿颌面部病变较前明显好转，扁桃体脓性分泌物减少，舌体、下颌及上颈部肿胀好转，原颈部肿大淋巴结消退，炎症指标下降。但体温控制不佳，且双侧上肢出现病变，红肿热痛明显，进行性加重，首先仍考虑感染因素。分析病原如下：①原有颌面部口腔感染经血源性播散，病原需考虑A族β溶血性链球菌，但与坏死性筋膜炎软不同的是病变表浅，疱状病变明显；②皮肤来源的病原：患儿住院时间长，存在中性粒细胞缺乏，长期应用抗生素，且皮肤存在破溃，天然屏障破坏，故院内致病菌需考虑，如耐药金黄色葡萄球菌、耐药革兰阴性杆菌、厌氧菌、真菌均不能除外。创面培养为铜绿假单胞菌及肺炎克雷伯菌，故在抗生素选择上覆盖了目标病原体及可能的其他病原体。但经上述强有力抗感染治疗后，患儿体温仍控制不佳，皮肤病变范围扩大，且出现新的病灶。分析原因如下：①感染性疾病未控制：患儿中性粒细胞缺乏，且存在可能的免疫缺陷，感染局限能力差，虽应用强有力抗生素，但自身免疫应答不足，故未能有效控制体温。支持皮肤软组织感染的依据：a. 患儿1年前病史，反复追问家长患儿皮损情况，与本次发病过程极为相似，前次应用万古霉素＋美罗培南，静脉滴注抗感染治疗，患儿病情得到控制，皮损逐渐好转出院；b. 入院时的临床表现，且抗感染治疗后脓性病变消失。②患儿疾病并非单纯感染性疾病，而是合并肿瘤等其他可引起皮肤软组织溃疡性改变的疾病，故仅应用抗生素治疗不能控制疾病发生发展。支持依据：a. 多次血培养、血真菌培养、血厌氧菌培养、骨髓培养、皮肤大疱病变疱液培养均为阴性，仅 1 次皮肤创面培养阳性，不能除外污染可能；b. 手术清创术后患儿病变较前加重，伤口愈合差，与普通感染性疾病临床过程不符。根据患儿皮肤损害的特点，炎症指标的升高，及既往病变遗留筛板样瘢痕，结合皮肤科会诊意见，最终确诊为坏疽性脓皮病。本病在临床表现、实验室检查上并无特异性，与细菌引起的软组织感染性疾病很难鉴别，因此认识到有此类疾病的存在尤为关键。

3. PG 与皮肤软组织感染鉴别要点　见表 8-4-1。

表 8-4-1　PG 与皮肤软组织感染鉴别要点

	皮肤软组织感染	PG
类型	疖、痈、蜂窝织炎、肌脓肿	溃疡型、大疱型、脓疱型、增殖型
病因	细菌感染（葡萄球菌、链球菌、铜绿假单胞菌、肠杆菌、厌氧菌等）	尚不明确，中性粒细胞功能异常、遗传变异和固有免疫系统调节异常等
皮损特点	不同类型各有特点	进展迅速
疼痛	与病变范围相符	剧烈，与皮损面积不成正比
感染中毒症状	重	轻
清创效果	术后愈合快	皮损加重
治疗	抗生素治疗有效	激素治疗有效

本病例在诊疗过程中尚存在需改进的地方，回顾其诊断过程仍存在一些缺陷：①对疾病发生发展的过程认识不足：感染性因素引起的皮肤软组织病变，尤其是细菌感染，因细菌侵袭性感染、毒素释放，往往感染中毒症状更重，本患儿在病程的中后期精神状态良好，发热时无寒战、四肢发冷等表现，与经典感染性疾病临床表现不符。因此在抗感染治疗无效的情况下，需要积极地与其他非感染性疾病相鉴别，对于这种以皮肤软组织损害为主的病例，应及时请皮肤科、外科等会诊会拓宽诊断思路。②鉴别诊断中对以皮肤软组织溃疡性改变为主要表现的疾病认识不足，这是临床经验的缺乏，因本病病理改变无特异性，在常规治疗无效的情况下，需考虑少见病可能，需要经验丰富的皮肤科医师指导诊治，而对于坏疽性脓皮病的治疗来说，手术清创是不需要的，因其可能加重皮肤软组织的损害。

通过本病例的诊治过程我们认识到，在发热、皮肤软组织损害的病例诊治中，如按常规抗感染治疗效果欠佳的情况下，需要注意与其他非感染性疾病相鉴别。

七、病例点评

坏疽性脓皮病是一种少见的嗜中性皮病，多表现为皮肤炎性和溃疡性病变，而不是感染性疾病。但由于其可表现为边缘呈紫红色、溃疡基底化脓样的改变，若对本病不了解，可能会误诊为皮肤软组织感染。本病的发病机制中，固有和适应性免疫应答失调参与其发病，同时也会有遗传因素的存在。因此，在皮肤表现为坏疽性脓皮病的同时，可能临床上也可能会伴随某些免疫相关的疾病，如炎性肠病、关节炎等。对临床的诊断及与感染进行鉴别是有一定的帮助。本病以经典溃疡型常见。皮疹的特点初为丘疹、脓疱、水疱及结节，随着病情的进展，可逐渐扩展成糜烂、溃疡。疼痛相较于皮肤软组织感染可能会更为明显。因本病为非感染性疾病，抗感染治疗无效，若在抗感染治疗后皮损仍有加重，则需要随时进行本病的鉴别。此外，由于清创可能加重皮损，因此，在未明确诊断之前，需要更加谨慎，避免加重病情。本病属于排他性诊断，病理检查结果也并不是确诊的黄金指标，但病理检查发现皮损溃疡边缘显示中性粒细胞浸润，有助于诊断本病。在次要指标中，首先需要排除的就是感染性疾病。随着感染性疾病诊断方法的不断提高，如组织的病原宏基因组测序可以很好地帮助临床医生进行感染性疾病的鉴别。对疾病的诊断会有很大的帮助。了解疾病的特点，掌握最优的检查手段，是所有疾病诊断的原则。

（郭 欣 胡 冰）

参考文献

[1] GRAHAM J A, HANSEN K K, RABINOWITZ L G, et al. Pyoderma gangrenosum in infants and children. Pediatr Dermatol, 1994, 11: 10-17.

[2] SU W P, DAVIS M D, W EENIG R H, et al. Pyoderma gangrenosum: clinicopathlogic correlation and proposed diagnostic criteria. Int J Dermatol, 2004, 43 (1 1): 790-800.

[3] 申小平, 蒋燕萍, 李鹏, 等. 儿童坏疽性脓皮病二例. 中华皮肤科杂志, 2013, 46 (4): 288-289.

[4] GADE M, STUDSTRUP F, ANDERSEN A K, et al. Pulmonary manifestations of pyoderma gangrenosum: 2 cases anda review of the literature. Respir Med, 2015, 109 (4): 443-450.

第五节 慢性肉芽肿病

一、病例介绍

患儿，男，1 岁 10 个月，主因“间断高热 1 个月”入院。入院前 1 个月，患儿无明显诱因出现发热，每日热峰 1 次，体温最高 40.3℃，无寒战，无抽搐，发热时口唇发青，四肢末梢冰凉，伴皮疹，集中在头部，呈绛紫色，伴抓挠。无咳嗽，无呕吐，无腹泻。家中自服“复方锌布颗粒”，病情无好转。入院前 1 周，患儿仍有发热，每天热峰达 5 次，体温最高 40.5℃，于我院门诊就诊，予以布洛芬滴剂可降至正常，头孢泊肟酯口服，患儿热峰有所下降。入院前 5 天，查生化大致正常，呼吸道病原 IgM 提示流感病毒 B 型 IgM 抗体阳性，EB-DNA3.43 × 10^4 拷贝 /ml，EB 四项提示 EBV-NA-IgG 可疑阳性，余阴性。入院前 3 天，患儿出现咳嗽，偶咳，仍有发热，每天热峰 2~3 次，面部出现皮疹，停服头孢泊肟颗粒，予以拉氧头孢静脉滴注2天，患儿热峰有所下降，每天2次，体温最高38.5℃，头枕部仍有皮疹，为斑丘疹，较大者直径约0.3cm，中心可触及囊性物，无脓头，伴抓挠，大便仍稍稀，每天2次。入院前2天，查便常规白细胞3个/HP，为进一步诊治收入我院。自发病以来，患儿意识清，精神反应好，食欲佳，睡眠好，体重增长理想，二便如上述。

既往史：既往患儿9个月前因“肛周脓肿”行脓肿切除术治疗后痊愈。4个月前患儿曾发热、予以“消炎药”口服治疗，体温平稳。3个半月前，患儿因口唇裂、有白脓流出，伴发热、“血常规高”，予静脉滴注（具体药物不详）治疗后体温平稳，口唇黏膜病变痊愈。2个月20余天前，患儿再次出现发热、伴躯干、左上肢大量淡红色圆形丘疹。于山东某医院住院治疗，血常规示73g/L，肺CT提示多发炎症、双肺结节、左侧腋窝淋巴结肿大、胸骨病变。心脏彩超提示左冠脉扩张，呈串珠样改变。考虑“组织细胞增生症”可能性大、川崎病不除外，予输注0.5单位红细胞静脉滴注。相继予地塞米松不规律静脉滴注、甲泼尼龙4mg/kg 5天冲击治疗，予以美罗培南0.2g静脉滴注7天、免疫球蛋白5g静脉滴注，阿司匹林50mg口服治疗，次日体温正常（具体日期不详）。家庭居住地为山东农村，卡介苗已接种，预防接种未按时进行，否认结核、肝炎等传染病接触史

家族史：既往有2兄长夭折，大哥诊断“白血病”，二哥因“阑尾脓肿”行阑尾手术治疗后，家长诉无诱因夭折。其姐姐22岁，体健。

个人史：母孕期体健，足月剖宫产，出生体重3 600g，否认生后窒息史。

入院查体：T 36.0℃，R 32次/min，P 130次/min，BP 100/60mmHg。意识清，精神反应可，生长发育正常；枕部可见数枚皮损：米粒、绿豆大小凹陷并脱发，中央见散在瘢痕，中心可触及囊性物，无脓头，余为斑疹，绛紫色，右侧前额可见数枚斑片状瘢痕，形状不规则，长径约0.1cm。口唇部少许红色针尖样皮疹，颈部少许湿疹样皮疹。口唇红润。左侧卡介苗接种后瘢痕表面可见脓头，左侧腋窝可触及1枚肿大淋巴结，大小约2cm×2cm，质中，无粘连，余浅表淋巴结未触及肿大。心、肺、腹查体未见异常，神经系统查体无阳性体征。

病例特点

（1）小幼儿，急性起病，病史长，病情反复、迁延不愈。

（2）主要表现反复高热、伴皮疹，抗生素治疗似有效，但病情易反复。

（3）既往史及家族史：既往9个月以来，反复化脓性感染。既往有2兄长夭折，其中之一因“阑尾脓肿”夭折。

（4）查体：精神反应较好，枕部可见数枚皮损：米粒、绿豆大小凹陷并脱发，中央见散在瘢痕，中心可触及囊性物，无脓头，余为斑疹，绛紫色。左侧卡介苗接种后瘢痕表面可见脓头，左侧腋窝可触及1枚肿大淋巴结，大小约2cm×2cm，质中。

（5）辅助检查：血常规示白细胞升高，以中性粒细胞为主，CRP 103mg/L。EB-DNA提示3.43×10^4拷贝/ml。EB四项提示EBV-CA-IgG阴性，EBV-CA-IgM阴性，EBV-EA-IgA阴性，EBV-NA-IgG可疑阳性。腹部常规+淋巴结提示肝肋下1.9cm，脾肋下及边，实质内多发感染灶，双肾皮质回声增强，余腹部实质脏器未见异常，可见数枚淋巴结，大者1.4cm×0.5cm。

二、诊断分析

患儿为小幼儿，急性起病，病史1个月，主要表现为反复发热，伴有皮疹，病因不明确，故诊断发热原因待查，分析原因：

（1）感染性因素：①败血症：本病可以引起长期发热，但感染中毒症状较重，精神反应弱，肝脾肿大，黄疸，食欲差，乏力等。本患儿发热时间长，查体枕部见脓疱疹样丘疹，肝脾轻大，血常规示白细胞高、CRP明显升高，不除外本病，但患儿一般情况良好，不支持，可以进一步做血培养协助诊断。② EB病毒感染：EB病毒感染可以引起长期发热，多伴有肝脾，淋巴结肿大，血常规白细胞分类以淋巴细胞为主。本患儿有发热，肝脾轻大，查EB-DNA滴度升高，应注意本病。但患儿无浅表淋巴结肿大，病初白细胞升高但分类以中性粒细胞为主，EB病毒抗体四项仅EBV-NA-IgG可疑阳性，不支持；另外，需注意其他引起发热并肝功能损害的病毒，如人疱疹病毒等病毒感染可能，入院后复查EB四项、人疱疹病毒筛查协助诊断。③真菌感染：根据患儿小婴儿，既往反复发热，外院曾予以激素冲击治疗，时间较长，但感染中毒症状不重，需注意真菌感染可能，但患儿血常规白细胞明显升高，以中性粒升高为主，CRP升高，抗感染治疗下热峰有所下降，不支持，入院后观察治疗效果，行G试验、GM试验协助诊断。④结核感染：临床表现为长期不规则的低热、盗汗、乏力、消瘦等。若经支气管播散或血行播散可导致干酪性肺结核、粟粒性肺结核，可以高热经久不退。本患儿长期发热，盗汗，抗炎治疗效果欠佳，查体左侧卡介苗接种后瘢痕处可见脓头，左侧腋窝可触及1枚肿大淋巴结，大小约2cm × 2cm，质中，无粘连，余浅表淋巴结未触及肿大，应考虑本病，但患儿无结核接触史，无咳嗽、乏力、体重减轻等结核感染中毒症状，目前诊断依据不足，进一步做PPD、T-Spot、肺CT等协助诊断。

（2）非感染性因素：①朗格汉斯细胞组织细胞增生症（Langerhans cell histiocytosis，LCH）：本患儿存在发热、皮疹，既往曾有贫血，目前肝功能损害，外院肺CT示肺内病变，可疑胸骨缺损，外院抗感染治疗无效，且患儿一兄长死于血液系统疾病，需注意本病，请皮科行皮肤活检协助诊断。②川崎病：根据患儿既往发热伴皮疹，血常规白细胞及CRP升高，外院心脏彩超提示冠脉扩张，予甲泼尼龙、丙种球蛋白静脉滴注、阿司匹林口服治疗后体温曾平稳、皮疹消退，故应考虑川崎病可能，但患儿再次出现高热，复查心脏彩超未见冠脉扩张，不支持。入院后复查心脏彩超、冠状动脉等协助诊断。③结缔组织疾病：如幼年类风湿性关节炎全身型，系统性红斑狼疮等均可引起长期发热，多伴有关节肿痛、皮疹。本患儿长期发热，头部可见斑片状毛发脱失，应注意结缔组织疾病可能，但患儿年龄小，无环形红斑，无关节肿痛，不支持。④血液系统疾病：除发热外，多有肝脾，淋巴结肿大，血常规两系或三系的下降。本患儿有长期发热，肝脾大，抗炎治疗效果不佳，应注意本病，但患儿目前无贫血、出血，不支持，可进一步做骨髓穿刺协助诊断。⑤免疫缺陷病：患儿为男孩，起病早，主要表现为反复发热，抗感染治疗有效，但病情反复，入院查体卡介苗接种后瘢痕愈合不良，既往有肛周脓肿等多次化脓性感染病史，有可疑家族史，需注意相关疾病可能，入院后完善Ig、CD系列等检查，必要时行基因检测协助诊断。

三、辅助检查

（1）胸部（高分辨）CT：肺左上肺肺野内可见大片状高密度病灶，实变内可见类圆形空洞形成,左肺舌叶下段可见磨玻璃样片影。右肺散在斑片影,右肺背侧局部可见多个小泡状透亮影。肺门显著,心影正常。腔静脉后软组织增厚,气管右旁腔静脉间可见肿大淋巴结。左侧腋窝下可见一肿大淋巴结,内可见点状钙化。

(2) PPD:阳性。

(3) 胃液抗酸染色:未发现抗酸杆菌。

(4) T-SPOT:阴性。

(5) 血培养、骨髓培养:阴性。

(6) 皮肤病理检查:表皮样囊肿继发异物肉芽肿反应;抗酸染色(-);免疫组化:S-100(-),CK(+),CD163 组织细胞(+),CD1a(-),Ki-67 局灶 20%(+),Langeren(-)。

(7) DHR123 流式细胞分析结果:患儿刺激指数明显降低,母亲双峰。

(8) *CYBB* 基因检测发现 1 个错义突变,母亲携带。

四、诊疗经过

病因明确后给予积极抗感染治疗,美罗培南静脉滴注抗细菌感染,利福平、异烟肼口服抗结核治疗,入院第 9 天患儿体温正常、稳定,住院 16 天带药出院,长期应用复方磺胺甲噁唑 + 伊曲康唑 + 干扰素 + 抗结核治疗。长期感染专业门诊随诊。

五、最终诊断

1. X 连锁慢性肉芽肿病
2. 败血症
3. 结核感染

六、讨论

慢性肉芽肿病(chronic granulomatous disease,CGD)是最常见的吞噬细胞免疫缺陷病。患者的多形核吞噬细胞如中性粒细胞、嗜酸性粒细胞和单核细胞不能通过烟酰胺腺嘌呤二核苷磷酸(NADPH)氧化酶产生超氧阴离子。超氧阴离子是一种反应性自由基,通过非特异的氧化过程杀死入侵的微生物,同时被转化为其他过氧化物如过氧化氢、次氯酸和氯胺等来杀灭细菌。患者于儿童早期易发生反复致命的细菌和真菌感染,在慢性炎症部位形成肉芽肿。X 连锁 CGD 占所有 CGD 病例的 65%~70%。由编码 gp91phox 蛋白的 *CYBB* 突变引起。*CYBB* 位于 Xp21.1,该基因长 30kb,包含 13 个外显子。本病例患儿母亲进行 *CYBB* 检测发现母亲携带 1 个错义突变,患儿姐姐健康,既往 2 个兄长夭折。根据患儿兄长的临床资料,大哥诊断为"白血病",二哥诊断为"阑尾脓肿"行手术治疗后夭折,两位兄长中二哥可能存在 X 连锁 CGD。

文献报道,大部分患儿以反复上呼吸道感染、肺炎、淋巴结炎及反复腹泻起病,其余还包括反复皮肤化脓性感染等。由于临床医生缺乏对于该病的认识,多予以抗感染及对症支持治疗,而未深究其致病原因,致使大部分患儿不能早期明确诊断,需引起临床医生的重视。本病最典型的临床表现有反复化脓性感染,CGD 患者感染最主要的 5 种感染病原菌为:金黄色葡萄球菌、洋葱伯克霍尔德菌、黏质沙雷菌、诺卡菌属和烟曲霉菌。临床表现包括反复肺部感染、淋巴结炎、脓肿(皮肤、组织、器官)、骨髓炎、浅表皮肤感染(脓疱疮/

蜂窝织炎)。几乎CGD患儿均有肺部疾病,包括反复肺炎、肺门淋巴结病、脓胸及肺脓肿,其中50%的肺炎为烟曲霉菌感染。脓肿常见部位是肛周和肝脏。CGD患儿近半数存在皮肤损害,包括皮肤多发脓点,反复脓疱疹等表现,并有1例患儿发生头皮反复真菌性皮炎。由于NADPH氧化酶吞噬氧化功能异常,CGD患儿易发生过氧化氢酶阳性菌及真菌感染。另一个特征性皮肤表现为卡介苗接种部位异常,可特征性表现为红肿伴有渗液,反复脓肿溃烂,以及愈合慢或瘢痕明显增大。这也是临床医生较易观察到的现象,对于临床诊断CGD有一定的指导意义。中国的CGD患儿中较常见卡介苗感染和肺结核病。CGD患者容易形成肉芽肿,这些肉芽肿可累及任何空腔脏器,但在胃肠道和泌尿生殖道尤甚。

CGD患儿实验室检查中性粒细胞呼吸爆发试验明显异常,刺激指数低,故该检查可作为CGD的诊断依据。其他常规检查如血常规白细胞及CRP等感染时可明显升高。影像学亦多表现为感染征象,其特征性表现为易形成团块样病变,临床易误诊为占位性病变,而需引起临床医生的注意。

关于诊断,对于生长发育落后,自幼反复出现严重肺部、淋巴结、肝脾、骨骼和皮肤的细菌,以及真菌感染,有肉芽肿形成、结肠炎及伤口愈合延迟者,应高度怀疑本病。接种卡介苗后出现卡介苗感染或怀疑结核感染而抗结核治疗效果不好者也应怀疑本病。四唑氮蓝试验(nitroblue tetrazolium test,NBT)为常用筛查方法(测定胞内超氧根释放),CCD患者NBT检测阳性<5%(健康人>95%)。而二氢罗丹明123(dihydrorhodamine 123,DHR123)试验(用流式细胞术分析中性粒细胞在佛波酯刺激后,细胞内产生的过氧化氢将无荧光的DHRl23氧化为有荧光的罗丹明的程度)方法更敏感、准确,逐渐替代NBT成为确诊CGD的主要手段,并能发现轻症CGD患者和携带者。本患儿就是通过DHR试验初步确定诊断的,并初步确定患儿母亲为携带者。CGD患者中常见白细胞升高,以中性粒细胞升高为主;血清免疫球蛋白由于慢性炎症代偿性升高,部分患者IgE升高;胸部CT可见感染部位结节状致密影或团状影。基因序列分析可从分子水平明确CGD诊断,并检测携带者及产前诊断CGD胎儿。

目前CGD尚没有统一的治疗方案。重点为积极预防和治疗感染。最常用预防药物有复方磺胺甲噁唑(TMP-SMX)和伊曲康唑。其中复方磺胺甲噁唑用量以甲氧苄啶5mg/(kg·d),分2次口服,伊曲康唑用量:5mg/(kg·d),每天1次,最大剂量200mg。如果复方磺胺甲噁唑过敏,可选用对β内酰胺酶稳定的青霉素类、头孢菌素类或氟喹诺酮类预防细菌感染。美国一些中心将重组人干扰素γ纳入预防性治疗方案。CGD患者感染时应积极寻找病原,包括痰培养、血培养及病灶组织培养,必要时行肺穿刺、肝穿刺,以及穿刺物细菌培养、真菌培养和病理分析。经验性抗菌药物治疗注意覆盖易感病原,抗感染所需时间较长,经皮引流或切除脓肿非常必要,尤其是骨骼和深部软组织感染时,最有效的治疗为外科手术与抗菌药物同时运用。

规律随访有助于早期发现、治疗无症状或轻微感染,以及无感染并发症,如结肠炎、肺肉芽肿和肺纤维化。CGD患者应避免接触含曲霉菌较多的物品(干草、麦秆、篱笆、腐败植物、木材、锯屑、堆肥等),以免吸入真菌孢子及菌丝,发生暴发性肺炎。

免疫重建是目前唯一能根治CGD的方法,包括干细胞移植(hematopoietic stem cell transplantation,HSCT)和基因治疗。随着造血干细胞移植成功率升高,以及并发症发病率和死亡率降低，早期造血干细胞移植已成为CGD患者的一种令人满意的合适选择，若能成功预防及治疗CGD患者感染，非移植生存率也较高。因此，是否行HSCT取决于预后、是否有供者、是否有条件移植，以及患者意愿。目前接受基因治疗的CGD患者数量有限，目前的成功率较低，尝试性基因治疗仅限于无HLA匹配供者的高风险重度CGD患者。

七、病例点评

通过本病例的诊治过程我们认识到，临床医生要拓宽知识面，加强对原发性免疫缺陷病的警惕性，提高对这一类疾病的认知水平，更重要的是要有诊断该类疾病的意识。对于有反复严重肺、皮肤、深部组织感染的患儿，尤为1岁以内男性有家族史患儿，BCG接种部位同侧腋下淋巴结钙化伴或不伴局部异常反应，查免疫球蛋白和淋巴细胞正常者应警惕本病；行呼吸爆发试验可快速诊断CGD；基因序列分析有助于进一步明确致病基因；慢性肉芽肿病是少见的原发性吞噬细胞免疫缺陷病，其中*CYBB*突变引起的X连锁隐性慢性肉芽肿病最常见，由于NADPH氧化酶缺陷，儿童早期常发生反复致命的细菌和真菌感染，在慢性炎症部位形成肉芽肿。认识本病、尽早诊断、持续预防、积极治疗细菌和真菌感染可显著改善CGD患儿的预后；对携带者进行遗传咨询和胎儿产前检查，可有效避免CGD患儿的出生；HSCT是根治CGD的方法。

（胡惠丽 刘 钢）

参考文献

[1] ALESSANDRA B, MARTA C. Chronic granulomatous disease in children: a single center experience. Clinical Immunology, 2018, 188: 12-19.

[2] KANARIOU M, SPANOU K, TANTOU S. Long-term observational studies of chronic granulomatous disease. Curr Opin Hematol, 2018, 25 (1): 7-12.

[3] HOLLAND S M. Chronic granulomatous disease. Hematol Oncol Clin North Am, 2013, 7 (1): 89-89.

[4] ESFANDBOD M, KABOOTARI M. Images in clinical medicine. Chronic granulomatous disease. N Engl J Med, 2012, 367: 753.

[5] MARCIANO B E, SPALDING C, FITZGERALD A, et al. Common severe infections in chronic granulomatous disease. Clin Infect Dis, 2015, 60: 1176.

[6] 曹垚, 王诗语, 唐雪梅, 等. 单中心82例慢性肉芽肿病患儿的治疗及预后分析. 中华实用儿科临床杂志, 2021, 36 (17): 6.

[7] 刘辉, 李惠民, 刘金荣, 等. 慢性肉芽肿病临床及早期诊断分析. 中华儿科杂志, 2021, 59 (9): 5.